컴퓨터 비전과 AI를 이용한

의료영상분석

Medical Image Analysis

남상엽 · 정재필 · 이규대 · 안병구 공저

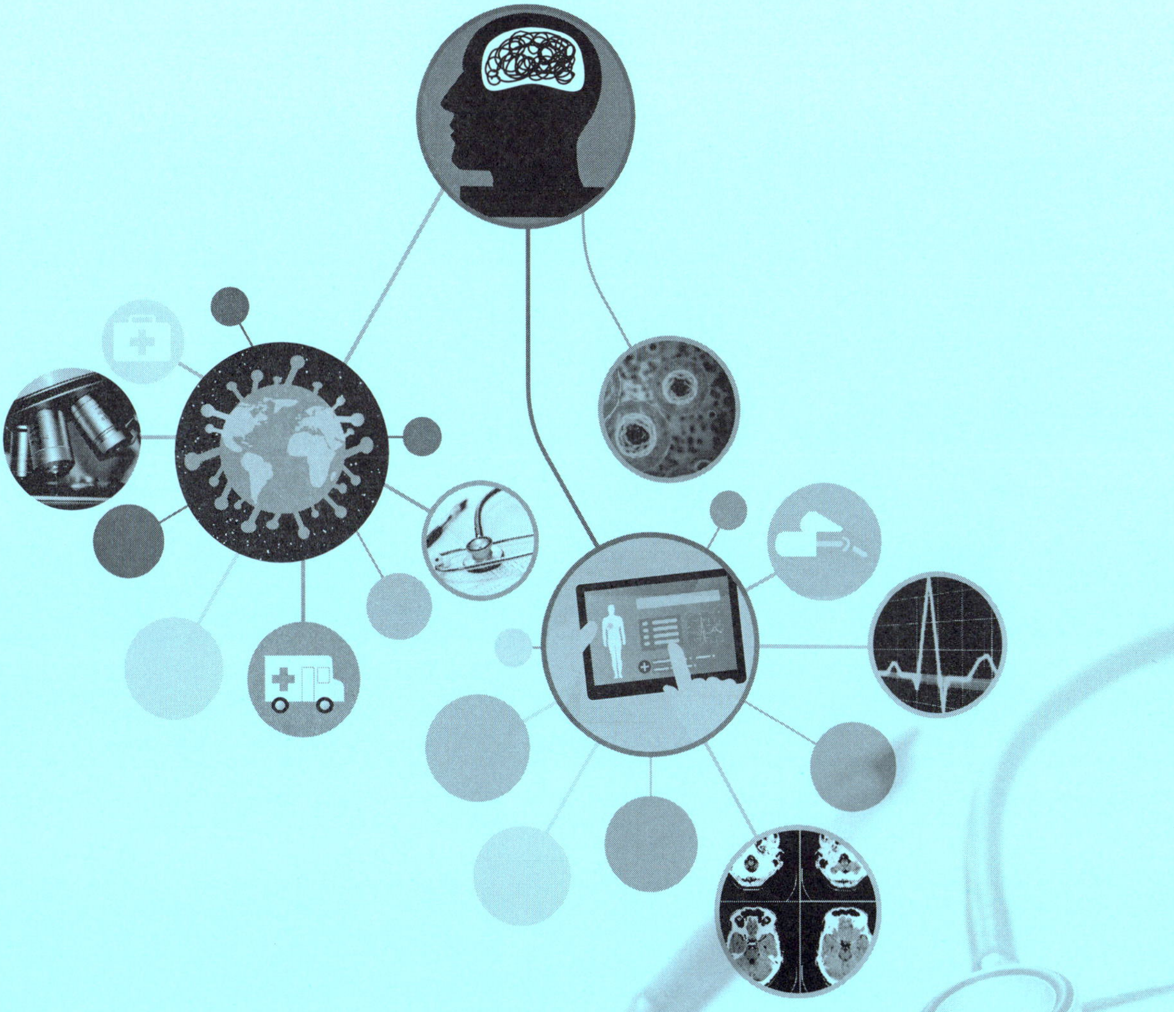

도서출판 상 학 당

欲爲大者 當爲人役

크고자 하거든 남을 섬기라

컴퓨터 비전과 AI를 이용한

의료영상분석

(Medical Image Analysis)

머리말

한 장의 사진으로 인류 전체의 인식을 바꾸기도 하고, 세상의 흐름을 바꾸기도 하는 리처상 수상작 사진의 가치만큼이나 기초의학 또는 임상의학에서도 영상의 가치와 기여 정도는 점점 커져가고 있다. 4차 산업혁명 시대에서 인공지능과 빅데이터는 다양한 분야에서 쓰이고 있고, 의료영상 데이터를 연계하여 데이터를 수집 · 융합하고, 병원 의사들의 의료 영상을 케이블링 하고, 딥러닝 분석을 통하여 판독 예측모형을 도출하여 분석 및 검증을 한 다음, 빅데이터 센터의 판독예측을 통하여 환자에게 서비스를 제공하고 있다.

의료영상 이미지로 정상 유무를 판정하거나 병리영상 데이터 분석에 쓰이는 판독보조, 음성인식 의무기록이나 생체신호 모니터링과 같은 진료보조, 유전체 데이터 분석 기반의 신약개발 등 인공지능 기반의 의료진단 기술이 개발되고 있으며, 특히 의료영상 판독분야에서 인공지능이 매우 유용하게 쓰이고 있다.

인공지능 기술을 의료기기에 활용함으로써 기존 의료기기보다 성능, 효율 및 질적 수준을 크게 향상시켜 판독의 정확성을 높이고, 질병 예측 및 예방 등 새로운 가치창출을 할 수 있을 것으로 전망된다. 인공지능 시스템의 진단 및 예측시간이 인간보다 더 짧기 때문에 인간보다 더 많은 데이터를 이용하여 진단 · 치료 및 예방 등의 판단이 가능하며, 의료진은 비정상군만 보고 진단할 수 있게 하여 의료 전체의 품질을 향상시킬 수 있다는 장점이 있다.

저장된 의료차트 및 의학정보 빅데이터를 통해 질병 진단정보를 제공하거나, 환자의 의료영상 데이터를 분석하여 암과 같은 질환에 대한 진단정보를 제공해 의사의 진단을 도울 수 있다

현재 의료환경에서 의료영상저장전송시스템(PACS), 전자의무기록(EMR) 등을 통해 대규모의 의료데이터를 축적하고 있으며, 여기에 기계학습(Machine Learning), 딥러닝(Deep Learning), 이미지 인식(Image Recognition) 등 인공지능 기술이 더해지면서 새로운 의료서비스가 창출될 가능성이 높다.

영상의학과 전문 의사의 부족과 판독 일관성 확보에 어려움이 있는 상황에서 인공지능, 특히 딥러닝 기술이 급속도로 발전하고 정확도가 향상되어 의료영상분석에 적용되고 있다. 이런 의료영상분석의 발전을 가능하게 만든 핵심 요소는 의료영상 처리기술과 딥러닝이다. 딥러닝의 적용은 기존에 사용해오던 기계학습의 효율을 넘어 전문의에 따르거나 이를 넘어서는 결과들이 등장하면서 큰 반향을 일으킨 바가 있다.

의료영상 진단법들은 질병의 진단, 치료과정 모니터링, 치료효과 예측 등에 사용되어 현대의학에 없어서는 안되는 중요한 도구가 되었다.

최근에는 분자영상(Molecular Imaging)이라는 것이 자주 언급되고 있다. 분자영상이라는 것은 아직까지 정확하게 정의되지 않은 분야로서 최근에 많은 연구가 진행되고 있으며, 의학·생물학·공학·화학 등 다양한 분야에서 관심을 가지고 연구중에 있다.

의료용 영상장비에는 X-선 촬영법, 초음파영상법, CT, PET, SPECT, 자기공명영상법 등이 있다. 의료 패러다임이 치료에서 예방과 예측 중심의 정밀의료로 전환되어감에 따라 헬스케어 기업들이 첨단 인공지능(AI) 기술을 기반으로 서비스 고도화 및 경쟁력 확보에 나서고 있다.

혈압 분석·예측 소프트웨어부터 피부암 감별 진단 솔루션, 전문의 수준의 정확한 의료영상 판독으로 신뢰를 얻고 있는 AI 솔루션까지 디지털 헬스케어는 혁신을 거듭하고 있는 상황이다.

의료영상 처리는 각 과정마다 다양한 개념과 기법들이 사용된다. 이런 과정은 의료영상 이미지 생성, 의료영상 이미지 컴퓨팅, 의료영상 이미지 관리의 크게 세 단계로 구분할 수 있다.

의료영상 이미지 생성 프로세스는 의료영상 데이터 수집과 수학적 역문제(Inverse Problem)를 푸는 의료영상의 재구성 단계를 거친다. 의료영상 이미지 컴퓨팅은 재구성된 이미지 해석 결과를 향상시키고, 임상학적으로 유의미한 정보를 도출하기 위한 과정이다. 마지막 단계인 의료영상 이미지 관리는 수집한 이미지와 도출된 정보의 압축, 아카이브 저장, 인출, 통신으로 이루어진다.

CT, MRI 같은 디지털 의료영상 장비를 사용하여 획득된 의료영상 이미지는 DICOM (Digiral Imaging and Communications in Medicine)형식으로 저장되게 되며 판독결과와 진료기록이 추가될 수 있다. 또한 네트워크를 통해서 병원 내·외의 단말로 전송이 가능하다.

의료영상 데이터 시각화(Data Visualization)는 의료영상 데이터 자체 또는 의료 데이터로부터 얻어진 정보를 효과적으로 전달하기 위해 시각적으로 표현한 것을 말한다. 의료영상 데이터 시각화를 통해 영상 데이터에 내재된 트렌드, 이상치, 패턴 등을 파악할 수 있다. 대표적인 의료영상 Visualization 툴은 ImageJ, ITK-SNAP, 3D Slicer 3D 영상의 경우 방향에 따라 Axial / Sagital / Coronal View로 영상을 볼 수 있다.

디지털 영상처리 기술로는 디지털 영상향상(Image Enhancement), 디지털 영상복원(Restoration), 디지털 영상변환, 디지털 영상분석, 디지털 영상인식, 이해(Understanding → Computer Vision), 디지털 영상압축(Compression → Image Coding) 등이 있다.

머리말

의료영상 이미지 전처리에 사용되는 일부 도구 및 플랫폼에는 Python, Pytorch, OpenCV, Keras, Tensorflow 및 Pillow가 포함된다.

의료영상의 전처리는 ML(머신러닝, 기계학습)/컴퓨터 비전 프로젝트를 구축할 때 항상 필요한 것은 이미지 데이터이다.

오늘날 의료영상 데이터의 분류 측면에서는 딥러닝은 의료분야에 혁신적으로 깊이 관여하고 있다. 단지 의료영상 데이터의 처리나 분석에 관한 것이라면 대부분 분석자의 지식에 따라 달라진다. 따라서 이러한 편차를 피하고 의료영상분석에서 보다 정확한 결과를 얻기 위해서는 인공지능이 중요한 역할을 할 수 있다.

컴퓨터 시각에서 분할(Segmentation)은 디지털 영상을 여러 개의 픽셀집합으로 나누는 과정이다. 분할의 목적은 영상의 표현을 좀 더 의미있고 해석하기 쉬운 것으로 단순화하거나 변환하는 것이다. 영상분할은 특히 영상에서 물체와 경계(선, 곡선)를 찾는데 사용된다.

영상분할의 결과는 전체 영상을 집합적으로 포함하는 지역의 집합이거나, 영상으로부터 추출된 윤곽의 집합이다. 지역에서 각각의 픽셀은 색, 밝기, 재질과 같은 어떤 특징이나 계산된 속성의 관점에서 유사하다. 인접한 지역은 동일한 특징의 관점에서 현저하게 다르다.

영상분할의 의료영상 응용은 종양과 질병의 검출, 혈관의 부피 측정, 컴퓨터의 도움을 받은 수술, 진단, 치료 계획, 해부학적 구조의 연구 등에 쓰인다.

의료영상 이미지 향상(Image Enhancement)은 특정 필요에 따라 이미지의 특정 정보를 강조하고 불필요한 정보를 약화시키거나 제거하는 프로세스를 말한다. 예를 들어 노이즈 제거, 흐릿한 세부정보 표시, 레벨 조정을 통해 이미지의 특징을 강조 표시할 수 있다.

의료영상 정합(Image Registration)은 이와 같은 서로 다른 영상을 변형하여 하나의 좌표계에 나타내는 처리기법이다. 정합을 통해 서로 다른 측정방식을 통해 얻은 영상이 어떻게 대응되는지를 알 수 있다.

의료영상 처리에서 환부의 영상을 시간에 따라 비교하거나, 정상인 조직의 영상과 비교하기 위해서는 호흡 등의 변형을 보정하기 위한 탄성정합을 요구하기도 한다.

의료영상의 비강체 정합을 통해 환자의 영상을 해부학적 아틀라스에 정합시킬 수 있다. 딥러닝이 새롭게 등장하면서 이미지 인식, 음성인식, 자연어 처리 등 기계학습 분야에 모두 적용되면서 모든 난제가 모두 해결되고, 산업계는 활발하게 사용하는 기업이 증가되고 있다.

인공지능의 역량이 엑스레이, MRI, CT 등의 의료영상 데이터의 분석으로 이어지는 것은 자연스런 현상이다. 사람의 건강과 생명이 달린 중요한 이미지 데이터의 분석인 만큼 혁신적인 성과를 내는 기술이 가장 먼저 적용될 영역이기도 하다.

의료영역에서 전문의, 즉 사람이 판단하는 과정에서 많은 부분 오류가 들어가거나 판독 결과가 일관적이지 못하고 효율성도 떨어진다는 문제가 있다. 이러한 부분 때문에 인공지능의 도입은 기존에 사람의 인지능력을 바탕으로 영상 데이터를 분석하면 영상의학과 전문의나 병리과 전문의 등의 일에 큰 영향을 주게 될 것이다.

분자영상(Molecular Imaging)이란 분자 수준 또는 세포 수준에서 발생하는 현상을 영상에 반영하는 기술이라고 할 수 있다. 분자영상은 최근 빠른 속도로 발전하고 있는 생체의학의 한 분야로서 세포(Cellular) 또는 그 이하(Subcellular) 단계의 생물학적 과정을 생체 내에서 영상화하여 그 특성을 규명하고 정량화하는 분야이다.

이러한 방법으로 생성된 영상은 세포의 분자적 대사경로를 반영하게 되고, 특히 질병 모델에서 생명체의 생리적인 환경에서의 질병과정을 반영한다는 점이 특징이다. 분자영상학은 의학, 분자/세포 생물학, 영상의학, 물리학, 약학, 화학, Biomathmatics 등 여러 영역의 학문이 결합한 새로운 분야이다.

앞으로 딥러닝을 통한 AI형 PACS, 얼굴인식과 음성인식 기술이 사용된다면 그 동안 병원이 보유해온 의료 빅데이터와 AI의 접목을 통해 지금보다 혁신적인 의료서비스가 창출될 것이다.

고령화, 질환 조기진단 수요 증가 등과 의료 IT의 융합기술로 의료 첨단화를 이끄는 영상진단기기 시장은 꾸준히 성장하는 추세다. 의료 데이터 전문 라벨링부터, 병변 진단 지원, AI/VR 등을 활용한 비대면 진료에 이르기까지 의료분야는 하루가 다르게 발전하는 모습이다. 특히 한국은 양질의 의료 데이터가 풍부한 국가 중 하나로 무한 성장가능성을 시사하고 있다.

의료시장에 스며든 첨단기술, 의료전문 데이터 라벨링부터 AI 소프트웨어, VR 의료기기 등 주목하고 있다. 클릭 한 번이면 정확한 병변 찾아내는 똑똑한 기술, 딥러닝 AI 기반 데이터 라벨링 소프트웨어가 눈길을 끌고 있다.

건강자가진단 장비시장도 국내 스타트업 약진으로 의료 시장도 '한류' 바람이 불 것이다. 인공지능(AI)과 사물인터넷(IoT), 가상현실(VR) 기술을 접목한 의료기기 시장에서도 스타트업들의 약진이 돋보인다. 의료정보를 모바일로 제공하는 서비스 플랫폼도 성장세를 보이고 있다.

이 《컴퓨터 비전과 AI를 이용한 의료영상분석》은 전기, 전자, 컴퓨터, 정보통신, 의료IT,

머리말

빅데이터, 디지털 트윈, IoT, AR/VR/MR, 인공지능, 콘텐츠, 핀테크 엔지니어링, 보안, 에너지, 전력전자 등 4차산업 관련 공학, 환경, 위생, 금융 및 경영분야의 입문자를 대상으로 컴퓨터 비전과 인공지능을 이용한 의료영상분석에 대한 기본적인 지식이 없어도 단계별 필요지식 및 수행과정을 꾸준히 따라오면 의료영상분석에 관련 지식을 얻어 이해하는 단계로 발전하여 능력향상이라는 숲을 볼 수 있도록 눈높이를 맞추는 데 1차적인 목표를 두었다.

이 책의 의 주요구성은 다음과 같다.

학습 1. 의료영상분석의 개요, 학습 2. 의료영상 데이터의 획득, 학습 3. 의료영상 데이터의 저장 및 전송, 학습 4. 의료영상 데이터의 시각화 툴, 학습 5. 의료영상 데이터의 특징 추출, 학습 6. 의료영상 데이터의 분류, 학습 7. 의료영상 데이터의 분할, 학습 8. 의료영상 데이터의 강화, 학습 9. 의료영상 데이터의 정합, 학습 10. 딥러닝 기반의 의료영상 데이터 분석, 학습 11. 의료분자 영상기술, 학습 12. 의료영상 기술의 미래, 학습 13. 의료영상 기술의 시장현황, 부록으로 구성되어 있다.

특히 각 장에서는 컴퓨터 비전과 인공지능을 이용한 의료영상분석에 대한 교재의 수행질문에 따라 임의적으로 해법을 제시하여 창의적인 사고로 각장의 본문 및 수행과제를 수행할 수 있다.

이 책이 출간되기까지 가장 많은 지원과 아낌없는 격려를 보내주신 도서출판 상학당의 남승우 사장님 및 《컴퓨터 비전과 AI를 이용한 의료영상분석》 관련 자문 및 논문, 보고서 사이트 등 자료 제공을 해주신 관련 교수님, 기업 및 단체에 대하여 지면을 빌려 깊은 감사의 말씀을 드리고, 특히 《컴퓨터 비전과 AI를 이용한 의료영상분석》 관련 자료를 인터넷 블로그 및 관련 연구소 자료집에 올려주신 저자들 등 관련 관계자 여러분에게 감사의 마음을 전한다. 이 책에서 부족했던 점이나 기타 문의사항과 관련한 자료 제공 및 지원은 도서출판 상학당을 통해 지속적으로 지원할 계획이며, 《컴퓨터 비전과 AI를 이용한 의료영상분석》에 필요한 자료 등, 기타 보충자료 또한 지속적으로 업데이트할 예정이므로 독자여러분의 따뜻한 질책과 조언을 부탁드립니다.

저자 씀

차례

의료영상분석 학습모듈 개요 ······ 12
의료영상분석 학습모듈 명세서 ······ 14

학습 1. 의료영상분석의 개요 —— 17
수행 내용 ······ 38
교수 · 학습 방법 ······ 46
평가 및 피드백 ······ 46
■ 참고문헌 / 48

학습 2. 의료영상 데이터의 획득(Acquisition) —— 50
수행 내용 ······ 70
교수 · 학습 방법 ······ 78
평가 및 피드백 ······ 78
■ 참고문헌 / 80

학습 3. 의료영상 데이터의 저장 및 전송 —— 82
수행 내용 ······ 105
교수 · 학습 방법 ······ 117
평가 및 피드백 ······ 117
■ 참고문헌 / 119

학습 4. 의료영상 데이터의 시각화 툴 —— 121
수행 내용 ······ 141
교수 · 학습 방법 ······ 164
평가 및 피드백 ······ 164
■ 참고문헌 / 166

차 례

학습 5. 의료영상 데이터의 특징 추출(Features Extraction) 168

수행 내용 193
교수 · 학습 방법 212
평가 및 피드백 212
■ 참고문헌 / 214

학습 6. 의료영상 데이터의 분류(Classification) 216

수행 내용 231
교수 · 학습 방법 253
평가 및 피드백 253
■ 참고문헌 / 255

학습 7. 의료영상 데이터의 분할(Segmentation) 257

수행 내용 288
교수 · 학습 방법 304
평가 및 피드백 304
■ 참고문헌 / 306

학습 8. 의료영상 데이터의 강화(Enhancement) 308

수행 내용 337
교수 · 학습 방법 352
평가 및 피드백 352
■ 참고문헌 / 354

학습 9. 의료영상 데이터의 정합(Registration) 356

수행 내용 370
교수 · 학습 방법 400
평가 및 피드백 400
■ 참고문헌 / 402

학습 10. 딥러닝 기반의 의료영상 데이터 분석 — 404
수행 내용 423
교수 · 학습 방법 431
평가 및 피드백 431
■ 참고문헌 / 433

학습 11. 의료분자 영상기술 — 435
수행 내용 446
교수 · 학습 방법 455
평가 및 피드백 455
■ 참고문헌 / 457

학습 12. 의료영상 기술의 미래 — 459
수행 내용 474
교수 · 학습 방법 482
평가 및 피드백 482
■ 참고문헌 / 484

학습 13. 의료영상 기술의 시장현황 — 486
수행 내용 507
교수 · 학습 방법 512
평가 및 피드백 512
■ 참고문헌 / 514

부록. 의학용어 — 516

1. 학습모듈의 목표

컴퓨터 비전과 인공지능을 이용한 의료영상 분석을 위하여 수요자의 요구를 시스템 관점에서 해석하여 필요기능과 구현 가능한 사양을 결정하고 분석된 내용을 검증할 수 있다. 컴퓨터 비전과 인공지능을 이용한 의료영상분석의 요구사항에 따라 구성요소 간 상호 호환성을 테스트하여 최적의 시스템을 구성하고 분석할 수 있다.

2. 선행 학습

인공지능, 빅데이터, 컴퓨터 비전 지능형 영상 정보처리시스템 설치, 지능형 영상 관제시스템 운영, 네트워크 구축설계, 요구공학, 요구사항 확인, 정보통신개론, 지능형 영상정보처리시스템 요구사항 분석, 지능형 영상정보 처리 알고리즘 분석, 영상정보 처리기기 설비공사, 전송시스템 설계

3. 핵심 용어

의료영상분석, 데이터 획득(Acquisition), 데이터 전송 및 저장, 데이터 시각화 툴, 데이터의 특징 추출(Features Extraction), 데이터의 분류(Classification), 데이터의 분할(Segmentation), 데이터의 강화(Enhancement), 데이터의 정합(Registration), 딥러닝, 머신러닝, 의료분자 영상, 요구사항 기술, 영상처리 유스케이스, 객체 인식 알고리즘, 영상처리 장비사양, 객체 추적 흐름, 영상인식 설계도, 영상처리 관련 법 제도

4. 교육과정 학점 및 이수시간

학 습	교육과정 학점 및 이수시간	
	학점	이수시간
학습 1. 의료영상분석의 개요	3	3
학습 2. 의료영상의 획득(Acquisition)	3	3
학습 3. 의료영상의 데이터 저장 및 전송	3	3
학습 4. 의료영상 데이터의 시각화 툴	3	3
학습 5. 의료영상 데이터의 특징 추출 (Features Extraction)	3	3
학습 6. 의료영상 데이터의 분류(Classification)	3	3
학습 7. 의료영상의 분할(Segmentation)	3	3
학습 8. 의료영상의 강화(Enhancement)	3	3
학습 9. 의료영상의 정합(Registration)	3	3
학습 10. 딥러닝 기반의 의료영상 데이터 분석	3	3
학습 11. 의료분자 영상기술	3	3
학습 12. 의료영상 기술의 미래	3	3
학습 13. 의료영상 기술의 시장현황	3	3
부록. 의학용어	-	-

학습명	학습내용명
1. 의료영상분석의 개요	1-1 의료영상분석의 개요 1-2 의료영상 저장전송 시스템 1-3 영상진단기기의 분류 및 특징
2. 의료영상 데이터의 획득 (Acquisition)	2-1 영상 데이터 획득의 개요 2-2 의료영상 처리의 기술 핵심군 2-3 의료영상 데이터의 획득 2-4 의료영상 데이터의 수집 전처리
3. 의료영상 데이터의 저장 및 전송	3-1 의료영상의 저장전송 시스템 3-2 의료영상의 데이터 저장 3-3 의료영상의 데이터 전송
4. 의료영상 데이터의 시각화 툴	4-1 의료영상 데이터의 시각화 툴 4-2 의료영상 데이터의 시각화 툴 분석
5. 의료영상 데이터의 특징 추출 (Features Extraction)	5-1 의료영상의 이미지 처리 기초 5-2 의료영상 데이터의 전처리 5-3 의료영상 데이터의 특징점 추출 5-4 의료영상 데이터의 인공지능 특징 추출
6. 의료영상 데이터의 분류 (Classification)	6-1 의료영상 데이터의 분류 6-2 의료영상 데이터의 분류기법 6-3 의료영상 분류응용
7. 의료영상 데이터의 분할 (Segmentation)	7-1 영상 데이터의 분할 7-2 전통적인 의료영상의 분할기법 7-3 인공지능 의료영상의 분할기법

학습명	학습내용명
8. 의료영상 데이터의 강화 (Enhancement)	8-1 영상 데이터 강화의 개요 8-2 영상의 포인트 연산 8-3 영상의 공간필터(컨볼루션) 8-4 의료영상 강화 8-5 GAN의 의료영상 강화
9. 의료영상 데이터의 정합 (Registration)	9-1 영상 데이터의 정합 9-2 의료영상 데이터의 정합 9-3 의료영상의 정합방법 기법 9-4 의료영상의 응용사례
10. 딥러닝 기반의 의료영상 데이터 분석	10-1 딥러닝의 개요 10-2 딥러닝 기반의 의료영상 분석 10-3 의료영상의 딥러닝 응용
11. 의료분자 영상기술	11-1 의료분자 영상기술 11-2 분자 영상기술의 응용
12. 의료영상 기술의 미래	12-1 종래 의료영상 기술의 미래 12-2 의료영상 기술의 미래
13. 의료영상 기술의 시장현황	13-1 의료영상 진단기기 산업의 특성 13-2 의료영상 진단기기 시장동향 13-3 국내외 첨단 의료영상 진단기기 기술 선도 기업동향 13-4 의료영상 저장전송시스템 시장동향
부 록	의학용어

학습 1	의료영상분석의 개요
학습 2	의료영상 데이터의 획득(Acquisition)
학습 3	의료영상 데이터의 저장 및 전송
학습 4	의료영상 데이터의 시각화 툴
학습 5	의료영상 데이터의 특징 추출(Features Extraction)
학습 6	의료영상 데이터의 분류(Classification)
학습 7	의료영상 데이터의 분할(Segmentation)
학습 8	의료영상 데이터의 강화(Enhancement)
학습 9	의료영상 데이터의 정합(Registration)
학습 10	딥러닝 기반의 의료영상 데이터 분석
학습 11	의료분자 영상기술
학습 12	의료영상 기술의 미래
학습 13	의료영상 기술의 시장현황
부록	의학용어

학습 목표

1. 의료영상분석의 개요를 이해할 수 있다.

1-1 의료영상분석의 개요

1. 인공지능을 사용한 의료영상분석 개요

한 장의 사진으로 인류 전체의 인식을 바꾸기도 하고, 세상의 흐름을 바꾸기도 하는 퓰리처상 수상작 사진의 가치만큼이나 기초의학 또는 임상의학에서도 영상의 가치와 기여 정도는 점점 커지고 있다.

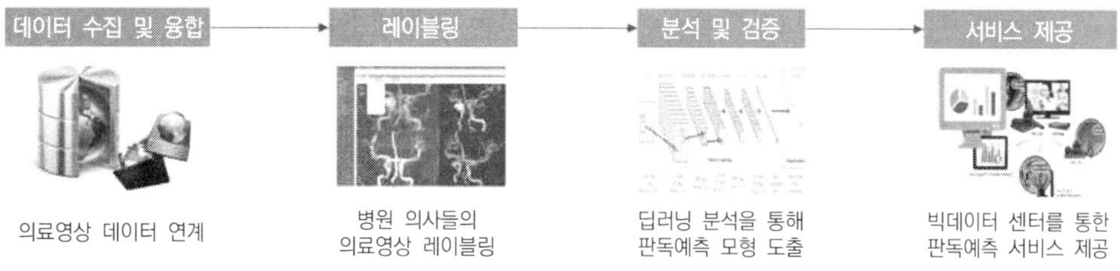

[그림 1-1] 의료영상분석 과정

4차 산업혁명 시대에서 인공지능과 빅데이터는 다양한 분야에서 쓰이고 있다. 그 중 [그림 1-1]처럼 의료영상 데이터를 연계하여 데이터를 수집 · 융합하고, 병원 의사들의 의료영상을 케이블링을 하고, 딥러닝 분석을 통하여 판독 예측모형을 도출하여 분석 및 검증을 한 다음, 빅데이터 센터의 판독예측을 통하여 환자에게 서비스를 제공하고 있다.

의료영상 이미지로 정상 유무를 판정하거나 병리영상 데이터 분석에 쓰이는 판독보조, 음성인식 의무기록이나 생체신호 모니터링과 같은 진료보조, 유전체 데이터 분석 기반의 신약개발 등 인공지능 기반의 의료진단 기술이 개발되고 있다. 특히 의료영상 판독분야에서 인공지능이 매우 유용하게 쓰이고 있다.

최근 [그림 1-2]처럼 딥러닝 기술이 급속도로 발전함에 따라 인공지능 알고리즘을 적용하여 의료영상을 분석하는 기술도 같이 발전하고 있다.

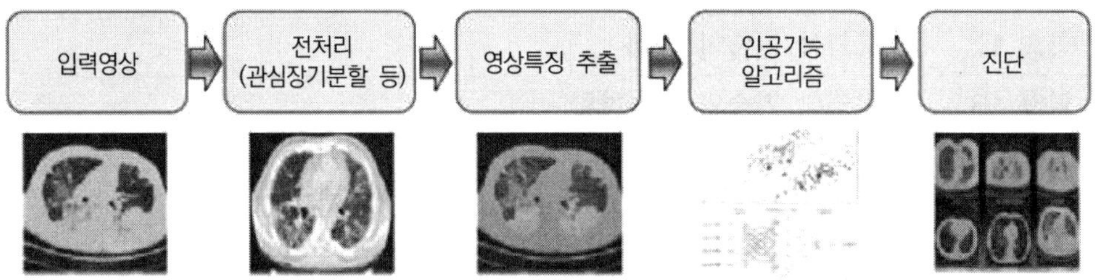

[그림 1-2] 의료영상의 인공지능 알고리즘 적용과정

2. 의료영상에 사용되는 대표적인 인공지능 기법

의료 인공지능(AI in Medicine 또는 작은 범주로 Medical AI)이란 기계학습 방식으로 의료용 데이터를 학습하고, 특정 패턴을 인식하여 질병을 진단 · 예측하거나 환자에게 적합한 맞춤 치료방법을 제공할 수 있도록 개발된 기술을 의미한다.

인공지능기술을 의료기기에 활용함으로써 기존 의료기기보다 성능, 효율 및 질적 수준을 크게 향상시켜 판독의 정확성을 높이고, 질병 예측 및 예방 등 새로운 가치 창출을 할 수 있을 것으로 전망된다.

인공지능 기반 독립형 소프트웨어 의료기기는 정보통신 장비 또는 기존 의료기기에서 얻어진 의료 데이터를 분석하여 의료기기의 역할을 수행하는 소프트웨어라고 할 수 있다.

이는 인공지능 시스템의 진단 및 예측시간이 인간보다 더 짧기 때문에 인간보다 더 많은 데이터를 이용하여 진단 · 치료 및 예방 등의 판단이 가능하며, 의료진은 비정상군만 보고 진단할 수 있게 하여 의료 전체의 품질을 향상시킬 수 있다는 장점이 있다.

저장된 의료차트 및 의학정보 빅데이터를 통해 질병 진단정보를 제공하거나, 환자의 의료영상 데이터를 분석하여 암과 같은 질환에 대한 진단정보를 제공해 의사의 진단을 도울 수 있다

현재 의료환경에서 의료영상 저장전송 시스템(PACS), 전자의무기록(EMR) 등을 통해 대규모의 의료 데이터를 축적하고 있으며, 여기에 기계학습(Machine Learning), 딥러닝(Deep Learning), 이미지 인식(Image Recognition) 등 인공지능기술이 더해지면 새로운 의료서비스 가치가 창출되고 있다. 〈표 1-1〉은 의료영상에 사용되는 대표적인 인공지능 기법이다.

〈표 1-1〉 의료영상에 사용되는 대표적인 인공지능 기법

구 분	전통적인 방법 (Conventional Methods)	인공지능을 이용한 방법 (Deep Learning Methods)
물체의 분류 (Classification)	Logistic Regression Neural Network Suppot Vector Machine Random Forest	Deep Neural Network CNN(Convolution Neural Network)
영상 분할 (Segmentation)	Thresholding Region Growing Graph Cut Active Contour Model Active Shape Model	FCN U-net Deep Lab

〈표 1-2〉 의료영상 관련 인공기술 기술분류 및 활용분야

분 석	활용분야	내 용
분 류	Image Object Detection	이미지 내 객체인식
	Image Object Localization	이미지 내 객체 위치 파악
군집화	Image Segmentation	이미지 분할
	Object Extraction	이미지에서 특정 영역 추출
생성 및 의사결정	Image Generation	GAN 등을 통한 이미지 생성
	Image Suggestion	비슷한 이미지 추천
	Image/Video Captioning	이미지/비디오 설명
	Video Summary	비디오 요약
	Creating Movie	영화 제작
	Colorization	흑백 이미지의 채색 추천

〈표 1-2〉는 의료영상 관련 인공기술 기술분류 및 활용분야이다.

〈표 1-2〉와 관련된 기술 및 특허는 인공지능을 이용하여 세포가 촬영된 이미지에서 유사 분열세포를 찾아내는 것이 핵심이다.

인공지능 모델로 이미지 분석시 많이 사용되는 컨볼루션 신경망(Convolutional Neural Network : CNN) 모델을 사용한다. CNN 모델은 촬영된 이미지에서 유사 분열세포와 정상세포를 분류할 수 있다.

3. 의료영상과 인공지능 활용사례

의료 및 병리영상을 활용한 인공지능 소프트웨어 의료기기는 의료영상장비에서 생성된 영상을 이용하여 진단보조, 치료방법 선택, 예후를 예측할 수 있는 소프트웨어 의료기기로서 최근 국내에서 100건 이상 허가되었고, 다수의 업체들이 개발하고 있다.

의료 인공지능(AI) 솔루션 제공 기업인, 뷰노(VUNO)는 인공지능에 기반하여 의료영상을 분석하는 툴을 제공하고 있다.

영상의학과 전문 의사의 부족과 판독 일관성 확보에 어려움이 있는 상황에서 인공지능, 특히 딥러닝 기술이 급속도로 발전하고 정확도가 향상되어 의료영상분석에 적용되고 있다.

의료영상을 활용한 인공지능 및 빅데이터 기반 독립형 소프트웨어 의료기기는 방사선 영상 및 MRI, CT 등 의료영상을 활용하여 암진단, 골연령, 폐결절 등 의사의 진단을 보조하기 위한 사용목적으로 관련기술이 활발히 개발중에 있다.

특히 국내업체는 병원과 연계하여 의료영상 판독 중심의 인공지능 · 빅데이터 독립형 소프트웨어 의료기기를 개발하고 있다.

뷰노는 의료영상(X-Ray, CT) 인식 및 머신러닝 알고리즘을 골연령 및 폐암에 활용하고 있다. 또한 루닛은 흉부 X-Ray 영상을 인식하는 머신러닝 알고리즘을 폐결절 진단에 활용하고 있다.

제이엘케이인스펙션은 자기공명으로 촬영한 환자의 뇌영상과 심방세동 발병 유무를 입력하면 뇌경색 패턴을 추출 · 제시하여 의사가 뇌경색 유형을 판단하는데 도움을 주는 독립형 소프트웨어 의료기기를 개발하였다. 또한 단순촬영(X-ray)으로 촬영한 환자의 흉부영상을 입력 · 분석하여 폐 결절이 의심되는 부위의 정도를 색깔 등으로 표시함으로써 의사가 폐결절을 진단하는데 도움을 주는 소프트웨어를 개발하였다.

에프앤디파트너스는 피부영상을 촬영하여 인공지능 및 빅데이터 기술을 흑색종 진단에 활용하고 있다. 해외에서도 개발이 활발히 진행중인데 대표적으로 구글 딥마인드는 광 간섭 단층촬영(Optical Coherence Tomography : OCT)을 분석해 50가지 이상의 안구질환을 진단하는 인공지능 소프트웨어를 개발하고 있다.

병원에서 다루어지는 영상 이미지는 모두 디지털 이미지로, 영상의학과 전문의들이 이 디지털 이미지를 직접 보며 판단하는 아날로그적 방식에 인공지능이 들어오면서 영상 판독시간이 5분에서 20초로 줄어들거나 두 명 중 한 명의 전문의를 대체할 수 있는 수준에 이르게 되었다.

이런 의료영상분석의 발전을 가능하게 만든 핵심 요소는 의료영상 처리기술과 딥러닝이다. 딥러닝의 적용은 기존에 사용해오던 기계학습의 효율을 넘어 전문의에 따르거나 이를 넘어서는 결과들이 등장하면서 큰 반향을 일으킨 바가 있다.

본격적으로 의료영상분석을 하기에 앞서 일반영상과 달리 의료영상이 가지는 특성들을 알아보고, 의료영상처리 및 분석기술에 대해 전반적으로 알아보며 워밍업을 해보도록 하겠다.

의료영상장비에서 생성된 영상을 이용하여 진단, 치료방법 선택, 예후 예측할 수 있는 인공지능 의료기기의 사례는 다음과 같다.

1) 슬라이드 스캐너(Philips)

[그림 1-3]처럼 필립스의 슬라이드 스캐너는 조직검체의 수술병리검사 슬라이드를 인공지능 알고리즘을 적용하여 디지털 이미지로 전환해 병리의사가 검토 및 분석하는 데 사용한다. 이 기술은 2018년 FDA 승인 받았다.

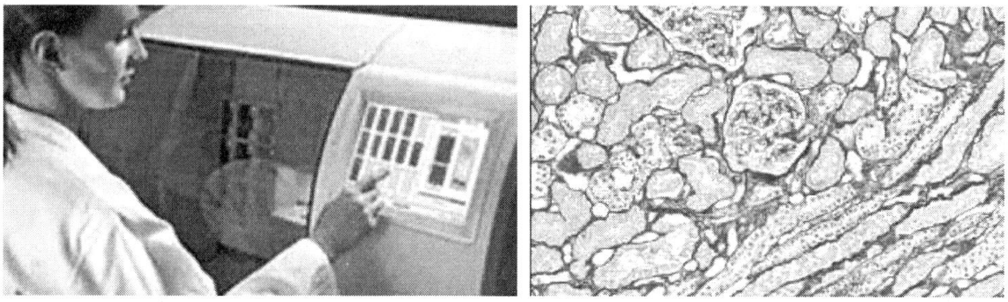

[그림 1-3] 슬라이드 스캐너(Philips)

2) 뷰노메드 본에이지(뷰노)

뷰노의 뷰노메드 본에이지(VUNOmed-BoneAge)는 인공지능(AI)이 엑스레이영상을 분석하여 환자의 뼈 나이를 제시하고, 의사가 제시된 정보 등으로 성조 숙성이나 저성장을 진단하는데 도움을 주는 소프트웨어이다. 손의 X-ray 영상으로 뼈 나이(골 연령 · Bone Age)를 측정하고, 이는 결과에 따라 생활습관 개선이나 호르몬 치료 등에 도움이 된다. 최근에 판독속도를 20~40% 향상시키고 판독 정확도를 약 10% 정도 향상하였다.

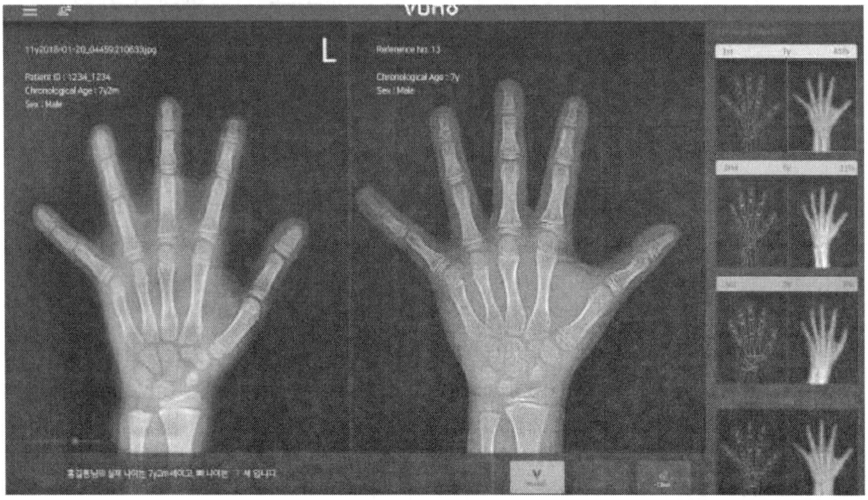

[그림 1-4] 뷰노의 뷰노메드 본에이지(VUNOmed-BoneAge)

3) TiSepX(메디컬아이피)

메디컬아이피의 TiSepX는 코로나19 환자의 X-ray 영상에서 폐렴 병변의 면적과 비율 등 수치정보를 얻게 되어 신속하고 정확하게 중증도를 판별할 수 있다.

인공지능 기술을 활용하여 폐 병변의 결과값 CT와 99.5% 이상 일치한다.

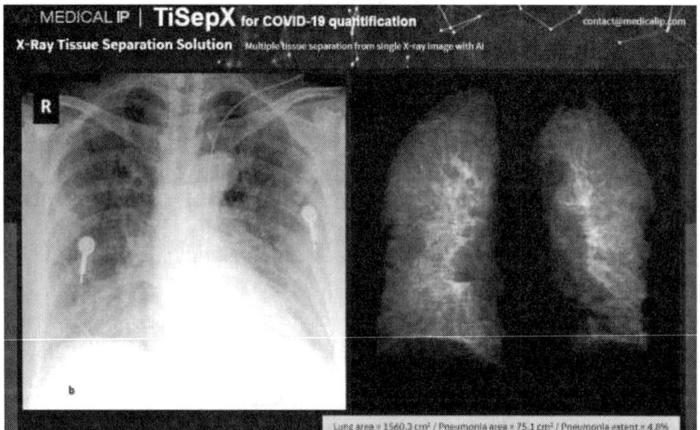

[그림 1-5] 메디컬아이피의 TiSepX

1-2 의료영상 저장전송 시스템

1. 의료영상 저장전송 시스템(PACS)

1) 의료영상 저장전송 시스템의 정의

의료영상 저장전송 시스템(醫療映像 貯藏電送, Picture Archiving and Communication System : PACS)은 디지털 의료영상 이미지를 DICOM(Digital Imaging and Communications in Medicine)이라는 국제표준규약에 맞게 저장·가공·전송하는 시스템이다.

즉 [그림 1-6]처럼 PACS는 영상진단장치를 통하여 획득된 영상정보를 디지털 상태로 획득·저장하고, 그 판독과 진료기록을 함께 전송·검색하는데 필요한 기능을 통합적으로 처리하는 시스템이다.

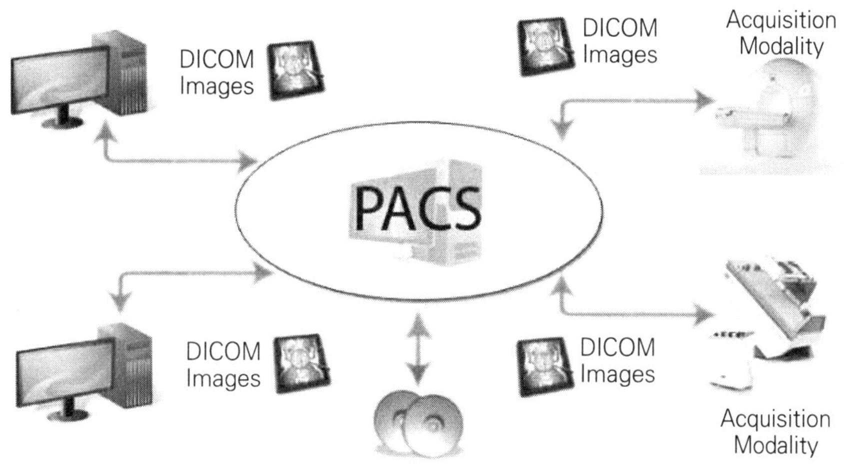

[그림 1-6] 의료영상 저장전송 시스템

X-Ray, CT, MRI, PET, SPECT, 초음파 등의 영상진단장비(Imaging Modality)를 사용하여 획득된 디지털 의료영상 이미지를 대용량 기억장치(PACS서버)에 DICOM형식으로 전송·저장한다. 또한 판독결과와 진료기록이 추가될 수 있고, 병원 내·외 다수의 스테이션에서 네트워크를 통해서 검색·조회가 가능하다.

이러한 의료영상의 디지털화로 인하여 의료기관내 모든 의료영상을 통합·관리하여 진단의 정확성 및 효율성을 높여주고, 환자의 대기시간 단축 및 의료기관간 이동을 간편하게 해준다.

디지털 의료영상 장비는 이전에 사용했던 엑스레이(X-rAY) 필름 대신 저장소(Storage)가 있어서 촬영한 의료영상 이미지를 디지털 파일형식으로 저장하게 되므로 보관 및 관리가 용이하다. 이 이미지는 DICOM 규격을 지원하는 뷰어를 통해서 볼 수 있다.

또한 피검자의 현재와 과거영상을 자유롭게 조회하여 판독에 활용할 수 있으며, 화질보정 등을 통해 판독의 질을 강화하는 효과도 있다.

2) PACS의 구성

PACS는 [그림 1-7]처럼 여러 구성요소가 결합되어 운용되는 시스템으로 PACS 전용 소프트웨어를 기반으로 의료장비(CR, DR, 판독모니터 등 포함), IT장비(서버, 스토리지, PC, 모니터, 네트워크 등 포함), 애플리케이션 소프트웨어가 결합된 후 사용된다.

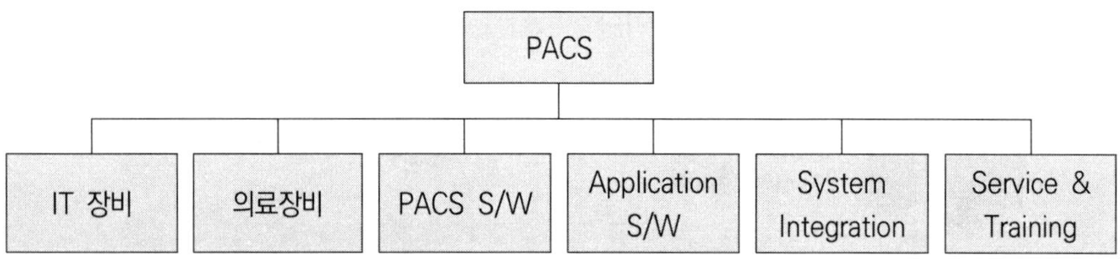

[그림 1-7] PACS의 구성요소

PACS는 기능적으로 ① 영상획득부, ② 영상저장 및 데이터베이스, ③ 영상조회 및 출력부, ④ 네트워크와 통신의 네 부분으로 구분할 수 있다.

(1) 영상획득부(Image Acquisition)

진단 및 검사장비의 데이터를 디지털 상태로 받아 중앙의 저장용 컴퓨터로 보내주는 부분이다. 일반 X-ray, CT, MRI, 초음파, 핵의학 검사 등은 대부분 장비 자체에서 DICOM 표준을 따르는 디지털 형태로 영상을 보내주며 별다른 인터페이스 장비 없이 직접 중앙의 컴퓨터에 저장하는 기능이 있다. 그런데 구형 초음파 및 내시경과 같은 아날로그 영상 장비들은 아날로그 영상을 디지털로 변환하여 저장하기 위한 인터페이스 장비가 필요하다.

(2) 영상저장 및 데이터베이스

영상획득부로부터 입력된 의료영상들을 디지털로 받아 저장하고, 데이터베이스를 이용하여 관리하는 부분이다. 이용빈도에 따라 단기와 장기 저장장치로 구분할 수 있다.

단기 저장장치는 고속의 마그네틱 디스크어레이를 사용하며, 장기 저장장치는 광디스크나 디지털 테이프를 이용한다.

최근에는 광디스크나 테이프의 하락으로 단순 백업용으로 사용하고 서버 스토리지를 사용한다.

(3) 영상조회 및 출력부

기존의 필름 대신에 영상들을 컴퓨터 모니터를 통해 조회하는 부분이다. 영상조회에 필요한 기능(확대, 축소, 회전, 반전, 영상처리 및 각도 측정, 면적계산, 영상 재배열 등)들의 조정이 가능하고, 필요한 영상들을 레이저 프린터를 이용하여 출력할 수 있다.

(4) 네트워크와 통신

의료영상 및 정보를 전송하는 부분이다. 의료장비에 따라 영상의 크기가 각각 다르고, 최근 나오는 대용량 영상들은 파일의 크기가 매우 크므로(수 GB~수백 GB) 빠른 통신망을 사용해야 한다. 통신 프로토콜은 급속한 기술발달과 동승하여 계속 진화하는 DICOM 표준방식을 지원해야 한다.

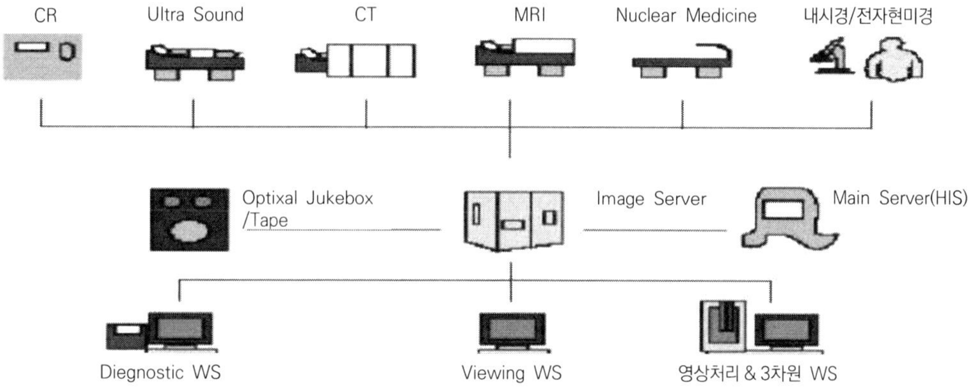

[그림 1-8] PACS의 구성 및 흐름

(5) 관계형 데이터베이스

PACS는 DICOM 규격에 따라 이미지 데이터를 저장 · 관리하고 있으며, 의료영상 획득기기들 및 진단 방사선과와 각 임상 의사들의 정보를 하나로 통합한다.

이러한 관계형 데이터베이스를 이용하여 의료영상을 저장하거나 요청에 따른 검색 및 전송이 용이하여 신속한 의료업무수행이 가능하다.

또한 이미지 통합 시스템 도입에 따른 커뮤니케이션이 원활하여 타 분야 간 상호

관계적인 업무수행의 가치를 높여준다.

이에 더하여 영상을 병원 외부로 전송하여 2차 판독의 도움을 받을 수 있기 때문에 병원 네트워크와 의료전달체계 확립의 증대를 가져온다.

최근 PACS는 정부의 지원하에 2D는 물론 3D와 의료정보를 종합 지원하는 시스템으로 발전했고, 영상의학과뿐 아니라 치과 · 심혈관 · 정형외과 등으로 적용 범위가 확대되고 있다.

3) PACS의 기술구분

PACS 시스템의 세부 요소기술은 〈표 1-3〉과 같이 구분한다.

요소기술 중 집중해야 할 핵심기술은 의료영상 저장기술인 영상 진단장치를 통해 획득된 의료영상정보를 대용량 기억장치에 저장하는 기술이다. 또한 의료영상 처리기술로써 의료진단 검사결과를 디지털 이미지로 변환하는 기술이고, 의료영상 조회기술로써 의료영상을 판독할 수 있도록 디스플레이이다.

〈표 1-3〉 PACS 시스템의 세부 요소기술

대분류	중분류	소분류	요소기술
PACS	영상처리 및 획득	의료영상처리 솔루션	의료진단 검사결과 저장기술
			의료진단 검사결과 디지털 이미지 변환기술
			의료영상 전송기술
		의료영상 조회	의료영상 조회 및 판독기술
			서버관리 및 클라이언트 프로그램 개발기술
			의료정보 표준화 및 국내 표준코드 개발/구축
			의료영상 원격 판독기술
		진단영상 장비 호환성	의료영상장비의 전송방식 호환성 기술
		의료영상 보안관리	의료영상 보안관리 프로그램 개발기술
		의료영상 서버관리	의료영상 서버 관리기술
	데이터 관리	의료영상 데이터 관리	의료영상 데이터 관리기술
		환자 데이터베이스 관리	환자 데이터베이스 관리기술
		전자의무기록	의료영상의 전자의무기록 기술
	네트워크 구축	의료영상 네트워크 구축	네트워크 전산망 구축기술
		병원간 의료영상 및 환자의 데이터 교류	병원 네트워크 통신망 구축기술
	응용분야	PACS의 모바일기기 연동	PACS의 DB의 모바일기기 전송 · 저장기술
		임상분야별 PACS 구축	임상분야별 특성을 고려한 PACS 구축기술

2. DICOM

의료용 디지털 영상 및 통신(Digital Imaging and Communications in Medicine, DICOM, https://www.dicomstandard.org/) 표준은 의료용 기기에서 디지털 영상표현과 통신에 사용되는 여러 가지 표준을 총칭하는 말이다. 또한 디지털 영상장비의 제조업체, 제품의 종류 및 버전에 따라 의료영상의 포맷과 전송 방식의 호환성을 갖추기 위한 의료영상에 대한 표준을 미국 방사선의학회(ACR)와 미국 전기공업회(NEMA)에서 구성한 연합위원회에서 발표한다.

미국방사선의학회와 미국전기공업회는 의료영상장비의 표준화를 위해 1983년 ACR-NEMA 디지털영상전송 표준위원회를 발족하였다.

1985년 ACR-NEMA 표준 버전 1.0(출판번호 300-1985)이 북미방사선학회(RSNA)에서 처음으로 발표되었으며, 이어 1988년에는 버전 2.0(출판번호 300-1988)이 발표되었다.

이후 객체지향 정보모델을 사용하는 등 큰 수정이 가해지면서 새로운 명칭을 필요로 하게 되었고, 그 결과 1992년 북미방사선학회 회의에서 DICOM이라는 명칭의 표준이 처음으로 제안되었다.

DICOM은 1993년 첫 데모버전이 발표된 이후 지금까지 꾸준히 수정되고 있다. 2018년도에 PS 3.21이 발표되었고, 2019년도에 PS 3.22가 발표되었다.

2021년 12월 현재 2021e Version이 발표되어 있다. 33개의 Working Group Archived 2020년 3월 25일 - 웨이백 머신에서 왕성하게 개정작업을 하고 있다.

DICOM은 영상 이외의 여러 가지 정보(태그, 헤더)가 포함되어있으며, Visualization 툴로 정보들을 확인할 수 있고 환자정보, 촬영날짜, 촬영기기, 이미지 정보 등이 포함된다.

DICOM의 의료영상 포맷은 다음 3가지 형태로 되어 있다.

① Analyze : hrd(태그) + img(영상)
② Raw Data : mhd(태그) + raw(영상)
③ Nifti : nii, nii. gz(태그와 영상이 함께 들어가 있다.)

1-3 영상진단기기의 분류 및 특징

1. 의료영상 진단기기의 개요

의료영상 진단기기는 〈표 1-4〉처럼 제품 및 시장특성에 따른 분류와 기술적 특성에 따른 분류로 구분할 수 있다. 제품 및 시장특성에 따른 분류는 의료기기 품목과 시장분류에 따른 분류로써 단용 엑스선 장치(X-Ray, Mammography 등), 비전리 진단장치(MRI), 초음파 영상진단장치, 골밀도 측정기, 전산화 단층 엑스선장치(CT), 핵의학 영상진단장치(PET, SPECT 등), 의료영상 처리장치(PACS, 의료영상 S/W 등)로 구분한다. 기술적 특성에 따른 분류는 국가과학기술 표준분류체계에 따른 분류로써 X-Ray/CT, 초음파진단기기, 지능형 판독시스템, 핵의학/분자영상 진단기기, MRI로써 분류한다.

〈표 1-4〉 영상진단기기의 분류

세부분야	제품 및 시장특성에 따른 분류 (의료기기 품목/시장분류)	기술적 특성에 따른 분류 (국가과학기술표준분류체계)
영상진단기기	• 진단용 엑스선 장치(X-Ray, Mammography 등) • 비전리 진단장치(MRI) • 초음파 영상진단장치 • 골밀도 측정기 • 전산화 단층 엑스선장치(CT) • 핵의학 영상진단장치(PET, SPECT 등) • 의료영상 처리장치(PACS, 의료영상 S/W 등)	• X-Ray/CT • 초음파진단기기 • 지능형 판독시스템 • 핵의학/분자영상 진단기기 • MRI

현대적 의료영상 기술인 초음파 영상법(Ultrasonography), 양전자단층촬영법(Positron Emission Tomography : PET), 단일양자방출전산화 단층촬영법(Single Photon Emission Computed Tomography : SPECT), 전산화단층촬영법(Computed Tomography : CT), 자기공명영상법(Magnetic Resonance Imaging : MRI) 등이 이 시기에 발견 또는 개발된 것이다.

이런 의료영상 진단법들은 질병의 진단, 치료과정 모니터링, 치료효과 예측 등에 사용되어 현대의학에 없어서는 안되는 중요한 도구가 되었다.

최근에는 분자영상(Molecular Imaging)이라는 것이 자주 언급되고 있다. 분자영상이라는 것은 아직까지 정확하게 정의되지 않은 분야로서 최근에 많은 연구가 진행되고 있으며 의학, 생물학, 공학, 화학 등 다양한 분야에서 관심을 가지고 연구 중에 있다.

2. 의료영상 시스템의 종류와 특징

의료용 영상장비에는 X선 촬영법, 초음파 영상법, CT, PET, SPECT, 자기공명 영상법 등이 있다.

이 장비들의 간단한 작동원리와 특징, 분자영상에 대한 적합성을 살펴보자.

1) X-Ray

1895년 빌헬름 콘라트 뢴트겐(Wilhelm Conrad Röntgen, 1845년 3월 27일 ~1923년 2월 10일)이라는 독일의 물리학자가 우연히 미지의 광선을 발견하였다. 뢴트겐은 이 광선을 X선이라고 명명했고, 강력한 투과성을 확인한 후 곧바로 인체의 비파괴 영상법 개발에 응용하였다.

이 발견은 많은 연구를 거쳐 의학발전에 중요한 밑거름이 된 X선 촬영법으로 발전하였다. X선 촬영법의 발견 이후 오랜기간 의료영상 분야에 뚜렷한 발전이 없다가, 1960년대 들어서면서 X선 촬영법뿐인 의료영상 분야에서 중요한 발전들이 있었다.

의료영상으로 가장 오래되었고 현재도 널리 사용되는 X선 촬영법은 X선이 인체를 통과할 때 흡수 또는 산란되는 정도를 이용하여 영상을 얻는다. 매우 높은 해상도가 특징인데 연조직(Soft Tissue)에 대한 영상 대조도가 낮고 방사선 노출에 대한 위험성이 있다. 타 영상법과 비교해서 X선 촬영법은 입체영상이 불가능하다는 큰 단점이 있다.

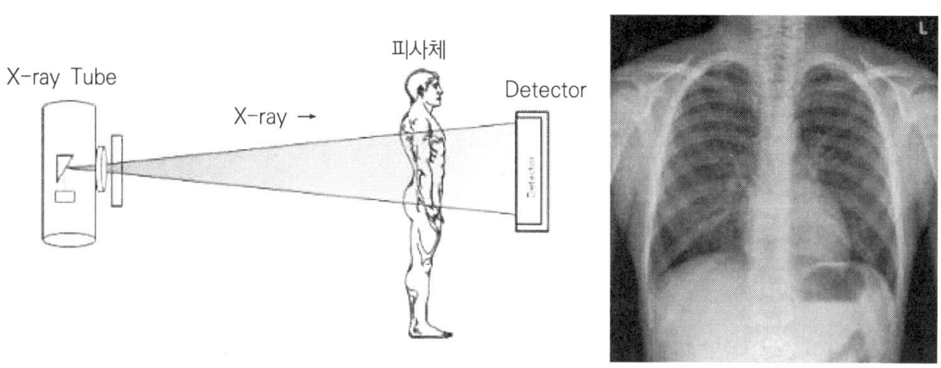

[그림 1-9] X-Ray

X선 영상은 보통 인체조직을 포함한 여러 가지 물질들의 X선 복사 흡수방식을 드러낸다. 많이 흡수되는 영역은 흰색이며, 적게 흡수되는 부분은 까맣다. 그러나 중간정도의 복사흡수력이 있는 부분에 의해 생기는 흐릿함 때문에 더 상세한 묘사는 되지 않는다.

[그림 1-9]처럼 X-ray Tube(광원)에서 X-ray를 피사체에 쏘면 X-ray의 에너지가 높기 때문에 피사체를 통과하게 되고, 통과된 신호를 Detector에서 받아들인다. X-ray가 몸에 있는 Tissue(공기, 뼈, 근육 등)를 통과하면 Tissue의 Intensity(강도)에 따라 통과된 에너지가 달라지고, Detector는 피사체를 통과해서 받은 X-ray를 전기신호로 바꾸어 영상을 만들어 낸다.

의료용 X선 장치는 X선을 발생시키는 발생장치, 발생된 X선을 진단 또는 치료를 위해 필요한 보조장치, 영상을 관찰 또는 기록을 위한 X선 영상장치, X선을 제어하기 위한 제어장치로 구성되어 있다.

(1) X선 발생장치

X선 전원장치, X선 고전압장치와 부속품의 조합으로 구성되어 있다. 고전압생장치, 고압변압기(X선관), 저압변압기(필라멘트), 정류장치(교류 → 직류)이다.

(2) 보조장치

X선을 사용해서 진단 또는 치료하기 위하여 사용하는 X선 투시촬영대, 촬영대, X선관과 테이블을 지지하는 장치, X선 치료대 등이다.

(3) X선 영상장치

의료용 X선 영상장치는 X선 진단을 위하여 인체부분의 X선 영상을 관찰 또는 기록하는 장치이다.

(4) 제어장치(Operator Console)

X선 발생부 및 제어부로 구성되며, X선 발생부(X선관과 고전압 발생장치)를 하나의 구조로 하고 제어부를 분리한 장치와 X선 발생부 및 제어부를 하나의 구조로 된 장치로 두 종류의 방식이 있다.

2) CT

컴퓨터단층촬영(Computed Tomography : CT)은 Tomography는 단면이나 조각을 뜻하는 그리스어 Tomos와 기록을 뜻하는 Graphein가 결합된 것이다.

즉 일반촬영으로 나타낼 수 없는 신체의 단층영상을 기록하여 나타내는 장치이다.

CT는 X선을 여러 방향으로 돌려가며 찍은 후 입체영상으로 재구성하는 방법으로 영상을 만든다. 그래서 X선 촬영법의 장단점을 모두 물려받았지만, 촬영법 자체에 대한 많은 연구가 이루어져 단점의 일정 부분은 개선되었다.

X-ray의 원리를 이용하는데 여러 장의 2D 영상들을 Computing 작업을 통해 3D 영상으로 만들어낸다.

[그림 1-10]처럼 우선 X-ray Tube와 Detector를 이용하여 피사체를 여러 방향에서 찍은 2D 영상을 만들고, 적분을 사용하여 영상을 다 더하면 3D 영상이 만들어진다. 여러 방향에서 찍은 2D 영상를 더할수록 원본과 유사한 형태를 만들어낼 수 있다.

CT기기마다 사용하는 촬영 필터(Filter)와 영상을 복원하는 Reconstruction 등이 달라서 같은 피사체에서도 다른 양질의 영상이 만들어진다. 또한 여러 장의 2D 영상을 찍어낼수록 3D 영상의 해상도가 좋아지지만, 그만큼 방사선에 노출되는 위험이 있다. 그래서 2D 영상을 적게 찍으면서 영상의 해상도를 높일 수 있는 기술이 이슈화되고 있다.

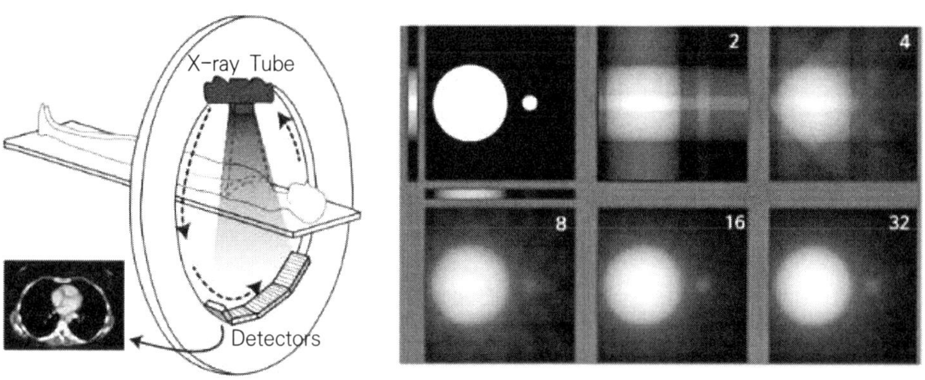

[그림 1-10] Computed Tomography(CT)

영상의 해상도는 매우 높고, 연조직의 영상 대조도는 X선 촬영법보다는 우수하지만 타 영상장비와 비교해서 다소 부족한 면이 있다. 또한 X선을 여러 방향으로 조사하여 입체영상을 얻는 방식이므로 방사선 노출에 대한 위험성이 높다. 최근에는 방사선 노출을 줄이는 연구가 많이 진행되었고, 실제 방사선 노출이 적은 제품들이 출시되고 있다. 그래서 높은 해상도라는 장점과 촬영장비의 기술적 발전으로 분자영상에 응용하려는 시도가 있었고, 훌륭한 연구결과가 보고되기도 하였다.

그럼에도 불구하고 CT에 적합한 표적 특이적 영상 조영제에 대한 연구가 미진한 상태이고, 방사선 노출에 대한 위험성 등 최근까지의 연구결과로는 분자영상을 위한 영상법으로는 많은 연구가 필요하다.

초음파 영상법은 인체에 1,000,000Hz 또는 그 이상의 주파수의 초음파를 조사하고, 인체내 조직의 경계에서 반사되는 초음파를 측정하여 영상으로 재구성하는 기술이다. 이 방법의 장점은 영상의 시간적 공간적 해상도가 매우 높고 장비 이용료가 매우 저렴하며 안전성이 매우 높다는 점이다. 반면에 영상법을 시행하고 판독하는 사람의 주관이 영상 판독결과에 영향을 줄 수 있다는 점이 단점으로 꼽힌다.

높은 시간, 공간 해상도에 힘입어 초음파 영상법을 분자영상법에 응용하기 위한 다양한 연구가 진행되고 있으며, 영상 조영제로 마이크로-버블(Micro-bubble)이 연구 · 개발되고 있다. 영상 조영제가 마이크로 크기여서 분자영상에 접합하지 않다는 의견도 있지만, 크기와 기능 등에 의한 장점들도 꾸준히 보고되고 있다.

CT는 질병의 초기 발견과 진단에 필수인 첨단장비로서 환자에게 고통이나 위험부담이 없이 비침습적으로 신속 · 정확하게 검사를 시행하여 초기에 한 번의 검사로 많은 정보를 얻을 수 있기 때문에 중복검사의 고통과 시간을 줄일 수 있는 장점이 있다.

3) PET

체내 대사나 생화학적 변화를 추적할 수 있는 새로운 방사성 의약품의 개발과 더불어 날로 발전하고 있으며, 현재 플루우데옥시의 포도당(Fluoro Deoxy Glucose : FDG)이라는 포도당 추적자를 가장 많이 이용하고 있다.

1980년대 이후에도 양전자방사단층촬영(Positron Emission Tomography : PET) 관련 기술이 계속 발전하여 영상해상도와 영상 질이 향상되고 영상을 얻는 기술이 많이 자동화되고 있다.

PET는 방사선 물질을 몸에 주입하고, 주입된 방사선이 나오는 것을 몸 밖에서 수집하는 방식이다. [그림 1-11]처럼 몸에 주입하는 방사선 물질은 양전자를 방출하는 방사성 동위원소를 결합한 의약품이다. 양전자 방출 단층촬영기를 이용하여 이를 추적하여 체내 분포, 예를 들면 뇌를 촬영시 뇌의 각 부분이 산소나 포도당을 얼마나 소비하는지를 측정하여 알아보는 방법이다.

가장 흔히 이용하는 방사성 의약품은 포도당과 유사한 물질이어서 포도당의 대사가 활발한 곳에서 방출이 많이 이루어진다.

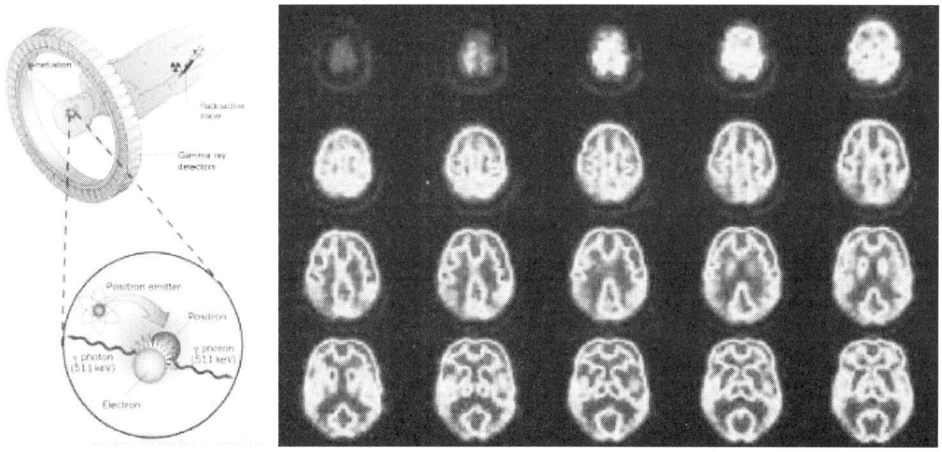

[그림 1-11] PET(Positron Emission Tomography)

측정방법은 다음과 같다.

① 피험자에게 방사능 꼬리표가 붙은 산소나 포도당을 주사한다.
② 방사능을 탐지할 수 있는 고리모양의 감지기로 구성된 스캐너가 피험자의 머리를 에워싼다.
③ 감지기들이 방사능을 내뿜는 산소나 포도당이 뇌의 어떤 부위에 있는지 탐지한다.
④ 위의 결과가 컴퓨터 화면에 컬러 이미지로 구현된다. 가장 활동적인 영역의 색깔이 밝게 빛난다.

주입한 물질은 빨리 분해가 되야 하므로 반감기가 짧은 방사선 물질을 만드는데 이것을 사이클로트론이라고 한다. 반감기가 짧은 원소들은 양전자를 방출하는데 양전자가 몸 안의 전자들을 만나면 소멸이 일어나면서 γ-ray(Gamma Ray)가 만들어진다.

γ-ray가 양방향으로 방출될 때 양방향에 있는 Detector에서 신호를 수집하여 CT와 같은 방식으로 영상을 취득할 수 있다. 또한 포도당 대사는 암세포가 있는 곳에서 비정상적으로 대사가 활발히 일어난다. 따라서 PET 영상에서는 암세포가 있는 부위가 밝게 나타나는 경향이 있다. 암을 조기 진단하는 경우에 유용하게 사용이 된다.

최근에는 PET+CT 영상이나 PET+MRI을 함께 취득하는 스캐너들이 개발되고 있다.

핵의학 영상법 중에서 분자영상에 많이 이용하는 것은 PET과 SPECT(Single Photon Emission Computed Tomography : 단일광자방출 컴퓨터 단층촬영)이다. SPECT는 감마선을 사용하는 핵의학 단층촬영기술이다.

감마카메라(즉 신티그래피)를 사용하는 기존의 핵의학 평면 영상과 매우 유사하지만 진정한 3차원 정보를 제공할 수 있다. 이 영상법들은 반감기가 짧은 방사선동위원소를 인체에 주입하고 핵이 붕괴할 때 방출되는 감마선을 측정하여 이를 영상으로 재구성하는 것이다.

핵의학 영상법은 민감도가 매우 높고, 영상의 해상도는 다소 부족하다는 특징이 있다. 또한 다양한 동위원소를 이용하여 여러 가지 형태의 질병 특이적 물질들이 개발되었고, 현재도 많은 연구가 꾸준히 이어지고 있다.

그래서 방사선 노출의 위험에도 불구하고 우수한 민감도로 인하여 실제로 핵의학 영상법을 이용한 분자영상 연구가 매우 활발히 진행되고 있고, 현재까지 개발된 의료영상 중에서는 분자영상에 가장 적합한 영상법이라고 할 수 있다.

4) Magnetic Resonance Imaging(MRI)

자기공명영상(MRI)은 핵의 스핀(Spin)이 자기장 내에서 일으키는 공명현상을 이용하여 영상을 얻는 기술이다.

즉 인체를 자장이 형성되어 있는 직경 50~60cm의 커다란 통으로 만든 자석장치에 눕히고, 고주파(Radio Frequency Pulse)를 발생시켜 인체에 보낸 후 인체내의 수소원자들의 반응으로부터 근육, 지방 등 Tissue에 따라 도는 속도의 차이를 바탕으로 발생되는 신호를 모아 컴퓨터로 계산하여 인체의 모든 부분을 단면 및 3차원영상으로 재구성하여 질병의 유무를 진단하는 검사이다.

몸에 있는 수소 원자핵들이 평소엔 랜덤한 방향을 가지고 있는데 마그네틱 필드를 걸어주면 일정한 방향을 가리키게 되면서 세차운동을 한다. 수소 원자핵이 도는 속도는 자기장의 크기에 따라 변하며 스캐너 자기장의 크기는 1.5T, 3T 등으로 나타낸다.

특정 속도만큼의 RF Pulse 신호를 주면 공명현상이 일어난다. 이때 RF pulse를 끊으면 RF Pulse로 생긴 에너지가 사라지지만 마그네틱 필드는 계속 있어서 다시 제자리로 돌아오게 된다. 서로 다른 타입의 Tissue가 있으면 Tissue들마다 다른 Contrast를 줄 수 있다.

MRI 스캐너 안에는 마그네틱 필드와 RF Pulse를 주는 Coil, Gradiet Coil이

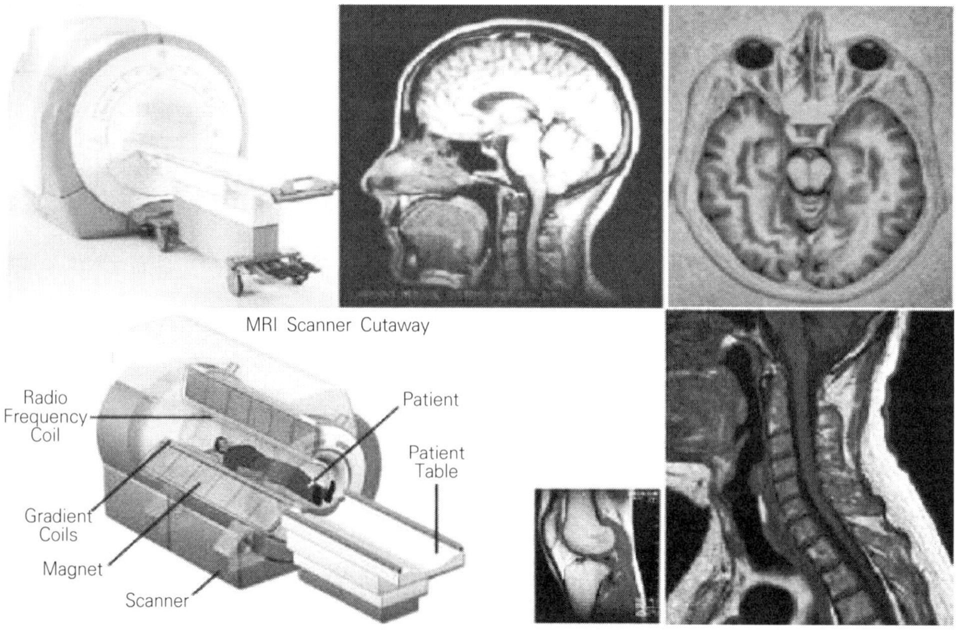

[그림 1-12] 자기공명영상(MRI)

있는데 MRI를 찍을 때 소음이 많이 나는 것은 RF Coil을 반복적으로 껐다가 키는 과정에서 발생하는 소음이다. Gradiet Coil의 역할은 몸에 부분마다 다른 세기의 자기장을 준다.

MRI 시스템의 기본구성은 [그림 1-13]과 같다.

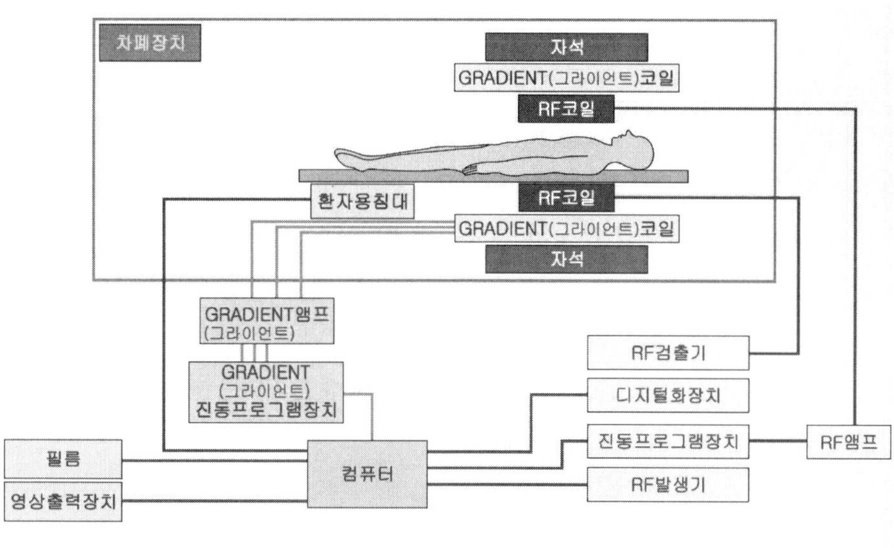

[그림 1-13] MRI 시스템의 기본구성

MRI는 방사선에 노출되는 위험이 없지만 대신 가격이 비싸고 소음이 심하다. 또한 촬영시간이 오래 걸린다.

자기공명영상 장비는 안전성이 매우 높고, 영상의 해상도와 품질 또한 뛰어나다. 그리고 연조직의 영상 대조도가 매우 우수하여, 임상에서 질병 진단을 위하여 없어서는 안 되는 중요한 영상법으로 인식되고 있다.

또한 다양한 영상 조영제가 개발되었고 질환 특이적 영상 조영제에 대한 연구결과가 꾸준히 보고되고 있어 자기공명영상법을 이용한 분자영상법의 중요성이 부각되고 있다.

이런 여러 장점이 있지만, 분자영상을 위해서 가장 중요한 민감도가 핵의학 영상에 비해 다소 부족하다. 그래서 민감도 부족 부분을 극복하기 위하여 많은 연구가 진행되고 여러 가지 방법이 제안되고 있다.

이 밖에 심장, 태아 검사를 위한 초음파나 망막 단층검사를 하기 위한 근적외선을 이용한 영상 등이 있다.

3. 의료영상분석 소프트웨어

의료 패러다임이 치료에서 예방과 예측 중심의 정밀의료로 전환되어감에 따라 헬스케어 기업들이 첨단 인공지능(AI) 기술을 기반으로 서비스 고도화 및 경쟁력 확보에 나서고 있다.

혈압 분석 · 예측 소프트웨어부터 피부암 감별 진단 솔루션, 전문의 수준의 정확한 의료영상 판독으로 신뢰를 얻고 있는 AI 솔루션까지 디지털 헬스케어는 혁신을 거듭하고 있는 상황이다.

메디웨일 대표는 “메디웨일은 본 프로그램에 참여하는 유일한 한국기업이며, 선정된 나머지 4개 기업들보다 압도적으로 많은 5곳의 의료그룹들이 임상참여를 희망했다. 국산 의료기술의 우수함을 인정받았다고 생각한다.”며 “그동안 한국이 미국의 선진 의료기술과 의료기기를 수입했지만 이제는 국산 의료기술과 의료기기를 미국에 수출하는 시대를 열고 싶다. 현재 Reti-CVD는 유럽 · 호주 등 8개 지역에서 의료기기 인증을 받았고, FDA 승인을 준비하고 있다.”고 밝혔다.

4. 의료영상 시스템의 종류별 장단점

〈표 1-5〉처럼 의료영상 시스템의 종류인 CT, MRI, PET에 대한 장단점을 비교하였다.

〈표 1-5〉 CT, MRI, PET의 장단점 비교

구 분	장 점	단 점
CT	• 폐나 뼈, 출혈 부분, 석회화가 진행되는 부분을 확인할 때 유용하다. • 촬영시간이 짧다(보통 수 초 내로 3D 영상 취득 가능). • MRI에 비해 가격이 싸다.	• 방사선 노출의 위험이 있다. • 혈관을 보기 위해서 조영제를 사용해야 하는데, 환자에 따라 조영제에 거부반응이 발생할 수 있다.
MRI	• 방사선 노출의 위험이 없다. • Soft Tissue(근육, 뇌 등)들을 확인하기에 적합하다.	• 가격이 비싸다. • 소음이 심하다. • 촬영시간이 오래 걸린다.
PET	• 신진대사의 확인이 가능하다. • 조기진단이 가능하다.	• 방사선 물질을 몸에 주입해야 한다. • 가격이 비싸다.

수행 내용

재료 · 자료

- 의료영상분석 관련 자료

기기(장비 · 공구)

- 컴퓨터, 문서작성 프로그램, 프린터, 주변기기

안전 · 유의사항

- 의료영상분석 관련 장비의 안전 및 유의사항을 숙지한다.

수행 순서

01 방사선의 이용방법에 따른 분류에 대하여 분석하라.

방사선의 이용방법에 따라 외조사 치료장치, 근접조사 치료장치, 정위적 방사선 수술장치로 나뉜다. 외조사 치료장치는 다시 저에너지 X선 치료장치, 방사성동위원소 원격치료장치, 고에너지 치료장치로 나뉘며, 근접조사 치료장치는 접촉요법장치, 원격후장전법으로 나뉜다. 마지막으로 정위적 방사선 수술장치는 감마나이프, X-나이프 방사선기법, 광전자방사선기법으로 나눈다.

1. 외조사 치료장치

환자의 외부에서 고에너지의 X선이나 전자선이 조사되어 환자의 피부를 통과해서 몸 내부에 있는 종양까지 도달하여 치료하는 방법이다.

① 외부 방사선 치료장치는 60Co(코발트) 등의 방사성 동위원소를 이용한 방사성 동위원소 원격치료장치, 10~500[kV]의 X선 치료장치, 입자를 가속시켜 방사선을 방사시켜 치료하는 입자가속장치 등으로 나눌 수 있다.

② 체외조사는 주로 60Co(코발트) 원격치료기와 선형가속기(직선가속장치, Linac)를 이용하고, 강내 조사에 있어서는 원격 후 부하장치를 이용하며 온열치료기의 이용이 늘고 있는 추세이다.

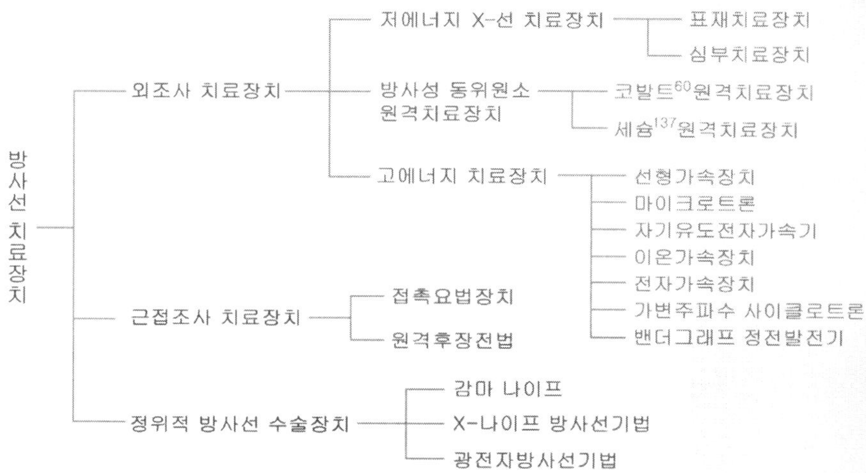

[그림 1-14] 방사선 치료장치의 분류

2. 근접조사 치료장치

방사성 물질을 작은 관에 넣어서 몸 속의 종양 근처에 설치하거나 종양에 삽입하여 환자의 몸 안에 주입시켜 치료하는 방법이다.

3. 정위적 방사선 수술장치

정위적 고정기구를 이용하여 환자의 움직임을 최소화하고 표적 부위를 방사선 빔을 이용하여 한 번에 고선량의 방사선을 조사하면서 표적 밖의 부위는 피해를 극소화시키는 치료방법이다.

02 디지털 방사선 촬영기술에 대하여 분석하라.

디지털 데이터가 필름 생성 없이 직접 의료영상 저장전송 시스템(Picture Archiving Communication System : PACS)으로 전송되고, PACS 환경에서 판독과 저장관리가 이루어져야 한다. 또한 기존의 X선 촬영장치에서 X선의 영상정보를 필름장치로 기록하고 재생하는 것에 비하여 X선의 영상정보를 디지털화된 전기신호로 변환하여 이를 테이프나 디스크 등 전자기록매체에 기록하고, CRT(Cathode Ray Tube) 모니터에 화면으로 재생시켜 판독하게 하는 장치로 영상증배관에 기초한 디지털 방사선 촬영기술이라고 한다.

DR(Digital Radiography)시스템은 현재 각국에서 여러 가지 방식으로 개발하였다.

DR은 조사된 X선 에너지를 흡수하여 물리적 반응의 결과로 전기적 신호를 발생시켜 위치 정보와 함께 읽어들여 완성된 하나의 방사선 영상을 구성하는 것이다.

영상진단분야에 컴퓨터 기술의 도입으로 많은 디지털 영상을 접하고 있으며, 모든 기술동향이 디지털화되고 있다. DR은 CT(Computed Tomography), MRI(Magnetic Resonance Imaging), DSA(Digital Subtraction Angiography) 등 모든 디지털 방사선 영상이지만, 단순 X선 촬영을 디지털화한 것으로 한계화시키면서 박막 트랜지스터(Thin Film Transistor : TFT)등을 이용한 평판형 검출기 방식의 단순촬영만을 DR로 좁게 이야기하는데 매우 좁은 의미로서의 DR은 CR과 비슷한 의미로 사용하기도 하며, DR 시스템의 종류로는 X선 정보를 검출하는 방식에 의해 DR 기술이 결정된다.

① 기존 아날로그 타입의 X선 장비들에 비해 우수한 영상을 제공하며, X선 촬영영상을 컴퓨터 데이터로 바꿔 모니터상에서 직접 진단, 편집이 가능하기 때문에 한 번의 촬영으로 다양하고 정확한 정보를 얻을 수 있다.
② DR은 인체를 투과한 X선의 강약에 따른 정보를 전기신호로 변환시킨 후, 아날로그 디지털 변환과정을 거쳐 픽셀(Pixel)의 그레이 스케일(Gray Scale) 값을 얻는다.
③ 획득한 초기 상태의 자료를 컴퓨터 영상처리과정을 거쳐 불균일성이나 노이즈(Noise)를 제거하고 다시 아날로그(Anologue) 신호로 변환하며 영상화하게 된다.

03 CT 영상에 대하여 분석하라.

1. CT 영상의 촬영원리

1) X선 생성

X선은 전자가 흐르는 금속으로 이루어졌으며, 측정하는 대상에 충돌하면서 생성된다.

① 전자는 진공상태의 유리로 봉인되어 있는 X선 튜브 내에 텅스텐으로 만든 필라멘트(음

극)에 열을 가하면서 생성되며, 양극을 이루고 있는 텅스텐 타깃으로 가속화하면서 충돌하게 된다.

② 음극에서 생성된 전자들은 양극 중 초점(Focal Spot)이라고 하는 작은 지점에 부딪히게 되는데, 이러한 초점이 작을수록 X선 영상은 세밀해지지만 상대적으로 작은 초점에 가해지는 힘과 열이 많게 되므로 측정하는 대상이 손상될 위험이 커진다.

③ 초점이 클수록 작은 초점에 비해 받게 되는 열의 양이 감소하지만, X선 영상의 세밀도가 감소한다(그림 1-15).

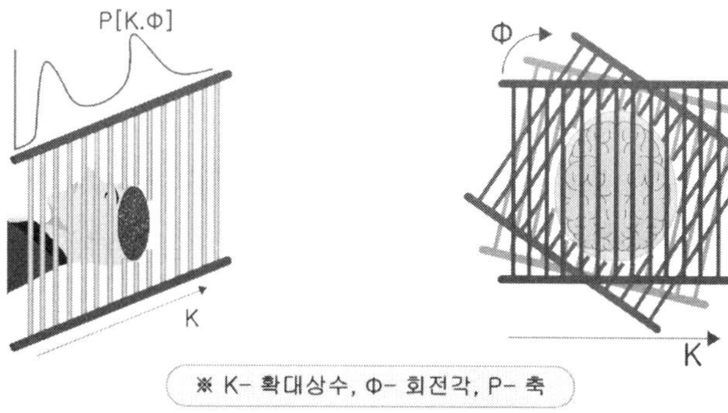

[그림 1-15] CT 촬영의 원리

2) 데이터 수집(Attenuation)

① X선을 환자 몸을 조사하여 통과한 X선의 감쇠에 관한 자료를 획득한다.

② 조사된 X선 강약이 검출기에 의해 전류강약으로 변환한다.

③ 아날로그 신호가 디지털 신호로 변환한다.

3) 영상구성을 위한 데이터 처리(영상 재구성, CT Number)

인체에 조사된 X선의 감쇠에 대한 자료로부터 인체 각 부위의 감쇠를 CT Number로 변환하는 수학적 과정인 영상 재구성과정으로 DSA에서 수집된 데이터들을 연산방법에 의하여 눈으로 볼 수 있는 영상으로 완성한다.

4) 영상전시

디지털 데이터를 아날로그 데이터로 변환하여 CRT 모니터에 전시하는 것이다.

2. CT 단층영상의 재구성

횡단면 내에서의 감약계수 분포를 어떤 방향으로 합산하여 얻어지는 1차원상의 분포를 생체 단층영상을 재구성한다.

1) 영상의 디지털화

영상을 컴퓨터로 구축하기 위해서는 우선 컴퓨터로 처리할 수 있는 모양, 즉 영상신호를 디지털화해야 하며, 먼저 생체단면적을 한 변의 길이가 가로 a, 세로 t인 작은 사각형의 바둑판 눈금처럼 세분화한다. 이 한 구획을 픽셀이라고 한다.

① 가로 열과 세로 열의 2차원적으로 정렬되어 있는 픽셀들의 배열을 매트릭스라 한다.

② 동일 화면에서 매트릭스를 증가시킬수록 각 픽셀의 크기는 작아지므로 영상을 세분화시킬 수 있어 공간분해능이 향상된다. 그러나 그만큼 데이터 수가 많아지므로 컴퓨터의 기억용량이 많이 필요하게 된다.

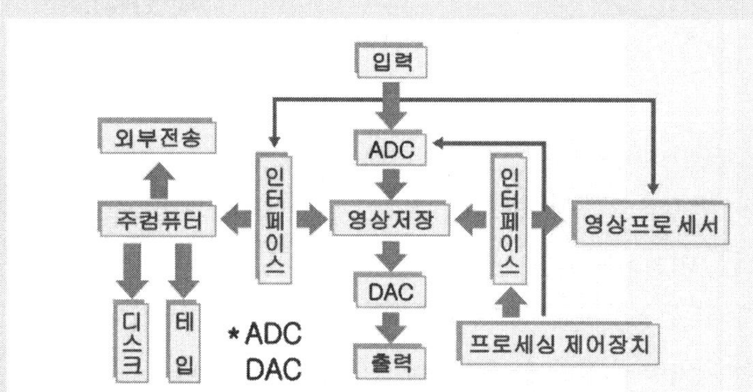

[그림 1-16] 디지털 영상처리 시스템 하드웨어 구성요소

2) 영상 재구성의 연산방법

X선의 1차원적 분포를 2차원적 분포로 재구성한다는 것은 어떤 미지의 물체에 X선 빔을 조사하고 투과한 X선의 세기만을 측정하여 어떤 물체의 단면상을 얻으려고 하는 것과 같다. 이와 같은 1차원 투영상의 집합체로부터 2차원상의 재구성 가능성을 증명한 사람은 오스트레일리아의 수학자 J. Radon(라돈, 1917)이다.

① 영상 매트릭스 내 픽셀의 흡수계수는 수천 개의 방정식을 이용하여 풀어야 하는 난해한 수학적 기법에 의하지만 컴퓨터의 발달에 의해서 쉽게 처리될 수 있다.

② 영상 재구성을 위한 수학적 연산방법은 여러 이론이 있는데, 크게 나누어 축차근사법과 해석적 재구성법 등이 있다.

③ CT 영상을 재구성하기 위해서는 적어도 250,000개의 방정식을 동시에 풀어야 하기 때문에 시간이 많이 걸린다.

④ CT의 성능지표 중 영상 재구성 시간도 중요하여 현대식 CT에서는 512 × 512 크기의 영상을 1초 이내에 재구성한다.

3) CT 영상의 표시

모니터의 일반적인 명암표시에 있어 CT 영상은 ±1000인 CT Number의 2차원적인 배열이다. 이와 같은 수치를 사용하여 눈으로 관찰할 수 있는 영상으로 변환하기 위해 CT Number가 작은 부위는 어둡게, 큰 부위는 밝게 표시하며, 그 중간은 회색의 농담으로 표시하고 있다. 그러나 진단상 필요한 부위는 CT Number가 좁은 범위에 있는 경우가 많아 대조도의 차를 눈으로 구별하기가 곤란하다.

① 사람의 눈에 의한 흑백 패턴의 식별능력은 32~64단계이므로 CT Number의 전 범위를 식별할 수 없다는 것은 당연하다.

② CT 영상의 표시장치는 표시하는 CT Number의 범위와 그 중심 값을 임의로 조정할 수 있도록 되어 있다.

③ CT Number의 범위를 축소하여 다시 그레이 스케일을 부여할 수 있게 한다.

④ 그레이 스케일의 증폭을 위해 선택하는 CT Number의 범위를 Window Width라 하며, 그 중심 CT Number를 Window Level이라 한다(그림 1-17).

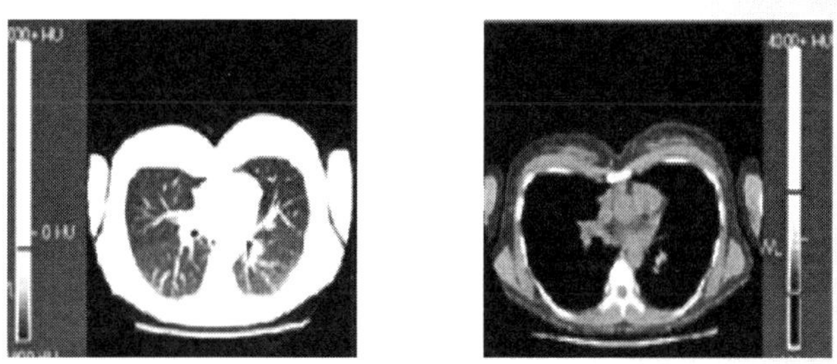

(a)WL 593
WW 529

(b)WL 12
WW 400

[그림 1-17] 윈도우 레벨의 변화 전 · 후(WW, WL)

3. CT의 종류

인체의 골조직과 연부조직 및 이전의 X선 장치로는 할 수 없던 심장 및 혈관계통의 검사가 가능하며, 한번 얻어진 CT 영상을 이용하여 3차원적인 입체영상의 재구성이 가능하게 되었다.

뿐만 아니라 CT 영상의 유도 아래서 행해지는 여러 가지 시술 등 의료분야 전반에 걸쳐폭 넓게 적용되고 있다. 종류로는 뇌 단층촬영(Brain CT), 안면골 단층촬영(Facial CT), 흉부 단층촬영(Chest CT), 고해상력 단층촬영(High Resolution CT), 복부 단층촬영(Abdomen CT), 골반 단층촬영(Pelvic CT), 상·하지 단층촬영(Extremity CT), 동적 복부 단층촬영(Dynamic CT : 간, 위, 췌장, 신장 등), 3차원 재구성 단층촬영(3D : 혈관, 골격계 등), 컴퓨터 단층 유도 생검(CT-Guide Biopsy) 등이 있다.

04 초음파 영상진단기에 대하여 분석하라.

초음파 영상진단기(Ultrasound Doppler Measurement System)는 뱃속의 태아를 실시간 검사할 수 있는 기계로서 태아의 이상 유무는 물론 건강상태, 심장소리 등을 모니터를 통해 관찰할 수 있는데 디지털 초음파로 미세한 조직간의 변화를 관찰할 수 있으며 근거리, 원거리 영상까지 고화질의 화면으로 관찰할 수 있는 기기이다.

투과도에 한계가 있고 영상의 질이 좀 떨어지긴 하지만 간편하고, 연부조직간의 구별이 가능하고, 방사선 장해가 없으며, 실시간 영상이 가능해 임상에서 많이 쓰인다.

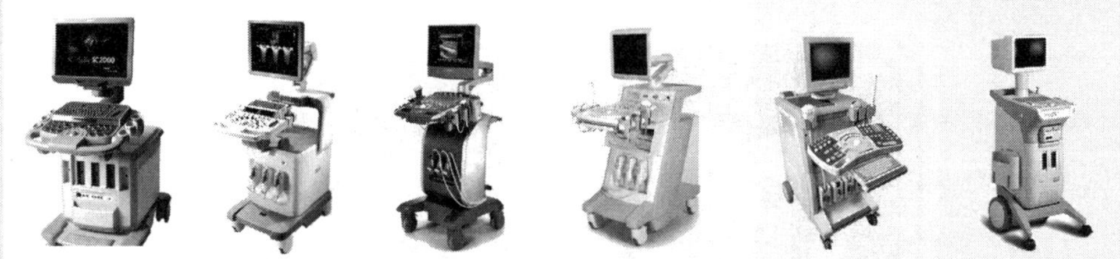

[그림 1-18] 초음파 영상진단기

1. 초음파 영상진단기의 원리

초음파 영상진단은 임상에서 매우 유용하게 쓰이는 영상기술이다. 원리는 음파를 쏘고 음파가 매질의 경계면(물과 공기, 물과 뼈 등)에서 튀어나오는 에코(Echo)를 잡아서 음파의 속도로 거리를 계산해 영상으로 재구성한 것이다. 초음파 장비는 소리에 의존하는 청진기와는 달리 몸속의 상태를 영상으로 보여주기 때문에 '미래의 청진기'라고 한다.

2. 초음파 영상진단기의 활용분야

여성생식기, 태아의 감시, 복부의 질환에서 일차적으로 쓰인다. 최근에는 도플러 효과를 이용하여 혈류의 속도와 양까지 측정(Doppler-us)할 수 있게 되어 그 유용성이 더욱 확대되고 있다.

간, 췌장 등 상복부 장기나 자궁, 난소, 전립선 등 골반강의 장기, 그리고 갑상선 · 유방 · 심장 등에 쓰인다. 심혈관질환이나 복부질환에도 응용된다.

3. 초음파 영상기기의 장 · 단점

가장 큰 장점은 방사선을 이용하지 않는다는 것으로 따라서 산모와 태아의 건강진단에 많이 활용된다.

반면 단점으로는 초음파는 공기를 전혀 투과하지 못하는 한계가 있다. 따라서 공기가 차 있는 위장관이나 폐를 검사하는 데 부적절하다. 또 지방층을 잘 투과하지 못해 비만이 심하면 좋은 영상을 얻기 어렵다. 또한 뼈를 투과하지 못하기 때문에 척추나 관절 질환에 이용하지 않는다.

학습활동.1 교수 · 학습 방법

교수 방법

- 의료영상분석의 개요에 대한 관련 용어, 구성, 방식 이해 정도를 파악한 후 수업을 진행한다.
- 교수자의 주도로 의료영상분석의 개요 등의 내용을 PPT 자료로 제시한 후 설명한다.
- 가능하면 사전에 개인별 학습자료를 준비하여 모든 학생이 참여할 수 있는 문제 해결식 수업, 협력 수업이 가능하도록 한다.
- 의료영상분석의 개요 전 과정을 작업의 순서에 따라 단계적으로 실습이 이루어질 수 있도록 지도한다.
- 교재를 통해 수업을 준비하는데 있어서 필요한 모든 정보나 팁, 힌트 등 도움이 될 만한 내용들을 확인할 수 있다.
- 학생들이 만들게 될 각 모델들은 수업시간에 중점적으로 다뤄질 부분과 어휘, 질문, 답을 포함하고 있으며 또한 탐구할만한 추가적인 아이디어들도 포함하고 있다.

학습 방법

- 의료영상분석의 개요에 대한 관련 용어를 숙지하고, 의료영상분석의 개요에 대해 이해한다.
- 의료영상분석의 개요의 각 단계별 중점 사항을 체계적으로 학습한다.
- 의료영상분석의 개요의 수행순서의 전 과정을 실습한다.
- 의료영상분석의 개요의 내용을 이해한다.
- 의료영상분석의 개요를 이해하고 숙달이 될 때까지 학습한다.

학습활동.1 평가 및 피드백

평가 준거

- 평가자는 피평가자가 수행 준거 및 평가 내용에 제시되어 있는 내용을 성공적으로 수행할 수 있는 지를 평가해야 한다.

학습내용	평가항목	성취수준		
		상	중	하
의료영상분석의 개요	의료영상분석의 개요를 이해할 수 있다.			

평가 방법

• 작업 포트폴리오

학습내용	평가항목	성취수준		
		상	중	하
의료영상분석의 개요	의료영상분석의 개요를 이해할 수 있다.			

• 필기시험

학습내용	평가항목	성취수준		
		상	중	하
의료영상분석의 개요	의료영상분석의 개요를 이해할 수 있다.			

• 체크리스트를 통한 관찰

학습내용	평가항목	성취수준		
		상	중	하
의료영상분석의 개요	의료영상분석의 개요를 이해할 수 있다.			

• 피드백

1. 작업 포트폴리오
   - 제출한 보고서를 평가한 후 주요 사항에 대하여 표시하여 돌려준다.
2. 필기시험
   - 평가 결과 성적이 저조한 학생은 보고서 제출 기회를 부여한다.
3. 체크리스트를 통한 관찰
   - 실습 과정에서 평가한 후 개선해야 할 사항 등을 정리하여 돌려둔다.

참 | 고 | 문 | 헌

- 남상엽 외, 빅데이터 분석 및 응용, 상학당, 2023.1.10.
- 남상엽 외, 의료 IT 융합기술, 상학당, 2021.3.15.
- 남상엽 외, 4차산업 핵심기술 및 글로벌 도전, 상학당, 2020.9.15.
- 남상엽 외, 4차산업 융합기술을 위한 IT 분석 및 응용, 상학당, 2022.3.10.
- 남상엽 외, 메타버스 기술, 상학당, 2021.9.30.
- 남상엽 외, 디지털 테라피, 상학당, 2021.4.15.
- 남상엽 외, 디지털 트윈 기술, 상학당, 2020.4.30.
- 남상엽 외, 인공지능기술, 상학당, 2020.3.20.
- 남상엽 외, 사물인터넷 개론, 상학당, 2015.9.10.
- 남상엽 외, 가시광선 통신 기술, 상학당, 2018.10.15.
- 남상엽 외, 병원경영과 의료서비스, 상학당, 2021.9.10.
- 이준구 외, 의료영상을 이용한 인체 장기의 분할 및 시각화, 한국전자통신학회 논문지, 2-8권 제1호, 2013.1.21.
- 컴퓨터비전, 머신러닝, 딥러닝을 이용한 의료영상분석(1-2,1-3강), www.edwith.org/medical-20200327/joinLectures/30437
- 슬라이드 스캐너 : 청년의사, http://www.docdocdoc.co.kr
- 뷰노메드 본에이지 : 중앙일보, jhealthmedia.joins.com/article/article_view.asp?pno=20250
- TisepX : 인공지능신문, http://www.aitimes.kr
- ImageJ 이미지, https://www.pcwelt.de/downloads/ImageJ-1325332.html
- ITK-SNAP 이미지, https://en.wikipedia.org/wiki/ITK-SNAP
- 3D Slicer 이미지, https://www.slicer.org/wiki/Slicer4:DownloadPageMockup
- Endoscopy 이미지, https://www.health.harvard.edu/diseases-and-conditions/endoscopy
- Microscopy 이미지, https://www.ibs.re.kr/cop/bbs/BBSMSTR_000000000901/selectBoardArticle.do?nttId=15340
- 컴퓨터 비전의 데이터의 모든 것, https://www.superb-ai.com/ko-blog/everything-about-computer-vision-data
- 현재 의료 영상기술의 상태와 미래, https://expocus.com/
- 문영래, 인공지능 적용과 의료기술의 변화, https://it.chosun.com/site/data/html_dir/2019/11/29/2019112900439.html, 2019.11.29.
- 윤기영, 보건의료의 미래는 디지털에 있다, https://www.hani.co.kr/arti/science/future/974944.html
- MOT Consultant, 미래 의학 10대 기술
- 김창훈, 인공지능 의료영상 진단모형 연구 경험과 활성화 방안, HIRA빅데이터 브리프
- 의료용영상처리용장치, 소프트웨어, Global Picture Archiving and Communication System Market
- https://www.medigatenews.com/news/2919052258
- https://www.nextunicorn.kr/content/38ba7c8ef48b4356
- 정해윤, 첨단의료영상진단기기, 한국IR협의회, 2021.6.3.
- 강건욱, 핵의학 분자영상, 생화학분자생물학회
- 안병철, 분자영상과 신약개발, 생화학분자생물학회

- 아주대학교 핵의학과 홈페이지, https://ts.ajoumc.or.kr/EP/View.aspx?ssc=0015&ssgc=DH&mc=DH00150019
- 분자영상, https://www.molim.xyz/molecularimaging
- https://www.hoag.org/specialties-services/cancer/treatments-services/molecular-imaging-therapy/
- 이한상 · 박민석 · 김준모, 의료영상에서의 딥러닝, 대한의료영상정보학회지, 2014.
- 의료양상 분석의 개요, https://www.insilicogen.com/blog/358
- 의료영상의 정합 방법, https://truman.tistory.com/239
- https://www.dynamsoft.com/blog/insights/image-processing/image-processing-101-image-enhancement/
- https://www.ijsr.net/archive/v6i3/25031706.pdf
- 센서로세계로미래로, 인공지능에 의한 영상인식 기술 동향, https://blog.naver.com/PostView.naver?blogId=iotsensor&logNo=222294898187
- https://ichi.pro/ko/gani-uilyo-bunseog-eul-gaeseon-hal-su-issneun-bangbeob-137591323095454
- https://truman.tistory.com/191
- 김민규 외, 딥러닝기반 의료영상 분석을 위한 데이터 증강 기법, 대한영상의학회지, 2020.
- https://truman.tistory.com/category/
- https://slicer.readthedocs.io/en/latest/user_guide/image_segmentation.html
- 이명은, 의료영상의 분할과 시각화 방법의 개발, 목표대학교, 2007.2.
- 조영복 외, 의료영상 이미지를 이용한 유전병변 정합 알고리즘, 한국정보통신학회 논문지, vol.21, No2, 2017.5.
- https://techblog-history-younghunjo1.tistory.com/178
- https://blog.naver.com/PostView.nhn?blogId=dic1224&logNo=220874533207
- https://1coding.tistory.com/135
- 최윤섭, 최윤섭의 헬스케어 이노베이션, https://www.yoonsupchoi.com/2017/08/08/ai-medicine-4/
- https://brunch.co.kr/@kakao-it/81
- https://www.geeksforgeeks.org/getting-started-with-classification/?ref=lbp
- 김희태 외, 의료영상철을 위한 오픈소스 라이브러리; ITK리뷰, 카이스트 전산학과, 대한의학영상정보학회지, 2013. 1-12.
- 기재홍 외, 이비지 스트리밍 기술을 이용한 웹 기반 3차원 의료영상 시스템의 구현과 성능평가, 대한의료정보학회지 제11권 제4호, 2005.8.22.
- https://slicer.readthedocs.io/en/latest/user_guide/image_segmentation.html
- https://qupath.readthedocs.io/en/stable/docs/starting/first_steps.html#starting-out
- Citizen Data Scientist를 위한 데이터 사이언스 캔버스
- 지은이 ㈜ 베가스 R&D Center, 테크월드뉴스, https://www.epnc.co.kr
- 식품의약품안전처, 의료영상 전송장치 기술문서 작성을 위한 가이드라인, 2015.2.
- https://m.blog.naver.com/의료영상 저장전송장치란, 2008.9.26.
- https://www.pacs.irm.kr/_files/ugd/ebac66_01c05a8c03c34d0782395f387a3ec5ea.pdf?index=true
- 나승권, 의료기기 기술분석 및 의료정보, 상학당, https://truman.tistory.com, 2017.

학습 1	의료영상분석의 개요
학습 2	**의료영상 데이터의 획득(Acquisition)**
학습 3	의료영상 데이터의 저장 및 전송
학습 4	의료영상 데이터의 시각화 툴
학습 5	의료영상 데이터의 특징 추출(Features Extraction)
학습 6	의료영상 데이터의 분류(Classification)
학습 7	의료영상 데이터의 분할(Segmentation)
학습 8	의료영상 데이터의 강화(Enhancement)
학습 9	의료영상 데이터의 정합(Registration)
학습 10	딥러닝 기반의 의료영상 데이터 분석
학습 11	의료분자 영상기술
학습 12	의료영상 기술의 미래
학습 13	의료영상 기술의 시장현황
부록	의학용어

학습 목표

1. 의료영상 데이터의 획득을 이해할 수 있다.

2-1 영상 데이터 획득의 개요

1. 영상 데이터 획득의 개요

이미지 획득(Image Acquisition)은 아날로그 이미지를 디지털 형식으로 변환하는 프로세스이다. 이것은 일반적으로 카메라나 스캐너에서 발생하지만 아날로그 이미지를 생성하는 모든 장치에서 수행할 수 있다.

이미지 수집은 종종 조사 및 실험 데이터의 디지털 표현을 생성하는데 사용되지만 사진이나 다른 유형의 그래픽 인쇄와 같은 다른 목적으로도 사용될 수 있다.

영상처리를 위해 이미지가 필요하기 때문에 이미지 획득은 항상 워크플로 시퀀스의 첫번째 단계이다. 이미지 처리는 처리되지 않은 사진을 획득하는 것으로 시작하며, 이 단계는 다른 작업을 수행하기 전에 항상 필요한 단계이다.

이미지 처리에서 한 가지 유형의 이미지 획득은 실시간이다. 실시간 이미징은 종종 자동으로 이미지를 캡처할 수 있는 소스에서 이미지를 검색하는 것과 관련되며, 시스템에 들어올 때 처리되는 파일을 생성한다.

배경 이미지는 소프트웨어와 하드웨어 모두에서 실시간으로 작동하여 손실되거나 손상되기 전에 시스템을 통해 들어오는 모든 이미지를 신속하게 보존한다.

특수 하드웨어가 필요한 몇 가지 고급 이미지 획득방법이 있다. 3차원(3D) 이미징은 그러한 방법 중 하나로 대상 주변의 정확한 거리에 배치된 두 개 이상의 카메라를 사용하여 여러 각도와 높이에서 해당 물체의 정확한 3D 모델을 생성할 수 있다.

일부 위성은 공간 전체의 다양한 표면에서 수집된 데이터로 정확한 3D 모델을 구축하여 지형 매핑에 이러한 유형의 기술을 활용한다.

[그림 2-1]처럼 광원에서 나온 빛이 물체에 닿게 되면 특정 빛이 반사된다. 이 반사된 빛을 센서를 통해 취득하면 영상으로 만들어진다.

보통 카메라에서는 CCD, CMOS 센서를 사용하는데 가시광선을 전기신호로 바꿔주는 역할을 한다. 전기신호의 명암차이로 색깔차이를 표현해준다.

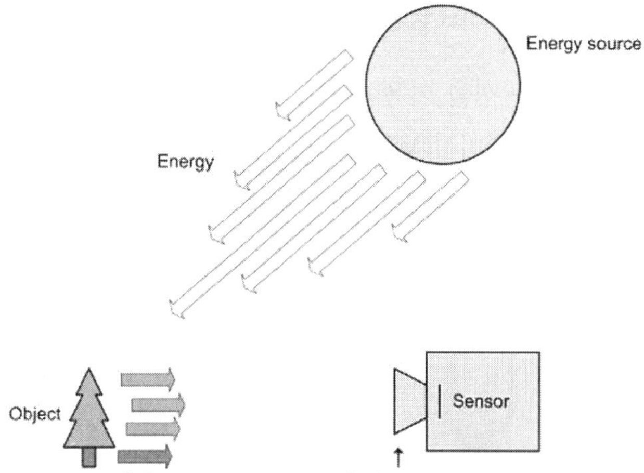

[그림 2-1] 영상 획득과정

출처 : http://what-when-how.com/introduction-to-video-and-image-processing/image-acquisition-introduction-to-video-and-image-processing-part-1/

[그림 2-2]는 빛의 파장 영역대이다. CCD, CMOS 센서와 사람의 눈으로 볼 수 있는건 가시광선 영역대(400~700nm)이다. 광원과 광원을 받아들이는 센서를 바꾸면 다양한 영역대의 빛을 확인 할 수 있다. 예를 들어 광원에서 자외선을 내보내고 자외선 센서로 빛을 받아들이면 자외선 시스템이 만들어지는 것이다.

[그림 2-2]에서 확인할 수 있듯이 왼쪽으로 갈수록 파장이 짧아지는데 파장이 짧을수록 에너지가 크며 인체에 유해하다(X-rays, Gamma rays).

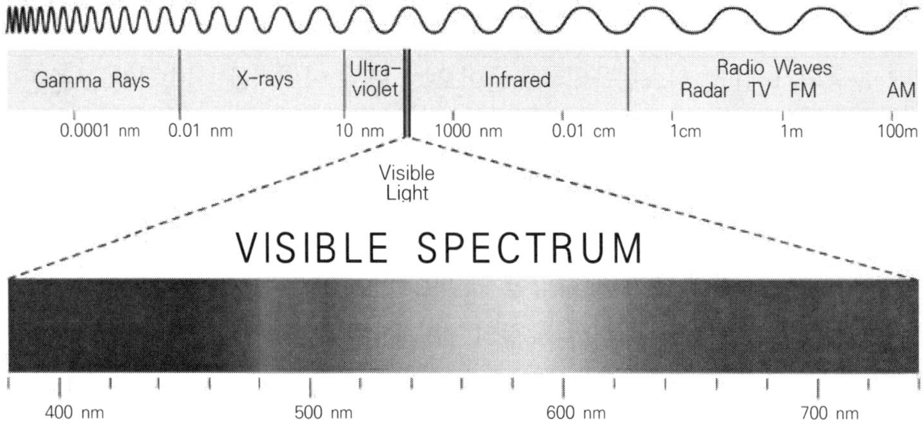

[그림 2-2] 빛의 파장 영역대

출처 : https://suyeon96.tistory.com/3

2. 가시광선을 이용한 의료영상 시스템

[그림 2-3]처럼 가시광선을 이용한 의료영상 시스템은 대표적으로 2가지이다. 즉 내시경(Endoscopy)과 현미경(Microscopy)이다.

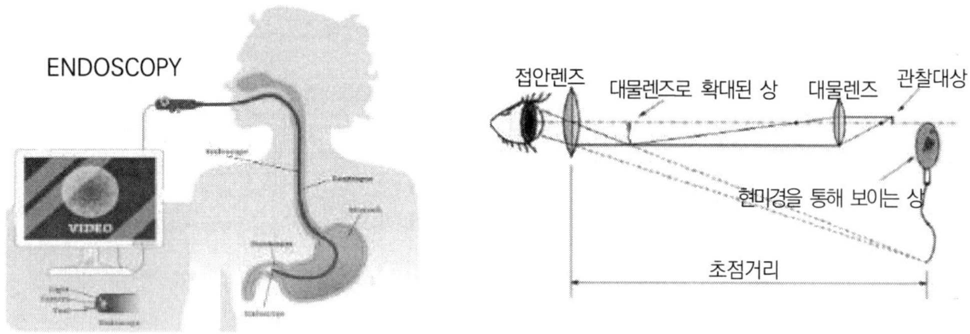

(a) 내시경(Endoscopy)

(b) 현미경(Microscopy)

[그림 2-3] 가시광선을 이용한 의료영상 시스템

1) 내시경

내시경(Endoscopy)은 주로 위 내시경과 대장 내시경에 쓰인다. 내시경 앞부분에 카메라(센서)와 조명(광원)이 달려있다.

2) 현미경

현미경(Microscopy)은 주로 조직검사 등에 쓰인다. 조직을 떼어내면 조직을 얇게 썰어서 유리판에 압착하여 고정시킨다. 조직을 대물렌즈와 접안렌즈를 통해 확대하여 관찰할 수 있다.

2-2 의료영상 처리의 기술 핵심군

1. 의료영상 처리의 정의 및 특징

지난 20세기에 의료영상 기술의 빠른 발전과 혁신적인 방식으로 비침습적 진단을 할 수 있게 됐으며, 의료영상이 의료시스템의 한 축으로 자리 잡았다.

수천 개의 의료영상 데이터 포인트를 신속하게 수집하고 처리하는 것은 매우 어려울 수 있다. 의료영상의 발전을 가능하게 만든 핵심 요소가 바로 의료영상 처리 기술이다.

첨단 의료영상 시스템의 전체적인 데이터 플로우는 원시 데이터 수집에서부터 디지털 이미지 통신에 이르기까지 여러 과정들로 이뤄진다. 미션 크리티컬 의료영상 데이터 수집 애플리케이션에서 시간을 절약하고, 수집 프로세스를 간소화하는 다양한 제품을 제공한다.

최신 의료영상 시스템은 보다 높은 분해능과 빠른 수집시간을 제공한다. 정확한 진단결과를 얻기 위해서는 방대한 양의 고품질 원시 이미지 데이터를 적합하게 처리 · 해석해야 한다.

2. 의료영상 데이터 처리과정

[그림 2-4]에서 보듯이 의료영상 처리는 각 과정마다 다양한 개념과 기법들이 사용된다. 이런 과정은 의료영상 이미지 생성, 의료영상 이미지 컴퓨팅, 의료영상 관리의 세단계로 구분할 수 있다.

의료영상 데이터 생성 프로세스는 의료영상 데이터 수집과 수학적 역문제(Inverse Problem)를 푸는 의료영상의 재구성 단계를 거친다.

의료영상 이미지 컴퓨팅은 재구성된 이미지 해석 결과를 향상시키고, 임상학적으로 유의미한 정보를 도출하기 위한 과정이다. 마지막 단계인 이미지 관리는 수집한 이미지와 도출된 정보의 압축, 아카이브 저장, 인출, 통신으로 이루어진다.

영역	내용	구분
데이터 수집	획득한 원시 데이터의 검출, 변환, 사전 컨디셔닝 및 디지털화	이미지 생성
재구성	수학적 역(인버스) 문제들에 대한 해결책을 제공하는 분석적 및 반복적 알고리즘	이미지 생성
강화	이미지 해석의 향상을 위한 공간적, 주파수 영역 기법	이미지 컴퓨팅
분석	세분화, 정합, 정량화	이미지 컴퓨팅
시각화	해부학적, 생리학적 정보를 시각적으로 나타내기 위한 이미지 데이터 렌더링	이미지 컴퓨팅
관리	이미지 데이터의 저장, 인출 및 통신	

[그림 2-4] 의료영상 처리의 핵심 영역들

1) 의료영상 이미지 생성

(1) 의료영상 데이터 수집

의료영상 이미지 생성을 위한 첫번째 단계는 원시 의료영상 이미징 데이터를 수집하는 것이다. 이는 인체 내부에 관한 원시정보를 수집하는 것으로, 이후 모든 후속 의료영상 이미지 처리작업의 기본 대상이 된다.

다양한 영상 방식들은 서로 다른 물리원칙을 적용해, 각기 다른 물리적 인자들을 탐지한다. 예컨대 디지털 방사선 촬영(DR)과 컴퓨터 단층촬영(CT)은 입사광자의 에너지를 사용한다. 양전자 방출 단층촬영(PET)은 광자 에너지와 이의 검출 시간을 활용한다.

자기공명영상(MRI)은 여기 원자(Excited atoms)에 의해 방출된 무선 주파수 신호를 사용하며, 초음파 검사는 음향 에코를 사용한다.

그러나 영상방식에 관계없이 의료영상 데이터 수집 프로세스는 물리적 인자들을 검출하고 수집한 신호를 전처리한 후 디지털화하는 과정을 거친다.

[그림 2-5]는 대부분의 주요 의료영상 방식에 적용되는 과정을 보여준다.

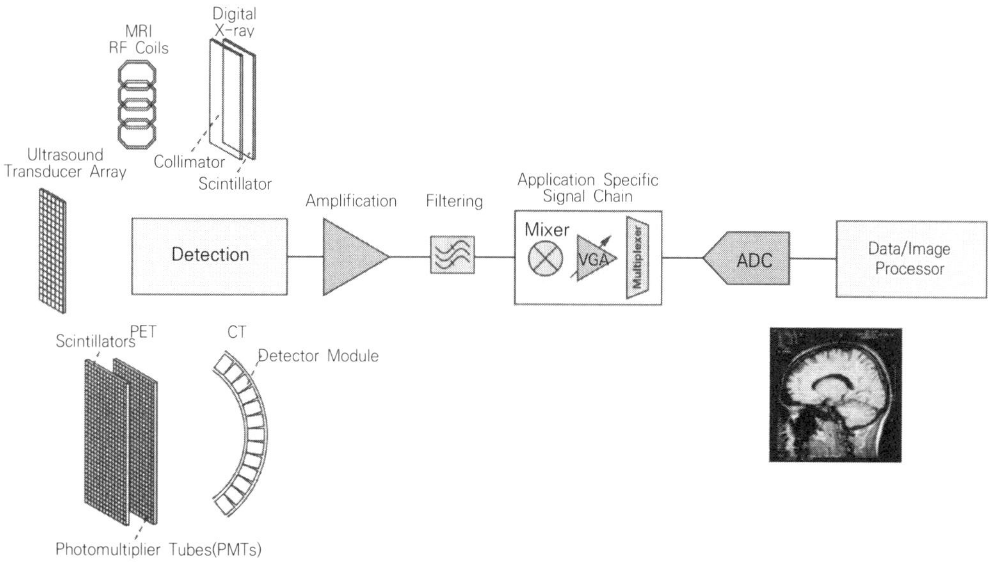

[그림 2-5] 주요 의료영상 방식에 적용되는 과정

(2) 의료영상 이미지 재구성

의료영상 이미지 재구성은 수집한 원시 의료영상 데이터로 이미지를 생성하는 수학적 과정이다. 다차원 영상은 각기 다른 각도나 시간 간격으로 수집한 여러 데이터 세트의 결합과정을 포함한다. 이 프로세스에서 핵심은 수학적 역문제를 푸는 것이다. 이를 위해 분석적(Analytical) 알고리즘과 반복적(Iterative) 알고리즘 두 가지가 주로 사용된다.

분석적 기법의 예로는 단층촬영에 널리 사용되는 FBP(Filtered Back Projection), MRI에서 중요한 퓨리에 변환(Fourier transform : FT), 초음파 검사에 필수적인 기법인 지연-합(DAS, Delay And Sum) 빔 포밍을 들 수 있으며, 이들 알고리즘은 효율적인 프로세싱 전력과 처리시간을 제공한다.

하지만 이상적인 모델에 기반하기 때문에 측정 잡음의 통계적 특성과 이미징 시스템의 물리적 특성 같은 복잡한 요인들을 처리하지 못하는 등의 근본적인 한계점을 지닌다.

반복적 알고리즘은 이런 한계점들을 극복해낸다. 잡음에 대한 민감성을 크게 개선하고 불완전한 원시 의료영상 데이터로도 최적의 이미지를 재구성할 수 있다.

반복적 기법은 시스템과 통계적 잡음 모델을 사용해, 일차적인 객체모델에 기반한 추정계수를 통해 투영을 계산한다. 계산된 투영과 원래 데이터 간 차이가 새로운 계수를 정의하며, 이를 활용해 객체모델을 업데이트한다.

예측 값과 실제 값을 일치시키는 비용함수가 최소가 될 때까지 이 절차를 여러 번 반복하고, 재구성 프로세스를 수렴함으로써 최종 이미지에 도달한다.

반복적 기법에는 MLEM(Maximum Likelihood Expectation Maximization), MAP(Maximum A Posteriori), ARC(Algebraic Reconstruction) 등 다양한 기법들이 있으며, 현재 의료영상 장비에서 사용되고 있다.

2) 의료영상 이미지 컴퓨팅

의료영상 이미지 컴퓨팅은 재구성된 이미징 데이터에 수학적 기법들을 적용해 임상학적으로 유의미한 정보를 도출해내는 것이다. 이는 의료영상 이미징 결과를 강화·분석·시각화하는 데 적용된다.

(1) 의료영상 강화

의료영상 이미지 강화는 변환된 의료영상 이미지 표현을 정제한 후 내포된 정보 해석의 정확도를 향상시키는 것으로 공간(Spatial) 도메인 기법과 주파수(Frequency) 도메인 기법으로 분류된다.

① 공간(Spatial) 도메인 기법 : 공간 도메인 기법은 의료영상 이미지 픽셀에 직접 적용하는 것으로, 특히 콘트라스트 최적화에 유용하다. 이 기법은 로그, 히스토그램, 지수법칙 변환을 주로 사용한다.

② 주파수(Frequency) 도메인 기법 : 주파수 도메인 기법은 주파수 변환을 사용하며, 다양한 필터를 통해 이미지를 매끄럽고 선명하게 하는 용도에 적합하다. 이런 기법들을 활용해 잡음과 불균일성 완화, 콘트라스트 최적화, 에지 향상, 아티팩트 제거, 후속 이미지 분석과 정확한 해석을 위해 중요한 기타 특성들의 강화 효과를 얻을 수 있다.

(2) 의료영상분석

의료영상 이미지 분석은 이미지 컴퓨팅을 위한 핵심 프로세스로서 이미지 세분화, 정합, 정량화의 세 단계로 작업된다. 이 모든 프로세스가 이미징 데이터의 검사 품질과 의료진단 정확도에 영향을 미친다.

① 의료영상 이미지 세분화(Segmentation)는 이미지를 해부학적 구조에 따라 유의미한 윤곽선으로 분할하는 것이다.

② 의료영상 이미지 정합(Registration)은 여러 의료영상 이미지를 정합하는 것으로, 시간변화 분석이나 서로 다른 영상방식으로 수집된 이미지 합성에서 중

요한 과정이다.

③ 의료영상 정량화(Quantification)는 체적, 직경, 성분, 그 밖에 다른 해부·생리학적 정보를 비롯해 식별된 구조의 특성을 판별하는 것이다.

(3) 의료영상 시각화

의료영상 시각화(Visualization)는 의료영상 이미지 데이터를 렌더링해 해부·생리학적 이미징 정보를 지정된 차원의 특정한 시각적 형태로 표현하는 것이다.

의료영상 데이터와 직접적인 상호작용으로 이뤄지며, 의료영상 이미징 분석의 초기단계나 중간단계 모두에서 활용할 수 있다.

예를 들어, 의료영상 세분화와 정합 프로세스를 지원하기 위해서 사용할 수도 있고, 최종단계에서 정제된 결과를 나타낼 수도 있다.

3) 의료영상 이미지 관리

의료영상 처리의 마지막 프로세스는 수집된 정보를 관리하는 것이다. 의료영상 이미지 데이터의 저장·검색·통신을 위한 다양한 기법들이 사용되며, 의료영상 이미지 관리의 여러 측면들을 다루기 위해 다양한 표준과 기술들이 개발되고 있다.

예컨대, 의료영상 이미징 전송 및 저장기술 시스템인 PACS(Picture Archiving and Communication Systems)는 여러 기법들을 통해 얻어낸 의료영상 이미지들에 대해 경제적인 저장과 접속을 제공하며, DICOM(Digital Imaging and Communication Medicine) 표준은 의료 이미지의 저장과 전송에 이용된다.

의료영상 이미지 압축과 스트리밍에 관련된 전문적인 기법들을 활용함으로써 해당 작업의 효율을 높일 수 있다.

의료영상은 연구단계에서 임상적용 단계로 넘어가기까지 십 년 이상씩 걸리는 비교적 보수적인 분야다. 관련된 모든 분야들에 걸쳐서 다면적인 과제들을 해결해야 하고, 그러기 위해서 혁신적인 기법들이 계속 개발되고 있다.

의료영상 처리의 모든 주요 측면들에서도 연구가 활발히 진행되고 있다.

이미지 수집작업에서는 원시 데이터의 품질을 높이고, 정보 콘텐츠를 풍부하게 만드는 하드웨어 기술들도 개발되는 중이다. 통합 프런트 엔드 솔루션의 등장으로 더 빠른 스캔시간과 세밀한 해상도뿐만 아니라 초음파/유방조영술, CT/PET, PET/ MRI 콤보 시스템에 최첨단 아키텍처를 구성할 수 있게 됐다.

의료영상 이미지 재구성에서는 분석적 기법 대신 빠르고 효율적인 반복적 알고리즘의 활용도가 점점 더 높아지고 있다. 이로 인해 PET의 이미지 품질을 크게 향상시킬 수 있었고, CT 엑스레이 선량을 낮추며, MRI의 압축센싱도 할 수 있게 됐다.

또한 데이터 기반의 신호모델로 사람이 작성한 모델을 대체함으로써 제한적이고 잡음이 심한 데이터로 인해 발생된 문제에 대해 보다 나은 솔루션을 제공한다.

이와 관련해 시스템의 물리적 모델링과 신호모델, 최적화 알고리즘, 이미지 품질 평가를 위한 기법 개발이 계속되고 있다.

의료영상 이미징 하드웨어가 점점 더 많은 양의 데이터를 수집하고 있으며, 알고리즘도 갈수록 더 복잡해지고 있어 더욱 효율적인 컴퓨팅 기술이 요구된다. 또한 이전에는 볼 수 없던 새로운 것들을 가능하게 만들며, 연구단계에서 응용단계로의 빠른 이전을 지원하는 강력한 그래픽 프로세서와 멀티프로세싱 기법들도 필요하다.

2-3 의료영상 데이터의 획득

1. 의료영상의 획득의 개념

의료영상 획득(Medical Image Acquisition)은 대상 소스(인체 등)에서 이미지를 획득하는 행위로 정의할 수 있다. 이는 인체 등의 대상에서 영상 카메라, 인코더, 센서 등과 같은 하드웨어 시스템을 통해 영상 데이터를 획득하는 행위를 수행할 수 있다.

부정확한 의료영상은 전체 워크플로를 쓸모없게 만들기 때문에 반박할 수 없이 머신비전(Machine Vision : MV) 동작과정에서 가장 중요한 단계이다.

머신비전 시스템은 물체 자체가 아니라 획득한 물체의 디지털 이미지를 분석하지 않기 때문에 올바른 선명도와 대비를 가진 이미지를 얻는 것이 가장 중요하다.

이미지 획득단계에서는 물체로부터 들어오는 광파가 감광센서의 조합에 의해 전기신호로 변환된다. 이러한 작은 하위 시스템은 머신비전 알고리즘에 개체에 대한 정확한 설명을 제공하는 역할을 수행한다.

올바른 색상을 얻는 것이 머신비전(MV) 시스템에서 가장 중요하다는 일반적인 오해가 있다. 하지만 항상 그런 것은 아니다.

색상은 종종 더 많은 노이즈를 발생시키고 감지를 더 어렵게 만든다. 이미지 수집 시스템의 최고의 목표는 관심 있는 기능에 대한 대비를 최대화하는 것이다. 이제 이미지 수집 시스템의 일부에 대해 설명하겠다.

이미지 처리 및 머신비전에서 이미지 획득은 소스, 일반적으로 카메라, 센서 등과 같은 하드웨어 시스템에서 이미지를 검색하는 작업이다. 이미지가 없으면 시스템에서 실제 처리가 불가능하기 때문이다. 시스템에서 획득한 이미지는 일반적으로 완전히 처리되지 않은 상태이다.

이미지 획득 프로세스에서 물체로부터 들어오는 빛 에너지는 특정 유형의 에너지에 민감한 센서의 조합에 의해 전기신호로 변환된다. 이러한 미세한 하위 시스템은 머신비전 알고리즘에 물체를 가장 정확하게 표현하기 위해 함께 작동한다.

센서 시스템과 카메라는 대부분 사용가능한 기술에 의존하지만 사용자는 조명을 완벽하게 제어할 수 있다.

2. 영상 획득 구성요소

일반적으로 최신 이미징 및 비전 애플리케이션은 트리거된 이미지 촬영과 함께 작동한다. 산업용 카메라의 센서는 일안 리플렉스 카메라와 같은 기계식 셔터가 없기 때문에 주로 지속적으로 노출된다.

모든 머신비전 시스템의 첫번째 단계는 이미지 획득이다. 이미지 획득은 소스, 일반적으로 카메라, 센서 등과 같은 하드웨어 시스템에서 이미지를 검색하는 작업이다. 이미지가 없으면 실제 처리가 불가능하기 때문에 워크플로 시퀀스에서 첫번째이자 가장 중요한 단계이다.

1) 영상 획득 구성요소

이미지 획득 구성요소는 이미지 획득 시스템의 일부이다. 전체 이미지 획득 프로세스의 목적은 머신비전 알고리즘에서 사용할 수 있는 이미지를 생성하는 것이다. 이미징 시스템의 품질은 머신비전 시스템의 성공에 크게 책임이 있다.

(1) 셔 터

이미징 및 사진촬영에서 셔터는 카메라의 렌즈 조리개를 열어 빛을 받아들이고 센서를 노출시키는 장치이다. 이미지 센서에는 글로벌 셔터(Global Shutter)와 롤링 셔터(Rolling Shutter)의 두 가지 유형의 셔터가 있다.

모든 픽셀이 동시에 노출되고 샘플링되는 글로벌 셔터가 켜져 있다. 반면에 롤링 셔터는 한 번에 한 줄씩 픽셀을 순차적으로 노출시킨다. 따라서 이미지의 각 픽셀 행은 약간 다른 시간에 샘플링된다. 이것의 분명한 부작용은 움직이는 물체의 경우

롤링 셔터가 이미지에 더 흐릿한 효과를 줄 수 있다는 것이다.

글로벌 셔터(왼쪽)를 사용하는 카메라는 전체 센서 데이터를 한 번에 캡처할 수 있다. 롤러 셔터가 장착된 카메라(오른쪽)는 센서를 한 줄씩 스캔한다.

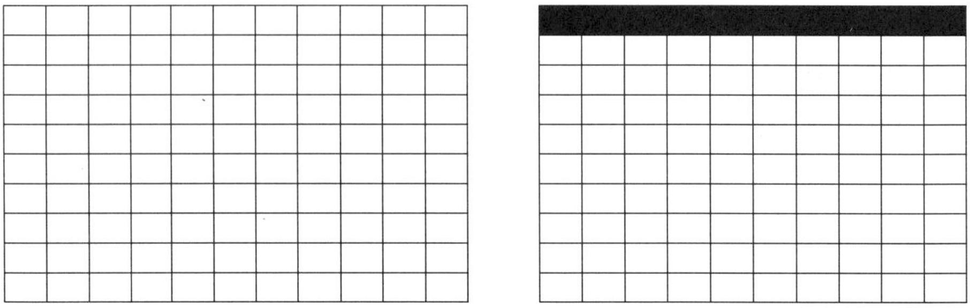

[그림 2-6] 셔터의 유형

일반적으로 최신 이미징 및 비전 애플리케이션은 트리거된 이미지 촬영과 함께 작동한다. 산업용 카메라의 센서는 일안 리플렉스 카메라와 같은 기계식 셔터가 없기 때문에 주로 지속적으로 노출된다.

완전히 자유롭게 실행되는 카메라는 센서의 입력을 영구적으로 읽는다. '이미지 쿼리'시 현재 이미지가 완전히 캡처된다. 그런 다음 새로운 이미지 획득이 시작되고, 이 완전히 캡처된 이미지가 PC로 전송된다.

센서, PLC 및 수동작동용 푸시버튼은 이러한 이미지 쿼리를 수행할 수 있다. 트리거는 시스템에 설치된 카메라 유형에 따라서도 달라진다.

(2) 카메라

머신비전 시스템 에서 카메라는 장면에서 빛 정보를 가져와 CMOS 또는 CCD 센서를 사용하는 픽셀과 같은 디지털 정보로 변환하는 역할을 한다.

센서는 모든 머신비전 시스템의 기초이다. 시스템의 많은 주요 사양은 카메라의 이미지 센서에 해당한다. 이러한 주요 측면에는 해상도, 총 행수, 센서가 수용하는 픽셀 열이 포함된다.

① 센서 크기 : 머신비전에 사용되는 클래식 카메라에는 사용되는 카메라와 해상도에 따라 다양한 대형 센서가 있다. 더 작은 센서가 장착된 대부분의 카메라는 소위 C-마운트 또는 가능하면 CS-마운트 광학장치와 함께 사용된다. C-마운트 스레드의 직경은 약 1인치 또는 25.4mm이고, 스레드 피치는 1/32인치이다.

표준 카메라에 사용되는 센서는 확실히 더 작으며 이미지 대각선 범위는 4~16mm이다. 이러한 센서 크기도 인치로 표시된다. 1인치 센서의 대각선 길이는 16mm이다. 이러한 크기의 명명법은 텔레비전 방송 이미지 시대로 거슬러 올라간다.

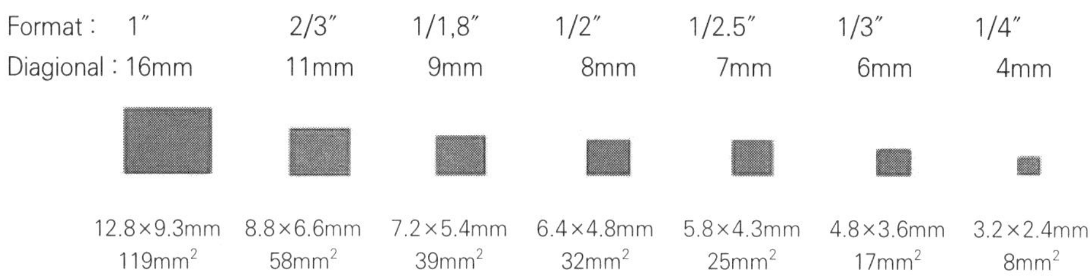

[그림 2-7] 센서의 크기

카메라 센서 시장은 해상도를 높이는 것이 트렌드다. 그러나 실제로 센서 크기가 더 중요하다는 것을 아는 것이 중요하다. 센서 크기는 이미지 획득을 위해 빛에 노출되는 물리적 센서 영역의 양이다.

따라서 여기에서 면적이 클수록 빛에 대한 민감도가 높아지므로 크기가 중요하다. 카메라 센서 크기의 선택은 실제로 애플리케이션에 따라 다르다. 애플리케이션이 고정밀 측정을 위한 것이라면 더 큰 센서 크기와 더 큰 픽셀 크기가 선호된다. 반면에 더 미세한 픽셀 세부사항이 그다지 중요하지 않다면 더 작은 센서 크기로 할 수 있다.

② 해상도 : 주어진 CCD 또는 CMOS 센서 어레이의 픽셀 수는 카메라의 이미지 해상도를 정의한다. 이 정보는 카메라 데이터 시트에서 찾을 수 있다. 일반적으로 X축과 Y축의 픽셀 수로 표시된다.

응용 프로그램은 원하는 기능을 정확하게 식별하는 데 필요한 픽셀 수를 결정한다. 이것은 또한 픽셀 해상도를 제한하지 않는 완벽한 렌즈가 사용된다고 가정한다. 일반적으로 더 많은 픽셀이 더 좋고 더 나은 정확도와 반복성을 제공한다. 그러나 더 많은 데이터는 더 많은 처리를 요구하므로 머신비전 시스템의 성능을 크게 제한할 수 있다.

픽셀(Pixel)이란 컴퓨터에서 표현되는 이미지의 최소단위를 가리키는 말로 Picture와 Element의 합성어이다. 모든 컴퓨터의 이미지는 이 픽셀로 이루어져 있으며, 이 픽셀이 갖는 컬러의 깊이로 컬러의 해상도가 결정된다.

그래픽 작업시 초보자들이 흔히 개념을 잡지 못하고 있는 부분중에는 모니터

화면과 최종 출력물의 차이를 가늠하지 못한다는 것이다. 이러한 요인은 여러 가지가 있지만 먼저 이미지 크기와 해상도에 대한 것을 알아보면 보통 이미지의 크기를 이야기할 때 컴퓨터 데이터로는 픽셀(Pixel)을 이야기하고 출력물(프린트물) 등은 인치(Inch)와 센티미터(Centimeter) 단위로 그 전체 크기를 계산하게 된다. 카메라 해상도가 고려해야 할 유일한 매개변수로 잘못 판매되는 경우가 많기 때문에 아마도 가장 과대평가된 것일 것이다.

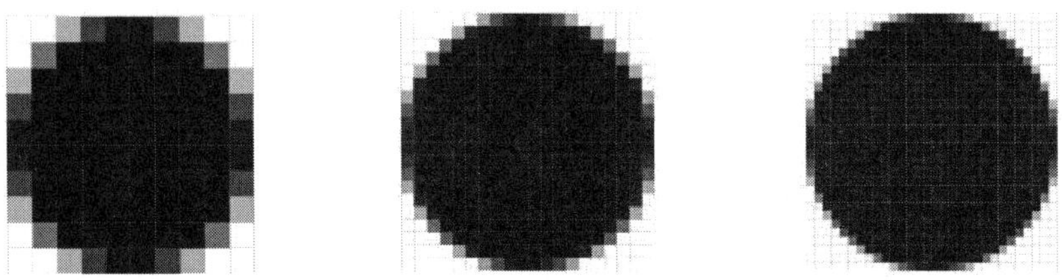

1X (10 x 10) Pixel　　2X (20 x 20) Pixel　　3X (30 x 30) Pixel

[그림 2-8] 픽셀의 크기

해상도(선명도 또는 화질)는 카메라 센서에 존재하는 픽셀 수이다. 예를 들어 1920픽셀 × 1200픽셀인 카메라를 발견하면 캡처된 이미지는 1920 × 1200 = 2304000 또는 약 2.3메가픽셀로 표시된다.

보통 1인치(25.4mm)안에 표현되는 화소(Pixel)나 점(Dot)의 수로 해상도를 표현하고, 널리 쓰이는 단위로는 DPI와 PPI가 있다. DPI(Dots Per Inch)는 주로 인쇄출력물에, PPI(Pixels Per Inch)는 화상 출력물에 각각 쓰인다.

예를 들어 72 DPI 라고 하면 1인치 안에 1/72 크기의 점이 72개 들어간다는 뜻이다. 다시 말해 해상도가 높다는 말은 더 작은 점으로 이루어진 이미지를 구현할 수 있다는 말이고, 그렇게 함으로써 이미지를 더 섬세하고 자연스럽게 구현할 수 있게 된다.

해상도가 높을수록 시스템이 더 많은 데이터를 수집하고 환경의 불일치를 더 정확하게 판단할 수 있다. 그러나 더 많은 데이터는 더 많은 처리를 요구하므로 시스템의 성능을 크게 제한할 수 있다.

③ 프레임 속도 : 비디오 카메라와 마찬가지로 산업용 카메라는 고정된 속도로 이미지 시퀀스를 출력한다. 카메라의 속도는 '초당 이미지' 또는 '초당 프레임'이라는 단위를 사용하여 표현된다.

비디오 및 머신비전의 맥락에서 프레임과 이미지라는 용어는 같은 의미로 사용된다. 따라서 널리 사용되는 단위인 'Frame Per Second : FPS'는 '초당 프레임' 즉 "영상 화면에서 1초 동안 화면이 몇 번이나 다시 그려지는가" 하는 것을 의미하는 단위이다. 일반적으로 프레임 속도가 높은 카메라는 더 비싸다. '60fps', '30fps'의 의미는 일반적으로 사용하는 모니터에서 60프레임('60fps') 이상을 구현하기가 쉽지 않고, 반대로 30 프레임('30fps') 미만으로 프레임이 내려가면 화면이 뚝뚝 끊기는 게 눈으로 확인할 정도로 화면 움직임을 위한 전환이 덜 된다는 뜻이기에 영상기법에서는 사용되기 어렵다.

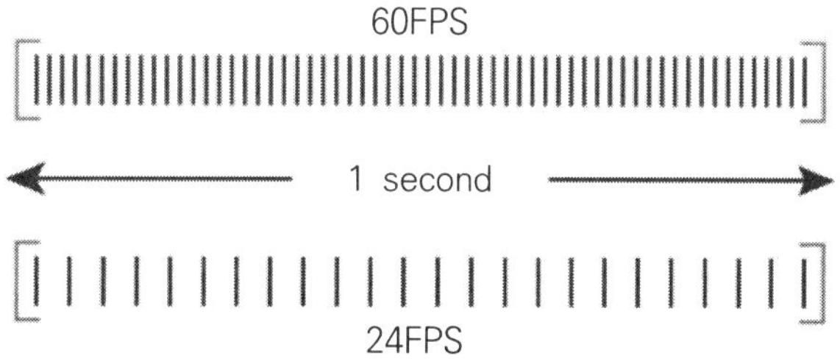

[그림 2-9] 프레임 속도

이미지 형식에 따라 카메라는 다음의 세가지 주요 유형이 될 수 있다.

㉠ 2D 카메라
㉡ 3D 카메라
㉢ 초분광 카메라

획득 유형에 따라 카메라는 두 가지 주요 범주로 분류할 수 있다.

㉠ 라인 스캔 카메라 : 라인(Line Scan) 카메라는 철강 압연기 또는 인쇄검사와 같은 고속 연속검사가 있을 때 사용된다. 다른 용도 라인 스캔 카메라의 경우 검사해야 하는 원통형 또는 원형물체가 있을 때이다.

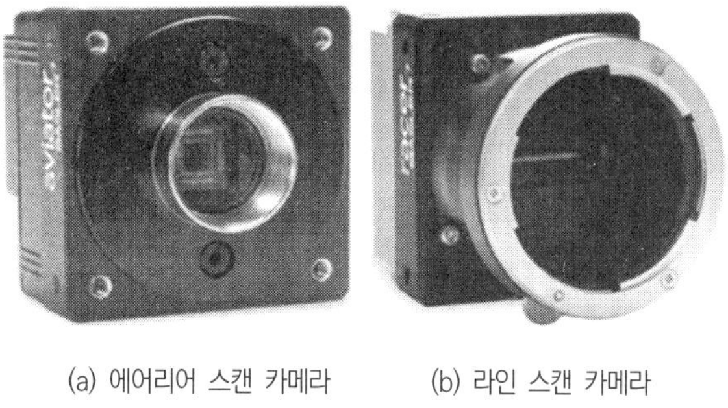

(a) 에어리어 스캔 카메라　　(b) 라인 스캔 카메라

[그림 2-10] 카메라

㉡ 에어리어 스캔 카메라 : 에어리어 스캔(Area Scan) 카메라는 이름에서 알 수 있듯이 한 프레임에 픽셀영역을 캡처한다. 이들은 머신비전에서 가장 일반적으로 사용된다.
반면에 A-라인 스캔 카메라는 프레임에서 한 줄의 픽셀을 캡처한다. 그런 다음 이러한 프레임을 함께 연결하여 이미지를 형성한다. 카메라와 센서가 중요하지만 그것만으로는 이미지를 캡처하기에 충분하지 않다.

(3) 광 학

광원에서 나오는 빛이 센서의 렌즈에 의해 적절하게 초점이 맞춰져야 최대 선명도로 이미지를 캡처할 수 있다. 렌즈는 비전 시스템에 적합한 작동거리, 이미지 해상도 및 배율을 제공해야 한다. 배율을 정확하게 보정하기 위해서는 카메라의 이미지 센서 크기와 원하는 화각을 알아야 한다.

선택한 센서 크기도 올바른 렌즈와 일치해야 한다. 더 큰 센서 크기의 렌즈는 더 비싼 경향이 있지만 전체 센서 영역을 활용하려면 추가비용을 지불할 가치가 있다. 따라서 애플리케이션과 카메라 선택에 따라 적절하게 선택해야 한다.

① 양자효율 : CCD 및 CMOS 센서의 양자효율(QE)은 고정된 수의 들어오는 광자에 대해 장치에서 생성된 전하의 비율로 계산할 수 있다. 예를 들어 센서의 QE가 80%이고 100개의 광자에 노출된 경우 노출에 대해 80개의 전자 신호를 생성한다.
QE는 일반적으로 다른 파장에 따라 변하기 때문에 파장의 함수로 표시된다. 일반적으로 이것은 약 550nm의 녹색 빛이 있을 때 최대에 도달한다. 이것은 특정 장치의 민감도에 대한 척도가 된다.
카메라의 최대 QE는 일반적으로 센서의 QE보다 작다. 이것은 주로 외부광학 및 전자효과 때문이다.
양자효율성이라는 매개변수는 아마도 카메라 선택과 관련하여 가장 중요하면서도 가장 간과되는 것일 수 있다.
센서의 양자효율은 빛 에너지(광자)를 전기 에너지(전자)로 변환하는 센서의 효율이다. 따라서 효율성이 높을수록 캡처되는 이미지의 감도가 높아지고 선명도가 높아진다. 효율성은 일반적으로 빛의 파장에 대해 플롯된 곡선으로 지정된다. 예를 들어 여기 Sony IMX174 센서의 QE 곡선이 있다. 525nm의 파장(녹색 스펙트럼 대역에 있음)에서 최대 효율에 도달했음을 확인된다.

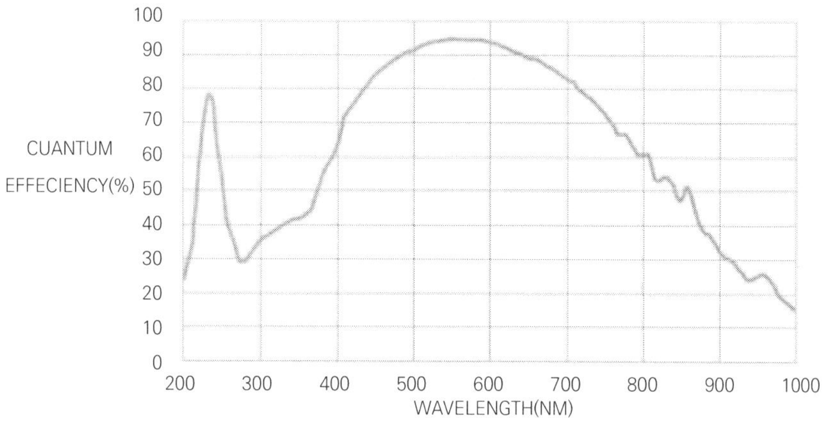

[그림 2-11] 양자효율

② 광학렌즈의 종류 : 가장 일반적으로 사용되는 렌즈는 다음과 같다.

㉠ 표준 해상도 렌즈 : 이 렌즈는 낮은 왜곡과 비네팅으로 무한대로 초점을 맞추는 데 최적화되어 있다.

㉡ 매크로 렌즈 : 카메라 센서에 상대적인 배율로 지정되며 무시할 수 있는 왜곡에 초점을 맞춘 '클로즈업'에 최적화되어 있다.

㉢ 고해상도 렌즈 : 이 렌즈는 표준해상도 렌즈보다 우수한 성능을 제공하며 정밀측정 용도에 적합하다.

㉣ 텔레센트릭 렌즈 : 이들은 왜곡을 일으키지 않고 물체의 거리에 관계없이 일정한 배율로 이미지를 생성하는 특수렌즈이다.

(4) 조 명

조명은 틀림없이 머신비전 시스템에서 가장 중요한 요소이다. 조명은 보이는 물체 표면 전체에 균일한 조명을 제공해야 한다. 조명 시스템은 눈부심과 그림자를 피하는 방식으로 설정되어야 한다. 스펙트럼 균일성과 안정성이 핵심이다.

주변광과 주간도 고려해야 한다. 백라이팅, 명시야 조명, 방목, 저각 선형 배열 및 암시야 조명과 같은 기술 사이에서 여러 조명기술을 사용할 수 있다. 가장 높은 콘트라스트를 보여주는 기술은 머신비전 시스템의 효율성을 높이는 데 크게 도움이 된다.

머신비전에 사용되는 카메라의 출력신호는 디지털이기 때문에 전송과정에서 손실되는 정보가 거의 없다. 머신비전 기술과 함께 이미징 기술은 다양한 디지털 인터페이스를 포함하도록 발전했다. 그러나 카메라 선택과 마찬가지로 단일 최상의 옵션 인터페이스가 있는 것이 아니라 머신비전 애플리케이션에 가장 적합한 인터페이스를 선택해야 한다.

데이터의 비동기식 또는 결정론적 전송은 전송 영수증을 허용한다. 이는 신호 무결성을 보장하고 양방향 통신으로 인해 타이밍에 따라 전달된다.

동시 전송에서는 예약된 패킷 전송이 발생한다. 이 메커니즘은 시간을 보장하지만 높은 전송속도에서 패킷을 삭제할 가능성을 허용한다.

2-4 의료영상 데이터의 수집 전처리

PACS 등 다양한 의료 시스템의 도입으로 의료 데이터의 양이 폭발적으로 증가하고 있다. 의료 데이터들을 활용하는 경우 의료 서비스의 품질 개선, 비용 절감 등 의료 시스템 전반에 걸쳐 혁신을 이끌어 낼 수 있을 것으로 예측된다.

현재 의료 데이터들은 비정형화된 형태로 저장되어 있다. 인공지능을 이용한 의료영상분석에 활용 가능한 형태로 비정형 데이터를 변환하는 것이 의료영상 진단 산업에 적용하기 위한 핵심요소 중 하나이다.

1. 의료영상에 대한 데이터 라벨링

첨단의료 영상진단을 위한 인공지능 모델의 학습을 위해서는 적어도 수만개의 학습 데이터에 포함된 의료영상 각각에 대해 라벨링이 필요하다. 그러나 다른 일반적인 산업분야와는 달리 의료영상에 대한 데이터 라벨링은 영상의학과 전문의 등 상당히 많은 전문인력들의 투입을 필요로 한다.

전문인력들을 투입하여 데이터 라벨링을 수행하는 경우 학습 데이터 구축에 들어가는 비용이 급증할 수밖에 없다. 따라서 라벨링을 쉽고 빠르게 하도록 할 수 있는 라벨링 툴에 대한 개발이 진행되고 있다. 영상 데이터의 라벨링에 대한 연구개발도 활성화 되고 있다.

학습 데이터 세트에 포함된 학습 데이터들 중 일부 학습 데이터에 대해서만 전문인력들이 라벨링을 수행하고, 라벨링 된 일부 학습 데이터를 이용하여 라벨링을 위한 인공지능 모델을 학습시킨 후, 해당 모델을 이용하여 나머지 학습 데이터를 라벨링하는 방식으로 의료영상에 대한 학습 데이터를 구축할 수도 있다.

의료영상에 대해 비교사 학습(Unsupervised Learning)을 이용하여 병변의 중요한 특징을 추출하도록 하고, 소수의 전문가 판독결과를 미세조정(Fine-tuning)

하여 라벨링을 수행하는 방법도 있다.

비교사 학습(Unsupervised Learning)은 정답이 정해져 있는 데이터를 학습하는 교사 학습과 달리, 정답이 정해지지 않은 데이터를 학습하는 기법이다.

2. 의료영상 데이터 전처리

인공지능을 활용한 의료영상 진단을 위한 전처리는 영상 데이터가 저장되어 있던 원래 형태에서 뉴럴 네트워크 모델이 효율적으로 영상을 처리할 수 있도록 변환하는 것을 의미한다.

의료영상 데이터의 전처리를 위해 해상도 조절, 노이즈 제거, 복수의 영상들의 크기 정합 등이 필요하다.

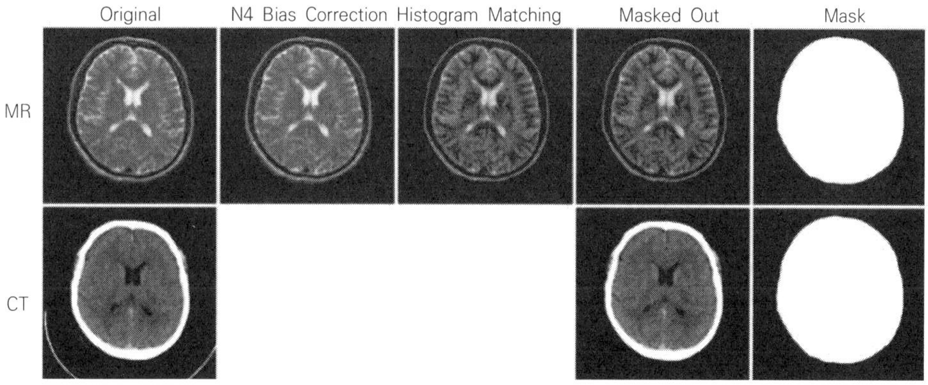

[그림 2-12] 첨단 의료영상에 대한 전처리 방법 예시

출처 : https://github.com/ChengBinJin/MRI-to-CT-DCNN-TensorFlow

의료영상 데이터는 일반적인 풍경이나 사람 등의 이미지 데이터보다 훨씬 크기가 크다. 특히 병리 조직세포 영상의 경우 일반적인 풍경 이미지에 비해 10배 이상의 해상도를 가지고 있다. 따라서 모델의 연산속도 향상을 위해서 의료영상 데이터의 해상도를 낮춘 후 데이터를 처리할 필요가 있다.

다만 작은 객체를 포함하는 경우에는 낮은 해상도의 의료영상 데이터에서는 검출 성능이 낮아질 수 있어 의료영상 데이터의 처리목적에 따라 노이즈 제거만을 수행하는 경우도 있다.

의료영상 이미지를 입력 데이터로 연산하는 경우 인공지능 모델의 속도가 느려질 수 있다. 따라서 큰 크기의 의료영상 이미지를 복수개의 입력 이미지로 분할한 후 다채널 이미지 데이터로서 의료영상 이미지를 처리할 수도 있다. 각각 다른 데이터베이스에서 획득된 의료영상의 경우 크기가 상이할 수 있다.

이러한 경우에는 하나의 인공지능 모델에서 처리하기 위해서 크기를 정합할 필요가 있다. 복수의 의료영상의 크기 정합을 위해서, 인공지능 모델을 이용하여 관심영역을 포함하도록 의료영상을 크롭핑(Cropping)할 수도 있다.

3. 의료영상 데이터 비식별처리

의료영상 데이터와 그에 대한 진단결과들은 각 의료기관의 전산 시스템 상에 저장되어 있다. 저장된 의료영상 데이터는 인공지능 모델의 학습시 학습 데이터의 입력 데이터로 이용될 수 있다.

그리고 저장된 진단결과들은 학습 데이터의 라벨로 이용될 수 있다. 진단결과에는 개인정보들이 포함되어 있어 개인정보 비식별화가 필수적이다. 의료영상 데이터의 제공자는 주로 병원이고, 그 데이터들을 제공받아 인공지능 모델을 학습시키는 주체는 기업이다. 따라서 병원에서 데이터를 기업에 제공하기 전에 데이터들에 대한 비식별화 처리를 할 필요가 있다.

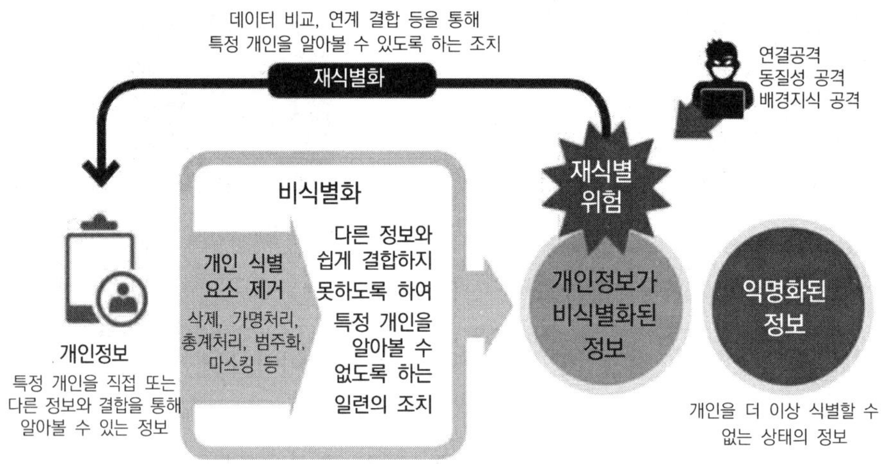

[그림 2-13] 가명정보를 활용한 알고리즘 개발체계

최근에는 데이터의 이동이나 공유없이 학습 모델만을 공유하여 인공지능 알고리즘을 개발하는 새로운 개념이 제안되고 있다.

최근 공개된 논문들은 데이터를 한곳에 모아 학습시킨 모델과 데이터를 각각의 소속기관에 보관한 상태에서 학습 모델만을 전달하면서 학습시킨 모델을 비교하였을 때 유사한 성능을 보인다는 실험결과를 제시하고 있다.

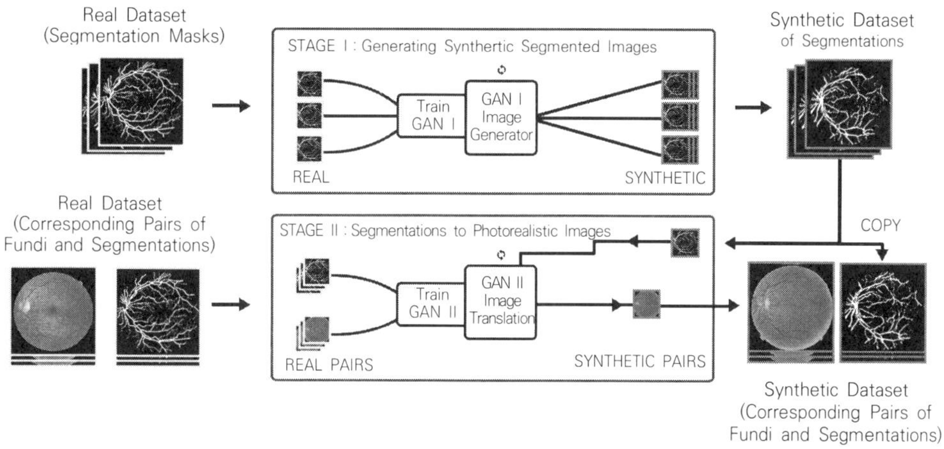

[그림 2-14] GAN 모델을 이용한 안저영상 데이터 확보 예시

출처 : Medical Imaging being Transformed with GAN : MRI to CT Scan and many others(18 Mar 2020)

이런 형태의 학습방법은 개인정보의 유출 및 훼손이 없기 때문에 지속가능한 데이터 기반 인공지능 개발 생태계를 확립할 수 있는 가능성을 제시한 것으로 보인다.

4. 의료영상 데이터 확보

일반적인 의료영상의 경우 예를 들어, 정상적인 장기를 촬영한 X-ray 영상 등은 학습 데이터로 활용할 수 있는 데이터가 충분히 확보되어 있을 수 있다.

그러나 희귀 질환 등의 경우에는 데이터가 부족하여 인공지능 모델의 학습을 위한 학습 데이터 구축이 어려울 수 있다. 이렇게 데이터가 부족한 경우에는 데이터 어그먼테이션을 수행함으로써 학습 데이터 세트를 구축할 수 있다.

일반적인 이미지 데이터 어그먼테이션의 방법으로는 이미지의 회전, 왜곡, 대조도나 해상도의 조정, 반전, 확대 등이 있을 수 있다. 의료영상 데이터의 경우 전술한 바와 같은 방법으로 이미지를 처리하여, 비 실제(Fake) 이미지를 생성할 수 있다.

생성된 비 실제 이미지는 학습 데이터로 사용될 수 있다. 또는 의료영상 데이터는 유사한 특징을 포함하는 실제(Real) 이미지를 이용하여 학습 데이터로 사용할 수도 있다.

예를 들어, 희귀 암종과 유사한 특징을 포함하는 일반적으로 잘 알려진 암종이 있을 경우 일반적으로 잘 알려진 암종을 학습 데이터로 함께 활용할 수 있다. 이러한 학습 데이터로 뉴럴 네트워크 모델을 학습시킬 경우 상당한 성능 향상이 있을 수 있다. 사전 학습된 데이터 확보가 쉬운 암종 검출 모델로 희귀암 객체가 포함된 이미지 데이터를 처리했을 때, 연산결과가 일정 수준 이상인 경우 암종 검출 모델의 학습에 활용된 암종과 희귀 암종이 유사한 특징을 공유하는 것으로 결정할 수 있다.

수행 내용

재료 · 자료

- 의료영상분석 관련 자료

기기(장비 · 공구)

- 컴퓨터, 문서작성 프로그램, 프린터, 주변기기

안전 · 유의사항

- 의료영상분석 관련 장비의 안전 및 유의사항을 숙지한다.

수행 순서

01 의료영상 데이터 용어 중에서 Detection(검출), Tracking(추적), Recognition(인식)의 차이점을 분석하라.

의료영상 데이터의 비전, 영상처리에서 나오는 용어로 Detection(검출), Tracking(추적), Recognition(인식)이 있다.

가끔 이들 용어들이 혼동스러울 수가 있는데 그 차이는 다음과 같다.

먼저 검출(Detection)과 인식(Recognition)의 차이를 살펴보면 의료영상에서 대상을 찾는 것은 검출(Detection)이라 하고, 찾은 대상이 무엇인지 식별하는 것은 인식(Recognition)이다. 예를 들어, 얼굴인식의 경우 먼저 영상에서 얼굴을 찾은 검출(Detection) 후 찾아진 얼굴이 DB에 등록된 얼굴인지를 식별(Recognition)하는 과정을 거친다. 즉 식별 혹은 인식(Recognition)은 일종의 Identification 개념이다.

다음으로 검출(Detection)과 추적(Tracking)의 차이를 살펴보면 검출(Detection)은 하나의 의료영상에서 대상을 찾는 것이고, 추적(Tracking)은 의료 비디오 영상에서 특정 대상의 위치변화를 추적하는 것이다. 즉 Tracking은 일종의 Matching 또는 Data Association 문제이다.

의료영상 비디오는 일련의 영상 프레임으로 구성되고 인접한 영상 프레임들 사이에서는 시공간적 유사성(영상내 대상의 위치, 크기, 형태 등이 유사)이 존재하기 때문에 추적(Tracking)에서는 특정 대상을 추적하기 위해 이러한 History 정보를 활용한다.

하지만 검출(Detection)에서는 아무런 부가정보 없이 현재의 입력영상만으로 대상을 찾을 수 있어야 하기 때문에 객체모델(Object Model) 및 검출 알고리즘이 영상에서의 다양한 변화(크기, 형태, 시점 등)를 커버할 수 있어야 한다. 그래서 보통 검출(Detection)에는 추적(Tracking)보다 좀 더 강력한 알고리즘이 요구된다.

사실 검출(Detection) 또는 인식(Recognition)만 완벽하게 된다면 추적문제는 자연스럽게 풀리는 문제이다. 검출, 추적은 어떤 알고리즘 부류를 지칭하는 것이 아니라 우리가 풀어야 될 문제를 지칭하는 용어임을 유의해야 한다. 추적문제를 풀기 위해 검출 알고리즘이 사용될 수도 있고, 검출문제를 풀기 위해 추적 알고리즘 기법들이 활용될 수도 있다.

02 CCD 칩 및 동작원리에 대하여 분석하라.

Pixel이라 불리는 개별의 빛에 감응하는 센서(Sensor)들로 이루어진 CCD(Charge Coupled Device) Chip을 사용하는 영상입력장치(Image Acquisition Unit)가 주류를 이룬다. 이는 예전의 Tube Type에 비하여 작고, 가벼우며, 빠르게 반응하고, 나은 선형성(Linearity)을 갖고 있을 뿐만 아니라 기계적인 충격, 자기장이나 광학적 변화에도 강하다. 또한 높은 생산성으로 대량생산이 가능해서 낮은 가격을 유지할 수 있다.

CCD는 빛(Wavelength 400~1000nm)을 부하(Charge)로 변화시키고 읽는 주기일 때 전압(Voltage)으로 바뀌어 출력하게 된다.

2개의 광자(Photon)는 1개의 전자(Electron)를 발생시키며, 50,000개의 전자가 1V로 출력된다. 또한 온도에 의해서도 전자는 생성되며(Dark Current) 이것은 불필요한 Noise의 원인이 된다.

빛이 없는 상태라 해도 Dark Current에 의해 일반 온도(Room Temperature)에서 1분 정도만 경과하면 CCD는 포화 상태가 된다.

Dark Current는 7Kelvin(절대온도 단위)마다 배가되기 때문에 CCD 소자의 온도에 따른 노이즈(Noise)의 발생량은 엄청나다.

위의 이유로 노광시간(Exposure Time)이 카메라(Camera)에 있어 매우 중요한 요소가 된다.

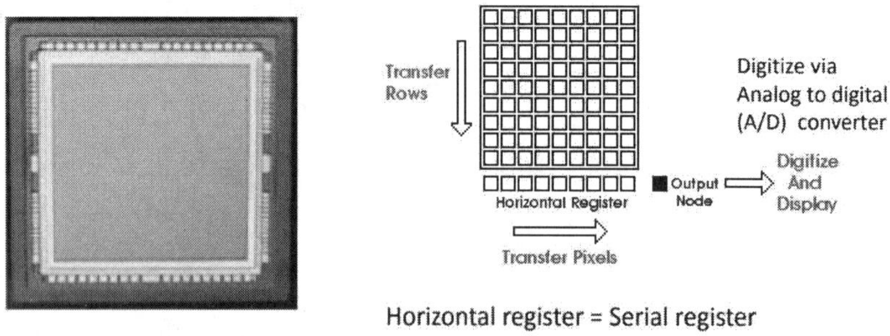

(a) Thomson CCD(2048 x 2048) (b) CCD Readout

[그림 2-15] CCD 센서와 출력구성

대표적인 노광시간(Exposure Time)을 제어하는 방법으로는 일반 사진기에 적용되는 기계적 셔터(Shutter)를 들 수 있지만 다행히도 CCD 소자에서는 우리가 전자 셔터(Electronic Shutter)라 부르는 전자회로로 노광시간(Exposure Time)을 제어할 수 있는 기능을 가지고 있다. 노광시간(Exposure Time)은 종종 Integration Time으로 불린다.

대부분의 CCD Camera는 수동식(Manual)과 자동식(Automatic)의 두 가지 방법으로 노광시간(Exposure Time)을 제어할 수 있다. 우리가 셔터 스피드(Shutter Speed)라 부르는 수동형테의 제어(Manual Type Control)는 보통 1/50s부터 1/10000s까지 8단계 혹은 15단계로 구분되어 있으며, 자동형태(Automatic Type)는 들어오는 빛의 양을 스스로 감지하여 카메라에서 자동적으로 시간을 제어하는 것을 말한다.

표준 카메라(Standard Camera)에 있어 EIA의 경우는 1/60s이며 CCIR의 경우는 1/50s이다.

카메라에 들어오는 빛의 양이 위의 노광시간(Exposure Time) (1/60s or 1/50s)만으로 충분하지 않다면 우리는 이득 조절(Gain Control)을 사용해야 한다. 대부분의 카메라는 수동 이득(Manual Gain)과 자동 이득(Automatic Gain Control)이 준비되어 있다.

다음으로 중요한 요소로는 CCD소자의 해상도(Resolution)를 들 수 있다. 최근 머신비전(Machine Vision)에서 많이 사용되는 고해상 카메라는 수평으로 768, 수직으로 494Pixels 정도이며 (CCIR 756 × 561), 이는 유효화소로 CCD 자체는 우리가 Optical Darkness라 부르는 좀 더 많은 Pixel을 포함하고 있다.

또한 CCD 소자의 실제 사용되는 영역의 크기도 하나의 요소가 된다. 이는 Tube 시절부터 렌즈(Lens) 등을 결정하는데 사용되었다.

주파수별 응답특성도 빼놓을 수 없는 중요한 요소의 하나로 좋은 카메라일수록 적외선 Filter(Infrared Cut Filter) 등을 사용하여 가시파장(400~700nm)에서만 균일하게 응답하는 특성을 지니고 있다.

물론 경우에 따라서는 Near Infrared(근적외선) 대역을 필요로 하고, 이를 위해서 750nm에서 우수한 응답특성을 지닌 소자도 있으며 그렇게 비싸지 않은 가격에 구할 수 있다. 하지만 자외선(Ultraviolet)이나 원적외선(Far Infrared)을 위한 Standard CCD는 없다. UV의 경우는 특수한 CCD가 공급되고 있으며, IR의 경우는 완전히 다른 기술(Non-Contact Thermometer)을 사용해야 하며 물론 비싸다.

CCD Chip 자체는 컬러(Color)에 따라 응답하는 특성이 없으므로 Color Camera는 빛을 필터(Filter)와 프리즘(Prism)을 이용하여 적녹청(Red, Green, Blue)의 삼요소로 분리한다.

Color Camera는 보통 다음의 두 가지 방법 중 하나의 방법을 사용하여 Color를 구분한다.

하나는 흔히 우리가 3 CCD Camera라 부르는 것으로 먼저 프리즘(Prism)으로 빛을 분리하여 각 Color(Red, Green, Blue)별 필터를 통해 각각의 CCD로 인가하는 것이다. 이는 3개의 모노크롬 카메라(Monochrome Camera)와 Filter, 프리즘(Prism) 그리고 DSP를 사용하여 Color화하는 것이라 할 수 있다. 이것은 높은 해상도(High Resolution, High Color Quality)를 자랑하지만 특수한(Non 'C' mount) 렌즈(Lens)를 사용해야하고 가격도 비싸다.

다른 하나는 하나의 CCD에 하나의 Filter를 사용한다. 모자이크 필터(Mosaic Filter)라고 부르는 이 컬러 필터는 CCD의 각 Pixel에 1:1로 설계되어 사람의 눈에 있는 색 세포와 유사한 형태라 볼 수 있다. 이 카메라는 위의 3CCD Camera에 비해 가격은 낮은 편이지만 해상도는 나쁘다(Low Resolution).

아주 고해상의 이미지 화질(Image Quality)를 요구하는 어플리케이션(Application)을 위한 고해상도 CCD Array Camera가 있지만 아주 비싸기 때문에 우리가 흔히 라인 스캔 카메라(Line Scan Camera)라 부르는 1차원(Linear) Sensor Array를 응용하여 사용하는 경우가 많다.

이의 예로는 최근에 문서 및 그림의 입력장치로 많이 사용되는 고해상도 스캐너(Scanner)를 들 수 있다. 흔히 1차원(Sound, Acoustic)에서 사용하는 해상도는 Sampling 정의(Nyquist Frequency 의 2배 이상으로 Sampling해야 함)에 입각한 최대 Sampling Rate를 기준으로 할 수 있지만 우리가 흔히 CCD Chip상에 있는 수평, 수직 Sensor의 수로 카메라(Camera) 해상도(Resolution)를 표시하는 2차원(Image)의 경우는 CCD Chip이 Sampling을 담당하는 Device이므로 1차원의 경우와 같이 설명할 수 없다.

오히려 프로세서의 속도(Processing Speed)가 빠른 최근에는 주변의 Sensor에 Charge된 값을 참고하는 Sub-Pixel 개념을 도입하여 해상도를 높일 수 있다.

하지만 이러한 Sub-Pixel 기술은 CCD Chip Sensor와 Image Memory가 1:1로 정확

하게 일치할 때[Camera의 Pixel Clock과 그레버(Grabber)의 A/D Clock이 동기 될 때]에 그 정밀도를 인정할 수 있다. 물론 그렇지 않은 경우에도 상당한 효과가 있다.

03 데이터 획득을 통한 비전기술 활용사례에 대하여 분석하라.

1. 머신비전 기술의 개요

인공지능은 일반적으로 인간지능이 필요한 작업을 수행할 수 있는 능력을 통해 의료 및 제조산업 등의 패러다임 변화를 가져오고 있다.

머신비전 기술은 이미지 캡처 및 이미지 처리와 관련된 기능을 실행하는 하드웨어와 소프트웨어의 조합이다. 의료나 제조산업에서 AI와 3D 기술이 결합하여 빠르고 정확하며 반복 가능한 고급 머신비전 기술을 개발하고 있다.

머신비전 기술은 의료나 제조산업 등에서 측정, 품질보증, 안내, 결함 유지, 테스트 및 검증을 위해 광범위하게 응용되고 있다.

영상 품질관리는 진단 및 생산에서 중요한 측면이다. 여기에는 검출 및 결함을 예방 및 감지하고 이를 진단하고 수정하여 최고 의술과 최고 품질의 결과물을 보장하는 작업이 포함된다.

사전검출 및 결함 억제활동은 적합성을 결정하기 위해 지정된 요구사항에 대해 인체와 제품의 특성을 측정, 진단, 검사 및 테스트해야 한다. 결함 구금은 일관되고 정확하며 철저해야 하지만, 이것이 수동 테스트를 통해 항상 가능한 것은 아니다. 그러나 머신비전 기술은 상세한 결함 감지 서비스를 제공할 수 있다.

2. 머신비전을 이용한 결함 검출방법

머신비전 기술을 사용하여 결함을 감지하는 포괄적인 프로세스를 살펴본다. 영상품질 관리 프로세스에는 다음이 포함된다.

1) 이미지 전처리

머신비전 시스템에는 이미지를 획득하기 위한 특수 광학장치가 있는 디지털 센서 및 산업용 카메라와 같은 구성요소가 있다. 이 단계에서는 평활도, 표면 품질 등과 같은 제품 정보를 캡처한다. 인체나 제품이 인체 구성요소나 유리병 또는 자동차 부품인 경우 외관 및 치수 관련 특성이 캡처된다. 정제 패키지와 같은 제약 제품의 경우 캡처된 데이터에는 라벨 정보, 봉인 유효성 검사 및 데이터 코드가 포함된다.

잘못 인쇄된 정보나 부적절하게 포장된 의약품은 제약 회사에 광범위한 결과를 초래할 수 있다.

비디오 프레임, 이미지 및 기타 데이터 포인트가 있는 딥러닝 모델 요구사항을 기반으로 데이터가 향상된다. 제품 정보는 디지털 출력으로 변환되어 저장된다.

2) 학습절차

딥러닝 분류기는 좋은 샘플과 나쁜 샘플로 구축되고 학습된다. 이 모델은 허용가능한 매개변수, 이상 항목, 허용가능한 이상 항목의 데이터 세트로 학습되어 사람의 접근방식으로 테스트 할 수 있다. 학습은 이미지 분류, 객체 감지, 이미지 분할과 같은 여러 방법을 사용하여 수행된다.

3) 이미지 분류

알고리즘은 기존 데이터를 기반으로 각 이미지에 대한 기능 세트값을 할당한다. 예를 들어 자동차 부품인 경우 긁힘, 찌그러짐, 색상 균일성에 점수를 매길 수 있다.

4) 개체 감지

테스트 대상 개체의 오류 위치와 오류 수를 결정한다. 병에서 스크래치가 있는 영역과 스크래치의 수를 결정한다.

5) 인스턴스 분할

먼지나 찌그러짐과 같은 각 개체의 인스턴스는 픽셀 수준에서 분류된다.

데이터 포인트가 많고 데이터 품질이 높을수록 모델이 더 좋다. 테스트 데이터를 사용하여 정확도를 위해 모델을 훈련하고 평가해야 한다. 모델이 최신 데이터를 수집함에 따라 재학습되어 더 스마트한 결함 감지도구가 된다.

6) 테스트

다음을 조합하여 테스트용 모델을 배포한다.

① 소프트웨어 : 개발된 딥러닝 분류기 또는 모델

② 하드웨어 : 머신비전 시스템에는 컴퓨터 하드웨어와 소프트웨어가 의사결정을 위해 다

양한 특성을 처리, 분석 및 측정할 수 있도록 이미지를 획득하는 특수 광학장치가 있는 디지털 센서 및 산업용 카메라와 같은 구성요소가 있다.

③ 예상 출력 : 테스트 결과, 제품이 테스트되고 감지된 결함이 기록된다.

3. 머신비전 결함 검출 적용

병원이나 기업은 인체나 최종 제품의 진단 및 품질을 개선하기 위해 병의 이상 유무의 검출 및 결함 감지에 머신비전을 사용한다.

제품 품질의 수동검사는 시간이 많이 걸리고 노동 집약적이다. 일관성이 없어 거부 및 제품 리콜로 이어질 수 있다. 이는 비용과 낭비를 증가시킨다.

머신비전 솔루션은 사람의 개입을 최소화하고 품질 프로세스를 자동화 및 최적화한다. 병원이나 기업은 머신비전 기반 결함 감지기술을 통해 효율성 향상, 비용 절감, 낭비 최소화 및 고객 만족도 향상이라는 목표를 달성할 수 있다.

1) 자동차 산업

표면 마감 품질은 자동차 부품의 핵심 품질 매개변수이다. 이 품질을 수동으로 검사하면 일관된 결과가 나오지 않는다. 머신비전 테스트 도구는 페인트 불일치, 찌그러짐 및 스크래치를 일관되고 정확하게 검사할 수 있다.

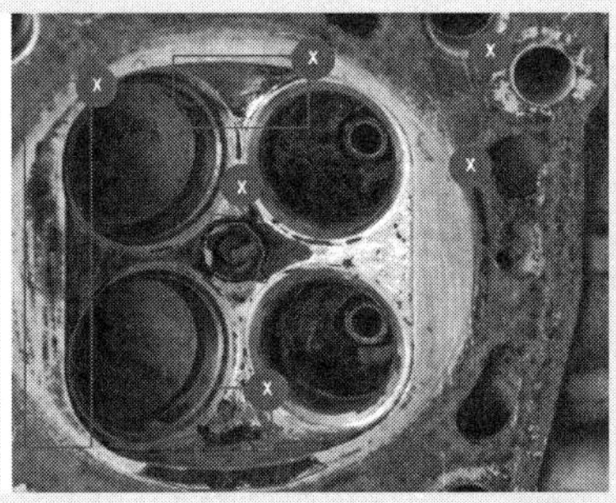

[그림 2-16] 머신비전 테스트 도구의 검출 데이터

2) 음료산업

음료가 담긴 병은 허용가능한 충전 수준에 대한 데이터에 액세스할 수 있는 검사 센서를 통과할 수 있다. 시스템은 잘못 채워진 병을 감지하고 정보를 기록하거나 결함이 있는 병을 강조 표시할 수 있다.

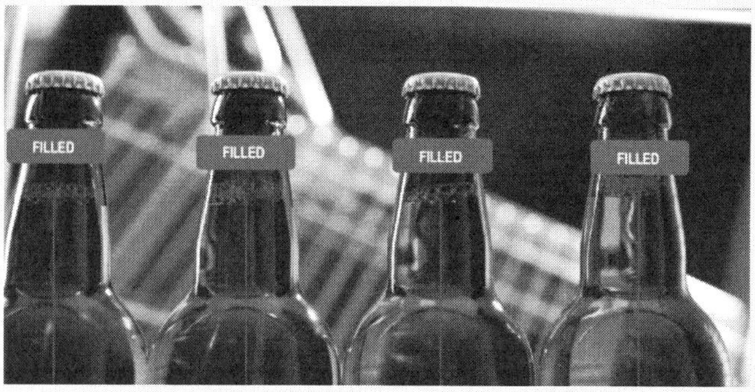

[그림 2-17] 음료병의 결함상태 표시

3) 섬유산업

딥러닝 접근방식과 함께 자동화된 시각적 검사를 구현하면 질감, 스티칭, 직조 및 색상 문제를 감지할 수 있다. 제조업체는 완제품이 시장에 출시되기 전에 적절한 조치를 취할 수 있다.

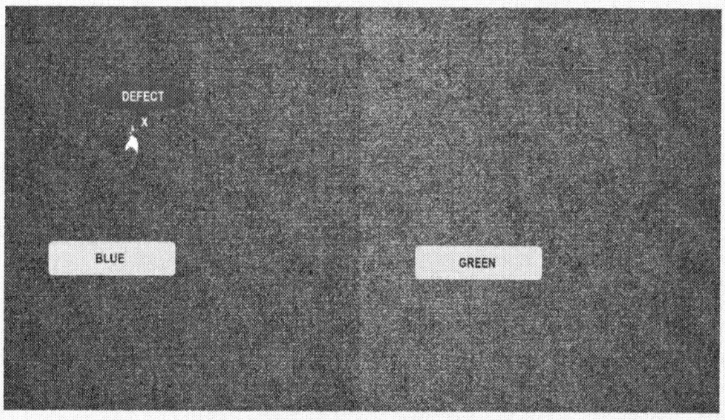

[그림 2-18] 섬유의 결함상태 검출

학습활동.2 교수 · 학습 방법

교수 방법

- 의료영상 데이터의 획득에 대한 관련 용어, 구성, 방식 이해 정도를 파악한 후 수업을 진행한다.
- 교수자의 주도로 의료영상 데이터의 획득 등의 내용을 PPT 자료로 제시한 후 설명한다.
- 가능하면 사전에 개인별 학습 자료를 준비하여 모든 학생이 참여할 수 있는 문제 해결식 수업, 협력 수업이 가능하도록 한다.
- 의료영상 데이터의 획득 전 과정을 작업의 순서에 따라 단계적으로 실습이 이루어질 수 있도록 지도한다.
- 교재를 통해 수업을 준비하는데 있어서 필요한 모든 정보나 팁, 힌트 등 도움이 될 만한 내용들을 확인할 수 있다.
- 학생들이 만들게 될 각 모델들은 수업시간에 중점적으로 다뤄질 부분과 어휘, 질문, 답을 포함하고 있으며 또한 탐구할만한 추가적인 아이디어들도 포함하고 있다.

학습 방법

- 의료영상 데이터의 획득에 대한 관련 용어를 숙지하고, 의료영상 데이터의 획득에 대해 이해한다.
- 의료영상 데이터의 획득의 각 단계별 중점 사항을 체계적으로 학습한다.
- 의료영상 데이터의 획득의 수행순서의 전 과정을 실습한다.
- 의료영상 데이터의 획득의 내용을 이해한다.
- 의료영상 데이터의 획득을 이해하고 숙달이 될 때까지 학습한다.

학습활동.2 평가 및 피드백

평가 준거

- 평가자는 피평가자가 수행 준거 및 평가 내용에 제시되어 있는 내용을 성공적으로 수행할 수 있는 지를 평가해야 한다.

학습내용	평가항목	성취수준		
		상	중	하
의료영상 데이터의 획득	의료영상 데이터의 획득을 이해할 수 있다.			

평가 방법

• 작업 포트폴리오

학습내용	평가항목	성취수준		
		상	중	하
의료영상 데이터의 획득	의료영상 데이터의 획득을 이해할 수 있다.			

• 필기시험

학습내용	평가항목	성취수준		
		상	중	하
의료영상 데이터의 획득	의료영상 데이터의 획득을 이해할 수 있다.			

• 체크리스트를 통한 관찰

학습내용	평가항목	성취수준		
		상	중	하
의료영상 데이터의 획득	의료영상 데이터의 획득을 이해할 수 있다.			

• 피드백

1. 작업 포트폴리오
   - 제출한 보고서를 평가한 후 주요 사항에 대하여 표시하여 돌려준다.
2. 필기시험
   - 평가 결과 성적이 저조한 학생은 보고서 제출 기회를 부여한다.
3. 체크리스트를 통한 관찰
   - 실습 과정에서 평가한 후 개선해야 할 사항 등을 정리하여 돌려둔다.

참 | 고 | 문 | 헌

- 남상엽 외, 빅데이터 분석 및 응용, 상학당, 2023.1.10.
- 남상엽 외, 의료 IT 융합기술, 상학당, 2021.3.15.
- 남상엽 외, 4차산업 핵심기술 및 글로벌 도전, 상학당, 2020.9.15.
- 남상엽 외, 4차산업 융합기술을 위한 IT 분석 및 응용, 상학당, 2022.3.10.
- 남상엽 외, 메타버스 기술, 상학당, 2021.9.30.
- 남상엽 외, 디지털 테라피, 상학당, 2021.4.15.
- 남상엽 외, 디지털 트윈 기술, 상학당, 2020.4.30.
- 남상엽 외, 인공지능기술, 상학당, 2020.3.20.
- 남상엽 외, 사물인터넷 개론, 상학당, 2015.9.10.
- 남상엽 외, 가시광선 통신 기술, 상학당, 2018.10.15.
- 남상엽 외, 병원경영과 의료서비스, 상학당, 2021.9.10.
- 이준구 외, 의료영상을 이용한 인체 장기의 분할 및 시각화, 한국전자통신학회 논문지, 2-8권 제1호, 2013.1.21.
- 컴퓨터비전, 머신러닝, 딥러닝을 이용한 의료영상분석(1-2,1-3강), www.edwith.org/medical-20200327/joinLectures/30437
- 슬라이드 스캐너 : 청년의사, http://www.docdocdoc.co.kr
- 뷰노메드 본에이지 : 중앙일보, jhealthmedia.joins.com/article/article_view.asp?pno=20250
- TisepX : 인공지능신문, http://www.aitimes.kr
- ImageJ 이미지, https://www.pcwelt.de/downloads/ImageJ-1325332.html
- ITK-SNAP 이미지, https://en.wikipedia.org/wiki/ITK-SNAP
- 3D Slicer 이미지, https://www.slicer.org/wiki/Slicer4:DownloadPageMockup
- Endoscopy 이미지, https://www.health.harvard.edu/diseases-and-conditions/endoscopy
- Microscopy 이미지, https://www.ibs.re.kr/cop/bbs/BBSMSTR_000000000901/selectBoardArticle.do?nttId=15340
- 컴퓨터 비전의 데이터의 모든 것, https://www.superb-ai.com/ko-blog/everything-about-computer-vision-data
- 현재 의료 영상기술의 상태와 미래, https://expocus.com/
- 문영래, 인공지능 적용과 의료기술의 변화, https://it.chosun.com/site/data/html_dir/2019/11/29/2019112900439.html, 2019.11.29.
- 윤기영, 보건의료의 미래는 디지털에 있다, https://www.hani.co.kr/arti/science/future/974944.html
- MOT Consultant,미래 의학 10대 기술,
- 김창훈, 인공지능 의료영상 진단모형 연구 경험과 활성화 방안, HIRA빅데이터 브리프
- 의료용영상처리용장치, 소프트웨어, Global Picture Archiving and Communication System Market
- https://www.medigatenews.com/news/2919052258
- https://www.nextunicorn.kr/content/38ba7c8ef48b4356
- 정해윤, 첨단의료영상진단기기, 한국IR협의회, 2021.6.03.
- 강건욱, 핵의학 분자영상, 생화학분자생물학회
- 안병철, 분자영상과 신약개발, 생화학분자생물학회

- 아주대학교 핵의학과 홈페이지, https://ts.ajoumc.or.kr/EP/View.aspx?ssc=0015&ssgc=DH&mc=DH00150019
- https://www.molim.xyz/molecularimaging
- https://www.hoag.org/specialties-services/cancer/treatments-services/molecular-imaging-therapy/
- 이한상 · 박민석 · 김준모, 의료영상에서의 딥러닝, 대한의료영상정보학회지, 2014.
- 의료양상 분석의 개요, https://www.insilicogen.com/blog/358
- https://truman.tistory.com/239
- https://www.dynamsoft.com/blog/insights/image-processing/image-processing-101-image-enhancement/
- https://www.ijsr.net/archive/v6i3/25031706.pdf
- 센서로세계로미래로, 인공지능에 의한 영상인식 기술 동향, https://blog.naver.com/PostView.naver?blogId=iotsensor&logNo=222294898187
- https://ichi.pro/ko/gani-uilyo-bunseog-eul-gaeseon-hal-su-issneun-bangbeob-137591323095454
- https://truman.tistory.com/191
- 김민규 외 딥러닝기반 의료영상 분석을 위한 데이터 증강 기법, 대한영상의학회지, 2020.
- https://truman.tistory.com/category/
- https://slicer.readthedocs.io/en/latest/user_guide/image_segmentation.html
- 이명은, 의료영상의 분할과 시각화 방법의 개발, 목표대학교, 2007.2
- 조영복 외, 의료영상 이미지를 이용한 유전병변 정합 알고리즘, 한국정보통신학회 논문지, vol.21, No2, 2017.05.
- https://techblog-history-younghunjo1.tistory.com/178
- https://blog.naver.com/PostView.nhn?blogId=dic1224&logNo=220874533207
- https://1coding.tistory.com/135
- 최윤섭, 최윤섭의 헬스케어 이노베이션, https://www.yoonsupchoi.com/2017/08/08/ai-medicine-4/
- https://brunch.co.kr/@kakao-it/81
- https://www.geeksforgeeks.org/getting-started-with-classification/?ref=lbp
- 김희태 외, 의료영상철을 위한 오픈소스 라이브러리; ITK리뷰, 카이스트 전산학과, 대한의학영상정보학회지, 1-12, 2013.
- 기재홍 외, 이비지 스트리밍 기술을 이용한 웹 기반 3차원 의료영상 시스템의 구현과 성능평가, 대한의료정보학회지 제11권 제4호, 2005.8.22.
- https://slicer.readthedocs.io/en/latest/user_guide/image_segmentation.html
- https://qupath.readthedocs.io/en/stable/docs/starting/first_steps.html#starting-out
- Citizen Data Scientist를 위한 데이터 사이언스 캔버스
- ㈜ 베가스 R&D Center, 테크월드뉴스, https://www.epnc.co.kr
- 식품의약품안전처, 의료영상 전송장치 기술문서 작성을 위한 가이드라인, 2015.2.
- https://m.blog.naver.com/의료영상 저장전송장치란? 2008.9.26.
- https://www.pacs.irm.kr/_files/ugd/ebac66_01c05a8c03c34d0782395f387a3ec5ea.pdf?index=true
- 나승권, 의료기기 기술분석 및 의료정보, 상학당, https://truman.tistory.com, 2017.

학습 1	의료영상분석의 개요
학습 2	의료영상 데이터의 획득(Acquisition)
학습 3	**의료영상 데이터의 저장 및 전송**
학습 4	의료영상 데이터의 시각화 툴
학습 5	의료영상 데이터의 특징 추출(Features Extraction)
학습 6	의료영상 데이터의 분류(Classification)
학습 7	의료영상 데이터의 분할(Segmentation)
학습 8	의료영상 데이터의 강화(Enhancement)
학습 9	의료영상 데이터의 정합(Registration)
학습 10	딥러닝 기반의 의료영상 데이터 분석
학습 11	의료분자 영상기술
학습 12	의료영상 기술의 미래
학습 13	의료영상 기술의 시장현황
부록	의학용어

학습 목표	1. 의료영상 데이터의 저장 및 전송을 이해할 수 있다.

3-1 의료영상의 저장전송 시스템

1. 의료영상 저장전송 시스템의 구성요소

의료영상 저장전송 시스템(Picture Archiving and Communication System : PACS)은 디지털 의료영상 이미지를 DICOM(Digital Imaging and Communications in Medicine)이라는 국제표준규약에 맞게 저장(Archiving), 판독(Reading), 검색(Viewing), 가공, 전송하는 시스템이다.

CT, MRI 같은 디지털 의료영상 장비를 사용하여 획득된 의료영상 이미지는 DICOM 형식으로 저장되게 되며, 판독결과와 진료기록이 추가될 수 있다. 또한 네트워크를 통해서 병원 내·외의 단말로 전송이 가능하다.

PACS는 환자의 의료영상을 진단함에 있어 필름을 발생시키지 않고 의사의 진단을 지원한다. 제품의 구성은 영상획득장치, 영상저장장치, 영상조회장치, 영상출력장치 및 네트워크로 구성되어 있다.

PACS는 영상획득장치로부터 디지털화된 의료영상을 획득하여 영상저장장치에 저장하여 관리하게 되며, 이를 영상조회장치를 통하여 조회함으로써 환자의 의료영상을 진단하게 된다.

또한 필요할 경우 영상출력장치를 이용하여 필름 또는 종이에 의료영상을 출력할 수 있는 장치로 소프트웨어를 포함하기도 한다.

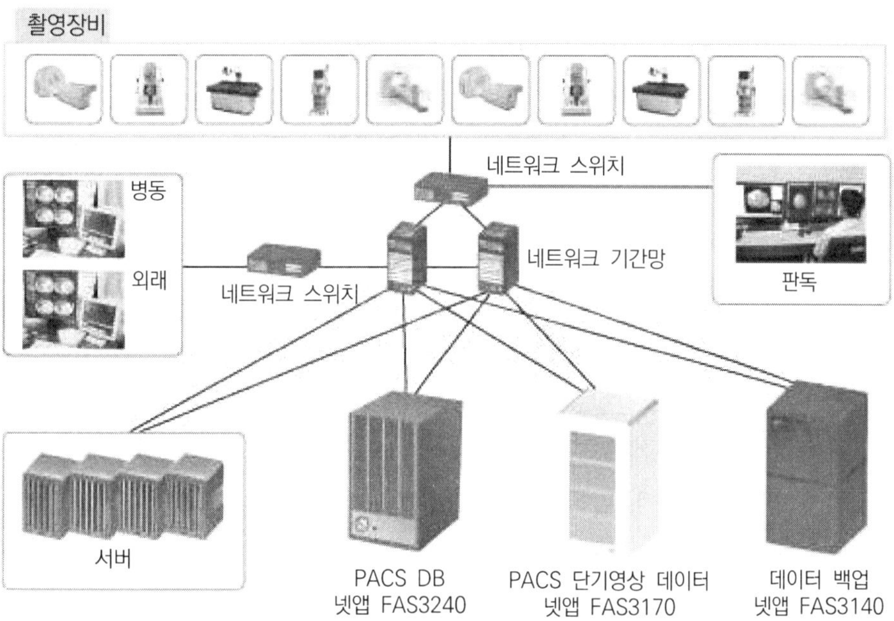

[그림 3-1] 의료영상 저장전송 시스템(PACS)

1) 영상획득장치

영상획득장치는 DICOM이 지원되지 않는 장비에서 나오는 영상 및 기존 필름(Hardcopy)의 DICOM 변환 및 영상저장장치로 전송하여 이를 영상표시장치에서 표시할 수 있게 하는 장치이다. 이를 DICOM 게이트웨이(Gateway)라고 일반적으로 명명한다. 디지털 의료영상 파일의 크기는 200KB~16MB이다.

영상획득장치는 변환되는 원본의 형태에 따라 구분되며, 동영상을 소스(Source)로 하는 장치와 필름(Film), 정지영상을 소스로 하는 두 가지 형태로 분류된다.

영상획득장치의 점검은 의료장비 및 영상획득장치의 전원이 잘 연결되어 있으며 전원이 켜져 있는지 확인한다.

현대식 병원에서 의료진단을 위한 의료영상기기는 그 용도에 따라 다양하게 개발되어 사용되고 있다. 가장 많이 사용되고 모든 건강검진에 거의 필수적으로 필요한 일반 X-ray 영상이 있다.

일반 X-ray는 우리 몸을 통과한 X-ray가 필름을 감광시킴으로써 그 감광의 정도에 따라 우리 몸 내부의 여러 상태를 진단하는데 사용된다. 그러나 이 X-ray영상은 영상으로서 몸 내부의 자세한 변화를 보는 데 한계가 있다.

같은 원리를 이용하여 우리 몸속의 혈관을 주로 촬영하는 혈관 조형술이 있고, 위 투시와 같은 Fluo Roscopy가 있다. 이 모든 영상은 아날로그 상태의 정보가 X-ray필름에 아날로그 상태로 저장된다.

다음으로 우리 몸 내부를 Projection상태의 영상이 아닌 실제 내부를 보는 것과 같은 단층촬영법이 있는데 단층촬영을 위해 어떤 수단을 사용하느냐에 따라 여러 영상기기로 나누어다.

우선 가장 먼저 개발되어 사용되고 있는 CT가 있다. CT는 X-ray를 우리 몸의 각 방향에서 발생시키며, 우리 몸을 통과한 X-ray를 받아 이를 컴퓨터로 재구성하여 단층영상을 얻어 내는 장치이다.

이와 비슷한 장치로 강한 자장을 이용하는 MRI, 방사선동위원소를 우리 몸 속에 주입하여 이 동위원소가 붕괴되면서 나오는 양전자나 감마선을 감지하여 영상을 재구성하는 양전자 방출형 단층촬영기와 단광자 방출형 단층촬영기 등 핵의학 영상기기가 있다.

이 단층 영상들의 특징은 얻어진 신호를 디지털로 바꾸어 컴퓨터를 이용하여 재구성함으로써 디지털 영상이 얻어지는 것이다.

이 디지털 영상을 다시 아날로그로 바꾸어져 X-ray 필름에 수록되어 의사가 이 필름을 보는 기존의 판독방법이다.

또한 PACS를 이용하여 임산부나 간, 심장 등의 진단에 주로 쓰이는 초음파 영사장치가 있는데 이 장치는 실시간 영상을 볼 수가 있어서 우리 몸 속의 내부 움직임, 특히 심장을 봄으로써 진단에 도움을 준다.

지금까지의 PACS는 주로 진단용 의료영상을 위해 개발되었고, 이러한 의료영상은 대부분 Gray-level이고, PET와 초음파 영상의 일부가 Pseudo Color를 이용하는 칼라 영상이다.

이 밖의 의료영상으로 내시경 영상과 현미경 영상 등이 있으며, 이 영상들은 정확한 칼라정보를 유지하여야 하고 높은 해상도가 필요하다. 이에 대한 칼라 PACS

도 연구되고 있다.

2) 영상저장장치 및 관리(DB)

의료영상 저장장치는 의료영상을 의료장비로부터 받아들여 영상조회장치에서 조회가 가능하도록 영상의 정보 및 영상 데이터를 저장하는 장치이다. 즉 기존 필름 보관실 기능을 컴퓨터로 처리하는 부분이다. 즉 영상획득부로부터 전송된 데이터를 대용량 데이터베이스를 이용하여 저장하고, 사용자의 요청이 있으면 영상을 제공하는 기능이다.

학습 3

영상저장장치는 크게 영상을 받아들이는 서버와 영상 및 영상의 정보가 저장되는 저장장치로 구성된다.

① 서버 : 영상저장, 저장장치에 저장 및 백업, 영상압축 등의 역할을 한다.
② 저장장치 : 서버가 영상을 저장하는 장치이며, 영상저장장치와 영상정보(Database) 저장장치로 구성된다.

영상저장장치의 점검은 영상저장장치의 디스크 용량을 확인하여 영상저장장치의 저장용량이 충분한지 점검한다.

3) 영상조회장치

영상조회장치(Viewer)는 영상저장장치에 저장되어 있는 영상을 로딩(Loading)하여 영상을 조회할 수 있게 하는 장치이다. 영상조회장치는 사용목적에 따라 판독용과 임상용으로 구분된다.

① 판독용 뷰어 : 영상의학과 전문의가 판독을 하는 장치로서 고사양 워크스테이션 2~4개의 고사양 모니터를 사용한다.
② 임상용 뷰어 : 영상의학과 판독 이외의 각 진료과나 병동에서 사용자가 병원정보 관리시스템용 PC 및 모니터로 영상을 조회하는 장치이다.

영상조회장치의 점검은 영상조회장치의 전원이 켜져 있는지 점검하고, 영상조회장치의 오퍼레이팅 시스템이 잘 구동하고 있는지 점검한다. 또한 영상조회장치의 로그인(Log-in)이 올바로 되었는지 확인 및 점검한다.

4) 영상출력장치

영상출력장치는 영상표시장치 및 장비에서 필요한 영상을 필름 등으로 출력하는

장치이다. 영상출력장치의 구성요소는 필름 로딩모듈, 프린트 엔진모듈, 콘트롤러 등으로 구성되어 있다

① 필름 로딩모듈 : 필름 크기별로 단일 또는 다중으로 필름 적재가 가능한 부분으로 필름이 공급되어 출력이 가능하게 한다.
② 프린트 엔진모듈 : 의료영상을 전달받아 필름에 노출시켜 의료영상을 출력하는 부분이다.
③ 콘트롤러 : 의료영상의 처리를 수행하여 프린트 엔진에게 전송하는 부분이다.

영상출력장치의 점검은 영상출력장치의 전원이 켜져 있는지 확인하고, 영상출력장치에 필름 또는 종이가 충분히 들어 있는지 점검한다.

5) 통신망

대용량의 의료영상을 신속히 전송하기 위해 통신망의 성능이 매우 중요하다. 평균 8MB의 CR영상이 2초 이내에 조회되어야 한다.

최근 기가비트(GB)급 전송을 지원하는 ATM, CDMA 및 기가 이더넷(Ethernet)을 많이 사용한다. 의료영상 통신용 프로토콜은 DICOM을 사용한다.

2. 의료영상 전송장치 소프트웨어

의료영상 전송장치 소프트웨어는 의료용 디지털 영상 및 통신인 DICOM(Digital Imaging and Communications in Medicine) 3.0 표준을 이용하여 다양한 영상저장장치와의 인터페이스를 통해 유방 촬영사진 등을 모니터에 표시하고, 소프트웨어 툴을 조작하여 영상을 판독 · 조작 · 분석 · 후처리 · 저장 및 전송하는 기능을 제공한다.

의료영상 전송장치 소프트웨어는 휴대형 의료영상 전송장치 소프트웨어 서버 접근통제[1], 소프트웨어 사용자 인증, 환자데이터 전송 및 저장, 의료영상 표시 등을 고려하여야 한다.

1) 휴대형 의료영상 전송장치 소프트웨어 서버 접근통제

개인 의료정보를 포함하는 '휴대형 의료영상 전송장치 소프트웨어 서버(Server)'

1) 접근통제 : 인가된 사용자에 한하여 휴대형 의료영상 전송장치 소프트웨어 서버의 자원에 접근할 수 있도록 제한하는 것을 말한다.

에 접근통제 기능을 부여해야 한다.

개인 의료정보 유출에 대한 탐지 및 역추적을 위한 시스템 로그를 기록해야 한다.

① 사용자의 로그인/로그아웃
② 개인 의료정보의 열람, 생성, 변경, 삭제
③ 개인 의료정보의 수집, 전송 등의 활동

사전 설정된 휴지시간 이후에는 자동적으로 로그오프, 세션이 종료되도록 한다. 지정된 인증기간이 만료되면 개인 의료정보의 접근을 종료하도록 한다. 휴대형 의료영상 전송장치 소프트웨어 사용자에게 유일한 ID를 할당하여야 한다.

2) 휴대형 의료영상 전송장치 소프트웨어 사용자 인증

① 인증과정을 통하여 각 개인이 휴대형 의료영상 전송장치 소프트웨어 서버에 접근할 수 있는 권한 부여를 확인할 수 있어야 한다.
② 인증정보를 노출하지 않도록 시스템을 구현하여야 한다.
③ 개인의 ID, 비밀번호 등은 기기의 성능과 상황에 최적의 조합을 이루어 인증 방안을 이행해야 한다.
④ 비밀번호 생성 정책(길이, 특수문자사용, 교체주기) 및 비밀번호 재설정(분실, 침해 등의 사고) 방안을 설정하여 이행해야 한다.

3) 환자데이터 전송 및 저장

① 개인 의료정보를 전송시 유출 및 위·변조 방지를 위하여 SEED 등 암호화 메커니즘을 적용하여야 한다. 특히 네트워크상에서 전송되는 개인 의료정보는 데이터 가로채기 및 위·변조 등을 방지하기 위해 IPSec, SSL, WAP 등의 보안 프로토콜을 사용하여 전송한다.
㉠ SEED : 128비트 국산 표준 블록암호 알고리즘
㉡ IPSec(Internet Protocol Security Protocol) : 네트워크 통신상의 패킷 처리 계층에서 사용되는 표준 보안 프로토콜
㉢ SSL(Secure Socket Layer) : 웹브라우저와 웹서버 간에 안전하게 데이터를 송수신하기 위하여 암호화 기능을 제공하는 표준 보안 프로토콜
㉣ WAP(Wireless Application Protocol) : 이동통신망과 인터넷 간에 안전하게 데이터를 송수신하기 위하여 암호화 기능을 포함한 표준 통신 프로토콜

② 스마트폰 등과 같은 이동장치에서 로그인하여 판독 및 조치내용 등을 기록하여 재전송할 경우 서명정 보도 함께 전송될 것을 권고한다.

4) 의료영상 표시

의료영상이 압축되었을 경우는 의료영상 표시화면에 압축방법과 압축률(%)을 표시하여야 한다.

3-2 의료영상의 데이터 저장

1. 디지털 의료영상 이미지의 저장

디지털 의료영상 장비는 이전에 사용했던 엑스레이 필름 대신 저장소(Storage)가 있어서 촬영한 의료영상 이미지를 파일형식으로 저장하게 된다. 이 이미지는 DICOM 규격을 지원하는 뷰어를 통해서 볼 수 있다.

일반적으로 영상 데이터의 저장과 조회방식에 따라 중앙집중형 시스템과 분산형 시스템으로 구분할 수 있다.

1) 중앙집중형 시스템

중앙집중형 시스템은 Shared File System PACS로 불리워지는데 모든 영상 데이터를 Central Storage에 저장하고, 조회 요구시 해당 데이터를 조회 시스템에 전송하는 방식이다. 이 구조(Architecture)는 모든 사용자가 시간과 장소에 상관없이 모든 영상 데이터를 엑세스(Access)를 할 수 있는 반면, 조회요구 후에 데이터 전송이 일어나기 때문에 상당히 빠른 데이터 전송속도가 필요하다.

2) 분산형 시스템

분산형 시스템은 Distributed File System PACS라 말하며 업무구성에 맞춰 영상 데이터를 하나 이상의 저장 시스템(Storage System)에 분산시킨다.

또한 각 워크스테이션(Workstation)은 조회영상 데이터를 임시로 보관하는 캐시(Cache) 성격의 내부 이미지 저장(Local Image Storage) 특성도 가진다.

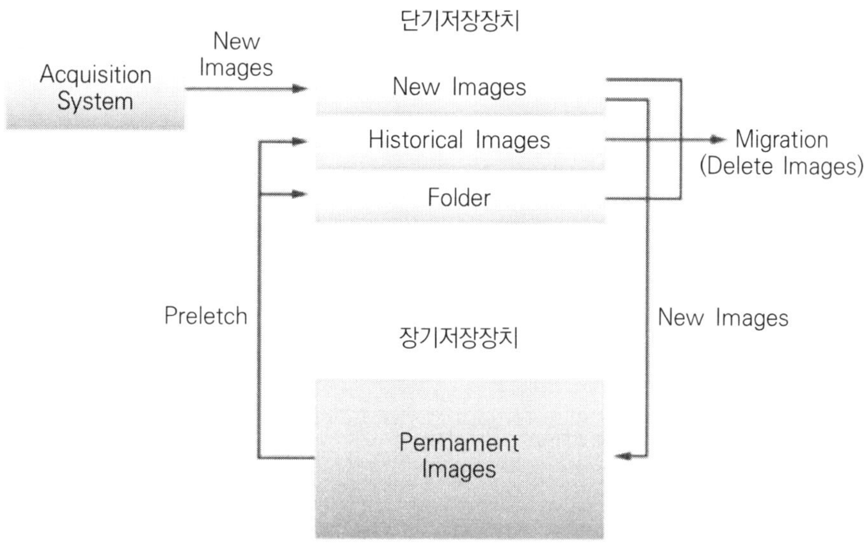

[그림 3-2] 저장장치

2. 저장 시스템

대부분의 PACS는 두 단계의 저장 시스템을 가지고 있다. 비교적 빠른 데이터 전송용으로 쓰이는 온라인 저장(On-line Storage)장치와 방대한 용량이나 상대적으로 느린 보관소 저장(Archive Storage)이다.

1) 온라인 저장

(1) 용 량

온라인으로 저장되고 있는 영상 데이터를 정확히 예측하는 일은 쉬운 일이 아니다. 각 과의 업무특성상 온라인으로 보관되어야 하는 기간도 각각 다르다. 다만 대부분의 시스템은 핫타임(Hot Time)을 기준으로 조금씩 그 용량을 늘려 잡는 경향이다.

온라인 저장(On-line Storage)도 보관소 저장(Archive Storage)에 비해 용량 대비 가격이 월등하므로 시스템에 영향을 주지 않는 범위안에서 최소한의 용량산출이 되어야 한다.

(2) 성 능

PACS 시스템의 성능(Performance)은 대용량의 영상 데이터 취급(Image Data handling)에 있어서 저장장치(Storage System)와 네트워크(Network)의 적정한 용량산출은 매우 중요하다.

또한 수집장소(Acquisition Station)에서 생성되는 이미지(Image)의 크기나 빈도, Viewing Station에서의 Image 요구빈도 등은 직접적으로 전체 PACS 시스템 Performance에 영향을 준다.

(3) 저장매체

저장장치는 오류발생시 Data의 손실없이 유지되어야 한다. 이러한 요구에 적합한 저장장치는 RAID이다. 대규모 영상 Data를 저장하는데 RAID 3가 적합하며, DB에 있는 항목들과 같은 소규모 Data를 저장하는데는 RAID 5가 적합하다.

2) 보관저장 시스템(Archive System)

(1) 용 량

보관소(Archive) 저장용량은 의학영상의 온라인(Online) 보관기간에 따라 결정된다. 통계적으로 보면 영상이 10% 이내 것이 첫해 이후에 다시 접근될 수 있다고 한다.

보관소 저장(Archive) 시스템은 적어도 2년 이내의 영상을 저장할 수 있도록 설계되어야 한다. 2년 이후의 영상은 사용자의 수동조작으로 접근 가능해야 한다.

(2) 성능(Performance)

온라인 저장(On-line Storage) 시스템에서 일정기간이 지난 영상은 자동적으로 보관(Archive)되어야 한다.

보관(Archived)된 영상은 Prefetching Algorithm에 의하여 빠른 속도로 조회가 가능해야 한다.

(3) 저장매체

가장 보편적인 보관하는(Archiving) 저장매체는 ODD(Optical Disk Drives, 광 저장장치)이며, 다른 매체로는 광 테이프(Tape)이나 마그네틱 데이프(Tape) 등이 있다. 하지만 영상복원시 문제발생으로 인하여 최근에는 저가의 하드디스크가 사용되어지고 있다

3. 데이터베이스

PACS Database는 병원업무 특성상 매우 복잡한 구성요소적 특성을 갖는다.

어떤 의미로는 PACS Datebase는 병원업무 중에서 영상업무 전체를 Modeling 한다고 볼 수 있다. PACS System에서 수행되는 가장 기본적인 것은 영상 데이터

Set이다.

이 영상 데이터 세트(Set)는 영상과 그에 관련된 기록, 그리고 진단보고서, 상태(Status), 그 외의 많은 양의 파라미터(Parameter)들을 가지고 있다. 또한 이미지 작업(Image Operation)에 필요한 정적 매개변수(Static Parameter)들도 영상 데이터 세트에 포함되어야 한다.

〈표 3-1〉처럼 저장된 영상 데이터는 그 사용 빈도에 따라 쿼리 파라미터(Query Parameter)를 고려한 다음 분류로 나누어진다.

〈표 3-1〉 영상 데이터별 저장 및 압축방식

영상 데이터 종류	Storage	Compression
최근 획득된 영상 (약 1주일 이내)	Total Workstation	Non-Compression
상시 Accessible 영상	Storage Server	Case Compression
보관 영상(Off Line) 단, Archive Index 지원	Archiving Server	Full-Compression

또한 데이터베이스에는 PACS 사용자와 권한 부여에 관련된 정보가 있어야 한다. 특히 진단용 Work-station에서 지정된 사용자를 분명히 인식하여 관련된 Report가 잘못 복사되거나, 진단오류 등 근본적으로 잘못될 소지를 시스템에서 방지할 수 있게 한다.

사용자와 그 권한에 관련된 범주의 정의는 운영자의 요구사항 및 경험적 데이터에 의해 수정 · 보완되어야 한다. 방대한 양의 영상정보를 효율적이고 신속하게 검색해 볼 수 있기 위해서는 계층적인 구조의 저장장치가 필요하다.

이에 4단계의 계층적 저장장치들을 보면 첫째로 사용자의 지시에 따라 직접영상을 실시간에 디스플레이 하기 위해 데이터를 잠시 저장하고 빠른 속도로 디스플레이 하기 위한 프레임 버퍼(Frame Buffer)로 전달하기 위한 메모리(Memory)가 필요하다. 보통 한 분석(Study)의 영상 데이터 양이 5~20MByte에 해당하므로 판독할 때 많으면 약 3개의 분석을 비교하면서 판독할 수 있게 하려면 40~60MByte의 고속 메모리(Memory)가 필요하다.

둘째로 각각의 디스플레이 워크스테이션에 빠른 속도의 마그네틱 디스크(Magnetic Disk)가 설치되어야 할 때도 있다.

셋째로 중앙 저장장치로서 수시로 판독이나 충고를 위하여 영상을 디스플레이할 가능성이 있는 정보는 속도가 빠른 중앙 저장장치에 보관하도록 한다.

일반적으로 입원환자의 입원기간을 일주일로 가정하면 이 입원 기간동안 그 환자의 의료영상을 수시로 디스플레이 할 가능성이 있다. 따라서 일주일 분의 영상 데이터와 이 환자의 과거영상도 판독에 사용되므로 과거 데이터 일주일 분을 합하여 약 2주일분의 영상 데이터를 저장할 용량이 필요하다.

일주일이 지난 데이터와 그 비교 데이터는 네번째 계층인 장기 보관(Long-term Archive)장치에 저장되어 필요시 중앙 저장장치로 불려오게 된다.

넷째로 진단을 끝낸 영상 데이터를 반영구적 또는 최소한 법적으로 필요한 5년 이상 정보의 손실없이 저장하기 위한 장기 보관(Long-term Archive)장치가 필요하다. 이를 위해 광 디스크 쥬크박스(Optical Disk Jukebox)가 많이 이용된다.

특히 진단이 끝난 후, 장기 보관소(Long-term Archive)에 저장할 때는 저장의 효율을 높이기 위하여 데이터 압축을 이용한다.

사용자 관점에서는 데이터베이스의 쿼리 성능(Query Performance)은 매우 중요하다. 통계에 관련된 레포트(Report)도 데이터베이스 설계시 반드시 고려해야 한다.

Full-PACS의 경우 데이터베이스에 저장되는 레포트(Report)의 용량은 연간 대체적으로 1GB가량이다. 이 수치는 큰 저장용량뿐 아니라 전체 데이터베이스 성능(Performance)에도 상당한 영향을 준다.

이 문제를 푸는 방법은 대체로 두 가지 방법을 제시할 수 있다.

첫번째는 별도의 레포트(Report)용 데이터베이스 시스템을 구축하여 운영하는 방안이다. 추가비용 발생의 부담이 있지만 본 PACS 시스템 부가 로드(Load)를 최대한 억제하고 완전 독립적인 DB시스템을 구축함으로써 성능(Performance) 및 저장용량의 한계를 넘어설 수 있다.

상대적으로 첫번째에 비해 작은 시스템에 적용할 수 있는 반면, 사전 정의(Pre-Define)된 정책에 의거 저장업을 수행하여야 되므로 번거롭고 PACS 시스템(System)에도 다소 영향을 준다.

데이터베이스 설계시 고려되어야 하는 또 하나의 사항은 외부 시스템과의 인터페이스(Interface)이다. 그중 가장 많이 연결되는 RIS와의 인터페이스(Interface)를 살펴본다.

Full PACS에서 요구하는 기능(Function)중 기본 RIS 기능(Function)과 중첩되는 것이 있다. 미국 MDIS REF에서도 PACS 그 자체에 최소한의 RIS를 통합(Intergration)하도록 되어 있다. 그렇게 함으로써 얻어지는 가장 큰 장점은 외부

시스템 유지보수(Maintenance) 시 최소한의 기능적 손실없이 독립적으로 PACS는 운용할 수 있는 점이다.

그 반면에 독립적으로 운용되는 RIS에 비해 PACS 내에 최소한으로 포함된 RIS는 병원 요구와는 거리가 먼 경우가 많다. 그 해결 방안으로는 RIS를 포함한 병원 내의 다양한 시스템을 PACS와의 효율적인 연동을 생각할 수 있다. 그러기 위해서는 응용(Application)을 포함한 데이터베이스의 직·간접적인 인터페이스로 게이트웨이 서버(Gateway Server)를 두어야 한다.

3-3 의료영상의 데이터 전송

1. 영상전송

저장된 영상 이미지는 DICOM 프로토콜 규격에 따라서 네트워크에 연결된 다른 단말로 전송이 가능하다.

각 Workstation으로부터의 데이터 전송은 각 부서 특성에 맞는 데이터를 미리 저장 시스템(Storage System)으로부터 가져오는 프리페칭 알고리즘(Prefetching Algorithm)을 이용할 수 있다. 이 구조(Architecture)는 중앙집중식에 비해 비교적 속도가 느린 저속 Network (10Mbps)으로도 구축 가능하며, 단지 조회요구 데이터가 Local Workstation에 없을 때 데이터 전송시 많은 시간이 소요될 수 있다.

실제 PACS 구성에 있어서는 상기 두 방식의 장점을 이용하는 혼합형 구조(Architecture)를 사용하는 것이 바람직하다.

급속한 Network 관련 기술개발로 PC Node에까지 100Mbps(Ethernet) 또는 155Mbps(ATM)를 그리 비싸지 않게 지원하고 있는 실정이다. 다만, 업무부서의 특성 및 요구를 정확히 반영하는 Architecture 설계는 PACS에 있어서 가장 중요한 요소이다.

2. DICOM

1) DICOM의 정의 및 필요성

DICOM은 Digiral Imaging and Communications in Medicine을 의미하며,

의료 이미지 및 관련 정보에 대한 국제표준이다. DICOM은 임상 사용에 필요한 데이터 및 품질로 교환할 수 있는 의료영상의 형식을 정의한다.

DICOM은 거의 모든 방사선과 심장학 영상 및 방사선 치료장치(X-ray, CT, MRI, 초음파 등)에서 사용되며, 안과 및 치과와 같은 점점 더 많은 다른 의료분야의 장치에서 사용되고 있다. 수십만 개의 의료영상장치를 사용하고 있는 DICOM은 세계에서 가장 널리 배포된 의료메시징 표준 중 하나이다.

현재 임상치료에 사용되고 있는 DICOM 이미지는 말 그대로 수십억 개에 달한다.

1993년 처음 출시된 이래로 DICOM은 방사선과에 혁명을 일으켜 X선 필름을 완전한 디지털 워크 플로우로 대체할 수 있게 되었다. 인터넷이 새로운 소비자 정보 애플리케이션의 플랫폼이 된 만큼 DICOM은 임상 의학의 얼굴을 바꾼 고급 의료영상 애플리케이션을 가능하게 했다.

응급실에서 심장 스트레스 검사, 유방암 검출에 이르기까지 DICOM은 의사와 환자를 위한 의료영상 작업을 가능하게 하는 표준이다.

DICOM은 국제 표준화기구에서 ISO 12052 표준으로 인정되었다.

영상을 촬영하는 장비의 제조사는 매우 많다. 당장 실생활에 사용되는 카메라의 제조사만 봐도 여러 개를 떠 올릴 수 있다. 이 기기들에 의해 촬영한 영상은 그 영상이 촬영된 제조사의 기기에서만 확인할 수 있었다.

예를 들면, 캐논 카메라로 찍은 사진은 소니나 니콘 카메라에서 확인할 수 없는 상황이었다. 이 상황이 의료영상에도 그대로 적용되었다. 한 병원에서 한 제조사의 기기만 사용하는 경우 다른 제조사의 기기에 의해 촬영된 영상은 판독이 불가능한 상황이 벌어진다. 따라서 의료진은 영상을 확보해도 각각의 제조사에서 제공하는 영상뷰어를 따로 켜서 확인해야 하는 불편이 있다.

DICOM이라는 표준이 도입되면서 이러한 문제점이 해결될 수 있었다. 표준이 정의되면서 제조사가 다르더라도 영상을 저장하는 방식이 같게 되었고, 이는 하나의 영상뷰어에서 다른 제조사에서 찍은 영상을 확인할 수 있도록 만들었다. 마치 캐논이든 소니든 니콘이든 사진을 찍으면 JPEG 파일로 저장되는 것처럼 이제 의료영상은 DICOM 파일로 저장된다.

2) DIMSE의 정의 및 구분

DICOM 표준을 잘 보다 보면 여러 가지 표준을 정의해 둔 것을 확인할 수 있다. 의료영상에 대한 표준 규격부터 네트워크 상의 데이터 호환을 위한 정보모델뿐 아니라 네트워크 상에서의 통신 프로토콜까지 정의가 되어 있다. 네트워크 상에서 DICOM을 송수신하기 위해서는 인터넷 환경에서의 표준을 준수해야 한다. 이는 DICOM IOD(Informtion Object Definition)에 따라 구현된다.

〈표 3-2〉 CT Image IOD(https://bit.ly/3nY9Vpl)

IE	Module	Reference	Usage
Patient	Patient	C.7.1.1	M
	Clinical Trial Subject	C.7.1.3	U
Stuey	General Study	C.7.2.1	M
	Patient Study	C.7.2.2	U
	Clinical Trial Study	C.7.2.3	U
Series	General Series	C.7.3.1	M
	Clinical Trial Series	C.7.3.2	U
Frame of Reference	Frame of Reference	C.7.4.1	M
Equipment	General Equipment	C.7.5.1	M
Image	General Image	C.7.6.1	M
	Image Plane	C.7.6.2	M
	Image Pixel	C.7.6.3	M
	Contrast/bolus	C.7.6.4	C-Required if Contrast Media Was Used in This Image
	Device	C.7.6.12	U
	Specimen	C.7.6.22	U
	CT Image	C.8.2.1	M
	Overlay Plane	C.8.2	U
	VOL LUT	C.11.2	U
	SOP Common	C.12.1	M

〈표 3-2〉와 같이 이미지마다 정의된 표준에 맞춰 필요한 정보를 사용해 IOD를 구성한다. 그리고 DICOM 통신시 데이터 전송을 위한 메시지 교환규격에 따라 데이터를 전송한다. 이를 DIMSE(DICOM Message Service Element)라고 부른다.

DIMSE는 Composite Service와 Normalized Service에 따라 DIMSE-C와 DIMSE-N으로 구분된다.

DIMSE-C 서비스는 DICOM 애플리케이션 엔티티가 Composite SOP 인스턴스에서 다른 DICOM 애플리케이션 엔티티의 작업을 명시적으로 요청할 수 있도록 하는 서비스이다. DIMSE-C는 운영 서비스만을 제공하고 DIMSE-N 서비스는

Normalized SOP 인스턴스에 적용할 수 있는 알림 및 운영 서비스를 모두 제공한다.

(1) DIMSE-C

① C-STORE : 이미지를 저장(Stroage)하는 동작

② C-FIND : 이미지를 찾는(Query) 동작

③ C-GET : 이미지를 가져오는(Retrieve) 동작

④ C-MOVE : 이미지를 전송(Transfer)하는 동작

(2) DIMSE-N

① N-CREATE : SOP 클래스의 인스턴스를 생성(Create)하는 동작

② N-DELETE : SOP 클래스의 인스턴스를 삭제(Delete)하는 동작

③ N-SET : 정보수정(Update)을 요청하는 동작

④ N-GET : 정보검색(Retrieve)을 요청하는 동작

⑤ N-ACTION : 작업수행(Domain-specific-operation)을 요청하는 동작

⑥ N-EVENT_NOTIFY : 인스턴스에 대한 이벤트를 보고(Notification)하는 알림

3) DICOM format

하나의 DICOM Single Format(.dcm)은 기본적으로 Header와 Image 정보가 있다.

(1) Header

Header에는 태그별로 환자정보, 영상 취득 날짜 등 부가적인 Meta 정보를 담고 있다. 주로 참고할 만한 태그로(0008,~)에는 Modality 및 Study에 대한 정보, (0010,~)에는 환자정보, (0028,~)은 Dimensions 및 Scale 등 이미지 정보들을 담고 있다.

(0028,~) 이미지 정보 예시로는 3차원 이미지의 x, y, z가 몇 개의 Voxel로 구성되어 있는지 나타내는 Dimensions, 한 voxel의 x, y, z가 각각 몇 mm인지 나타내는 Voxel Spacing, 영상마다 보기에 최적화된 Pixel 범위 기준인 Window Center, Window Width 등이 있다.

이 Header 정보들은 이미지에서 필요부분을 추출할 때 기준방향과 Pixel 및 Voxel의 실제크기 등 변환연산에 필요한 정보로 이용되고, 이런 정보들을 바탕으로 이미지들의 Voxel Spacing을 맞춰야 유의미한 분석이 된다.

[그림 3-3]의 프리웨어인 Sante DICOM Viewer 프로그램을 이용하여 본 한 장의 DICOM 파일의 Header 정보이다.

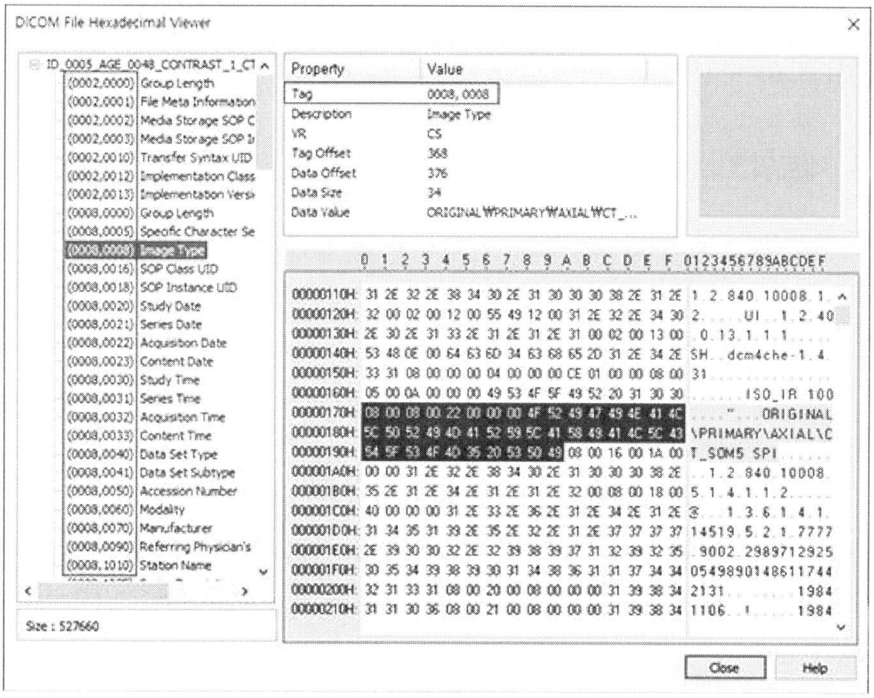

[그림 3-3] DICOM 파일의 Header 정보

(2) Image Data

압축된 비트맵(Bitmap) 또는 압축되지 않은 형식(jpeg, gif.)의 이미지 정보를 담고 있다. 이미지 매트릭스에 한 Pixel마다 Intensity 값이 있다.

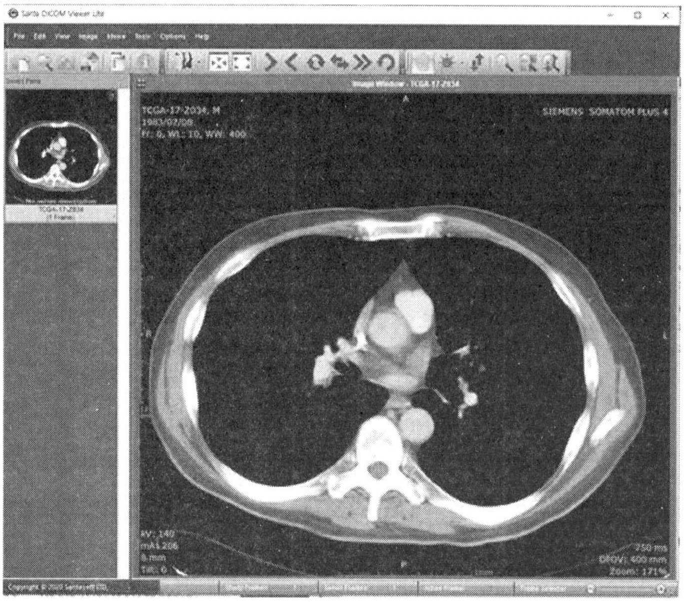

[그림 3-4] DICOM 파일 이미지

[그림 3-4]는 프리웨어인 Sante DICOM Viewer 프로그램을 이용하여 본 한 장의 DICOM 파일 이미지이다.

3. 네트워크

PACS 시스템을 운영하는데 있어서 네트워크는 인체의 신경망과도 같은 것으로 영상정보를 고속으로 신뢰성을 가지고 전송하기 위해 매우 중요하다.

네트워크는 병원 내·외의 한곳에서 다른 곳으로 영상·환자정보와 판독결과 등을 전달하기 위한 것이다. 병원내의 경우에는 영상획득장치로부터 영상저장장치로 또는 영상저장장치로부터 영상조회장치로 정보를 전달하는 예 등이 있고, 병원외로는 원격진료(Teleradiology)를 지원하는 것을 의미한다.

네트워크의 가장 중요한 목적은 정보생산성(Information Productivity)을 증가시켜 사용자가 필요로 하는 정보를 효율적으로 접근하여 이해하고 이용하도록 지원하는데 있다.

네트워크를 설계할 때에는 서비스의 품질, 영상정보의 이용자 수와 사용량, 확장성 등을 고려하여야 하며 안정성 확보를 위해 중요 거점간의 통신 선로는 이중화하는 것이 바람직하다. 특히 고속 대용량 영상정보 전송을 위해 진단용 조회장치의 경우에는 ATM이나 Gigabit-Ethernet 등의 고속 네트워킹 기법 활용이 필요하다.

1) 네트워크 관리 시스템(Network Management System)의 필요성

네트워크의 신뢰성(Reliability), 가용성(Availability), 보안(Security)과 성능(Performance)의 분석 및 측정을 위하여 네트워크 관리 시스템(Network Management System)이 제공되는 것이 바람직하다.

네트워크 성능분석(Network Performance Monitoring)이란 네트워크 사용량(Network Traffic)과 사용시간(Timing)에 대한 통계자료 수집, 네트워크 단말들의 활동/비활동 상황조사와 네트워크 상의 정보의 특성을 분석하는 것 등을 의미한다.

또한 이것은 Fault Management, 구성관리(Configuration Management)와 보안관리(Security Management) 등의 네트워크 서비스를 제공할 수 있다.

병원 통신 시스템 관리자는 이러한 도구들을 이용하여 네트워크를 구상함으로써 네트워크의 현 상태를 감시하고, 문제발생 및 과부하에 대처하며, 병목현상(Bottleneck)과 다른 문제를 파악하고, 병원 내의 향후 확장(Future Growth)을 현명하게 계획할 수 있어야 한다.

2) 원격진료 방안

정보화의 수준이 국가경쟁력을 좌우하는 핵심요소로 등장하면서 선진각국은 초고속 정보통신 기반을 구축하고 있다.

의료분야에서도 전문의료의 혜택을 받기 어려운 지역 주민들에 대한 통신망을 통한 진료 및 일반의에 대한 전문의의 의료지원, 그리고 지역적으로 산재되어 있는 의료자원과 장비들의 효율적인 활용을 위하여 원격의료(Telemedicine)가 많이 보급·활용되고 있다.

원격의료는 대화식 원격통신(Telecommunication)을 이용해 진단·치료·각종 검사 등의 환자진료행위, 자문행위, 의학교육, 의료정보나 환자정보의 전송 등을 행하는 것을 말한다. 원격의료는 화상회의(Teleconferencing)와 원격 의료영상 전송 시스템(Teleradiology)의 두 가지 기술이 복합되어 사용된다.

Teleradiology(원격 방사선 영상진단 시스템)은 방사선과 전문의가 없는 지역의 의료기관에서 촬영된 영상들을 통신망으로 전송받아 해당 방사선과 전문의가 판독을 하여 원격지에서 신속하고 정확한 방사선과 진단이 가능하게 지원하는 시스템이다.

(1) Teleradiology의 도입에 따른 기대효과

Teleradiology의 도입에 따른 기대효과를 몇 가지 예를 들어 설명하고자 한다.

① 어느 도심에서 떨어진 지역에 환자가 발생하여 우선 방사선 촬영을 하였다. 그러나 담당의사는 방사선과 전문의가 아니라 정확한 진단을 내리기가 어려웠다. 따라서 환자를 후속 검사를 하기 위하여 후송해야 되는지의 판단이 서질 않는다. 이때 원격 방사선 영상진단 시스템(Teleradiology)을 이용하여 전문 방사선과 의사에게 통신망을 통하여 영상을 보내면 판독결과를 알 수 있고, 그에 상응한 조치를 취할 수 있다.

② 야간에 병원 응급실에 환자가 도착하였을 경우에도 전문의가 병원으로 달려오던가 구급차로 필름을 전문의 집으로 보내게 된다. 이 경우 Teleradiology를 이용하여 진단방사선과 의사와 주치의가 되는 전문의에게 집으로 영상을 보내면 수술준비를 해야 하는지 일단 입원시킨 후 상태를 관찰해야 하는지, 귀가 조치시켜 외래로 오게 할지를 판단하게 된다.

미국에는 야간에 Telerdiology를 통한 여러 병원의 응급환자 영상들을 판독을 하는 방사선과 개업의도 있다.

③ 의료기관 간에 응급환자를 후송할 경우 지금처럼 구급차로 환자와 필름을 동시에 보내면 후송받을 의료기관은 환자의 상황을 잘 몰라 어떤 준비를 해야 하는지 판단이 서질 않는다. 이때 환자 후송 전에 Teleradiology를 이용하여 미리 영상을 전송하면 적절한 준비를 하고 환자를 맞이 할 수 있어 환자의 생명과 안녕에 크게 기여하게 될 것이다.

④ 학술적인 목적을 위하여 전문의 간에 특수한 질병이나 희귀한 질병을 놓고 제2의 소견을 묻기 위하여 Teleradiology를 통해 영상과 의견을 교환하기도 한다.

환자의 입장에서 보면 신속하고 정확한 방사선학적 진단을 받게 되므로 불필요한 검사나 중복검사를 안 받아도 된다. 또한 환자들은 생명과 건강유지에 큰 도움을 받고, 불필요한 병원방문으로 인한 진료비 또한 진료를 받기 위한 교통비나 시간 낭비로 인한 경제적 또는 정신적 손실을 줄일 수 있다.

지금은 많은 의료기관에서 경쟁적으로 의료장비를 들여 검사를 실시하는데 이것이 오히려 경영압박이 되기도 한다.

Teleradiology를 이용하면 대부분 수입에 의존하는 고가의 의료장비를 네트웍을 통하여 공유할 수 있게 된다. 국가 통신망을 활용하여 시간과 공간의 제약을 뛰어 넘는 의료 서비스가 가능하므로, 국가적으로는 지역간의 의료 질의 차이를 극복하고 국민들에게 한 차원 높은 진료를 가능하게 하며, 의료장비의 효율적인 공유가 가능하여 전체 국민 의료비 지출을 줄일 수 있다.

최근 미국에서는 일일 의료비 지출이 20억불 정도로 국민총생산의 13%가량 된다. 이 의료비용은 계속 상승되어 왔으며, 따라서 수백만 미국인들이 의료혜택을 받기 어렵게 되고, 도시와 농어촌 병원들이 진료의 질과 경영난 등으로 폐업하기에 이르고 있다. 따라서 대부분 미국 기업들의 최대 관심사중 하나가 의료비용 조절이며, 동시에 주와 연방정부는 의료청구비용을 조절하기에 고전 분투하고 있다. 이러한 문제를 극복하는 방법 중 하나로 원격의료 도입이 검토되고 있다.

원격의료란 원격에서 협의진료, 전문 의료진 교육, 환자정보 관리와 전송, 전자 의료비 청구와 처리 및 전자 재고관리 시스템을 지원하는 시스템을 말하는데, 이 시스템 도입을 통하여 연간 360억불 이상의 의료비용을 절감할 수 있다고 한다.

Teleradiology에서 영상별로 T1전용선을 이용하여 전송하는 경우에 소요되는 시간은 일반적으로 CT는 한 영상 당 512 × 512 × 12으로 0.4Mbytes가 되며, 보통 30매의 CT Slices를 보낼 때 T1 전용선이 62.1초, Dual Modem이 417초 가량 걸린다.

MR은 한 영상 당 256 × 256 × 12로 약 0.1Mbytes이며, 보통 50장의 Slices를 보낼 때 T1은 25.9초 Dual Modem은 174초 가량 소요된다.

2k*2K의 12bit 영상 한 장의 데이터양은 6Mege byte에 해당한다. 이러한 대량의 영상 데이터가 최소한 2~3초 이내에 사용자의 모니터에 디스플레이 되기 위해서는 네트웍크 처리양(Network Throughput)이 1~2초 이내에 6M byte의 영상 데이터를 전송할 수 있어야 하며, 여러 명의 사용자가 동시에 영상 데이터를 액서스(Acess)할 경우를 대비해서 아주 빠른 Network이 필요하다. 그리고 네트워크의 확장성을 고려해서 향후 신기술 도입이 용이한 장비를 선정하는 안목이 필요하다. 따라서 전송속도를 빨리 하고 경제적으로 하는 방법을 의료기관의 상황에 맞게 선택하여야 한다.

속도를 빠르게 하기 위해서는 전용선을 사용하는데 이는 고가이다. 속도는 떨어지나 경제성을 고려할 경우 인터넷, ISDN과 전화 모뎀을 사용하고 있다. 또한 기술적으로 영상의 크기를 줄이기 위하여 압축기술들이 많이 연구되고 있다.

학습 3

(2) Teleradiology 도입시 검토사항

Teleradiology를 도입하기 위해서는 다음과 같은 내용들을 잘 살펴야 한다.

① Teleradiology 시스템과 의료영상 장비들은 DICOM 표준방식을 채택하여야 한다. DICOM이란 Digital Imaging and COmmunications in Medicine의 약칭으로, 의료영상의 표준적 처리를 위해 고안된 프로토콜을 말한다. 이는 미국 진단방사선과 협회와 의료장비업체 간에 합의로 제안되었으며, 유럽과 일본 그리고 우리나라 PACS(Picture Archiving and Communications System) 학회와 의료장비 업체들도 채택하고 있는 표준안이다.

② 디지털 Teleradiology는 의료영상 장비로부터 직접 디지털 포맷으로 영상을 받아 컴퓨터 화면에 조회하기 위해 의료영상 정보와 환자 기본정보를 획득하도록 하게 하는 기술이다.

이 영상 획득이 수행되는 방법에는 네 가지가 있다. DICOM 지원을 통한 직접적인 인터페이스, 자기테이프 장치를 통한 인터페이스, 의료장비 생산업자의 고유 네트웍 인터페이스를 이용해 영상을 획득하는 방법, 8비트 레이저 필름 프린터를 통한 인터페이스 기술 들이다. 이중 DICOM 지원을 통한 직접적인 인터페이스 방법이 가장 좋고 보편화되어 있다.

8비트 레이저 필름 프린터를 통한 인터페이스 기술을 통한 Teleradiology 영상 획득은 비디오 전환방법보다 나을 것이 없는데, 그 이유로는 영상이 8bit에서 고정되며, 영상속에 포함된 것 이상의 환자 기본정보는 가능하지 않고, CT나 MR 등에서 지원하는 16비트 영상의 Window 조절이 불가능하기 때문이다.

앞의 세가지 방법들은 영상 데이터를 완전한 픽셀 깊이까지 획득할 수 있도록 하거나, 스캔상에서 가능한 환자 기본정보를 완전하게 획득하는데 사용될 수 있다. 이런 방법들을 이용해 Teleradiology 시스템에 의해 획득된 의료영상들은 의료영상 장치로부터 나오는 영상 데이터와 똑같다. 다시 말해 12비트 픽셀 깊이로 영상을 획득하는 CT나 MR 시스템은 이 완전한 12비트 픽셀 영상들을 Teleradiology 웍스테이션에서 보여주게 된다.

③ Teleradiology와 개방형 DICOM 표준형 PACS와의 연계는 물론 향후 병원 전체로의 대규모 PACS로 확장시 장비의 교체없이 그대로 사용할 수 있는지를 확인하여야 한다.

④ 시스템 안정성(Reliability)과 보안성(Security)이 보장되어야 한다. 환자의 생명을 다루는 의료기관에서 취급되는 의료영상들을 취급 관리하는 Teleradiology는 일반적인 컴퓨터 통신장치와는 달리 데이터 오류를 용납되지 않는다.

만일 오진에 따른 의료분쟁 발생시 의료진뿐 아니라 시스템 개발자에게도 책임이 있다. 이처럼 환자진료에 이용되는 중요한 시스템이므로 시스템의 안전성과 보안성과 영상정보 교환시 완벽성이 요구된다. 미국에서는 이들 시스템의 안정성과 보안성을 위하여 FDA 등록을 필요로 하고 있다.

최근 컴퓨터 하드웨어, 소프트웨어, 반도체 메모리기술, 멀티미디어 기술 및 인터넷을 포함한 통신기술들이 굉장히 빠른 속도로 발전하고 있다. 국내에서도 Teleradiology기술이 이미 상품화되어 판매되고 있으며, 이미 전국이 초고속 정보통신망으로 연결되기 시작하였다. 의료계에서도 이를 활용하기 위한 여러 가지 방법을 모색하고 있으며, 그 중 Teleradiology 활용방안이 적극 검토되고 있다. 초고속 통신망의 보급과 구미 선진국의 Teleradiology와 원격의료가 상용화 되면 의료계의 진료형태도 지금과는 많은 변화가 예상된다.

3) HIS/RIS/PACS 연동부문

방사선과 정보 시스템(Radiology Information System : RIS)은 병원정보 시스

템(Hospital Information System : HIS)의 한 부분으로 운영되는 경우가 있고, 또는 독자적인 시스템으로 운영되는 경우도 있다.

RIS의 목표는 방사선과 업무를 전산화하여 방사선과 관리를 향상시키고, 임상업무를 지원하는데 있다.

RIS는 환자 기본정보(Patient Demographic), 과금 보(Billing Information), Procedure Descriptions, 예약관리(Scheduling), 진단결과관리(Diagnostic Reports), Patient Arrival Scheduling, 필름관리(Film Location, Movement) 및 검사실 예약관리(Room Scheduling) 등을 지원한다.

만일 RIS가 이미 구축되어 있고 HIS와 온라인으로 연결된 경우에는 RIS/PACS 이 필요하다. 그러나 방사선과 내에 RIS가 없는 경우에는 PACS에 내장된 자체 RIS(Interim RIS)를 사용하고, 장차 HIS/(Interim RIS/) PACS 연동을 구성하여야 한다. 후자의 경우는 전자에 비하여 연동이 훨씬 어렵다.

(1) HIS/RIS/PACS Interface의 필요성

통합 병원정보 시스템을 구축하는 목표는 병원에 종사하는 직원들이 각자의 지위나 업무에 따라서 컴퓨터와 통신장비를 통하여 환자진료 및 병원행정 등의 병원 전체 업무에 관한 정보를 수집 · 저장 · 처리 · 조회 및 정보교환에 있다.

즉 방사선과 의사들이 Softcopy를 이용하여 진단을 하고, 임상의들이 병실이나 외래에서 각종 영상조회장치를 통하여 영상정보뿐만 아니라 판독소견, 임상병리 결과, 진단명 등의 문자정보들을 직접 이용하기 위하여서는 PACS가 RIS와 HIS 등과 연결되어야 한다.

그리하여 PACS의 기본 기능과 HIS의 환자정보가 호환성을 갖게 되므로 환자 접수 · 등록 · 판독 및 판독승인 등이 자유롭게 공유되어 PACS에서 새로운 환자의 정보를 입력하는데 드는 시간과 인력을 줄이고, 입력시 오타로 인한 시스템 정보 불일치를 방지할 수 있는 것이다.

(2) 통합 병원정보 시스템의 개념

통합 병원정보 시스템의 개념은 다음과 같다.

① 중앙 데이터베이스 내에 여러 종류의 진단용 영상기기로부터 전송된 디지털 영상정보와 상호 관련된 문자정보들을 저장한다.

② 영상획득장치로부터 영상저장장치로 또는 영상저장장치로부터 영상조회장치로 영상을 빠르게 전송한다.

③ 영상조회장치를 통하여 허가된 병원 직원들이 (사용자) 필요한 업무장소에서 병원정보를 이용한다.

④ 몇 개의 통합된 병원업무를 수행한다.

기본적으로 PACS는 HIS의 일부분으로 간주됨에도 불구하고 현재와 가까운 미래의 기술로는 PACS와 HIS/RIS가 각기 다른 컴퓨터 시스템으로 구현될 것이다. 그 이유는 현재의 기술상 영상정보를 저장하는 시스템의 용량이 수 TB에 달하기 때문이다.

병원내의 보편적인 일반정보를 관리하기 위하여서는 빠른 속도의 네트워크를 이용한 중앙집중형 방식을 도입하는 것이 좋다. 그러나 네트워크의 전송속도가 낮은 경우는 각각의 영상조회장치의 요구에 따라 미리 영상들을 분리 저장시키는 분산형 방식을 검토하여야 한다.

후자의 경우에는 영상조회장치 내에 고속 메모리, 디스크가 내장되어 있어야 하며, 그 메모리에 환자의 입원이나 예약 등의 HIS/RIS 정보에 따라 관련된 영상들을 미리 사전준비(Prefetching)하여야 한다.

(3) RIS/PACS 연동이 필요한 이유

RIS/PACS 연동이 필요한 이유는 다음과 같다.

PACS 영상조회장치상에서의 판독업무는 환자의 영상뿐만 아니라 임상적 진단명, 판독소견과 과거 병력 등의 영상에 관련된 문자 정보도 필요로 한다.

RIS에서 제공되는 일부 문자정보들은 PACS의 작업을 분류하는데 이용되기 때문이다.

(4) RIS/PACS 연동시 문제점과 해결방안

서로 다른 두 시스템을 연결하는 것은 사용자로 하여금 통일된 사용자 인터페이스(Uniform Interface), 한 개의 언어(Single Language) 및 Global Dictionary를 제공하여 여러 개의 독립적인 시스템들을 투명하게 이용할 수 있도록 하는 것을 의미한다.

수행 내용

재료 · 자료

• 의료영상분석 관련 자료

기기(장비 · 공구)

• 컴퓨터, 문서작성 프로그램, 프린터, 주변기기

안전 · 유의사항

• 의료영상분석 관련 장비의 안전 및 유의사항을 숙지한다.

수행 순서

01 의료영상 데이터의 특징에 대하여 분석하라.

의료영상은 일반영상과 확실히 다른 특징들을 보인다. 그러므로 분석시 고려해야 할 사항들이 있는데, 몇 가지를 나열해 보자면 다음과 같다.

1. 데이터 수집이 어렵다

의료영상은 대량의 데이터를 얻기 힘들고, 지도학습에 필요한 레이블 정보를 얻는 것은 더욱 어렵다.

PACS 시스템을 이용해서 병원마다 많은 영상 데이터는 있지만 제도적 · 사회적 이슈로 인해 데이터 접근이 쉽지 않고, 병변의 위치를 레이블링하는 것도 숙련된 전문의의 판독이 필요한데 PACS에서 얻는 영상들은 레이블링이 되어있지 않은 경우가 많으므로 필요한 데이터 자원을 최소화하면서 좋은 성능을 기대할 수 있는 방법론의 개발이 중요하다.

2. 영상의 크기가 크다

3D 영상이 많고 영상의 크기가 상당히 크다. 2015년 이미지넷 대회에서 1위를 차지한 영상분류에서 기준 영상은 짧은 변 기준으로 최대 640픽셀 크기를 입력으로 받았는데, 흉부 X-ray영상은 한 변이 2,000픽셀 이상이고 유방촬영 영상은 4,000픽셀이 넘으며, 병리 영상은 10만 픽셀보다 큰 경우가 대부분이다.

3. 연산능력 알고리즘의 개발이 필요하다

연산능력을 감당할 수 있는 환경이 필요한 것뿐만 아니라 이를 효율적으로 처리할 수 있는 알고리즘의 개발이 필요하다.

그리고 객체의 크기가 상대적으로 굉장히 작은 경우가 많기 때문에 이를 잘 검출할 수 있는 기술도 필요로 하다.

4. 영상의 분류분석이 필요하다

이 밖에 같은 질병의 같은 조직 영상이라도 나이에 대한 보정이 필요하고, 영상 이미지 외에도 성별 · 흡연 · 음주여부 등의 기타 정보들을 분류분석에 사용하기도 한다.

02 클라우드 기반 PACS에 대하여 분석하라.

1. PACS(영상저장 및 통신 시스템)의 개요

PACS(Picture Archiving and Communication System)는 전자 이미지와 임상 관련 보고서를 안전하게 저장하고 디지털 방식으로 전송하기 위해 의료기관에서 주로 사용하는 의료영상 기술이다. PACS를 사용하면 민감한 정보, 필름 및 보고서를 수동으로 정리하고 저장 · 검색 및 보낼 필요가 없다.

대신 의료문서 및 이미지를 외부 서버에 안전하게 보관하고 PACS 소프트웨어, 워크스테이션 및 모바일 장치를 사용하여 전세계 어디에서나 기본적으로 안전하게 액세스할 수 있다.

PACS와 같은 의료영상 저장기술은 의료산업 전반에 걸쳐 디지털 의료영상의 양이 증가하고, 해당 영상의 데이터 분석이 더욱 보편화됨에 따라 점점 더 중요해지고 있다.

2. PACS를 사용

방사선 전문의는 전통적으로 X선 영상을 가장 많이 생산하는 방사선과인 PACS를 주로 사용했지만 PACS 기술은 핵의학 영상, 심장학, 병리학, 종양학 및 피부과와 같은 다른 부서에 통합되었다.

환자 치료계획의 일환으로 임상분석, 진단 및 치료를 위해 의료 이미지를 촬영하고 검토한다. 수집된 정보는 해부학적 및 생리학적 이상을 식별하고, 치료 진행상황을 차트로 표시하고, 나중에 참조할 수 있도록 임상의에게 정상적인 환자 스캔 데이터베이스를 제공하는 데 사용할 수 있다.

최신 버전의 환자 의료 이미지, 임상 보고서 및 기록에 디지털 액세스할 수 있으면 진료를 신속하게 처리 · 개선하여 치료 및 처방오류의 가능성을 줄이고, 중복 테스트를 방지할 수 있다. 또한 디지털 액세스는 환자의 안전을 개선하고 의료시설과 환자의 시간과 비용을 모두 절약할 수 있다.

3. PACS의 개발

거의 모든 주요 의료영상 장비 제조업체 및 의료 IT 회사에서 PACS를 제공한다. 이 시스템은 X-레이, 컴퓨터 단층촬영(CT) 스캔, 자기공명영상(MRI) 및 초음파 기계와 같은 다양한 의료 하드웨어 방식으로 생성된 이미지를 저장 · 검색 · 제시 및 공유하는 데 사용된다.

PACS의 최신 사용은 의료영상 및 관련 데이터의 관리 및 전송을 위한 표준 프로토콜인 DICOM(Digital Imaging and Communications in Medicine)에 기인할 수 있다. DICOM은 원래 NEMA(National Electrical Manufacturers Association)와 ACR (American College of Radiology)에서 개발했다. 1983년 ACR과 NEMA는 의료영상 기술 표준을 개발하고, PACS의 개발 및 확장을 촉진하기 위해 합동위원회를 구성했다.

4. PACS 구성 및 용도

PACS에는 다음과 같은 네 가지 주요 구성요소가 있다.

① 하드웨어 이미징 머신
② 환자 이미지의 배포 및 교환을 위한 보안 네트워크
③ 이미지 보기, 처리 및 해석을 위한 워크스테이션
④ 모바일 장치 이미지와 관련 문서 및 보고서를 저장하고 검색하기 위한 전자 보관서

PACS에는 네가지 주요 용도가 있다.

① 하드 카피 필름 및 물리적 보관소 관리의 필요성을 대체한다.

② 원격 액세스를 허용하여 서로 다른 물리적 위치에 있는 임상의가 동일한 데이터를 동시에 검토할 수 있다.

③ 병원정보시스템(HIS), 전자건강기록(EHR) 및 방사선정보시스템(RIS)과 같은 다른 의료 자동화 시스템과 이미지 인터페이스를 위한 전자 플랫폼을 제공한다.

④ 방사선 전문의와 기타 방사선과 및 의료진이 환자 검사의 워크플로우를 관리할 수 있다.

5. 클라우드 기반 PACS

PACS와 같은 이미징 정보 시스템은 하드카피 필름과 보고서를 공간을 많이 차지하는 선반과 방에 보관하고 관리할 필요성을 대체했다.

대신 의료 이미지 및 비이미지 데이터를 온프레미스(On-premises) 또는 클라우드에 디지털 방식으로 안전하게 저장할 수 있다.

온프레미스는 호스팅된 서버나 클라우드에서 원격으로 실행되는 것과 달리 회사의 데이터 센터에 있는 기업의 물리적 경계 내에 있는 소프트웨어 및 기술이다 .

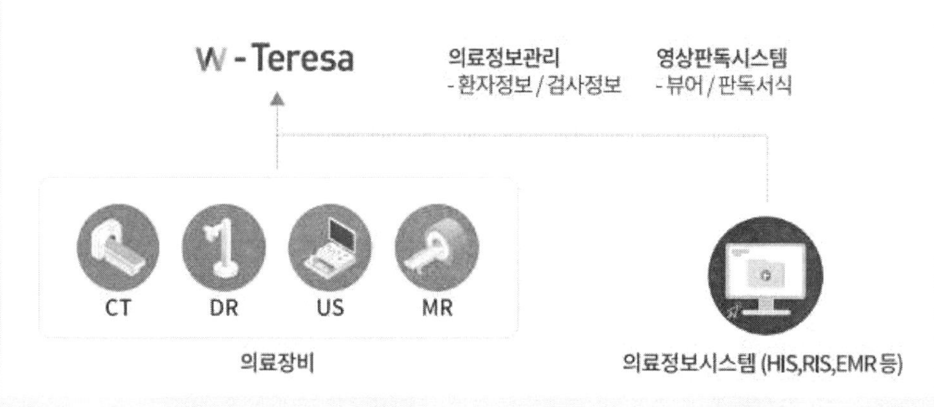

[그림 3-5] 클라우드 PACS(W-Teresa) 사례

[그림 3-5]처럼 클라우드 기반 PACS는 설치형 서버없이 원내의 의료장비, 의료정보 시스템과 상호연동하여 의료영상 정보를 클라우드 기반으로 관리한 시스템으로 조직의 의료영상 데이터를 안전한 외부 서버에 저장하고 백업한다. 이는 미국에서 환자정보의 프라이버시를 관리하는 HIPAA 보안규칙에 의해 요구된다.

또한 클라우드 PACS를 사용하면 의료진이 스마트폰과 같은 승인된 장치에서 의료영상 데이터를 볼 수 있다.

공급자는 종종 기본 이미지가 온프레미스(On-premises)에 저장되고, 백업이 클라우드에 보관되는 하이브리드 클라우드 시스템을 사용한다.

직접 연결 스토리지(Direct-Attached Storage : DAS), 네트워크 연결 스토리지(Network-Attached Storage : NAS) 또는 스토리지 영역 네트워크(Storage Area Network : SAN)를 통해 추가 유형의 스토리지 아키텍처를 구성하고 PACS 서버에 연결할 수 있다. 장애에 대한 보호 및 추가 보안이 필요하다.

PaaS(Platform-as-a-Service, 서비스로서의 플랫폼)은 애플리케이션 소프트웨어 플랫폼이 제3사를 통해 제공되는 클라우드 컴퓨팅의 한 형식이다.

주로 개발자와 프로그래머가 사용하는 PaaS는 보통 해당 프로세스와 관련된 인프라 또는 플랫폼을 구축하고 유지 · 관리할 필요없이 자체 애플리케이션을 개발, 실행 및 관리할 수 있도록 해준다.

PaaS 플랫폼은 클라우드 또는 온프레미스 인프라에서 실행할 수 있다. 관리형 제품의 경우 PaaS 제공업체는 자체 인프라에서 하드웨어와 소프트웨어를 호스팅하고, 이러한 플랫폼을 사용자에게 통합 솔루션, 솔루션 스택 또는 인터넷을 통한 서비스로 제공한다.

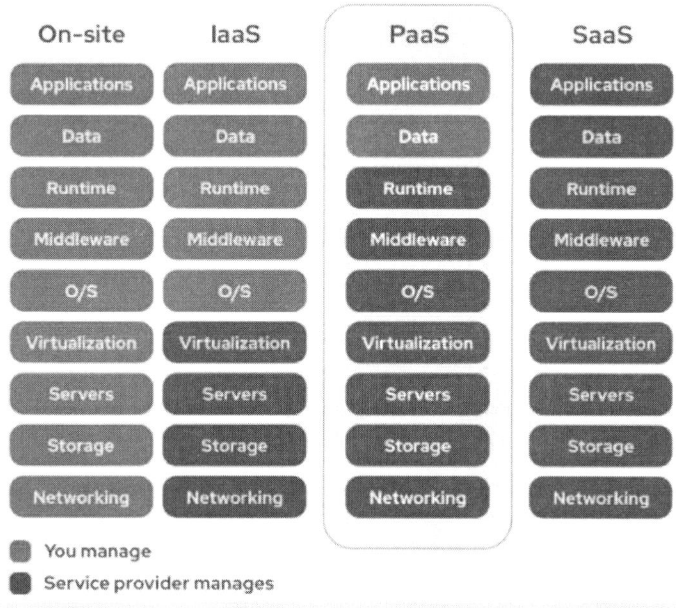

[그림 3-6] PaaS, IaaS 및 SaaS 비교

6. 다른 의료영상 기술과 함께 사용

PACS 프로세스는 의료분야에서 널리 채택되고 있지만 VNA(Vendor Neutral archive) 기술은 일부 의료환경에서 PACS를 대체하고 다른 환경에서는 PACS와 통합된다.

PACS 공급업체는 DICOM내에서 다양한 구문을 사용하므로 한 시스템의 데이터가 다른 시스템에서 작동하기 어렵다. VNA는 원래 PACS에서 데이터를 분해한 다음 적절한 구문을 사용하여 데이터를 새 시스템으로 마이그레이션하여 데이터 통합을 가능하게 한다.

DICOM은 이미징 기술이 건강 데이터를 연결하고 다른 의료기관의 시스템으로 전송할 수 있도록 한다.

의료 이미지 및 관련 데이터를 관리하기 위한 네트워크 소프트웨어 시스템인 RIS는 PACS 및 VNA와 함께 이미지 아카이브, 이미지 주문, 기록보관 및 청구를 관리하는 데 자주 사용된다.

03 PACS 도입시 기대효과에 대하여 분석하라.

PACS를 도입하여 진단방사선과 의사는 물론 의뢰 임상의들이 진단업무를 신속하고 원활하면서 성과 있게 수행하도록 지원한다. 이는 병원의 기본 업무인 환자진료를 질적으로 향상시키고, 방대한 양의 영상 데이터베이스를 이용하여 연구의 기초자료로 활용하며, 동시에 수련병원으로서 양질의 교육자료를 제공하고자 한다.

〈표 3-3〉은 PACS 도입시 병원, 환자, 사회측면에서의 기대효과를 나타낸다.

〈표 3-3〉 PACS 도입시 병원, 환자, 사회측면에서 기대효과

구 분	기대효과
병 원	• 저비용 시스템 개발가능으로 필름수입 대체효과 증가 • 필름 생성장비 및 소모품 비용절감 • 인건비 절감(대출, 반납, 배송) • 재촬영 감소로 인한 비용절감(분실, 불량 필름) • Quality Control • 원격진료 개발로 고가장비 및 고급인력 공유 • 필름 보관장소 절감 • 방사선과 검사건수 증가로 수입증대 • 외래 및 병상회전율 증가로 수입증대 • 고객 서비스 향상 및 병원 홍보효과
환 자	• 신속한 진단 및 진료(응급환자) • 필름 불출시간 감소(대기시간 절감) • 비용절감(분실, 불량, 후송에 따른 재촬영 불필요) • 입원비용 절감(병상회전율 증가) • 진단률 향상(다양한 영상처리)

구 분	기대효과
사 회	• 필름 관련 소모품 수입대체(필름, 현상액, 필름 프린터) • 정보통신산업 육성(초고속통신망) • 공해방지(폐액처리 처리비용 및 불법방류 제거)

다음은 경제적인 측면, 관리적인 측면, 임상적인 측면에서 기대효과를 나타낸다.

1. 경제적 측면

1) 방사선과 의사 및 임상의들의 시간절약

방사선과 의사들이 판독을 할 때나 임상의들이 환자진료를 위하여 이전의 필름들을 참조하고자 할 때, 필름의 소재를 파악하기 어려워서 방사선과 외래나 병실 등을 필름봉투를 찾기 위하여 돌아다니며 허비하는 시간이 많다.

University of Washington과 미육군의 공동연구에 의하면 임상의들이 일 년에 평균 2주일(약 84시간) 정도의 시간을 필름을 추적하기 위하여 허비한다고 한다. UW 전체 921명의 의사 중 70% 가량만 고려하고 시간당 의사의 임금을 $90으로 계산한 결과, 매년 $4,870,000로 거의 매년 5백만불의 손실이 발생하는 것이다. 필름관리를 수작업에 의존하는 대형 병원일수록 더욱 많은 시간이 허비되리라 예상된다. PACS를 도입함으로써 이러한 고급인력의 시간낭비를 막을 수 있게 된다.

2) 필름비용의 대폭적인 감소

Madigan 병원의 경우와 같이 PACS 시스템이 완성되면 필름사용이 10% 이하로 감소하므로 90% 이상의 필름비용을 절약할 수 있다. 특히 필름가격은 Inflation Rate에 따라 인상되는데 반하여, PACS 하드웨어 가격은 같은 기능을 가진 경우 매년 감소하는 점을 감안할 때, 그 상대적 이익은 시간이 지나면서 더욱 커지리라 예상된다.

약 10년 전 PACS의 개념이 처음 각광을 받은 이유는 은값의 급격한 상승 때문이었다. 현재 은값은 저렴한 편이나, 만일 다시 그 당시와 같거나 그 이상의 은값 파동이 있을 때에는 필름비용의 절감만으로도 PACS 투자비용의 상당 부분을 충당할 수 있을 것이다.

3) 필름 보관실 공간의 대폭적인 축소

전통적인 필름 중심의 방사선과 시스템에서는 매년 증가하는 촬영건수에 따라 늘어만 가는 필름봉투를 보관하기 위하여 필름 보관실의 공간을 확보하여야 한다. 보통 병원을 내원한지 1~2년 내에 촬영된 환자들의 필름들은 수시로 대출이 요구되므로 방사선과와 기타 병원 직원들이 접근하기 용이하도록 필름을 보관하기 위한 보관실은 방사선과 내에 위치하게 된다. 그 이전에 촬영된 오래된 필름들은 대출 의뢰가 많지 않으므로 따로 분리되어 좀더 떨어진 창고 등에 보관된다.

PACS에서는 공간을 매우 작게 차지하는 고밀도 광디스크(High-density Optical Disk)나 고밀도 자기 테이프(High-density Magnetic Tape)를 사용하므로 기존의 필름 보관실의 공간을 대폭 줄일 수 있다. 특히 한국과 같이 부동산 가격이 비싼 경우에는 이렇게 값싸게 필름을 보관하기 위한 창고로 사용되는 공간을 축소하고, 이를 다른 유용한 공간으로 활용하는 것이 바람직하다.

4) 필름보관 및 관리를 위한 인력 및 시간절약

보통 3차 진료기관의 경우 환자들의 검사가 상대적으로 많은 관계로 필름봉투의 무게가 무거우므로 필름을 보관·운반하고 정리하는 등의 필름 관리업무 자체가 격무이며, 필름의 추적이 불가능한 경우가 많다. 그러나 필름 보관실의 직원들이 이러한 격무에도 불구하고 단순 노동직으로 기관 내에서 소외되기 쉬운 부서여서 관리 직원들의 사기가 매우 저하되어 있다. 그러므로 PACS를 도입함으로써 보통 6~8명 가량의 기존의 필름 보관실 인원수를 1~2 명으로 줄일 수 있으며, 직원들의 불만의 소지를 사전에 제거할 수 있을 것이다.

5) 전통적인 필름시스템에서 소요되는 소모품이나 운영비용의 절감

완전 PACS 시스템을 구축하게 되면 많은 필름 현상기를 줄일 수 있으므로 필름 현상기에 이용되는 화학물질이나 이의 관리를 위한 경비를 절감할 수 있다.

6) 방사선업무 수행에 있어 경제적으로 효용성 있는 환경제공

필름 시스템의 수작업으로 인한 업무의 중복 및 지연 등을 제거 내지 감소시켜 방사선과 예약, 촬영, 판독 및 영상분배 등을 효율적으로 실현하는 환경을 만들 수 있다.

7) 본원과 떨어져 있는 진료부서의 운영을 경제성 있게 질적 향상 가능

원격진단(Teleradiology)을 이용할 경우 본원과 거리상으로 떨어져 있는 자병원 등의 진료부서를 지원하여 자병원의 진료능력을 향상시킬 수 있다.

2. 관리적 측면

1) 방사선과 업무 단순화

필름 중심의 시스템상 수작업의 상당부분을 전산화함으로써 전체 업무를 단순화시킬 수 있다.

2) 입원과 외래환자의 의뢰건수 증가

PACS는 촬영이나 판독결과 조회에 소요되는 환자의 대기시간을 단축하여 진료업무를 효율적으로 지원하므로 시간당 검사처리 능력을 높여줌으로써 전체 환자의 검사 의뢰 건수를 증가시킬 수 있다.

3) 재원기간 단축

병원 수익이 가장 높은 기간이 환자가 입원한 초기의 수일이며, 그 이후에는 병원 수익이 급격히 감소한다. PACS는 환자의 전체 진료시간을 단축시켜 좀더 빠른 진단과 치료를 지원하므로 전체 재원기간이 단축되리라 예상할 수 있다. 현재와 같이 전국민 의료보험이 실시된 상황하에서는 효율적인 병원관리가 절실히 요구되며, 특히 평균 재원일수를 줄이는 것이 병원 수익은 물론 대환자 서비스 개선에도 도움을 줄 것이다. PACS를 도입하여 재원일수를 줄일 수 있으므로 PACS의 투자는 당연하게 받아들여 질 것이다.

4) 필름 분실 감소

병원들의 경우 필름 Unavailability가 5~25% 가량으로 보고된다. 필름 분실로 인하여 환자 진단이나 치료가 지연되므로 재원일 수도 늘어날 것이며, 그로 인하여 환자로부터 항의를 들을 수 있다. PACS를 도입하면 디지털 영상의 백업이 용이하므로 이의 개선이 가능하다.

의료법 시행수칙(진료에 관한 기록의 보존)에 의하면, 의료기관의 개설자 또는 관리자는 진료에 관한 기록 중 방사선 사진 및 소견서를 5년간 보관하여야 한다.

최근 국내에서 의료분쟁이 증가하는 추세이며, 과거와는 달리 점차 분쟁내용이 복잡하고 다양화하고 있다. 따라서 PACS를 도입하여 환자영상 분실을 막음으로써 의료분쟁 발생시 법적인 진료자료의 하나인 필름 분실로 인한 병원과 담당 의사들의 불이익을 예방할 수 있고, 이러한 것들은 비용으로는 환산하기 어렵다.

5) 필름 분실이나 지연으로 인한 재촬영 건수 감소

간혹 필름이 분실되거나 늦게 발견되어 검사를 다시 하는 경우가 있는데, 이러한 재촬영으로 인한 소모품과 검사 인력 낭비 등의 불필요한 지출과 그 시간에 다른 환자를 촬영하지 못하는 수익 손실 등을 줄일 수 있다.

6) 병원 전체의 생산성의 향상

현재 큰 규모의 대학병원이나 종합병원의 경우 수련의들은 물론 전문의들까지도 필름을 찾기 위하여 많은 시간과 정력을 허비하는데, 이를 환자진료에 환원할 수 있으므로 병원 전체의 생산성을 향상시킨다.

7) 임상의, 방사선과의, 방사선사들의 병원지원 및 근무의욕 고취

이미 컴퓨터의 보급이 확산되고 전산에 대한 교육과정을 거친 의사나 기타 병원 전문직원들이 병원을 지원할 경우 같은 규모의 병원이라면 PACS와 같은 정보체계를 갖춘 병원을 선호할 것이다. 이는 우수한 인력을 확보하는데 도움이 되고, 이들을 필름 시스템에서의 단순노동으로부터 해방시킴으로써 근무의욕을 고취시킬수 있다.

8) 장기간 필름 보관시 물리적 현상에 의한 필름 파손 방지

장기간 필름을 보관할 경우 취급시 부주의로 인해 필름에 습기가 차거나, 쥐가 필름 봉투를 갉거나 하여 필름이 파손되어 그 필름을 이용하여 진료를 하거나 연구의 기초자료로서 이용하기 어려운 경우가 있다. PACS의 디지털 영상은 저장매체의 특성상 수명이 길고 또한 백업을 이용하면 반영구적으로 보존할 수 있다.

9) 음성인식 시스템

현재 미국과 유럽등지에서 활발히 연구 개발되고 있는 것으로서, 방사선과 의사의 판독 목소리를 디지털 음성으로 받아 판독 타자수를 통하지 않고 장비내에서 직접 TrAnscription을 자동화할 수 있는 음성인식 시스템(Voice Recognition System)을 도입함으로써 판독 후 Transcription 되는데 걸리는 시간을 줄여 임상의에게 판독소견을 더 빨리 전송하여 줄 수 있어 진료시간과 재원기간 등을 단축하는데 일익을 담당할 수 있으며, 판독타자수의 수도 줄일 수 있다.

3. 임상적 측면

1) 자료요구시 영상과 임상정보에 쉽게 접근 가능

임상의들이 외래나 병실에서, 즉 환자 가까이서 언제라도 영상을 조회할 수 있어 진료업무를 적극적으로 지원할 수 있다. PACS를 처음 외래에 설치할 때 비판적이던 임상의들도 영상조회장치(Display Workstation)를 통하여 쉽게 영상을 볼 수 있게 되자 나중에는 PACS를 지원하는 열정을 갖게 된다고 보고되었다.

2) 영상의 공유

필름 자체가 오직 한 장뿐이므로 동시에 두 곳에서 필름을 볼 수 없다. 이는 한 부서에서 현재 그 필름을 대출중이면 그 필름을 필요로 하는 다른 부서는 업무에 지장을 받게 된다는 뜻이다. PACS 환경에서는 한 검사에 대하여 다수의 영상복제가 가능하므로 임상의 간에 갈등 없이 동시에 여러 부서에서 같은 영상을 공유하여 볼 수 있고, 병원 전체의 진료능력을 향상시킨다.

3) Multimodality Image Display

한 환자에 대하여 실시된 여러 종류의 진단영상들을 영상조회장치의 화면상에서 쉽게 비교할 수 있어 진단에 도움을 준다. 예를 들면, 뇌암 환자의 경우 시행된 Brain CT, Brain MRI 및 3-D Display of Tumor, Brain PET Images 들을 하나의 영상조회장치에서 동시에 표시하여 비교 관찰할 수 있으므로 신경외과 의사들이 수술계획(Surgical Planning)을 하거나 치료방사선 의사들이 방사선치료계획을 세우는데 큰 도움을 줄 수 있다.

4) 영상 데이터베이스 구축

PACS에서 제공되는 영상 데이터베이스를 이용하여 특수한 질병에 관한 Reference로 사용할 수 있는 문자와 영상정보를 갖고 있는 Interactive On-line Reference Database를 개발할 수 있다. 병원내의 의료진이 이를 이용하여 환자진료나 연구의 기초자료 및 수련의들의 교육에 적극 활용할 수 있다.

현재 국내 의학계에서 보고되는 논문 중 많은 부분이 Retrospective Study에 관한 것이다. PACS에서 제공되는 영상 데이터베이스를 이용하면 대규모 의학정보 분석을 손쉽고 빠르게 할 수 있어서 방사선과는 물론 임상과들이 학계에 많은 논문을 보고하도록 지원할 수 있다.

5) 원격진료 지원 가능

원격진료(Teleradiology)를 이용하여 원거리에서도 진료지원이 가능하게 한다. 만일 자병원들이 신설될 경우 Teleradiology를 이용하여 모병원과의 판독 의뢰 및 기타 의학정보의 교환 등으로 자병원들의 진료 수준을 향상시킬 수 있다. 예를 들면, Trauma Center나 응급실에서 야간진료시 방사선과 의사가 상주하지 않더라도 이동용 영상조회장치를 이용하여 판독의뢰 업무가 가능하므로 불필요한 검사를 줄일 수 있고, 시간을 다투는 응급환자를 위하여 보다 빨리 환자의 진단 및 치료를 결정할 수 있다.

6) 영상처리(Image Processing)와 인공지능(Artificial Intelligence)

병변이 의심되는 부위에 대하여 영상처리기술과 영상분할(Image Segmentation) 및 인공지능 기법 등을 적용하여 Lung Nodule Detection, Pneumothorax Detection, Bone Age Determination, Detection of Microcalcification in Mammography 등 특별한 질병에 대한 진단과 스크린 검사에 도움을 줄 수 있다. 현재 이러한 분야에 대한 연구가 활발히 진행중이다.

04 인공지능과 영상진단 관계에 대하여 분석하라.

인공지능은 이미 영상판독과 암진단에 활용되어 의료현장을 변화시키고 있다. 지금까지 중증폐질환은 컴퓨터 단층촬영(CT)같은 정밀영상을 통해서도 정확히 알아내기 어려웠지만 최근 대형병원에서 개발한 2.5D 합성곱신경망(CNN)을 적용한 인공지능(AI) 기술로 체네기관지를 평균 2분만에 약 90%의 정확도로 분석할 수 있게 되었다.

정확한 중증 폐질환 진단을 위해서는 기관지벽의 두께파악이 중요한데 폐가 공지중 균이나 알레르기를 일으키는 물질과 싸우다 보면 기관지벽이 두꺼워져 검사가 어렵다. 하지만 2.5D CNN 인공지능기술은 특정 물체의 가로, 세로, 높이 사진 여러 장을 종합해 3D이미지를 만들어 학습하기 때문에 기관지벽이 두꺼워도 정확한 분석이 가능하다. 인공지능(AI)기술을 바탕으로 흉부CT검사 영상과 의료진의 협진으로 가능하다.

또 다른 대학병원에서는 5G기술을 기반으로 AI응급의료 시스템을 개발하고 인공지능 의료 소프트웨어도 개발했다.

구글에서도 인공지능이 암의 징후를 조기에 파악하고 치료후 경과까지 철저히 감시하는 암진단이 본격화하고 있다.

뉴욕대 의대에서도 닥터AI가 뇌종양 진단도 전문의 능력을 뛰어 넘었다고 판단하고 있다. AI를 활용한 진단은 개발도상국의 의료공백을 메우는데 효과를 발휘하고 있다. 인도에서도 AI를 당뇨병성 망막증 진단에 활용중이라고 한다. AI를 활용한 예비진단은 매우 단순하고 빠르다. 안저 활영 이미지를 AI에 업로드하면 수초만에 결과가 나온다.

의료AI인 왓슨 헬스를 도입한 국내 의료기관은 11곳 이상이 된다. 왓슨 포 온톨로지는 AI를 활용해 암환자 치료방향을 제시한다. AI는 국내에서 병원문화를 바꾸었다. AI로 약물 부작용, 입원치료 가능 여부 등을 세세하게 확인하면서 이야기하기 때문에 환자가 자신에게 맞는 치료법을 고를 수 있다.

이제 한국형 의료AI는 8대 질환 토털 진단을 돕는다.

학습활동.3 교수 · 학습 방법

교수 방법

- 의료영상 데이터의 저장 및 전송에 대한 관련 용어, 구성, 방식 이해 정도를 파악한 후 수업을 진행한다.
- 교수자의 주도로 의료영상 데이터의 저장 및 전송 등의 내용을 PPT 자료로 제시한 후 설명한다.
- 가능하면 사전에 개인별 학습 자료를 준비하여 모든 학생이 참여할 수 있는 문제 해결식 수업, 협력 수업이 가능하도록 한다.
- 의료영상 데이터의 저장 및 전송 전 과정을 작업의 순서에 따라 단계적으로 실습이 이루어질 수 있도록 지도한다.
- 교재를 통해 수업을 준비하는데 있어서 필요한 모든 정보나 팁, 힌트 등 도움이 될 만한 내용들을 확인할 수 있다.
- 학생들이 만들게 될 각 모델들은 수업시간에 중점적으로 다뤄질 부분과 어휘, 질문, 답을 포함하고 있으며 또한 탐구할만한 추가적인 아이디어들도 포함하고 있다.

학습 방법

- 의료영상 데이터의 저장 및 전송에 대한 관련 용어를 숙지하고, 의료영상 데이터의 저장 및 전송에 대해 이해한다.
- 의료영상 데이터의 저장 및 전송의 각 단계별 중점 사항을 체계적으로 학습한다.
- 의료영상 데이터의 저장 및 전송수행순서의 전 과정을 실습한다.
- 의료영상 데이터의 저장 및 전송의 내용을 이해한다.
- 의료영상 데이터의 저장 및 전송을 이해하고 숙달이 될 때까지 학습한다.

학습활동.3 평가 및 피드백

평가 준거

- 평가자는 피평가자가 수행 준거 및 평가 내용에 제시되어 있는 내용을 성공적으로 수행할 수 있는 지를 평가해야 한다.

학습내용	평가항목	성취수준		
		상	중	하
의료영상 데이터의 저장 및 전송	의료영상 데이터의 저장 및 전송을 이해할 수 있다.			

평가 방법

• 작업 포트폴리오

학습내용	평가항목	성취수준		
		상	중	하
의료영상 데이터의 저장 및 전송	의료영상 데이터의 저장 및 전송을 이해할 수 있다.			

• 필기시험

학습내용	평가항목	성취수준		
		상	중	하
의료영상 데이터의 저장 및 전송	의료영상 데이터의 저장 및 전송을 이해할 수 있다.			

• 체크리스트를 통한 관찰

학습내용	평가항목	성취수준		
		상	중	하
의료영상 데이터의 저장 및 전송	의료영상 데이터의 저장 및 전송을 이해할 수 있다.			

• 피드백

1. 작업 포트폴리오
   - 제출한 보고서를 평가한 후 주요 사항에 대하여 표시하여 돌려준다.
2. 필기시험
   - 평가 결과 성적이 저조한 학생은 보고서 제출 기회를 부여한다.
3. 체크리스트를 통한 관찰
   - 실습 과정에서 평가한 후 개선해야 할 사항 등을 정리하여 돌려둔다.

참 | 고 | 문 | 헌

- 남상엽 외, 빅데이터 분석 및 응용, 상학당, 2023.1.10.
- 남상엽 외, 의료 IT 융합기술, 상학당, 2021.3.15.
- 남상엽 외, 4차산업 핵심기술 및 글로벌 도전, 상학당, 2020.9.15.
- 남상엽 외, 4차산업 융합기술을 위한 IT 분석 및 응용, 상학당, 2022.3.10.
- 남상엽 외, 메타버스 기술, 상학당, 2021.9.30.
- 남상엽 외, 디지털 테라피, 상학당, 2021.4.15.
- 남상엽 외, 디지털 트윈 기술, 상학당, 2020.4.30.
- 남상엽 외, 인공지능기술, 상학당, 2020.3.20.
- 남상엽 외, 사물인터넷 개론, 상학당, 2015.9.10.
- 남상엽 외, 가시광선 통신 기술, 상학당, 2018.10.15.
- 남상엽 외, 병원경영과 의료서비스, 상학당, 2021.9.10.
- 이준구 외, 의료영상을 이용한 인체 장기의 분할 및 시각화, 한국전자통신학회 논문지, 2-8권 제1호, 2013.1.21.
- 컴퓨터비전, 머신러닝, 딥러닝을 이용한 의료영상분석(1-2,1-3강) : www.edwith.org/medical-20200327/joinLectures/30437
- 슬라이드 스캐너 : 청년의사, http://www.docdocdoc.co.kr
- 뷰노메드 본에이지 : 중앙일보, jhealthmedia.joins.com/article/article_view.asp?pno=20250
- TisepX : 인공지능신문, http://www.aitimes.kr
- ImageJ 이미지, https://www.pcwelt.de/downloads/ImageJ-1325332.html
- ITK-SNAP 이미지, https://en.wikipedia.org/wiki/ITK-SNAP
- 3D Slicer 이미지, https://www.slicer.org/wiki/Slicer4:DownloadPageMockup
- Endoscopy 이미지, https://www.health.harvard.edu/diseases-and-conditions/endoscopy
- Microscopy 이미지, https://www.ibs.re.kr/cop/bbs/BBSMSTR_000000000901/selectBoardArticle.do?nttId=15340
- 컴퓨터 비전의 데이터의 모든 것, https://www.superb-ai.com/ko-blog/everything-about-computer-vision-data
- 현재 의료 영상기술의 상태와 미래, https://expocus.com/
- 문영래, 인공지능 적용과 의료기술의 변화, 2019.11.29 https://it.chosun.com/site/data/html_dir/2019/11/29/2019112900439.html
- 윤기영, 보건의료의 미래는 디지털에 있다, https://www.hani.co.kr/arti/science/future/974944.html
- MOT Consultant,미래 의학 10대 기술
- 김창훈, 인공지능 의료영상 진단모형 연구 경험과 활성화 방안, HIRA빅데이터 브리프
- 의료용영상처리용장치, 소프트웨어, Global Picture Archiving and Communication System Market
- https://www.medigatenews.com/news/2919052258
- https://www.nextunicorn.kr/content/38ba7c8ef48b4356
- 정해윤, 첨단의료영상진단기기, 한국IR협의회, 2021.6.03.
- 강건욱, 핵의학 분자영상, 생화학분자생물학회
- 안병철, 분자영상과 신약개발, 생화학분자생물학회
- 아주대학교 핵의학과 홈페이지, https://ts.ajoumc.or.kr/EP/View.aspx?ssc=0015&ssgc=DH

&mc=DH00150019
- https://www.molim.xyz/molecularimaging
- https://www.hoag.org/specialties-services/cancer/treatments-services/molecular-imaging-therapy/
- 이한상 · 박민석 · 김준모, 의료영상에서의 딥러닝, 대한의료영상정보학회지, 2014.
- 의료양상 분석의 개요, https://www.insilicogen.com/blog/358
- https://truman.tistory.com/239
- https://www.dynamsoft.com/blog/insights/image-processing/image-processing-101-image-enhancement/
- https://www.ijsr.net/archive/v6i3/25031706.pdf
- 센서로세계로미래로, 인공지능에 의한 영상인식 기술 동향, https://blog.naver.com/PostView.naver?blogId=iotsensor&logNo=222294898187
- https://ichi.pro/ko/gani-uilyo-bunseog-eul-gaeseon-hal-su-issneun-bangbeob-137591323095454
- https://truman.tistory.com/191
- 김민규 외 딥러닝기반 의료영상 분석을 위한 데이터 증강 기법, 대한영상의학회지, 2020.
- https://truman.tistory.com/category/
- https://slicer.readthedocs.io/en/latest/user_guide/image_segmentation.html
- 이명은, 의료영상의 분할과 시각화 방법의 개발, 목표대학교, 2007.2.
- 조영복 외, 의료영상 이미지를 이용한 유전병변 정합 알고리즘, 한국정보통신학회 논문지, vol.21, No2, 2017.5.
- https://techblog-history-younghunjo1.tistory.com/178
- https://blog.naver.com/PostView.nhn?blogId=dic1224&logNo=220874533207
- https://1coding.tistory.com/135
- 최윤섭, 최윤섭의 헬스케어 이노베이션, https://www.yoonsupchoi.com/2017/08/08/ai-medicine-4/
- https://brunch.co.kr/@kakao-it/81
- https://www.geeksforgeeks.org/getting-started-with-classification/?ref=lbp
- 김희태 외, 의료영상철을 위한 오픈소스 라이브러리; ITK리뷰, 카이스트 전산학과, 대한의학영상정보학회지, 1-12, 2013.
- 기재홍 외, 이비지 스트리밍 기술을 이용한 웹 기반 3차원 의료영상 시스템의 구현과 성능평가, 대한의료정보학회지 제11권 제4호, 2005.8.22.
- https://slicer.readthedocs.io/en/latest/user_guide/image_segmentation.html
- https://qupath.readthedocs.io/en/stable/docs/starting/first_steps.html#starting-out
- Citizen Data Scientist를 위한 데이터 사이언스 캔버스
- ㈜ 베가스 R&D Center, 테크월드뉴스, https://www.epnc.co.kr
- 식품의약품안전처, 의료영상 전송장치 기술문서 작성을 위한 가이드라인, 2015.2.
- https://m.blog.naver.com/의료영상 저장전송장치란? 2008.9.26.
- https://www.pacs.irm.kr/_files/ugd/ebac66_01c05a8c03c34d0782395f387a3ec5ea.pdf?index=true
- 나승권, 의료기기 기술분석 및 의료정보, 상학당, https://truman.tistory.com, 2017.

학습 1	의료영상분석의 개요
학습 2	의료영상 데이터의 획득(Acquisition)
학습 3	의료영상 데이터의 저장 및 전송
학습 4	**의료영상 데이터의 시각화 툴**
학습 5	의료영상 데이터의 특징 추출(Features Extraction)
학습 6	의료영상 데이터의 분류(Classification)
학습 7	의료영상 데이터의 분할(Segmentation)
학습 8	의료영상 데이터의 강화(Enhancement)
학습 9	의료영상 데이터의 정합(Registration)
학습 10	딥러닝 기반의 의료영상 데이터 분석
학습 11	의료분자 영상기술
학습 12	의료영상 기술의 미래
학습 13	의료영상 기술의 시장현황
부록	의학용어

학습 목표

1. 의료영상 데이터의 시각화 툴을 이해할 수 있다.

4-1 의료영상 데이터의 시각화 툴

1. 의료영상의 시각화의 개념

의료기술의 발전과 함께 의료기관에서 사용되는 영상 데이터량이 급속히 증가하고 있다. 의료영상 장비의 발달로 인간의 신체장기에 대한 기능적, 해부학적 시각화가 가능하게 되었다. 따라서 대용량 의료영상의 해석을 위해서는 의사들의 육안검사보다 영상처리기술을 이용한 자동화 방법이 필요하다.

의학적인 진단이나 치료에 활용되는 대표적인 의료영상 장비로는 CT(Computerized Tomography), MRI(Magnetic Resonance Imaging), PET(Positron Emission Tomography), 그리고 Ultrasound 등의 장비를 들 수 있다. 2차원 단면영상들로부터 3차원 영상을 재구성하는 기술에 대해서는 지금도 전세계적으로 활발히 연구되고 있고, 상용화 되어가고 있다.

오늘날의 CT, MR, PET, 그리고 Ultrasound 시스템은 진단방사선 전문의와 임상전문의의 정밀한 진단을 위하여 방대한 양의 3차원 데이터를 생산한다.

컴퓨터를 이용한 의료영상의 시각화는 병원, 특히 외과에서 진료전의 상태를 여러 방향으로 점검하거나 진료 후의 결과를 미리 예측하여 수술시 발생할 수 있는 문제를 예방하는데 중요한 자료로 사용된다. 특히 의료영상의 3차원 재구성은 모의시술, 의료교육 등에 활용도가 높다. 고화질의 3차원 영상을 실시간 조작하여 정확하고 효율적인 수술이 가능한 시스템을 절실히 필요로 하고 있다. 현재 진행되고 있는 IGS(Image Guided Surgery), CAD(Computer Aided Diagnostics) 분야의 경우도 이에 관한 연구가 활발히 진행되고 있는 상황이다.

VTK(Visualization Toolkit)는 객체지향 기법으로 구현된 3차원 그래픽 라이브러리로 소스가 공개되는 프리웨어이며, VTK를 사용함으로써 영상처리 결과들의 과정을 시각화함으로써 정확도 있는 결과를 도출할 수 있는 장점이 있다.

특히 영상 정합을 통하여 의료영상을 원하는 형태로 제공할 필요가 있고, 연속적으로 촬영된 2차원 영상들을 3차원 공간으로 해석하고 가시화 할 수 있는 기술이 필수적으로 요구된다.

의료영상 정합결과를 시각화 하고자 하는 이유는 서로 다른 영상 데이터들을 비교하고 혼합하여 생성된 정보가 임상에서 진단과 치료에 유용하게 사용되고 있기 때문이다. 이처럼 서로 다른 모달리티 영상의 정합은 의료분야에 많은 도움을 줄 수 있지만, 영상 정합은 단순히 합쳐서 보기에는 한계가 있다. 그리고 의사들이 눈으로 확인할 수 없었던 영상 간 공간적 정렬을 영상 정합을 통하여 원하는 형태로 제공할 필요가 있고, 이에 연속적으로 단층촬영된 2차원 영상들에 대하여 3차원 공간으로 해석하고 가시화 할 수 있는 기술이 필수적이기 때문이다.

그러나 현재 고가의 시스템이 대부분이며, 의료기관에서는 고가의 시스템 도입에 따른 예산문제로 인해 사용하기를 꺼려하는 문제가 있다.

공개 그래픽 라이브러리인 VTK(Visualization Tool Kit)를 이용하여 정합된 결과를 3차원을 비롯한 여러 형태로 가시화할 수 있는 시스템을 개발하거나 무료 의료영상 툴을 사용하고 있다.

의료영상을 시각화하여 확인하기 위해서는 다음과 같은 도구를 이용한다.

간단한 사용방법과 직관적인 사용자 Interface를 갖고 있는 Sante DICOM Viewer, Segmentation을 잘 그려주는 것이 장점인 ITK-snap, 병리영상 분석에 최적화된

Qupath이다. 이 밖에 RadiAnt, MITK, MRICron, 3D Sicer, ImageJ 등을 활용한다. [그림 4-1]은 ITK-SNAP을 이용한 Brain MRI 영상을 시각화한 것이다.

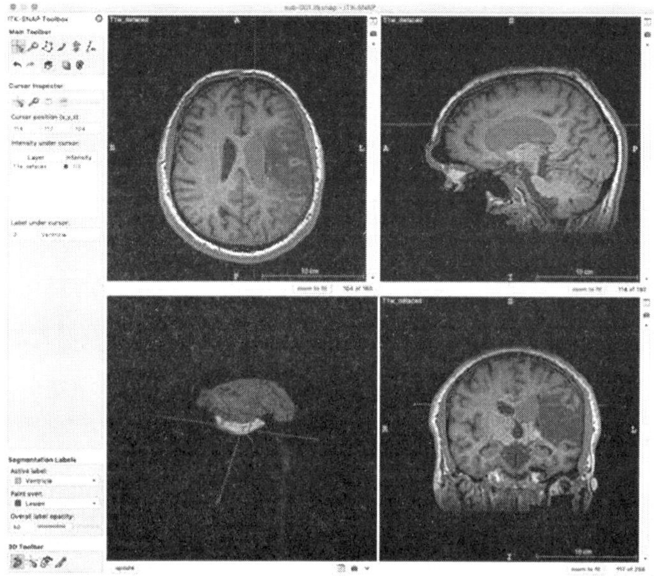

[그림 4-1] ITK-SNAP을 이용한 Brain MRI

[그림 4-1]과 같이 ITK-SNAP를 이용했을 때 3차원 상에서 이미지를 보고 헤더 정보도 별도로 확인할 수 있다.

Contrast를 조절해서 특정 영역만 보는 등 기본적인 이미지 프로세싱을 서포트하고, 원하는 영역을 Segmentation해서 여러 장을 그리면 쌓아서 3D Volume 이미지로 볼 수 있다.

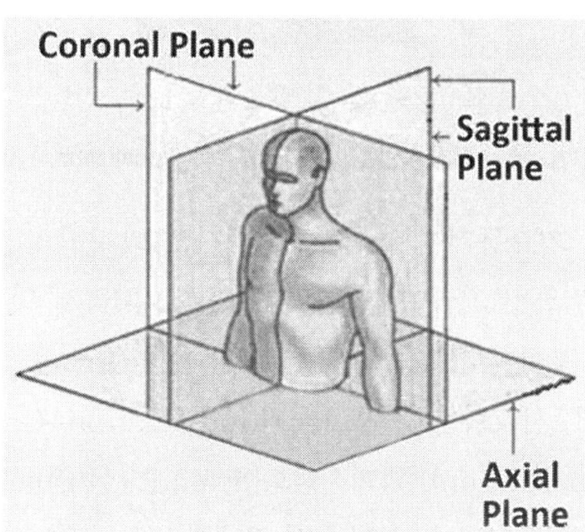

[그림 4-2] Image Reconstruction Planes

3D 영상은 3가지 방향에서 볼 수 있는데 Top-down 방식의 axial 뷰, 몸을 Left-right로 나누는 Sagittal 뷰, Anterior-posterior로 나누는 Coronal 뷰가 있다.

4-2 의료영상 데이터의 시각화 툴 분석

1. 의료영상 시각화(Visualization)

의료영상 데이터 시각화(Data Visualization)는 의료영상 데이터 자체 또는 의료 데이터로 부터 얻어진 정보를 효과적으로 전달하기 위해 시각적으로 표현한 것을 말한다. 의료영상 데이터 시각화를 통해 영상 데이터에 내재된 트렌드, 이상치, 패턴 등을 파악할 수 있다.

보통 PACS를 사용하면 기본적으로 Visualization 툴들이 설치되어 있다.

[그림 4-3]처럼 대표적인 의료영상 Visualization 툴은 ImageJ, ITK-SNAP, 3D Slicer 3D 영상의 경우 방향에 따라 Axial/Sagital/Coronal View로 영상을 볼 수 있다. 툴에 따라서 Segmentation도 가능하다.

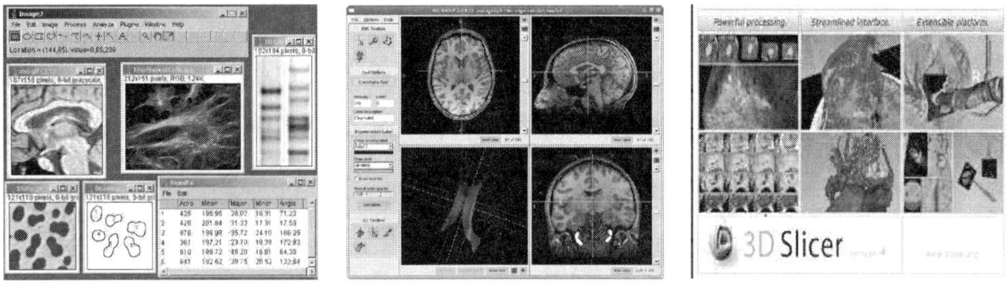

(a) ImageJ (b) ITK-SNAP (c) 3D Slicer

[그림 4-3] 대표적인 의료영상 시각화(Visualization) 툴

통계학의 일부인 기술통계에서 시작되었으나 효과적인 의료영상 시각표현을 위해서 시각디자인, 컴퓨팅 기술이 접목되어야 한다. 따라서 의료영상 데이터 시각화는 예술과 과학을 포함한다고 볼 수 있다.

의료영상 데이터 시각화는 인포그래픽(Information Graphics), 정보시각화(Information Visualization), 과학시각화(Scientific Visualization), 탐색적 자료 분석(Exploratory Data Analysis), 통계 그래픽스(Statistical Graphics)와 밀접한 관계가 있다. 즉 의료영상 데이터 시각화는 과학 및 정보시각화를 통합한 분야이다.

최근들어 의료영상 데이터 시각화는 학술연구, 개발 및 교육 등에서 관심이 커지고 있으며 활발하게 연구하고 있는 분야에 속한다.

방사선과 의사들은 CT 및 MRI 스캐너로부터 얻어진 인체의 단면영상을 연속적으로 보고 실제 3차원적으로 인체가 어떻게 구성되어 있는지를 상상하여 병변을 구별하는데, 의학영상을 이용한 인체장기의 3차원 시각화는 2차원 형태의 인체 단면영상들을 복잡한 알고리즘이나 고성능의 컴퓨팅 파워를 사용하여 실제 인체와 같이 3차원으로 재구성하여 보여준다.

단면영상의 추적, 관심영역의 표시 및 추출등과 같은 2차원 영상분석은 시간이 많이 소모되고, 주관적일 수가 있으며, 수작업인 관계로 빈번한 에러가 발생하는 단점을 가진다. 이와 같은 2차원 의료영상분석의 단점을 보완하기 위해 의학영상처리 기술과 접목한 3차원 의료영상의 시각화는 필수적이라 할 수 있다.

명암값 임계치 방법, 영역확장(Region Growing) 방법, 윤곽선(Contour) 추출 방법 및 변형모델(Deformable Model) 방법을 사용하여 인체의 각 장기를 분리하였다. 또한 텍스쳐 분석(Texture Analysis)을 통하여 고안된 특징자를 이용하여 암 부분을 인식하는데 사용하였고, 원근투영(Perspective Projection) 및 볼륨 데이터의 표면을 렌더링하기 위해 마칭 큐브(Marching Cube) 알고리즘을 사용하였다.

인체 및 분리된 장기에 대한 3차원 시각화는 방사선 치료계획(Radiation Treatment Planning), 외과 수술계획, 모의수술, 중재적(Interventional) 시술 및 영상 유도수술(Image Guided Surgery)에 효과적으로 사용될 수 있다.

[그림 4-3]처럼 CT 및 MRI 로부터 얻어진 인체의 단면영상을 이용하여 특정 장기의 3차원 시각화를 하기 위해 영상획득, 영상분석, 인체장기 분리(Segmentation), 렌더링 및 디스플레이 과정을 수행한다.

볼륨 데이터의 3차원 렌더링에 사용되는 방법으로 크게 표면 렌더링과 볼륨 렌더링으로 구분된다. 표면 렌더링은 영상을 생성하기 위하여 볼륨 데이터로부터 다각형을 추출한다. 그러므로 표면 렌더링은 일반적인 그래픽 하드웨어를 사용할 수 있는 장점을 가진다. 또한 렌더링 속도가 빠르고 특수 목적으로 제작된 하드웨어의 지원없이 소프트웨어만으로 렌더링이 가능한데, 현재의 모든 컴퓨터는 표면 모델을 디스플레이 하기에 최적화되어 있다.

또한 표면 모델은 사용자와의 상호작용이 가능하며 객체의 위치 재조정 및 조작이 용이한 장점을 가지고 있고, 아주 작고 미세한 조직의 시각화에 적절하기 때문에 수술계획의 응용에서 많이 사용된다.

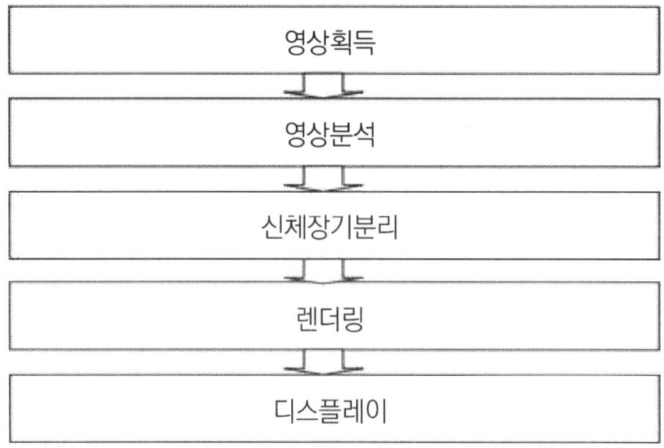
영상획득
영상분석
신체장기분리
렌더링
디스플레이

[그림 4-4] 3차원 의료영상 시각화 처리과정

렌더링에 사용된 볼륨 데이터의 전부를 사용하는 볼륨 렌더링에 비해 볼륨 데이터의 일부만을 사용한다는 비판이 있지만, 3차원 표면 재구성에 사용되는 표면 렌더링은 속도가 빠르고 작은 객체의 시각화에 유용하게 사용되는 장점을 가지고 있다.

표면 렌더링의 대표적인 방법인 마칭큐브(Marching Cube) 알고리즘은 3차원 볼륨 데이터에서 등가면(Isosurface)을 추출하는 기법으로, 픽셀값을 이용하여 큐브를 형성하고 각각의 픽셀 명암값을 이용하여 등가면을 추출하여 영상을 생성하는 실용적인 알고리즘이다. 마칭큐브(Marching Cube) 알고리즘은 의료영상 분야에서 CT 및 MRI를 이용하여 생성된 단면영상을 이용하여 3차원 표면을 재구성 할 수 있으며, 복셀(Voxel) 각각에 대한 렌더링이 가능하기 때문에 원하는 부분을 선택해서 시각화할 수 있는 장점이 있다.

2. 대표적인 의료영상 시각화(Visualization) 툴의 특징

1) ImageJ

(1) 개 요

ImageJ는 미국 국립보건원(NIH)에서 연구용으로 만든 Java 기반의 이미지 처리 프로그램이다. Java 플러그인을 통해 기능을 확장할 수 있도록 개방형 아키텍처로 설계되어 있어, 플러그인을 설치하면 더욱 다양한 기능을 사용할 수 있다.

참고로 Mono 8bit 및 RGB 24bit 포맷이 아닌 이미지 파일을 Windows에서 제공하는 사진 프로그램으로 불러오면 정상적으로 표시가 되지 않는다. 포토샵 같이 전문적인 프로그램 외에 ImageJ나 GIMP와 같은 프로그램을 사용해야 제대로 확인할 수 있다.

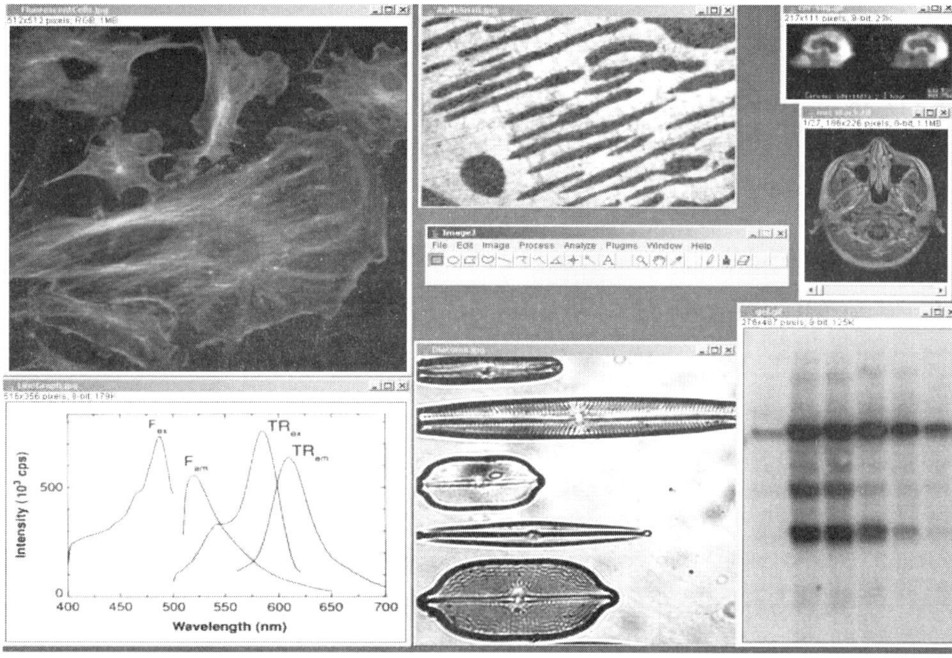

[그림 4-5] ImageJ 이미지

(2) 특 징

① Lunux, Mac OS X, Windows 모두 실행 가능하며, 32bit 및 64bit 지원
② Java Source code 자유롭게 사용 가능
③ 플러그인으로 기능 확장가능
④ 세계에서 가장 빠른 pure Java 이미지 처리 프로그램
⑤ 8bit, 16bit, 32bit 및 RGB Color 포맷 지원
⑥ GIF, JPEG, BMP, PNG, DICOM, RAW 등 다양한 파일 포맷 지원
⑦ Image Enhancement, Geometric Operations, Analysis, Editing, Color Processing, Stacks 등 다양한 처리 지원

(3) 다운로드 방법

ImageJ 공식 홈페이지에 접속하여 다운로드할 수 있다. 링크는 imagej.nih.gov/ij/download.html

① OS에 맞는 다운로드 항목을 선택한다.
② 다운로드하면 압축파일이 있고, 압축을 해제하면 실행파일이 있다. 설치형이 아니므로 편리하게 바로 실행이 가능하다.

2) ITK-SNAP

(1) 개 요

ITK-SNAP은 3D 의료영상에서 구조를 분할하는 데 사용되는 소프트웨어 애플리케이션이다. 펜실베니아 대학의 Penn Image Computing and Science Laboratory(PICSL)의 Paul Yushkevich 박사와 Scientific Computing and Science Laboratory(PICSL)의 Guido Gerig 박사가 10년 동안 협력한 결과 이다. University of Utah의 Imaging Institute(SCI)는 특정 기능, 세분화 전용 도구를 만들고 사용 및 학습이 용이한 도구를 만드는 것을 비전으로 삼았다. ITK-SNAP은 무료 오픈소스이며, 다중 플랫폼이다.

ITK는 다양한 타입의 의료영상을 유연하게 다룰 수 있도록 Generic Programming 기법을 이용한 개발 프레임워크를 제공하며, 오픈소스 프로젝트로써 모든 소스코드가 공개되어 있기 때문에 의료영상 처리에 대한 응용 소프트웨어 개발이나 관련 연구를 효율적으로 수행할 수 있는 기반이 된다.

특히 입력된 데이터와 독립적으로 영상 처리 알고리즘을 구현할 수 있는 C++ Template 기반의 ITK 프로그래밍 방식과 함께 다양한 영상 처리 모듈 간의 입출력을 자연스럽게 연결하면서 메모리 관리를 내부적으로 수행해 주는 ITK 영상 처리 파이프라인은 ITK가 의료영상 처리분야에서 활발하게 사용될 수 있게 하는 주요소이다. 시각화를 위한 VTK(Visualization Toolkit)와 부분적으로 공개된 OpenInventorTM 라이브러리가 있으며, 의료영상과의 상호작용을 위한 MITK (Medical Imaging Interaction Toolkit) 라이브러리와 영상유도수술에 사용되는 IGSTK(Image-Guided Surgery Toolkit), 그리고 실시간 의료 시뮬레이션에 사용되는 SOFA(Simulation Open Framework Architecture) 라이브러리가 있다.

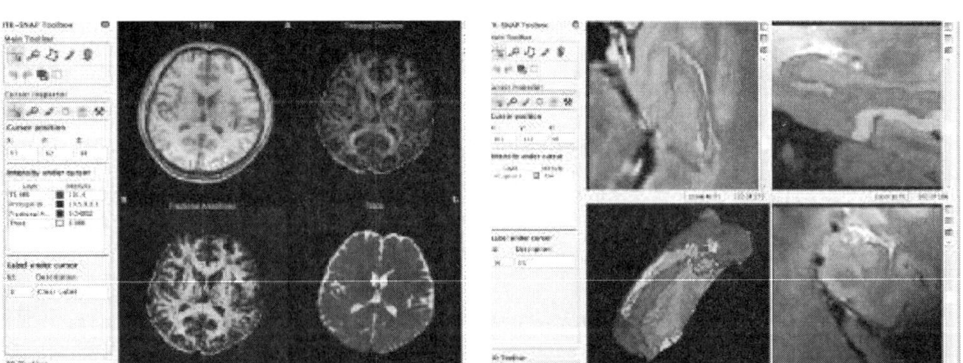

[그림 4-6] ITK-Snap 이미지

대표적으로 뇌 영상의 분석을 도와주는 FSL(fMRIB Software Library)과 ITK를 기반으로 한 의료영상의 분할도구인 ITK-Snap, 그리고 VTK를 기반으로 혈관 모델링을 도와주는 VMTK(Vascular Modeling Toolkit) 등을 들 수 있다.

ITK-SNAP은 수동 묘사 및 이미지 탐색뿐만 아니라 활성 윤곽선 방법을 사용하여 반자동 분할을 제공한다. 이러한 핵심 기능 외에도 ITK-SNAP은 많은 지원 유틸리티를 제공한다. ITK-SNAP의 핵심 이점 중 일부는 다음과 같다.

① 원활한 3D 탐색을 위한 연결된 커서
② 한 번에 3개의 직교 평면에서 수동분할
③ Qt 기반의 최신 그래픽 사용자 인터페이스
④ NIfTI 및 DICOM을 포함한 다양한 3D 이미지 형식 지원
⑤ 여러 이미지의 동시, 링크 보기 및 세분화 지원
⑥ 색상, 다중 채널 및 시변 이미지 지원
⑦ 분할결과의 빠른 후처리를 위한 3D 절단 평면도구
⑧ 광범위한 튜토리얼 및 비디오 문서

다른 더 큰 오픈소스 이미지 분석도구와 비교할 때 ITK-SNAP 디자인은 특히 이미지 분할문제에 초점을 맞추고 관련이 없거나 관련 없는 기능을 최소한으로 유지한다. 이 디자인은 또한 상호작용과 사용 편의성을 강조하며 대부분의 개발 노력은 사용자 인터페이스에 전념한다.

ITK에서는 웹 기반의 전자 논문지인 Insight Journal(http://www.insight-journal.org)을 통해 새롭게 개발한 알고리즘의 소스코드와 설명을 논문형식으로 투고받고 있으며, 즉시 소스코드가 일반인들에게 공개되기 때문에 다양한 분야의 전문가들로부터 자신의 알고리즘을 평가받을 수 있다. 또한 개재한 알고리즘은 검토를 통해 ITK 라이브러리에 포함될 수 있다.

ITK는 크로스 플랫폼을 지원하는 라이브러리이기 때문에 확장성이 용이하며, 다른 개발 환경과 쉽게 연동이 가능하다.

ITK는 현재 사용되는 주요 운영체제인 윈도우와 유닉스 계열, 그리고 컴파일러는 gcc/g++, Xcode, Miscrosoft Visual Studio를 통해 사용이 가능하다. 일반적으로 개발환경이 개발자마다 다르고 ITK를 기반으로 개발된 프로그램을 사용하는 사용환경이 다르기 때문에 개발이나 사용환경에 맞게 ITK를 컴파일링하는 작업은 CMake(www.cmake.org)를 이용하여 원활하게 수행할 수 있다. 라이브러리를 생성하기에 앞서 필요한 설정들을 선택할 수 있고, 개발환경을 컴파일러에서 직접 설

정하는 대신에 CMake 환경을 설정하여 라이브러리나 해더 추가를 수월하게 할 수 있기 때문에 연구 및 개발을 수행하는데 유용하다.

ITK 라이브러리에는 영상 처리 알고리즘을 적용한 의료영상을 시각화하는 기능을 포함하지 않기 때문에 시각화를 위해서는 이에 특화되어 있는 라이브러리들을 이용하여 보고자 하는 영상을 가시화해야 한다. 공개되어 있는 여러 시각화 라이브러리들을 중에서 대표적으로 VTK가 많이 활용되고 있다.

VTK는 ITK와 같은 오픈소스 라이브러리로써 3D 컴퓨터 그래픽스, 영상 처리 그리고 시각화 기술에 특화되어 있다. 특히 스칼라, 벡터, 텍스처, 볼륨 데이터 등 다양한 형태의 2D/3D 데이터를 효과적으로 시각화하는 시각화 기술을 제공하는데 목적을 두고 있다. 특히 VTK의 시각화 파이프라인은 데이터 시각화 기술 자체를 데이터 타입, 데이터 처리, 시각화, 상호작용 등 세부요소로 구분하여 개발할 수 있는 유연성을 제공한다. 또한 ITK와의 데이터 맵핑기능이 제공됨으로써 ITK를 이용한 영상 처리과정에서의 결과를 효과적으로 시각화할 수 있다는 장점이 있다.

MITK(Medical Imaging Interaction Toolkit)은 의료영상 처리 및 분석분야에서 기본적으로 요구되는 의료영상 로드 및 저장, 영상 탐색, 수동영상 분할 등의 다양한 기술이 포함된 GUI(Graphical User Interface)를 제공한다. 또한 ITK에서 제공하는 영상 처리 알고리즘과 결합되어 매우 효율적으로 의료영상 처리 소프트웨어를 개발할 수 있는 기반을 제공한다. 특히 사용자가 MITK에서 제공하는 소프트웨어의 플러그인(Plug-in) 형태로 자신의 알고리즘을 포함시킬 수 있기 때문에 소프트웨어의 배포와 접근성에 매우 용이하다. ITK-SNAP 3.8이 최신버전이다.

3) 3D-slicer

3D-slicer는 임상 및 생의학 응용 프로그램에 중점을 두고 고급 이미지 컴퓨팅 문제를 해결하는 데스크톱 소프트웨어이다. 무료 오픈소스 소프트웨어를 사용하여 연구 및 상용제품을 위한 맞춤형 솔루션을 신속하게 구축 및 배포할 수 있는 개발 플랫폼이다. 이 플랫폼은 의료 컴퓨팅을 개선하기 위해 협력하는 지식이 풍부한 사용자 및 개발자 커뮤니티이다.

(1) 시스템 요구사항

3D Slicer는 지난 5년 동안 출시된 모든 Windows, Mac 또는 Linux 컴퓨터에서 실행된다. 구형 컴퓨터도 작동할 수 있다(주로 그래픽 기능에 따라 다름).

슬라이서는 가상머신과 도커 컨테이너에서도 실행할 수 있다. 예를 들어, 웹 브라우저의 3D Slicer+Jupyter 노트북은 Binder 서비스를 통해 무료로 사용할 수 있다(설치가 필요하지 않으며 애플리케이션은 모든 웹 브라우저에서 실행 가능).

모든 권장 업데이트가 설치된 Windows 10 또는 11. 파일이름 및 텍스트에서 국제 문자(UTF-8)를 지원하려면 Windows 10 버전 1903(2019년 5월 업데이트) 버전 이상이 필요하다. Microsoft는 더이상 Windows 8.1 및 Windows 7을 지원하지 않으며, Slicer는 이러한 레거시 운영체제 버전에서 테스트되지 않았지만 여전히 작동할 수 있다.

학습 4

(2) 권장 하드웨어 구성

① 메모리 : 4GB 이상(8GB 이상 권장), 일반적으로 로드하는 데이터 양보다 10배 더 많은 메모리를 확보하면 된다.

② 디스플레이 : 최소 해상도 1024 × 768(1280 × 1024 이상 권장)가 필요하다.

③ 그래픽 : 빠른 볼륨 렌더링에는 전용 그래픽 하드웨어(개별 GPU) 메모리가 권장된다. GPU의 그래픽은 최소 OpenGL 3.2를 지원해야 한다. 통합 그래픽 카드는 기본 시각화에 충분하다.

개별 그래픽 카드(㉠ NVidia GPU)는 대화형 3D 볼륨 렌더링 및 복잡한 장면의 빠른 렌더링에 권장된다.

GPU 텍스처 메모리(VRAM)는 가장 큰 데이터 세트(㉠ 2GB 데이터 작업, VRAM 〉 4GB 확보)보다 커야 하며, 이미지가 GPU 하드웨어의 최대 텍스처 크기에 맞는지 확인해야 한다.

렌더링을 제외하고 대부분의 계산은 CPU에서 수행되므로 GPU가 더 빠르더라도 일반적으로 애플리케이션의 전체 속도에 영향을 미치지 않는다.

④ 3D 슬라이서의 일부 계산 : 3D 슬라이서의 일부 계산은 다중 스레드이며 다중 코어, 다중 CPU 구성의 이점을 얻는다.

⑤ 인터페이스 장치 : 스크롤 휠이 있는 3버튼 마우스를 권장한다. 펜, 멀티 터치 스크린, 터치패드, 그래픽 태블릿을 지원한다. 모든 OpenVR 호환 가상현실 헤드셋은 가상현실 디스플레이를 지원한다.

⑥ 확장 : Python 패키지, 온라인 설명서, 샘플 데이터 세트 및 자습서에 액세스하기 위한 인터넷 연결 등이 있다.

4) 3D 슬라이서 설치

클릭 한 번으로 의료 이미지 데이터를 분석하고 이해할 수 있는 무료 오픈소스

플랫폼인 3D Slicer를 다운로드할 수 있다. 거의 20년에 걸쳐 미국 국립보건원(NIH)의 여러 보조금을 통해 만들어진 Slicer는 모든 사람이 사용할 수 있는 강력한 의료 이미지 처리, 시각화 및 데이터 분석도구를 제공한다.

Slicer는 많은 하드웨어 및 소프트웨어 플랫폼에서 구축 및 테스트 되었다. 3D Slicer는 최신 Windows, macOS 및 다양한 Linux 배포판에서 실행된다.

5) 3D 슬라이서 특징

(1) 이미지 분할

이미지 분할(윤곽선 또는 주석이라고도 함)은 일반적으로 해부학적 구조, 병변 및 다양한 기타 물체공간에 해당하는 이미지의 영역을 묘사하는 절차이다. 특정 구조의 시각화, 정량화(부피, 표면, 형상 속성 측정), 3D 프린팅 및 마스킹(특정 영역으로 처리 또는 분석 제한) 등에 필요하므로 의료영상 컴퓨팅에서 매우 일반적인 절차이다.

〈표 4-1〉 영역별 특징

바이너리 라벨맵	닫힌 표면	분수 레이블맵	평면 윤곽선, 리본
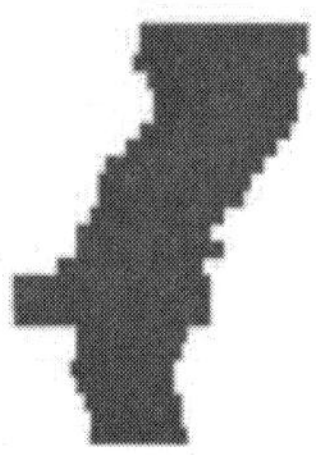	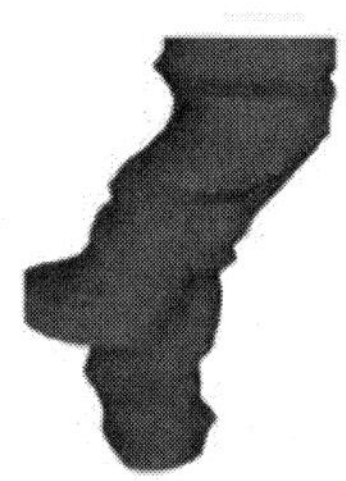		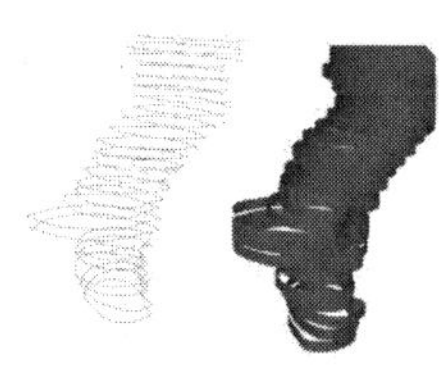
쉬운 2D 보기 및 편집, 항상 유효(변환 또는 편집된 경우에도)	쉬운 3D 시각화	매우 쉬운 2D 보기 및 편집, 항상 유효하고 매우 정확함	정확한 2D 보기 및 편집
부정확(유한 해상도) 은 겹침이 허용되는 경우 많은 메모리가 필요	편집하기 어렵고 특히 비선형 변환 후에 유효하지 않을 수 있다(예 자체 교차).	많은 메모리 필요	3D에서 모호하고 품질이 낮은 3D 시각화

예를 들어 분할은 이미지의 모든 슬라이스를 반복하고 경계에서 윤곽선을 그리는 방식으로 수동으로 수행할 수 있다. 그러나 종종 반자동 또는 완전 자동방법이 사용된다. Segment Editor 모듈은 다양한 세분화 방법을 제공한다.

분할결과는 segmentation 3D Slicer의 노드에 저장된다. 분할노드는 여러 세그먼트로 구성된다.

각 세그먼트는 단일구조에 대한 영역을 지정한다. 각 세그먼트에는 이름, 기본 디스플레이 색상, 콘텐츠 설명(표준 DICOM 코딩항목 저장 가능) 및 사용자 지정 속성과 같은 여러 속성이 있다. 세그먼트는 공간에서 서로 겹칠 수 있다.

예를 들어 영역은 이진 레이블 맵(각 복셀의 값이 해당 복셀이 영역 내부 또는 외부에 있는지 지정함) 또는 닫힌 표면(표면 메시가 영역의 경계를 정의함)과 같이 다양한 방식으로 나타낼 수 있다. 모든 것에 잘 작동하는 단일 표현은 없다. 각 표현에는 고유한 장점과 단점이 있으며 그에 따라 사용된다.

각 세그먼트는 [그림 4-7]의 여러 Representations에서 하나의 표현은 사용자 인터페이스에서 그림의 별표로 표시됨으로써 지정된다. 마스터 표현(Master Representation)은 유일하게 편집가능한 표현이며, 파일로 저장할 때 저장되는 유일한 표현이고 다른 모든 표현은 여기에서 자동으로 계산된다.

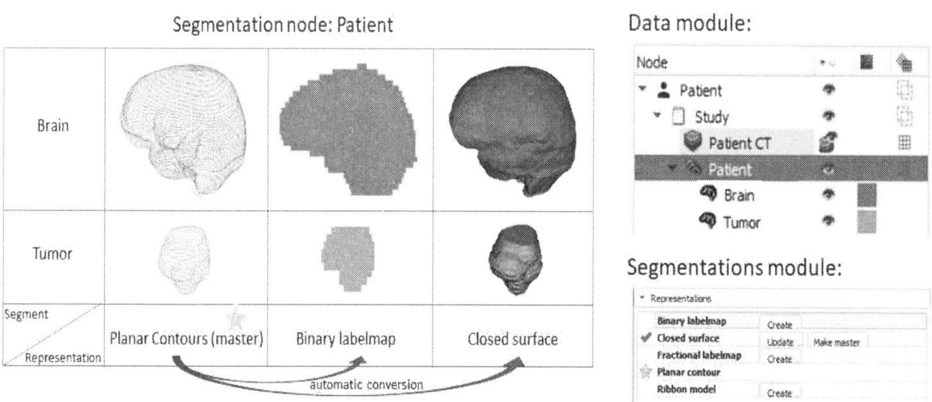

[그림 4-7] 각 세스멘테이션 표현

이진 레이블맵 표현은 가장 쉽게 편집할 수 있기 때문에 아마도 가장 일반적으로 사용되는 표현일 것이다. 이 표현을 사용하는 대부분의 소프트웨어는 모든 세그먼트를 단일 3D 배열에 저장하므로 각 복셀은 단일 세그먼트에 속할 수 있고, 세그먼트는 겹칠 수 없다.

3D Slicer에서는 세그먼트 간의 중첩이 허용된다. 겹치는 세그먼트를 이진 레이블 맵에 저장하기 위해 세그먼트는 각 레이어(Layers)는 내부적으로 별도의 3D 볼륨으로 저장되며 메모리를 절약하기 위해 겹치지 않는 여러 세그먼트 간에 하나의 볼륨을 공유할 수 있다.

(2) 세분화 모듈

3D 슬라이서에는 분할 조작을 위한 많은 모듈이 있다. Slicer Core의 세분화 모듈의 구성은 다음과 같다.

① 세분화 : 디스플레이 옵션 조정, 세그먼트 표현 및 레이어 관리, 세분화 간 세그먼트 복사/이동, 세분화와 모델 및 레이블 맵 볼륨 간 변환, 파일로 내보내기 등이 있다.
② 세그먼트 편집기 : 수동(페인트, 그리기 등), 반자동(임계값 지정, 영역 성장, 보간 등) 및 자동도구를 사용하여 이미지에서 세그먼트를 만들고 편집한다. 여러 편집기 효과가 Segment Editor 모듈에 내장되어 있으며, 확장 프로그램에서 더 많은 기능을 제공한다(Extensions Manager의 'Segmentations' 범주).
③ 세그먼트 통계 : 볼륨, 표면, 최소/최대/평균 강도, 방향 경계 상자, 구형도 등과 같은 각 세그먼트에 대한 강도 및 기하학적 속성을 계산한다.

세분화 생성/편집을 위한 확장의 구성은 다음과 같다.

① Segment Editor Extra Effects : Segment Editor에 8개의 효과를 더 추가한다.
② Surface Wrap Solidify : 분할된 이미지 영역의 내부 구멍을 채우거나 분할 내부에서 가장 큰 공동을 검색한다.
③ MONAI Label : MONAI Label을 이용한 다양한 장기의 AI기반 분할을 한다.
④ Total Segmentator : 전신 CT 이미지에서 104개 구조의 AI기반 전자동 분할을 한다.
⑤ Density Lung Segmentation : AI기반 완전 자동 폐 분할을 한다.
⑥ HD Brain Extraction : 뇌 MRI 이미지에서 AI기반 완전 자동 두개골 스트리핑을 한다.
⑦ NVIDIA-AIAA : 여러 장기의 AI 기반 전자동 분할을 한다. 분할은 원격 서버에서 수행된다.
⑧ RVesselX : 반자동 간 실질 및 혈관 분할을 한다.

세분화 분석 및 처리를 위한 확장의 구성은 다음과 같다.

① 세그먼트 비교 : Hausdorff 거리 및 Dice 계수와 같은 메트릭을 기반으로 두 세그먼트 간의 유사성을 계산한다.

② 세그먼트 등록(Segment Registration 확장에서 제공) : 선택한 두 세그먼트를 정렬하는 강성 또는 변형 가능한 변환을 계산한다.
③ SegmentMesher : 분할에서 체적(사면체) 메쉬를 생성한다.
④ Open Anatomy : glTF 또는 OBJ 형식의 외부 뷰어를 위해 세분화 또는 모델 계층구조를 내보낸다.
⑤ Sandbox : Osirix ROI 및 Slice Omatic 분할파일에 대한 임포터를 제공한다.

6) QuPath

(1) QuPath의 개요

QuPath는 생체 이미지 분석을 위한 오픈소스 소프트웨어이다.

QuPath는 전체 슬라이드 이미지 작업을 위한 강력한 도구세트를 제공하기 때문에 디지털 병리학 애플리케이션에 자주 사용 되지만 다른 많은 종류의 이미지에도 적용할 수 있다.

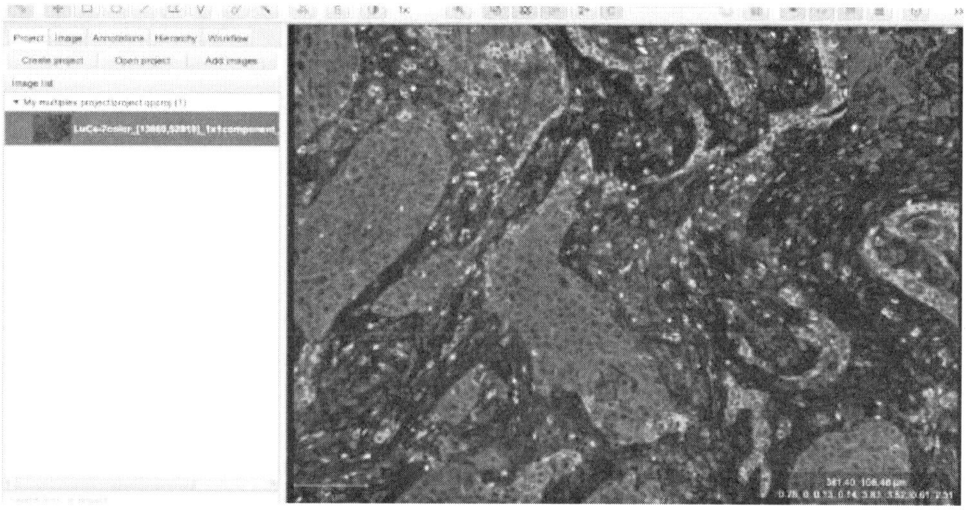

[그림 4-8] QuPath의 이미지

QuPath의 기능은 다음과 같다.

① 최신 JavaFX 인터페이스를 사용하는 강력한 주석 및 시각화 도구
② 세포 및 조직 감지를 포함한 일반적인 작업을 위한 내장형 알고리즘
③ 개체 및 픽셀 분류 모두를 위한 대화형 머신러닝
④ ImageJ, OpenCV, Java Topology Suite 및 OMERO를 포함하여 널리 사용되는 다른 개방형 도구와의 호환성

학습 4

⑤ 전체 슬라이드 이미지 및 다중화된 데이터를 포함하여 Bio-Formats 및 OpenSlide를 통해 다양한 이미지 형식 지원
⑥ 사용자 정의 및 심층 데이터 조사를 위한 Groovy 스크립팅

(2) 설 치

QuPath는 현재 서명된 애플리케이션이 아니다. 즉 GitHub에서 플랫폼(Windows, Linux, macOS)용으로 다운로드한 후 실행하려면 몇 가지 추가 단계를 수행해야 할 수 있다.

Windows 에서 파일을 다운로드한 경우 .msi파일을 두 번 클릭하여 설치 프로그램을 시작한다. 경고가 표시되면 추가 정보 및 실행을 선택하면 계속 진행할 수 있다.

Windows에서 다운로드한 경우 .zip콘텐츠를 추출하고 QuPath.exe 파일을 실행한다.

QuPath(Console).exe은 Windows에서는 버전 번호가 통합된 QuPath.exe 및 QuPath(콘솔).exe라는 두 개의 실행파일이 표시되고, 둘 중 하나를 사용할 수 있다. 이들 간의 유일한 차이점은 콘솔 버전이 QuPath가 실행될 때 텍스트를 인쇄하는 콘솔도 표시한다는 것이다. 이는 명령줄을 사용할 때 유용하다.

7) Sante DICOM Viewer

(1) Sante PACS Server PG (for Windows) New version 3!

Sante PACS Server PG(for Windows) New version 3은 DICOM 3.0 호환 PACS 서버, Modality Worklist 서버, DICOM 파일용 HTTP(웹) 서버, CD/DVD 굽기 및 인쇄 서버로 저렴한 가격에 높은 성능과 안정성을 제공한다. 내장된 웹 서버를 DICOM 파일용 무료 클라우드 서버로 사용할 수 있다.

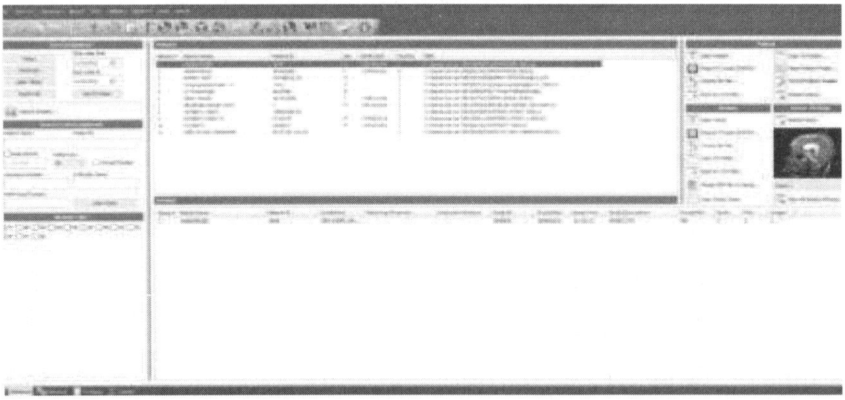

[그림 4-9] Sante PACS Server PG

(2) Sante DICOM Editor(Windows용)

Sante DICOM Editor(Windows용)는 탁월한 2D/3D DICOM 뷰어일 뿐만 아니라 강력하고 사용하기 쉬운 DICOM 파일용 후처리 소프트웨어이기도 하다. Sante DICOM Editor는 편집기, 뷰어, 디코마이저, 변환기, DICOM 파일용 익명화, DICOM CD/DVD 버너, PACS 클라이언트/미니 서버 등이다.

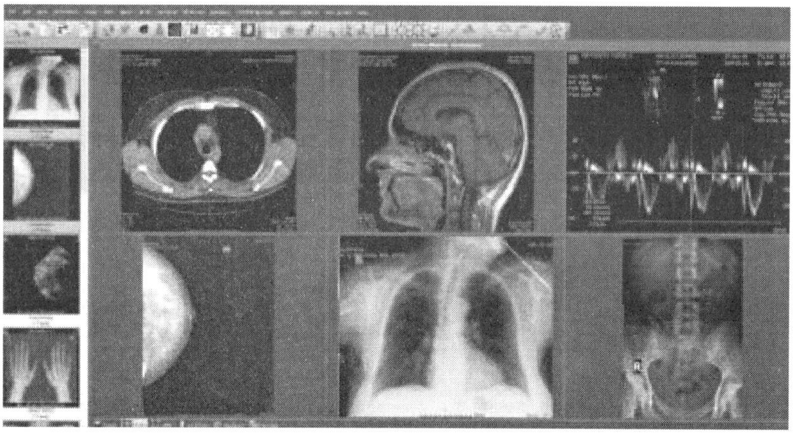

[그림 4-10] Sante DICOM Editor

8) MITK

Medical Imaging Interaction Toolkit(MITK)은 대화형 의료영상 처리 소프트웨어 개발을 위한 무료 오픈소스 소프트웨어이다. MITK를 기반으로 의료 이미지를 보고, 처리하고, 분할할 수 있는 강력한 무료 애플리케이션인 MITK Workbench를 제공한다.

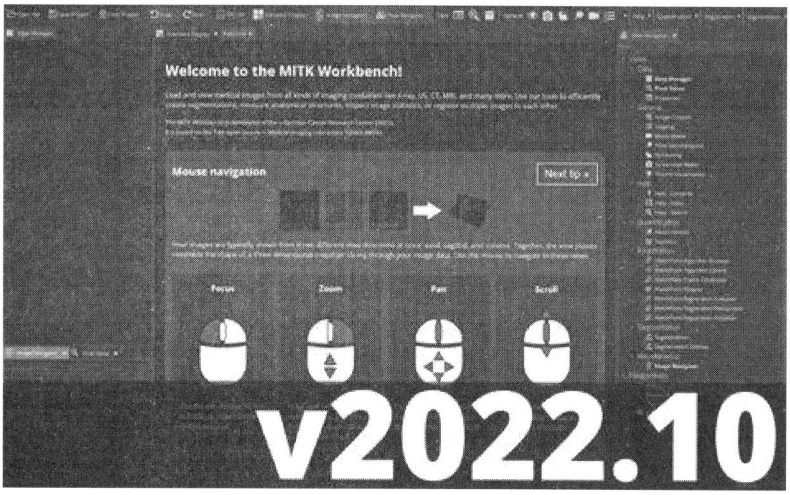

[그림 4-11] MITK v2022.10

기본 이미지 전처리 및 향상 필터에 대한 쉬운 인터페이스를 제공한다. 노이즈 억제, 형태학적 작업, 가장자리 감지 및 이미지 산술뿐만 아니라 이미지 반전 및 다운샘플링 영역에서 3D 및 4D 이미지에 대한 필터작업을 제공한다.

기본 이미지 전처리 및 이미지 향상 필터에 대한 쉬운 인터페이스를 제공한다. 노이즈 억제, 형태 연산, 에지 감지 및 이미지 산술 영역에서 다양한 필터연산을 제공한다. 현재 MITK에서 로드할 수 있는 모든 3D 및 4D 이미지 유형과 함께 사용할 수 있다. 2D 이미지 지원은 향후 추가될 예정이다. 모든 필터는 Insight Segmentation and Registration Toolkit(ITK, www.itk.org)에서 캡슐화된다.

(1) 사용자 인터페이스

MITK 애플리케이션의 레이아웃은 서로 다른 작업영역을 명확하게 구분하도록 설계되었다. [그림 4-12]는 사용자 인터페이스의 주요 섹션에 대한 개요를 제공한다.

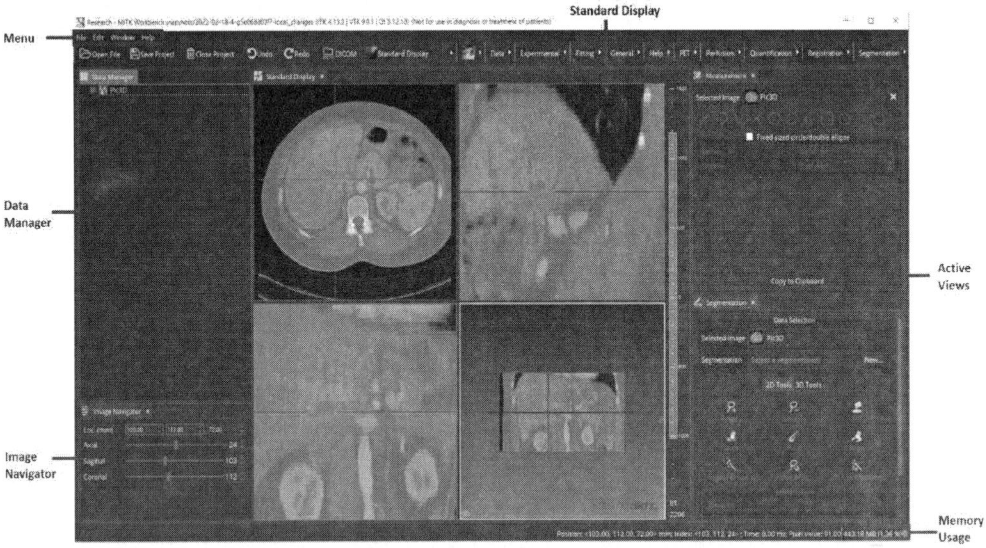

[그림 4-12] MITK 애플리케이션의 사용자 인터페이스

의료영상에서 발생하는 다양한 작업에는 매우 다른 접근방식이 필요하다. 이러한 상황을 인정하기 위해 MITK는 이러한 작업에 대해 매우 다른 솔루션을 기반으로 구축할 수 있는 프레임워크를 제공한다. 이러한 솔루션을 원근법이라고 하며, 더 어려운 문제를 해결하기 위해 순서대로 사용할 수도 있지만 각 솔루션은 서로 독립적으로 작동한다.

'창' → '관점 열기' 대화 상자를 사용하여 관점 사이를 전환할 수 있다. 사용 가능한 기본 관점은 '연구', '뷰어' 및 '시각화'이다. 각 관점에 다양한 보기를 추가하여 특정 요구사항에 맞게 선택한 관점을 조정할 수 있다.

(2) 시스템 로드 표시기/메모리 사용량

화면 오른쪽 하단에 있는 시스템 로드 표시기는 현재 MITK 응용 프로그램에 필요한 메모리에 대한 정보를 제공한다. 이미지 처리는 메모리를 많이 사용하는 작업이며 표시기를 모니터링하여 하드 드라이브로 계속 교체하는 동안 시스템이 정지되는 것을 방지한다.

(3) 데이터 관리자

데이터 관리자는 이미지, 분할 마스크, 정합, 표면, 포인트 세트, 주석 및 측정과 같은 의료 데이터를 관리하는 MITK의 핵심 구성요소이다.

(4) 이미지 네비게이터

Image Navigator를 사용하면 사용가능한 데이터를 빠르게 이동할 수 있다. 슬라이더를 움직여서 슬라이드와 타임스텝을 스크롤할 수 있다.

(5) 표준 디스플레이

표준 디스플레이의 4개 창 보기는 MITK 이미지 보기의 핵심이다. 4개 창 보기 및 레벨 창에 대한 자세한 설명은 표준 디스플레이 보기 문서인 The Standard Display를 참조한다.

(6) 이미지 자르기 도구

Image Cropper Plugin을 사용하면 입방체 경계모양을 정의하여 원본 이미지 볼륨에서 하위 볼륨을 자르고 마스킹할 수 있다.

이미지를 선택하고 '새로 만들기' 버튼을 누르면 새로운 경계모양을 만들 수 있다. 경계모양은 데이터 관리자에서 하위 노드로 나타난다. 또는 기존 경계모양을 선택할 수 있다.

이 경계모양은 볼륨의 임의 위치에 배치할 수 있으며, 각 면의 핸들을 사용하여 쉽게 조정할 수 있다. 활성화되면 핸들이 빨간색으로 표시되고 그렇지 않으면 흰색으로 표시된다. 모양 또는 단일 핸들 위로 마우스를 가져가면 경계모양을 수정할 수 있다. 핸들을 이동하면 경계모양의 해당 범위가 변경되는 반면 모양 자체를 이동하면 위치가 변경된다.

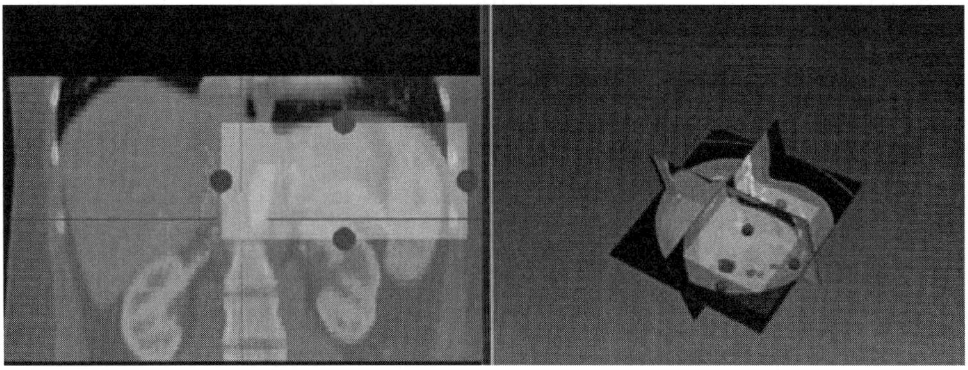

[그림 4-13] 경계모양

경계모양이 원하는 위치에 배치되자마자 '자르기' 버튼을 누르면 선택한 하위 볼륨만 포함하는 하위 노드로 원본 이미지에 할당된 새 이미지가 생성된다. 하위 볼륨의 크기는 경계모양의 크기와 같다.

'마스크' 버튼을 누르면 원래 이미지 크기가 유지되지만 경계모양 경계 내에 포함되지 않은 영역이 가려진다. 3D+t 이미지의 경우 기본적으로 전체 시계열이 잘린다.

9) MRICron

MRIcron은 크로스 플랫폼 NIfTI 형식 이미지 뷰어이다. 여러 레이어의 이미지를 로드하고 볼륨 렌더링을 생성하며 관심 있는 볼륨을 그릴 수 있다.

또한 DICOM 이미지를 NIfTI 형식으로 변환하기 위한 dcm2nii와 통계를 위한 NPM을 제공한다. MRIcron은 성숙하고 유용한 도구이지만 최신 MRIcroGL을 대안으로 고려할 수 있다.

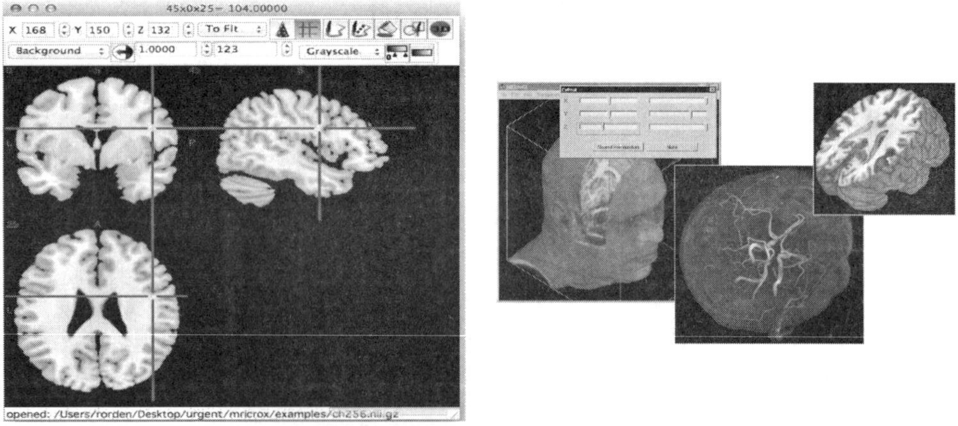

[그림 4-14] MRIcron 이미지

수행 내용

재료 · 자료

- 의료영상분석 관련 자료

기기(장비 · 공구)

- 컴퓨터, 문서작성 프로그램, 프린터, 주변기기

안전 · 유의사항

- 의료영상분석 관련 장비의 안전 및 유의사항을 숙지한다.

학습 4

수행 순서

01 PACS DICOM 뷰어인 RadiAnt의 일반적인 기능에 대하여 분석하라.

1. 다양한 종류의 DICOM 파일을 지원

이 소프트웨어는 여러 이미지 양식으로 된 분야별 파일을 열고 나타낼 수 있다.

① 디지털 방사선 촬영(CR, DX)
② 유방촬영술(MG)
③ 컴퓨터 단층촬영(CT)
④ 자기공명(MR)
⑤ 양전자 단층촬영 PET-CT(PT)
⑥ 초음파 검사(US)
⑦ 디지털 혈관조영(XA)
⑧ 감마선 카메라, 핵의학(NM)
⑨ 2차 생성 사진 및 스캔 이미지(SC)
⑩ Structured Reports(SR)

다양한 종류의 DICOM 이미지가 지원된다.

① 단색(CR, CT, MR) 및 컬러(US, 3D 재구성)
② 정지 이미지(CR, MG, CT) 및 움직이는 이미지(XA, US)
③ 비압축 및 압축(RLE, JPEG Lossy, JPEG Lossless, JPEG 2000)
④ Basic Tools for Manipulation of Images

2. 필요한 모든 도구를 편하게 사용 가능

RadiAnt DICOM Viewer는 이미지를 다루고 측정할 수 있는 기본적인 도구들을 제공한다.

① 유체 주밍 및 패닝
② 밝기, 대비 조정, 네거티브 모드
③ 컴퓨터 단층촬영(CT)을 위한 윈도우 설정 프리셋(폐, 뼈 등)
④ 이미지 회전(90도, 180도) 또는 뒤집기(수평, 수직) 기능
⑤ 세그먼트 길이
⑥ 원/타원 및 해당 영역 내 평균, 최소, 최대 변숫값[㉖ CT 촬영 시 HU(Hounsfield Unit) 밀도]
⑦ 각 값[일반 및 콥(Cobb) 각도]
⑧ 자유롭게 그릴 수 있는 펜 툴
⑨ Lightning Fast Performance

3. 매우 빠름

RadiAnt DICOM Viewer는 재원을 가능한 효율적으로 사용할 수 있도록 만들어졌다. 대용량 RAM의 다중처리시스템과 멀티코어 시스템을 사용하지만, 1GB RAM의 싱글코어 장치에서도 실행된다.

필요하다면 4GB 이상의 메모리에서 열려 있는 모든 이미지를 처리할 수 있도록 64비트 버전이 제공된다. 비동기식 읽기 기능 덕분에 이미지가 열려 있는 동안 다른 이미지를 찾아보고 작업할 수 있다.

매우 알찬 하나의 응용프로그램에서 이 모든 기능을 사용할 수 있다. 설치파일 용량은 7MB보다 약간 크다.

4. 여러 시리즈 또는 연구를 비교 가능

한 연구 또는 여러 연구의 많은 시리즈를 동시에 열거나 다른 창으로 띄워 비교할 수 있다.

동일한 면에 있는 이미지로 구성된 시리즈(예 조영제 투여 전후의 컴퓨터 단층촬영 시리즈)는 기본값으로 자동 동기화된다.

상이한 이미지 평면에 있는 시리즈를 탐색할 때 좀 더 나은 해부학적 연관성을 나타내기 위해 상호참조 라인이 표시된다(예 자기공명 연구).

5. PACS 로케이션에서 검색하고 다운로드

PACS(의료영상 저장전송 체계) 클라이언트 기능은 RadiAnt DICOM Viewer가 다른 PACS 호스트에서 연구를 문의하고 검색할 수 있다.

지원되는 서비스 클래스 사용자/제공자는 C-ECHO SCU, C-ECHO SCP, C-FIND SCU, C-MOVE-SCU, C-STORE-SCP이다.

RadiAnt를 닫을 때 수신 받은 DICOM 파일을 임시 폴더에 저장하고 삭제할 수 있으며, 또는 파일을 로컬 데이터베이스에 저장할 수 있다.

6. 로컬 아카이브

로컬 아카이브(Local Archive) 기능을 사용하면 CD/DVD 디스크, USB 플래시 드라이브, 로컬 및 네트워크 폴더 또는 PACS 서버에서 DICOM 검사를 가져와서 나중에 쉽게 액세스 할 수 있도록 로컬 하드 드라이브에 저장할 수 있다.

로컬 아카이브는 원본 미디어를 더 이상 사용할 수 없거나 PACS 서버에서 반복적으로 검색할 필요없이 검사를 열기 원하는 상황에서 유용하게 사용할 수 있다.

또한 데이터베이스에 액세스하여 하드 드라이브에 저장된 DICOM 파일 모음에서 연구를 구성하고 빠르게 찾을 수 있다.

7. DICOM 파일을 이미지나 동영상으로 전송가능

시각적으로 화려한 프레젠테이션과 전문적인 출판물을 만들어 보자. RadiAnt DICOM Viewer는 DICOM 파일을 JPEG(압축) 또는 BMP(비압축 비트맵) 이미지 및 WMV(Windows Media Video) 동영상으로 내보낼 수 있다.

하나의 이미지, 하나의 전체 시리즈 또는 열려 있는 모든 이미지를 동시에 내보낼 수 있다.

표시된 이미지는 컨트롤+C 단축키로 간단히 Windows 클립보드에 복사할 수 있으며,

Word 또는 PowerPoint 문서에 쉽게 붙여 넣을 수 있다.

8. MPR(다평면 재구성)

RadiAnt DICOM Viewer에 포함된 MPR(Multi-planar Reconstructions) 툴은 직각판(관상면, 시상면, 축 또는 사선, 기본 이미지 판에 따라 다름)의 이미지를 재구성하는 데 사용할 수 있다. 이를 통해 기본 이미지만으로는 시각화할 수 없었던 새로운 해부학적 인지를 할 수 있도록 한다.

재구성 프로세스는 매우 빠르다. 2000개 이상의 축 방향 CT 면으로부터 관상면 시리즈를 약 3초만에 만들 수 있다(모던 Intel Core i7 시스템에서).

9. 3D 볼륨 렌더링

3D VR(Volume Rendering : 볼륨 렌더링) 도구를 사용하면 최신 CT/MR 스캐너에서 생성된 대량의 데이터를 3차원 공간에서 시각화 할 수 있다. 데이터 세트의 다양한 측면을 3D VR 창에서 대화식으로 탐색할 수 있다.

이 도구를 사용하면 메스 도구로 볼륨에서 원하지 않는 부분을 잘라내어 볼륨을 회전하고, 줌 수준과 위치를 변경하고, 색상과 불투명도를 조정하고, 길이를 측정하고, 숨겨진 구조를 표시할 수 있다. 느린 기계에서도 유동적인 작동을 유지하기 위해 이미지가 점진적으로 렌더링된다.

10. PET-CT 이미지 융합(Image Fusion)

FDG(포도당) 흡수 값이 증가된 부위를 해부학적으로 참조할 수 있도록 컬러 맵 PET 이미지를 CT 스캔에 겹쳐 볼 수 있다.

타원 툴을 사용하여 특정 부위의 SUVbw(체중으로 계산한 표준 흡수 값)의 최대, 최소, 평균값을 측정할 수 있다.

이미지 융합기능은 자기공명 등 다른 이미지 종류에도 사용할 수 있다. 예를 들어, DWI 이미지는 T1 또는 T2 스캔에 융합될 수 있다.

11. 디지털 감산 혈관조영술

DSA(디지털 감삼 혈관조용술, Digital Subtraction Angiography) 기술을 형광경 시리즈(XA)에 적용하여 혈관을 더 효과적으로 시각화할 수 있다.

사전대비 이미지(소위 마스크)는 동맥/정맥이 조영제로 채워진 후속 이미지에서 차감되어 최종 이미지에서 뼈 또는 조밀한 연조직 영역이 제거된다. 자동픽셀 시프트 기능을 사용하면 단순히 관심영역을 선택해서 마스크와 라이브 이미지의 정렬을 자동으로 수정할 수 있다.

12. 시간-강도 곡선

RadiAnt DICOM Viewer는 시간-강도 곡선(TICs : Time-Intensity Curves)으로 나타내어 병변의 변화 추이(예 유방 MRI)를 시각화할 수 있다.

여러 종류의 곡선을 도출할 수 있다. Ia-직선(신호 강도가 동적 주기 전체에 걸쳐 계속 상승한다)/Ib-곡선(시간-신호 강도 곡선은 조영제 투여 후 기간의 후반부에 완만해진다), II-평탄(신호강도는 조영제 투여 후 기간의 중반부와 후반부에 안정) 또는 III-소멸(신호강도는 조영제 투여 후 기간의 중반부에 감소/소멸)한다.

13. 멀티 터치 지원

터치할 수 있는 Windows 8 또는 Windows 10 장치가 있다면 마우스나 키보드보다 손가락(여러 손가락 사용 가능)을 사용하는 것이 더 쉬울 것이다.

RadiAnt DICOM Viewer에는 멀티 터치기능(Multitouch Features)이 있다.

① 한 손가락으로 이미지를 터치하고 움직여 나타난 시리즈의 이미지를 탐색해보자.

② 확대하거나 축소하려면 두 손가락으로 이미지를 터치하여 벌리거나 오므리면 된다. 두 손가락으로 이미지를 드래그하여 움직이고 확대된 이미지의 안 보이는 부분을 보이게 해보자.

③ 세 손가락으로 이미지를 터치하고, 상하(밝기) 또는 좌우(대비)로 움직여 창 설정(밝기/대비)을 변경할 수 있다.

14. 여러 언어를 지원하는 인터페이스

우리 커뮤니티 덕분에 RadiAnt DICOM Viewer 인터페이스는 현재까지 25개 이상의 언어로 번역되어 있다[아랍어, 포르투갈어(브라질), 불가리아어, 중국어, 크로아티아어, 체코어, 덴마크어, 네덜란드어/플라망어, 프랑스어, 독일어, 그리스어, 헝가리어, 인도네시아어, 이탈리아어, 일본어, 한국어, 노르웨이어, 페르시아어, 폴란드어, 포르투갈어, 러시아어, 세르비아어, 슬로바키아어, 스페인어, 스웨덴어, 터키어, 우크라이나어].

우리의 온라인 툴로 현재의 번역을 쉽게 수정할 수 있으며 또 다른 언어로도 번역할 수 있다.

15. 환자 CD/DVD DICOM 뷰어

환자의 CD를 열어보기까지 기다리는 시간이 얼마나 힘든 일인지 알고 있나요?

이미지를 실제로 보기 위해 여러분의 뷰어에 추가 구성요소를 설치해야 하나요?

RadiAnt DICOM Viewer CD/DVD 자동실행 패키지를 사용해보자. 속도가 정말 빠르며 Windows 11/10/8.1/8/7/Vista/XP 시스템에서 설치하지 않고 실행할 수 있고, 추가적인 소프트웨어나 프로그래밍 요소(예 NET, Java)가 필요없다.

사용자의 운영체제에 맞기만 하다면 64비트 버전이 더욱 효율적이다. 그 이전의 기기에서는 32비트 버전을 사용한다. 약 6MB의 오버헤드 데이터만이 미디어에 추가되어 있다.

응용프로그램을 연 다음 표시되는 로고 이미지는 원하는 대로 변경하여 고객에게 회사에 대한 정보를 나타낼 수도 있다.

02 3D 슬라이서 사용방법에 대하여 분석하라.

1. 3D 슬라이서 설치

슬라이서를 다운로드하려면 다음 OS별로 해당 항목을 클릭한다.

	Windows	macOS	Linus
Stable Release access older releases	Version 4.10.2 revision 28257 built 2019-05-22	Version 4.10.2 revision 28257 built 2019-05-30	Version 4.10.2 revision 28257 built 2019-05-22
Preview Release	Version 4.11.0 revision 28879 built 2020-03-25	Version 4.11.0 revision 28879 built 2020-03-25	Version 4.11.0 revision 28879 built 2020-03-24

[그림 4-15] 3D 슬라이서 설치

3D Slicer의 'Preview Release'는 매일 업데이트되며(프로세스는 동부 표준시 오후 11시에 시작하여 완료하는 데 몇 시간이 소요됨) 새로운 기능 및 수정사항을 포함한 최신 개발을 나타낸다.

'안정적인 릴리스'는 일반적으로 1년에 몇 번 업데이트되며, 보다 엄격한 테스트를 거친다.

슬라이서는 일반적으로 모든 플랫폼에 간단하게 설치할 수 있다.

동일한 사용자 계정에 여러 버전의 응용 프로그램을 설치할 수 있으며, 서로 간섭하지 않는다. 설치시 알 수 없는 문제가 발생하면 응용 프로그램 설정파일을 삭제할 수 있다.

64비트 Slicer 설치 프로그램만 다운로드할 수 있다.

개발자는 32비트 운영체제에서 Slicer를 실행해야 하는 경우 자체적으로 32비트 버전을 빌드하려고 시도할 수 있다. 즉 대형 CT 또는 MR 체적 데이터 세트 처리와 같은 많은 임상 연구작업에는 32비트 프로그램에서 수용할 수 있는 것보다 더 많은 메모리가 필요하므로 이는 신중하게 고려해야 한다.

다운로드가 완료되면 아래 OS에 따라 설치를 완료한다.

1) 윈도우

① 설치 프로그램을 실행한다.

- 현재 제한사항 : 설치 경로에는 영어(ASCII 인쇄 가능) 문자만 포함되어야 한다. 그렇지 않으면 일부 Python 패키지가 올바르게 로드되지 않을 수 있기 때문이다.

② Windows 시작 메뉴에서 Slicer를 실행한다.

③ Windows 설정에서 '앱 및 기능'을 사용하여 애플리케이션을 제거한다.

2. 슬라이서 사용방법

3D Slicer는 많은 기능을 제공하며 사용자에게 사용방법에 있어 뛰어난 유연성을 제공한다. 결과적으로 새로운 사용자는 옵션의 수에 압도당할 수 있으며, 간단한 작업을 수행하는 방법을 파악하는 데 어려움을 겪을 수 있다. 이것은 정상이며 많은 사용자가 이 소프트웨어 사용방법을 배우는 데 약간의 시간을 투자하여 이 어려운 단계를 성공적으로 통과했다.

1) 빠른 시작

데이터 세트를 로드하여 애플리케이션 작동방식을 파악하고 수행할 수 있는 작업을 탐색할 수 있다.

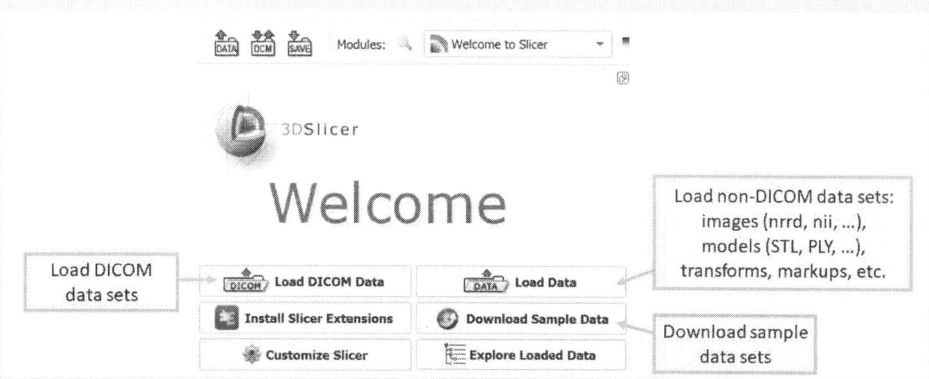

[그림 4-16] 작업의 탐색

2) 데이터 로드

3D 슬라이서를 열고 시작패널을 사용하여 자신의 데이터를 로드하거나 탐색할 샘플 데이터를 다운로드한다. 샘플 데이터는 자신의 데이터가 없는 경우 3D Slicer의 기능을 시도하는 데 유용한 경우가 많다.

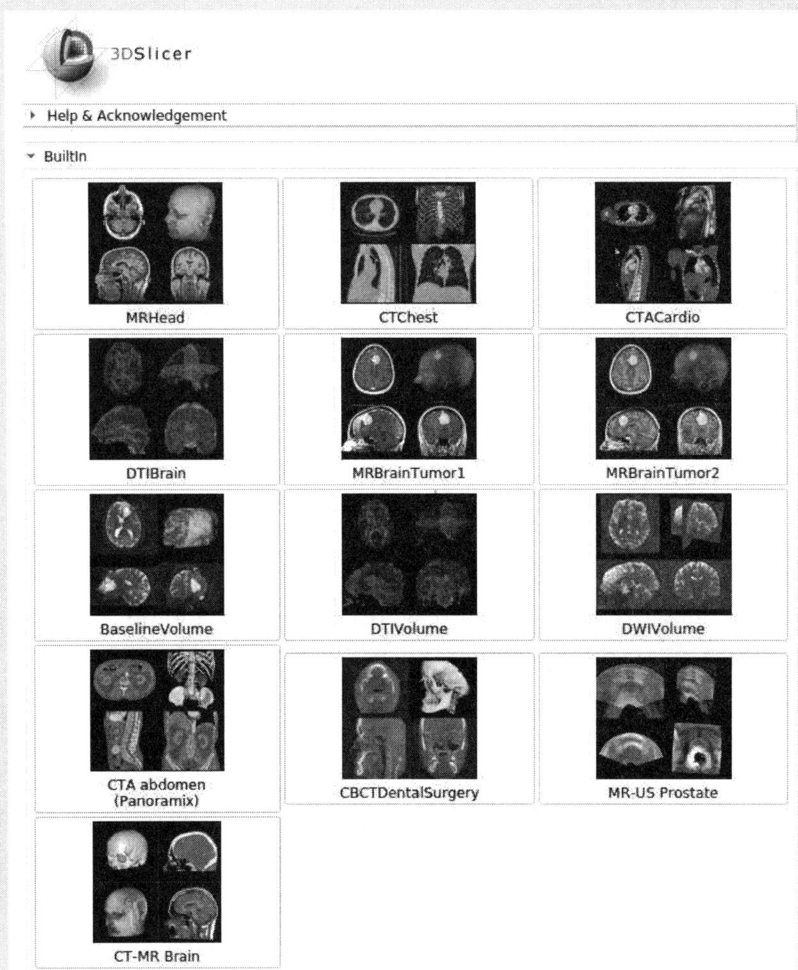

[그림 4-17] 데이터 로드

3) 데이터 보기

데이터 모듈의 주제 계층 구조 탭에는 장면의 모든 데이터 세트가 표시된다. 모든 보기에서 항목을 표시하거나 숨기려면 '눈' 아이콘을 클릭한다.

뷰어의 왼쪽 상단 모서리에 있는 압정을 클릭하여 보기를 사용자 정의할 수 있다(방향 마커 표시, 눈금자, 방향 변경, 투명도). 슬라이스 뷰어에서 가로 막대를 사용하여 슬라이스를 스크롤하거나 슬라이스를 선택할 수 있다.

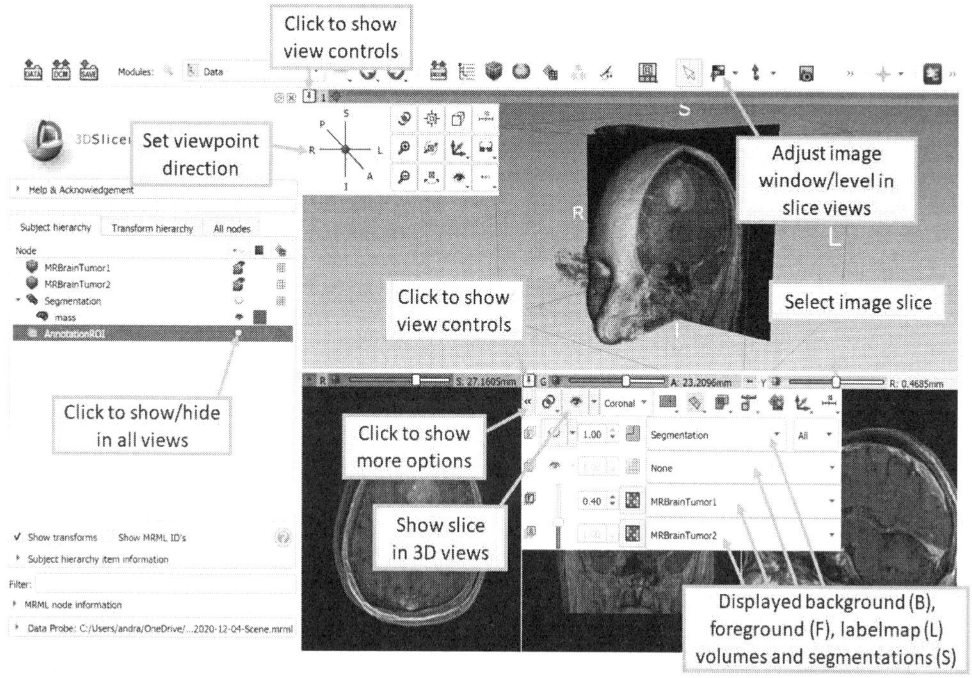

[그림 4-18] 데이터 보기

4) 프로세스 데이터

3D Slicer는 모듈식 아키텍처를 기반으로 한다. 데이터를 처리하거나 분석할 모듈을 선택한다. 또한 가장 중요한 모듈은 다음과 같다(전체 목록은 모듈 섹션에서 사용 가능).

① Welcome : 3D Slicer가 시작될 때 기본 모듈이다. 패널에는 데이터를 로드하고 3D 슬라이서를 사용자 지정하기 위한 옵션이 있다. 이러한 옵션 아래에는 3D 슬라이서 사용에 대한 필수정보가 포함된 드롭다운 상자가 있다.

② 데이터 : 중앙 데이터 구성 허브 역할을 한다. 현재 장면에 있는 모든 데이터를 나열하고 검색, 이름 바꾸기, 삭제 및 이동과 같은 기본 작업을 허용한다.

③ DICOM : 이미지, 분할, 구조 세트, 방사선 치료 개체 등과 같은 DICOM 개체를 가져오고 내보낸다.

④ 볼륨 : 다양한 볼륨 유형의 모양을 변경하는 데 사용된다.

⑤ 볼륨 렌더링 : 3D 이미지 데이터의 대화형 시각화를 제공한다.

⑥ 분할 : 디스플레이 속성을 편집하고 분할을 가져오거나 내보낸다.

⑦ 세그먼트 편집기 : 다양한 수동, 반자동 및 자동도구를 사용하여 3D 볼륨을 세그먼트화한다.

⑧ 마크 업 : 장면과 관련된 마크업을 만들고 편집할 수 있다.

⑨ 모델 : 모델의 표시 매개변수를 로드하고 조정한다. 사용자가 3D 표면 모델의 모양을 변경하고 구성할 수 있다.

⑩ 변환 : 이 모듈은 변환 행렬을 만들고 편집하는 데 사용된다. 변환 가능 목록에서 변환됨 목록으로 노드를 이동하거나 데이터 모듈의 변환 노드 아래에서 노드를 끌어 이러한 관계를 설정할 수 있다.

5) 데이터를 저장

File장면의 모든 데이터는 메뉴 → 틀을 사용하여 한 번에 저장하거나 선택한 데이터 세트를 마우스 오른쪽 버튼으로 클릭하고 또는 틀을 선택하여 모듈에서 내보낼 수 있다. 자세한 내용은 데이터 로드 및 저장 섹션에 설명되어 있다.

㉮ Save dataDataExport to file...Export to DICOM...

6) 확장 프로그램

3D Slicer는 확장이라고 하는 플러그인을 지원한다. 확장은 하나 이상의 Slicer 모듈을 함께 묶는 배달 패키지로 볼 수 있다. 확장 프로그램을 설치하면 관련 모듈이 내장 모듈로 사용자에게 표시된다.

확장 프로그램 관리자에서 확장 프로그램을 다운로드하여 최종 사용자에게 유용한 기능을 선택적으로 설치할 수 있다.

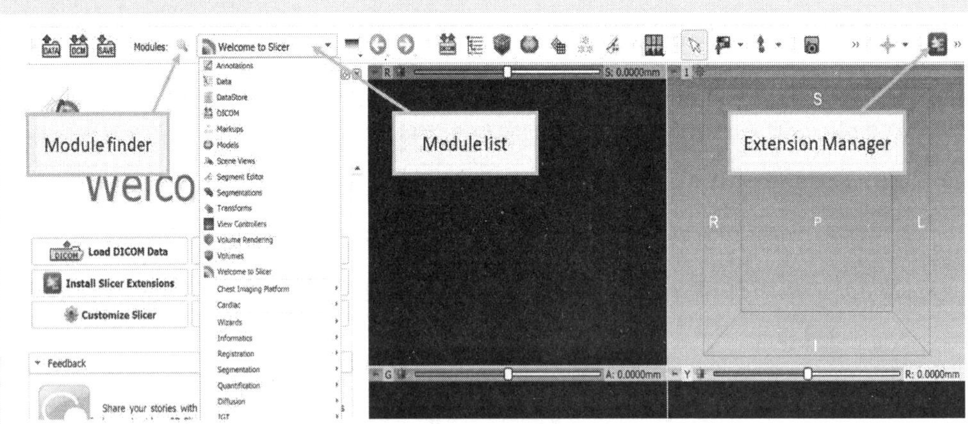

[그림 4-19] 확장 프로그램

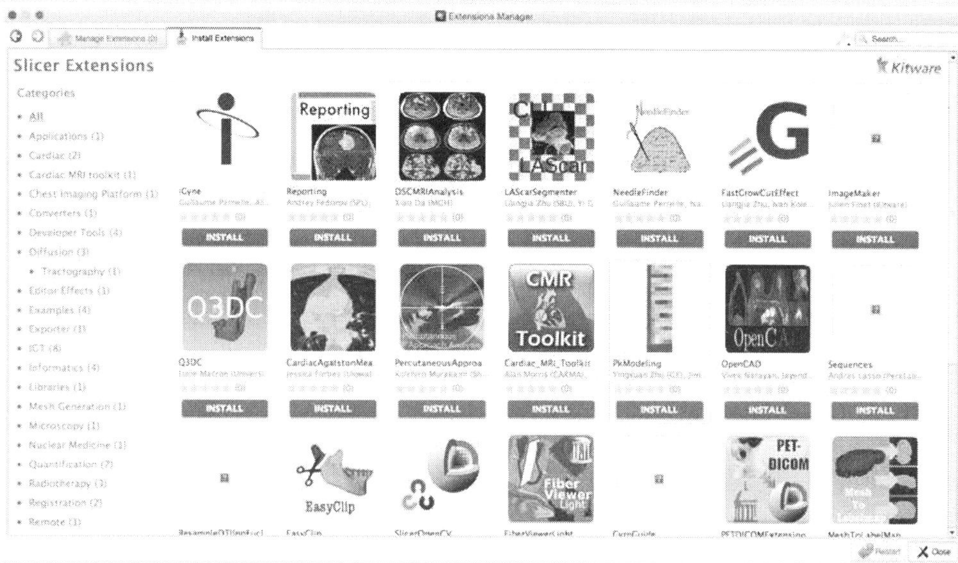

[그림 4-20] 확장 프로그램 메뉴

03 의료 데이터를 활용한 생태계 구축현황에 대하여 분석하라.

의료 데이터 중심병원 지원사업은 지난해 6월부터 시작된 사업으로 잠재가치가 높으나 의료기관별로 쌓여있던 의료 빅데이터를 공개하고 연결해 의료서비스 질 개선과 산·학·연 공동연구가 활성화될 수 있도록 지원하는 사업이다.

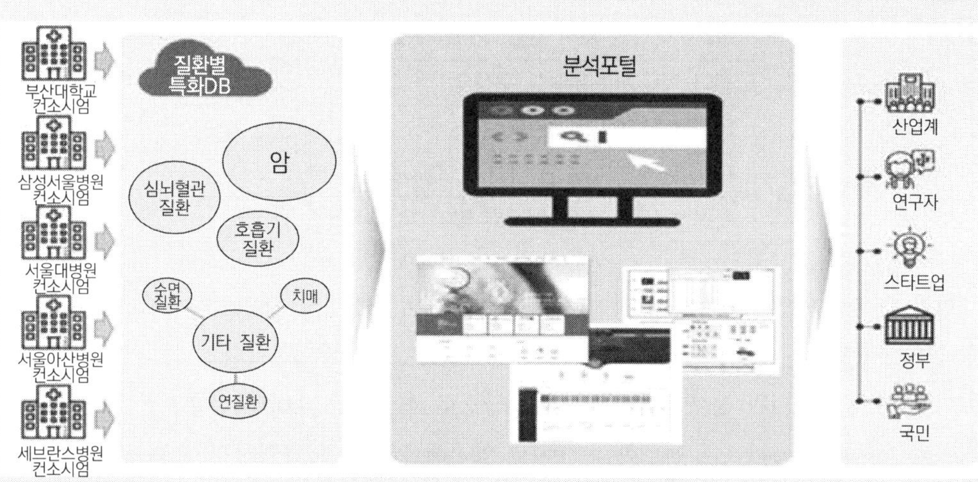

[그림 4-21] 의료 데이터 활용 생태계 구축 현황

2020년 의료 데이터 중심병원 지원사업에는 5개 연합체가 공모를 거쳐 선정됐으며, 25개 병원, 38개 민간기업이 참여해 누적환자 수 4,700만명에 달하는 대규모 임상 데이터를 토대로 임상 빅데이터 활용 활성화 기반을 조성했다.

의료 데이터 중심병원은 의료기관이 독점·폐쇄적으로 관리·운용하던 의료 빅데이터의 2차 활용을 위해 의료 데이터 저장소(Clinical Data Warehouse : CDW) 구축, 데이터 호환·연계·결합 표준화, 암·심뇌혈관·호흡기 등 24개 질환별 특화 데이터베이스 구축, 개방형 데이터 제공 포털 가동 등 데이터 활용 파이프라인을 체계화 했다.

특히 지금까지 외부에서는 대형병원의 의료 데이터에 접근이 쉽지 않았으나 이번 사업을 통해 활용가치가 높은 통합형 의료 빅데이터가 연구목적으로 폭넓게 개방됐다. 또한 무질서하게 흩어져 저장돼 있던 의료 데이터를 주요 질환별 데이터 세트로 가공해 연구분석에 최적화 했다.

주요 병원	대표 성과
부산대병원	빅데이터 연구지원 포탈시스템 구축
	수면질환 특화 DB구축 및 활용
삼성서울병원	빅데이터 연구지원 포탈시스템 구축(DARMIN-Q)
	건강검진 코호트 데이터 확보
서울대병원	빅데이터 연구지원 포탈시스템 구축(SUPERB)
	COVID_19 특화 DB 구축
	용어표준 준비위원회 구성운영
서울아산병원	빅데이터 연구지원 포탈시스템 구축
	빅데이터 활용 경진대회
	임상 데이터 개방
세브란스병원	빅데이터 연구지원 포탈시스템 구축(SOBIG)
	원내 빅데이터 분석실 구성
	데이터 품질관리 시스템 구축
	COVID_19 특화DB 구축 및 대시보드 구축
	사전설문용 모바일 앱구축 및 적용

한편 분석용 데이터로 활용이 어려웠던 영상·그림·문서 등 데이터를 의료 인공지능이 학습하기 쉽도록 정형화해 손쉬운 인공지능 개발을 지원하기도 했다.

이와 함께 의료기관 정보책임자를 부원장급으로 격상하고 데이터 전담조직을 운영해 보건의료 데이터 활용이 병원정보화 수준에서 탈피해 의료기관의 핵심 가치와 운영전략으로 자리매김할 수 있도록 했다.

향후 복지부는 의료 데이터 중심병원의 성과를 의료계 전반으로 확산시키고 개방가능한 전문질환별 연구용 특화 데이터 세트 개발을 가속화하기 위해 올해 의료 데이터 중심병원 선정을 전문병원 등 2차 의료기관까지 확대시킬 계획이다.

또한 체감할 수 있는 데이터 활용성과를 만들기 위해 지난해 구축된 연구용 데이터 세트와 개방형 연구지원 포털을 기반으로 산업계, 대학, 의료기관 등이 공동으로 참여하는 다기관 공동연구를 활성화하고, 의료 인공지능 개발을 위한 학습용 데이터 제공에 역량을 집중할 방침이다.

의료 데이터 중심병원은 지속가능한 보건의료 데이터 생태계 조성의 핵심기반으로 향후 공공·민간의 의료 데이터를 연결한 슈퍼 빅데이터 구축, 보건의료 데이터 활용 법제 고도화, 연구자 친화적 데이터 개방플랫폼 확산, 데이터 큐레이터 등 데이터 안심 분양시스템 마련 등을 진행할 것이다.

이를 통해 연결-개방-활용이라는 키워드로 의료혁신과 산업혁신을 앞당길 보건의료 빅데이터 활용 생태계를 만들어 나갈 것이다.

학습 4

04 데이터 시각화 툴의 빅데이터 관점 및 공통점에 대하여 분석하라.

데이터 시각화 툴은 데이터를 보는 방법을 바꿀 뿐만 아니라, 빠르고 효과적인 의사결정을 내리는 데도 결정적인 역할을 한다. 하지만 많은 사람들이 시각화 툴의 필요성을 이해하면서도 투자비용의 문턱을 선뜻 넘기 어려워한다. 그래서 이번 자료에서는 무료로 사용 가능한 데이터 시각화 툴에 대해 알아보겠다.

1. 무료 시각화 툴

1) FineReport

FineReport(이하 파인리포트)에서 간단한 드래그 앤 드롭만으로 주간, 월간, 연간 보고서를 손쉽게 만들어 줄 수 있고, 데이터 시각화 툴로서 뿐만 아니라 데이터 의사결정 분석 시스템을 쉽게 구축할 수 있다.

FineReport는 각종 데이터베이스와 직접 연동할 수 있으며, 엑셀과 유사한 인터페이스를 기반으로 하고 있다. 자체 개발한 19종류의 html5차트 및 50개 이상의 차트 스타일을 기본으로 제공하는 것도 특징이다. 또한 3D 차트와 동적 차트효과를 지원한다. 교차 플랫폼에서 웹디자인에 적용하고 실시간 업데이트를 지원할 수 있다.

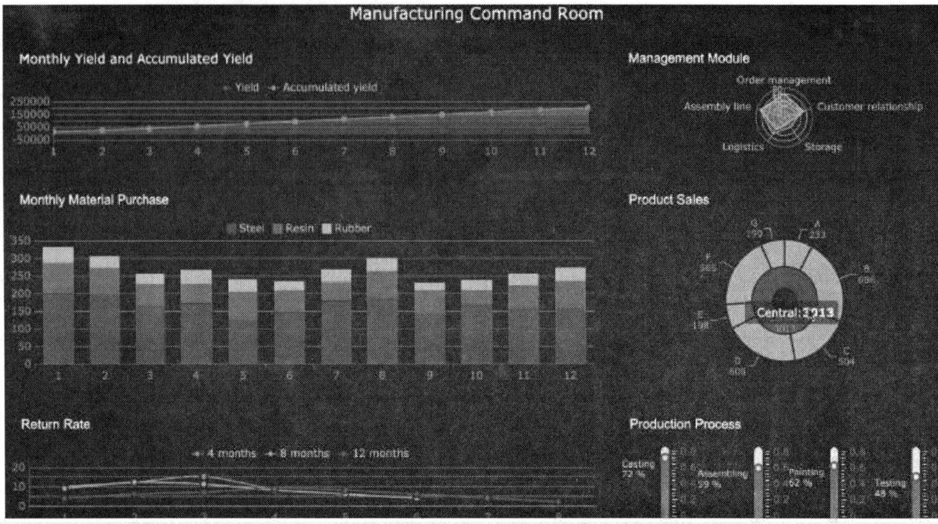

[그림 4-22] 매개 변수 전달 또는 데이터 필터링을 기반으로 데이터 팁, 대화형 강조, 시리즈 상호 작용

또한 파인리포트는 강력한 데이터 시각화 기능을 가지고 있으며, 다양한 대시보드 템플릿과 셀프-개발한 시각화 플러그인 라이브러리(Plug-in Libraries)를 제공한다. 또 다른 놀라운 기능은 실시간 시각화이다.

데이터 입력기능을 통해 데이터를 데이터베이스에 다시 쓰고 최신 데이터를 시각화할 수 있다.

현재 파인리포트(FineReport)는 기간과 기능의 제한이 없는 국내 개인 사용자용 라이선스를 공식홈페이지에서 무료로 배포하고 있다.

2) 시각화 툴 : Chartblocks

영국 소속회사가 개발한 Chartblocks는 JAVAScript D3.js를 이용하여 HTML5 통계차트를 생성해주는 데이터 시각화 툴이다. 숫자로 이루어진 데이터를 멋진 엑셀 지도와 같은 차트로 만들어주고, 단 몇 분 만에 지루한 수치자료를 아름다운 시각화 화면으로 구현할 수 있다.

ChartBlocks로 시각화한 데이터는 디바이스 종류와 스크린 크기 등의 제한 없이 자유롭게 호환이 가능하다.

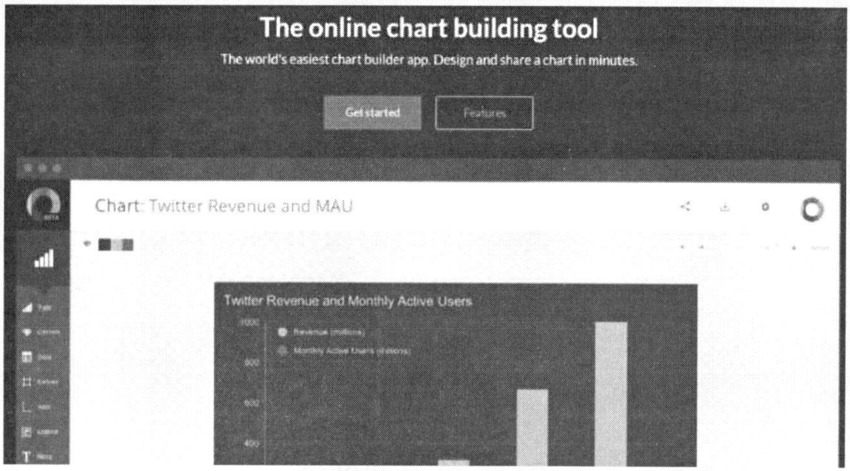

[그림 4-23] 시각화 툴

3) 데이터 시각화 툴 & 대시보드 솔루션 : Google Data Studio

Google Marketing Platform의 일부인 Google Data Studio를 통해 사용자는 자신의 데이터와 대시보드에 대한 여러 뷰를 작성할 수 있다. Google Data Studio는 Google Analytics와 연동되어 있으며, 특히 이 두가지 툴은 무료버전을 사용할 수 있기 때문에 매우 강력한 페어링을 실현할 수 있다.

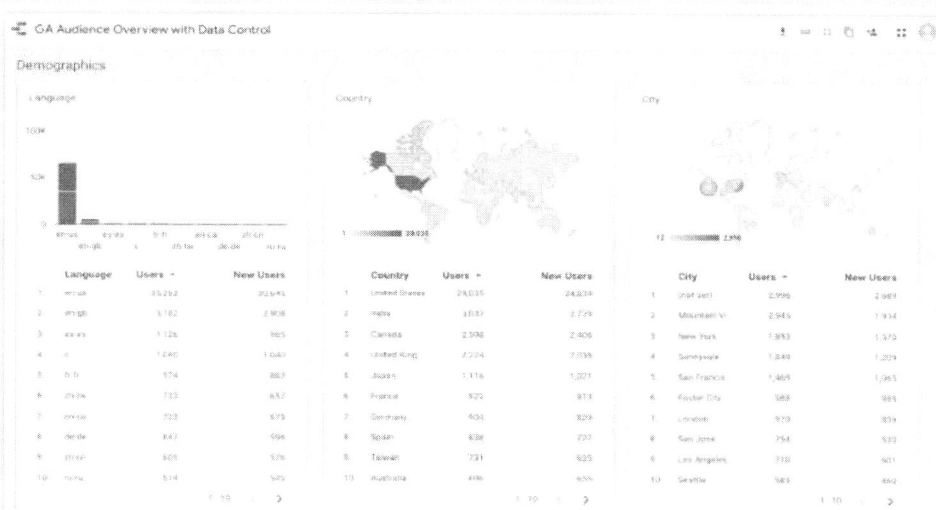

[그림 4-24] 데이터 시각화 툴 & 대시보드 솔루션 : Google Data Studio

4) Openheatmap

차트 빌더(Builder)를 사용해 거의 모든 유형의 차트를 만들 수 있으며, ChartBlocks인터페이스는 컬러, 크기 및 폰트를 포함한 모든 부분을 사용자가 설정할 수 있다.

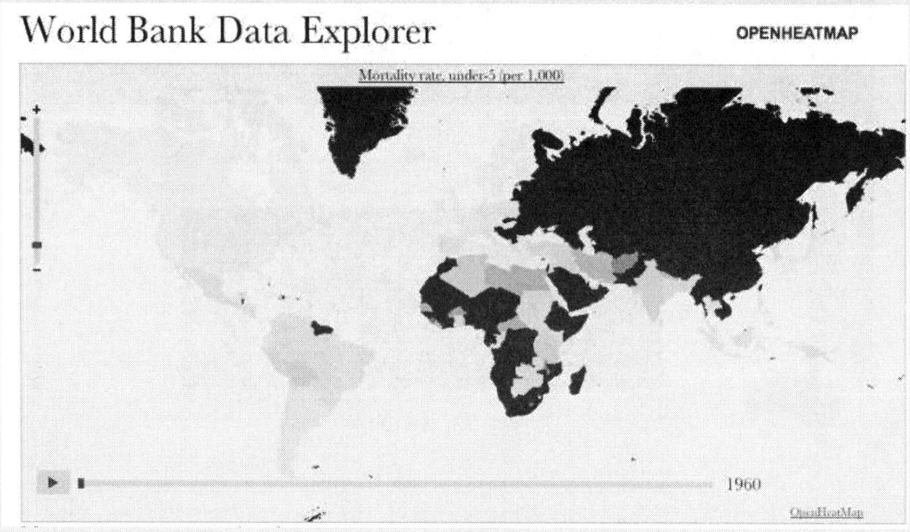

[그림 4-25] Openheatmap

Openheatmap은 하나의 키만으로 지리적 데이터를 포함한 스프레드시트에서 지도차트를 제작할 수 있다. Google 스프레드시트와 함께 사용 가능하므로 Openheatmap을 사용하려면 스프레드시트를 반드시 업로드 해야 한다.

5) 대쉬보드 솔루션 : Microsoft Power BI

태블로와 마찬가지로 Microsoft Power BI도 무료로 다운로드 할 수 있다. 또한 태블로처럼 마이크로소프트 역시 사용자들이 참고할 수 있는 시각화 갤러리를 제공하며, 무료 시각화 샘플을 사용할 수도 있다.

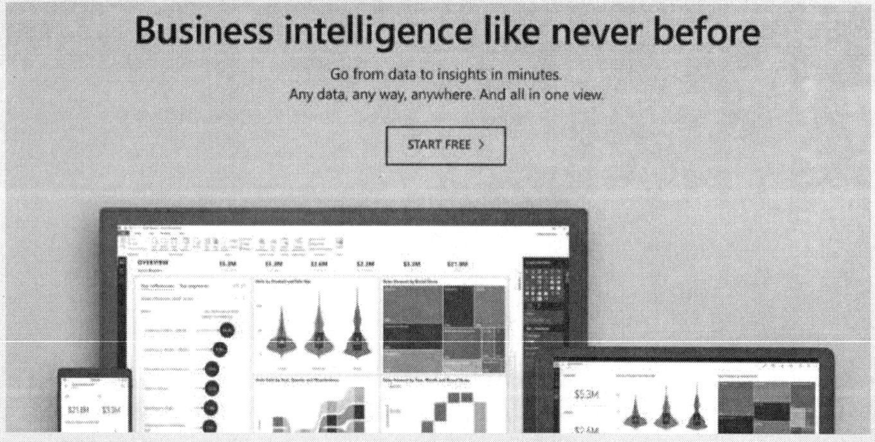

[그림 4-26] 대쉬보드 솔루션 : Microsoft Power BI

6) 대화식 데이터 시각화 툴 : Python

Python은 시각화 전용 툴은 아니지만 그래프 제작을 위한 다양한 라이브러리를 제공하고 있다. 사용자가 대화식 플롯(Plot)이 필요한 경우, 라이브 플롯이 필요한 경우에도 Python은 적합한 라이브러리를 가지고 있다.

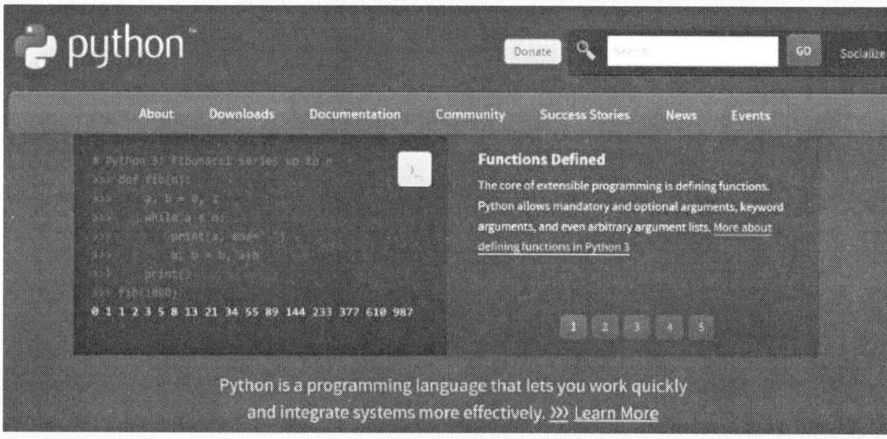

[그림 4-27] 대화식 데이터 시각화 툴

프로그래밍 언어인 Ptython은 강력하고 유연한 기능을 가지고 있으며, 전문적 시각에서 Python은 데이터 사이언티스트에게 없어서는 안 될 도구라고 할 수 있다. 하지만 프로그래밍 스킬이 필요하기 때문에 일반 사용자들에겐 접근성이 떨어진다는 단점이 있다.

7) 자바스크립트 기반 라이브러리 : D3

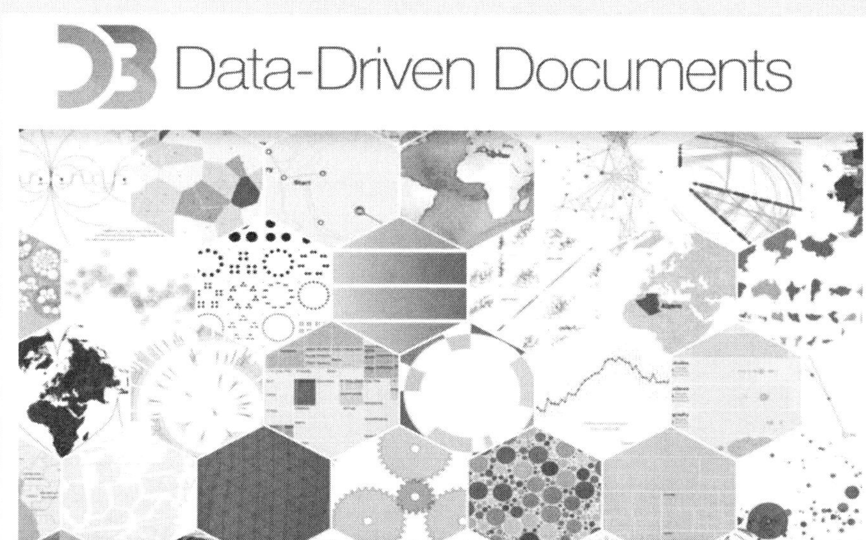

[그림 4-28] 자바스크립트 기반 라이브러리

D3는 'Data Drivened Document(데이터 기반 문서)'의 약자로 데이터에 기반을 둔 문서를 다룰 수 있는 자바스크립트 기반 라이브러리이다. D3.js는 HTML, SVG(Scalable Vector Graphics), CSS를 사용해 데이터를 시각적인 결과물로 나타낸다.

D3는 강력한 SVG 처리능력을 자랑한다. SVG 속성에 데이터를 쉽게 매핑할 수 있으며, 데이터 처리, 레이아웃, 알고리즘 등과 같은 많은 도구와 방법을 통합 가능하다. 활성화된 커뮤니티와 풍부한 데모를 가지고 있지만, API 레벨은 이직 낮은 상태이다.

8) Leaflet

Leaflet은 모바일 디바이스용 대화형 맵의 자바스크립트 라이브러리이다. 대부분 개발자들이 필요로하는 지도형 차트 기능을 가지고 있다.

특히 지도 어플리케이션에 맞춰 개발하고 모바일로 화면을 조회하는데 우수한 호환성을 보여준다. API는 플러그인 메커니즘을 지원하지만 기본으로 제공하는 기능은 생각보다 간단하며, 어느 정도의 프로그래밍 스킬을 갖춘 사용자에게 사용이 권장된다.

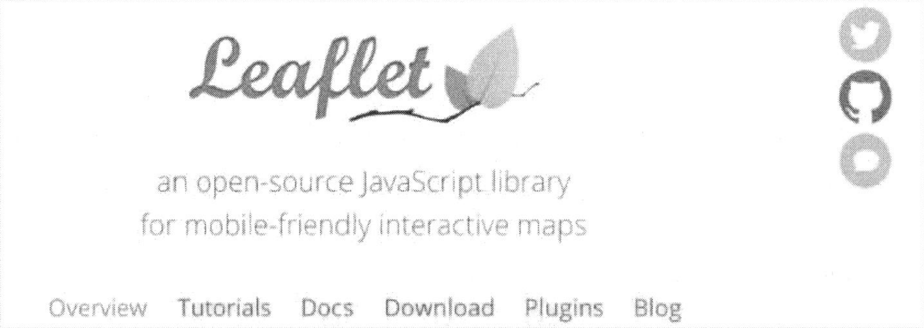
Leaflet
an open-source JavaScript library
for mobile-friendly interactive maps
Overview Tutorials Docs Download Plugins Blog

[그림 4-29] Leaflet

9) Open Refine

Open Refine는 데이터를 빠르게 시각화하여 보도하고자 하는 기자들을 위해 제작되었지만, 유사한 데이터 뷰를 필요로 하는 사용자에게도 좋은 선택이 될 수 있다. 사용자들이 데이터와 시각화를 업로드하여 타 사용자들과 공유할 수 있는 'River'라는 갤러리도 제공한다. 무료 데이터 시각화 툴로써 좋은 선택이다.

10) 데이터 시각화 툴 태블로(Tableau)

태블로의 핵심은 엑셀과 유사한 피벗테이블(PivotTable)과 피벗차트(PivotChart)이다. 태블로는 비교적 초기에 BI 시장에 진출해 이 핵심 기능을 중점으로 데이터 시각화를 선두하고 있다.

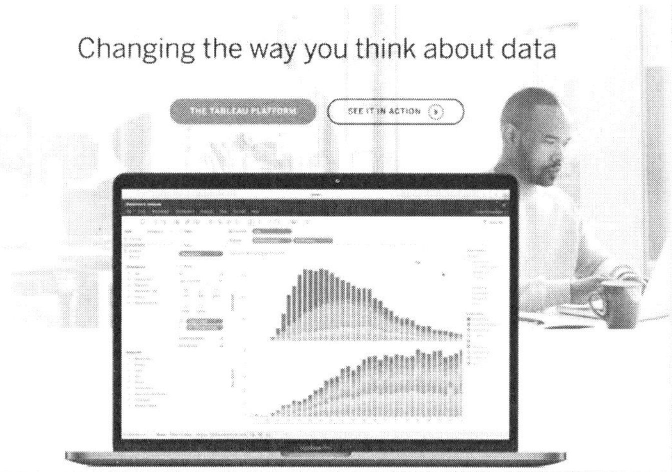

[그림 4-30] 데이터 시각화 툴 태블로

태블로는 디자인 측면에서도 뛰어난 기능을 자랑한다. 디자인, 색상, 사용자 인터페이스까지 심플하고 깔끔한 느낌을 주며, 기본 제공하는 소스만으로도 디자인적으로 뛰어난 시각화 화면을 제작할 수 있다.

실제로 태블로에서는 사람들이 어떤 차트를 선호하는지, 또 사용자들에게 어떤 시각화 경험을 제공할 수 있는지를 연구하는데 많은 투자를 하고 있다. 간단한 차트작업(엑셀과 유사함)으로 사용자는 디자인적으로도 뛰어난 빅데이터 활용사례 분석효과를 얻을 수 있다.

2. 빅데이터 관점에서 데이터 시각화

다음에는 빅데이터 관점에서 데이터 시각화를 어떻게 활용하는지 살펴보겠다.

1) 데이터 시각화 및 빅데이터

빅데이터 및 데이터 분석 프로젝트의 인기가 높아지면서 시각화가 중요해지고 있다. 기업은 점점 더 기계학습으로 대량의 데이터를 수집하고 있는데 이러한 데이터를 정리, 이해 및 설명하기가 어려울 수도 있다. 데이터 시각화는 이러한 속도를 높을 수 있도록 비즈니스 소유자와 관계자에게 이해 가능한 방식으로 정보를 제공할 수 있는 수단을 제공한다.

빅데이터 시각화는 장점이 있는 반면에 다음과 같은 단점도 가지고 있다.

① 빅데이터 시각화 도구를 충분히 활용할 수 있도록 데이터 시각화 전문가가 필요하다. 시각화 전문가는 조직의 데이터 사용을 최적화하고 있음을 보장할 수 있는 최적의 데이터 세트와 시각화 스타일을 파악할 수 있어야 한다.

② 빅데이터의 시각화는 강력한 컴퓨터 하드웨어와 효율적인 저장 시스템이 필요하고,

심지어 클라우드로 이전해야 하기 때문에 빅데이터 시각화 프로젝트는 IT부서와 관리 부서의 참여가 필요하다.

③ 빅데이터 시각화를 통해 제공되는 통찰력은 시각화되는 정보만큼만 정확하다. 따라서 기업 데이터, 메타 데이터 및 데이터 소스를 관리할 수 있는 인력 및 프로세스를 갖추는 것이 중요하다.

3. 데이터 시각화 솔루션의 공통점

시장 중인 최고의 데이터 시각화 툴에는 몇 가지 공통점이 있다.

첫번째는 제품의 사용 편의성이다. 어떤 데이터를 시각화할 수 있는 프로그램은 사용하기 복잡하다. 일부 데이터 시각화 툴은 문서와 자습서가 뛰어나고 사용자가 직관적으로 느낄 수 있도록 설계되었다.

최고의 툴은 또한 대량의 데이터를 처리할 수 있다. 실제로 최고의 툴은 단일 시각화에서 여러 데이터 집합을 처리할 수 있다. 또한 최고의 데이터 시각화 도구는 다양한 차트, 그래프 및 엑셀 지도유형을 출력할 수 있다. 그러나 다양한 출력 기준에는 예외가 있다. 일부 데이터 시각화 도구는 특정 유형의 차트 또는 맵에 초점을 맞추고 매우 잘 수행한다.

마지막으로 비용 고려사항이 있다. 높은 가격이 반드시 도구를 실격시키는 것은 아니지만 높은 가격이 더 나은 서비스, 더 나은 기능, 그리고 더 나은 전반적인 가치 측면에서 정당화되어야 한다.

05 의료영상의 애니매이션 시각화에 대하여 분석하라.

3D 의료영상 애니매이션은 아마도 환자, 의대생 및 일반인들이 의료과정을 이해하도록 하는 가장 빠르고, 쉽고, 가장 상세한 방법일 것이다. 예를 들어, 심장병을 치료하는 방법인 혈관 성형술을 예로 들어 보겠다. 정맥에 카테터를 삽입하여 플라그 축적을 제거하는 것이다. 비록 작은 카메라들이 이 과정을 보여주기 위해 정맥 안에 들어갈 수 있다고 해도 만약 그 과정이 영상으로 보여지지 않는다면 그것은 명확하지 않을 것이다. 그리고 이것은 의료영상 커뮤니케이션이 가장 필요한 한 가지 예에 불과하다.

하지만 이것은 단지 환자교육을 위한 영상 시뮬레이션이 아니다. 특히 의료장비, 의료 서비스 및 의료제품을 판매하는 데 많은 용도를 갖고 있으며, 이는 매우 수익성이 높은 산업이다.

1. 3D 의료영상 애니메이션

물론 컴퓨터 기술의 위대한 발전은 컴퓨터 애니메이션으로 이어졌다. 이러한 모든 발전의 누적 효과는 의학을 포함한 많은 산업 전반에 걸친 시각적 커뮤니케이션에서 볼 수 있었다. 현대는 종종 CG 애니메이션의 황금기라고 불리는데 이는 의료 시각화에 있어서도 마찬가지이다. Ghost Productions, Random 42 및 Vessel Studios와 같은 스튜디오는 엔터테인먼트 분야의 VFX에 버금가는 수준으로 의학용 애니메이션 및 일러스트레이션을 제작한다.

오늘날 의료 일러스트레이터의 툴킷에는 다른 모든 곳에서 사용되는 동일한 이미지 조작, 비디오 편집 및 3D 프로그램이 포함되어 있다.

폐 안에서 일어나는 일, 혈류에서 일어나는 일, 세포 안에서 일어나는 일, 그리고 심지어 DNA 수준에서 일어나는 일까지도 사진촬영이 불가능하기 때문에 일러스트레이션과 애니메이션화가 필요하다.

상상은 어디까지나 가능하지만 과학과 예술의 융합으로 우리는 말 그대로 문외한의 상상의 한계를 넘어설 수 있다. 이러한 의학적 내용들의 대부분은 우리의 상상을 초월하기 때문에 진부한 표현이 아니다.

디자이너가 아닌 친구 중 한 명이 여러분이 좋아하는 3D 소프트웨어로 모델링을 하는 것을 볼 때, 그들은 무슨 일이 일어나고 있는지 전혀 알지 못하는 것과 같다.

생물학자나 최첨단 의학교수가 학생이나 의료 보조금 제공할 이사회를 설득하려고 할 때 느끼는 감정이 바로 이런 것이다. 이것은 또한 많은 의사들이 환자들에게 몇 가지 개념을 설명하려고 할 때 경험하는 것이다. 완전히 다른 언어 혹은 코드이다. 그리고 의료 애니메이션과 시각 커뮤니케이션 분야에서 일하는 3D 아티스트로서 여러분은 통역관에 비유될 수 있다. 아시다시피 코드를 더 빨리 렌더할 수록 의료세계는 더 빨리 발전할 수 있고 더 많은 생명을 구할 수 있다.

2. 의료 애니메이션 시각화 도구

1) 3D 도구

3D로 만들어진 모든 종류의 렌더는 모델링, 텍스처링, 조명, 애니메이션(애니메이션용) 및 이미지(또는 이미지 시퀀스) 렌더링에 소요되는 시간을 포함하는 워크플로우를 따른다. 그러나 의료 일러스트레이터와 애니메이터에게는 다재다능함과 강력한 모션 그래픽 지향 도구세트가 핵심이다.

2) 모델링

건축 시각화에서 모델링 장애물은 특히 화려한 가구 형태로 나타날 수 있다. 영화용으로 생성되는 어셋에는 심각한 폴리푸싱이 필요할 수 있지만 의료 렌더링의 경우 해부학적으로 정확한 심장 또는 골격 시스템이 필요한 경우가 많다. 이러한 복잡한 형태를 모델링하려면 몇 가지 어려운 기술과 도구가 필요하다. 이와 관련하여 MODO의 선택 작업, 스냅 및 직접 및 절차적 모델링 기능 세트가 유용할 수 있다. 먼저 조각한 후 다시 토폴로지를 만들고 싶다면 MODO에서도 그렇게 할 수 있다.

3) 쉐이딩/텍스처링

의료 일러스트레이터 또는 애니메이터가 매우 복잡한 표면 특성을 만들어야 한다. 조직 아래의 표면 밑으로 산란 및 모세혈관은 의료 렌더링이 표현할 수 있는 재질 생성문제의 일부에 불과하다. 절차적 텍스처를 직관적으로 사용할 수 있고, 변경사항에 따라 원활하게 업데이트되는 뷰포트를 사용할 수 있는 기능은 Substance 제품 라인이 유명하다. Allegorithmic의 Substance Designer와 Substance Painter는 각각 재질 및 텍스처 페인팅을 위한 업계 표준이다. 둘 다 물리적 기반 렌더링 실시간 뷰포트를 사용하며 Substance는 Maya, 3ds Max, Cinema 4d 및 MODO와 통합된다.

4) 조 명

메쉬 조명을 주는 것은 어떤 3D 제품군에서도 할 수 있는 일이지만, 시간에 쫓기거나 몇 가지 사전 설정을 통해 원하는 방향을 확인하고자 할 때 미리 만들어진 다양한 조명설정에 액세스하면 매우 편리하다. 조명장치에 적합한 애드온이 있는 소프트웨어에는 Light Kit Pro가 포함된 Cinema 4d, SLIK가 포함된 MODO, Pro-Lighting Studio가 포함된 Blender가 있다.

5) 애니메이션

의료 애니메이션은 일반적으로 미생물학적 프로세스나 해부학적 시스템을 특징으로 하기 때문에 애니메이션 도구세트로 알려진 프로그램에서 자랑하는 정교한 캐릭터 제어 및 자세 분석기능이 필요하지 않지만 모션 그래픽에 적합한 도구를 사용하는 프로그램에 더 관심이 있을 수 있다. 여기에서 Maya의 MASH 시스템과 Cinema 4d의 Mograph 도구가 눈에 띈다. 다이나믹스, 인스턴스 및 전환 기반 애니메이션은 이 게임의 이름이며, 이 두 가지 어플리케이션은 이에 이상적이다.

Cinema 4d가 좋은 이유 중 하나는 Cineware의 형태로 제공되는 Adobe After Effects

와의 통합이다. 두 어플리케이션 사이에 제공하는 원활한 연결은 특히 포스트 프로덕션과 관련하여 효율성에 큰 영향을 미칠 수 있다.

6) 렌더링

대부분의 의료 시각화 작업이 실제 살아있는 유기체를 중심으로 이루어지면서 포토 리얼리즘은 많은 의료 렌더링에서 요구되는 특성이다. 렌더링의 품질은 사용되는 엔진과 많은 관련이 있으며, 업계 전문가들은 종종 Chaosgroup의 Vray와 Autodesk/SolidAngle의 Arnold에 의존하여 작업에서 사실감을 구현한다. Blender의 Cycles 엔진은 유사한 결과를 제공할 수 있지만 높은 다이내믹 레인지로 렌더링 할 수 있도록 Troy Sobotka의 영화 용 애드온을 설치해야 한다.

Cinema 4D의 통합 렌더링은 올바른 씬에서도 놀라운 효과를 발휘할 수 있다. 렌더 엔진에 대한 결정은 개인의 취향, 엔진이 소프트웨어에 얼마나 잘 통합되어 있는지, 만드는 씬의 종류, 하드웨어에서 어떻게 작동하는 방식에 따라 결정된다.

학습활동.4 교수 · 학습 방법

교수 방법

- 의료영상 데이터의 시각화 툴에 대한 관련 용어, 구성, 방식 이해 정도를 파악한 후 수업을 진행한다.
- 교수자의 주도로 의료영상 데이터의 시각화 툴 등의 내용을 PPT 자료로 제시한 후 설명한다.
- 가능하면 사전에 개인별 학습 자료를 준비하여 모든 학생이 참여할 수 있는 문제 해결식 수업, 협력 수업이 가능하도록 한다.
- 의료영상 데이터의 시각화 툴 전 과정을 작업의 순서에 따라 단계적으로 실습이 이루어질 수 있도록 지도한다.
- 교재를 통해 수업을 준비하는데 있어서 필요한 모든 정보나 팁, 힌트 등 도움이 될 만한 내용들을 확인할 수 있다.
- 학생들이 만들게 될 각 모델들은 수업시간에 중점적으로 다뤄질 부분과 어휘, 질문, 답을 포함하고 있으며 또한 탐구할만한 추가적인 아이디어들도 포함하고 있다.

학습 방법

- 의료영상 데이터의 시각화 툴에 대한 관련 용어를 숙지하고, 의료영상 데이터의 시각화 툴에 대해 이해한다.
- 의료영상 데이터의 시각화 툴의 각 단계별 중점 사항을 체계적으로 학습한다.
- 의료영상 데이터의 시각화 툴의 수행순서의 전 과정을 실습한다.
- 의료영상 데이터의 시각화 툴의 내용을 이해한다.
- 의료영상 데이터의 시각화 툴을 이해하고 숙달이 될 때까지 학습한다.

학습활동.4 평가 및 피드백

평가 준거

- 평가자는 피평가자가 수행 준거 및 평가 내용에 제시되어 있는 내용을 성공적으로 수행할 수 있는 지를 평가해야 한다.

학습내용	평가항목	성취수준		
		상	중	하
의료영상 데이터의 시각화 툴	의료영상 데이터의 시각화 툴을 이해할 수 있다.			

평가 방법

- 작업 포트폴리오

학습내용	평가항목	성취수준		
		상	중	하
의료영상 데이터의 시각화 툴	의료영상 데이터의 시각화 툴을 이해할 수 있다.			

- 필기시험

학습내용	평가항목	성취수준		
		상	중	하
의료영상 데이터의 시각화 툴	의료영상 데이터의 시각화 툴을 이해할 수 있다.			

- 체크리스트를 통한 관찰

학습내용	평가항목	성취수준		
		상	중	하
의료영상 데이터의 시각화 툴	의료영상 데이터의 시각화 툴을 이해할 수 있다.			

- 피드백

1. 작업 포트폴리오
   - 제출한 보고서를 평가한 후 주요 사항에 대하여 표시하여 돌려준다.
2. 필기시험
   - 평가 결과 성적이 저조한 학생은 보고서 제출 기회를 부여한다.
3. 체크리스트를 통한 관찰
   - 실습 과정에서 평가한 후 개선해야 할 사항 등을 정리하여 돌려둔다.

참 | 고 | 문 | 헌

- 남상엽 외, 빅데이터 분석 및 응용, 상학당, 2023.1.10.
- 남상엽 외, 의료 IT 융합기술, 상학당, 2021.3.15.
- 남상엽 외, 4차산업 핵심기술 및 글로벌 도전, 상학당, 2020.9.15.
- 남상엽 외, 4차산업 융합기술을 위한 IT 분석 및 응용, 상학당, 2022.3.10.
- 남상엽 외, 메타버스 기술, 상학당, 2021.9.30.
- 남상엽 외, 디지털 테라피, 상학당, 2021.4.15.
- 남상엽 외, 디지털 트윈 기술, 상학당, 2020.4.30.
- 남상엽 외, 인공지능기술, 상학당, 2020.3.20.
- 남상엽 외, 사물인터넷 개론, 상학당, 2015.9.10.
- 남상엽 외, 가시광선 통신 기술, 상학당, 2018.10.15.
- 남상엽 외, 병원경영과 의료서비스, 상학당, 2021.9.10.
- 이준구 외, 의료영상을 이용한 인체 장기의 분할 및 시각화, 한국전자통신학회 논문지, 2-8권 제1호, 2013.1.21.
- 컴퓨터비전, 머신러닝, 딥러닝을 이용한 의료영상분석(1-2,1-3강), www.edwith.org/medical-20200327/joinLectures/30437
- 슬라이드 스캐너 : 청년의사, http://www.docdocdoc.co.kr
- 뷰노메드 본에이지 : 중앙일보, jhealthmedia.joins.com/article/article_view.asp?pno=20250
- TisepX : 인공지능신문, http://www.aitimes.kr
- ImageJ 이미지, https://www.pcwelt.de/downloads/ImageJ-1325332.html
- ITK-SNAP 이미지, https://en.wikipedia.org/wiki/ITK-SNAP
- 3D Slicer 이미지, https://www.slicer.org/wiki/Slicer4:DownloadPageMockup
- Endoscopy 이미지, https://www.health.harvard.edu/diseases-and-conditions/endoscopy
- Microscopy 이미지, https://www.ibs.re.kr/cop/bbs/BBSMSTR_000000000901/selectBoardArticle.do?nttId=15340
- 컴퓨터 비전의 데이터의 모든 것, https://www.superb-ai.com/ko-blog/everything-about-computer-vision-data
- 현재 의료 영상기술의 상태와 미래, https://expocus.com/
- 문영래, 인공지능 적용과 의료기술의 변화, 2019.11.29 https://it.chosun.com/site/data/html_dir/2019/11/29/2019112900439.html
- 윤기영, 보건의료의 미래는 디지털에 있다, https://www.hani.co.kr/arti/science/future/974944.html
- MOT Consultant,미래 의학 10대 기술
- 김창훈, 인공지능 의료영상 진단모형 연구 경험과 활성화 방안, HIRA빅데이터 브리프
- 의료용영상처리용장치, 소프트웨어, Global Picture Archiving and Communication System Market
- https://www.medigatenews.com/news/2919052258
- https://www.nextunicorn.kr/content/38ba7c8ef48b4356
- 정해윤, 첨단의료영상진단기기, 한국IR협의회, 2021.6.03.
- 강건욱, 핵의학 분자영상, 생화학분자생물학회
- 안병철, 분자영상과 신약개발, 생화학분자생물학회

- 아주대학교 핵의학과 홈페이지, https://ts.ajoumc.or.kr/EP/View.aspx?ssc=0015&ssgc=DH&mc=DH00150019
- https://www.molim.xyz/molecularimaging
- https://www.hoag.org/specialties-services/cancer/treatments-services/molecular-imaging-therapy/
- 이한상 · 박민석 · 김준모, 의료영상에서의 딥러닝, 대한의료영상정보학회지, 2014.
- 의료양상 분석의 개요, https://www.insilicogen.com/blog/358
- https://truman.tistory.com/239
- https://www.dynamsoft.com/blog/insights/image-processing/image-processing-101-image-enhancement/
- https://www.ijsr.net/archive/v6i3/25031706.pdf
- 센서로세계로미래로, 인공지능에 의한 영상인식 기술 동향, https://blog.naver.com/PostView.naver?blogId=iotsensor&logNo=222294898187
- https://ichi.pro/ko/gani-uilyo-bunseog-eul-gaeseon-hal-su-issneun-bangbeob-137591323095454
- https://truman.tistory.com/191
- 김민규 외 딥러닝기반 의료영상 분석을 위한 데이터 증강 기법, 대한영상의학회지, 2020.
- https://truman.tistory.com/category/
- https://slicer.readthedocs.io/en/latest/user_guide/image_segmentation.html
- 이명은, 의료영상의 분할과 시각화 방법의 개발, 목표대학교, 2007.2.
- 조영복 외, 의료영상 이미지를 이용한 유전병변 정합 알고리즘, 한국정보통신학회 논문지, vol.21, No2, 2017.5.
- https://techblog-history-younghunjo1.tistory.com/178
- https://blog.naver.com/PostView.nhn?blogId=dic1224&logNo=220874533207
- https://1coding.tistory.com/135
- 최윤섭, 최윤섭의 헬스케어 이노베이션, https://www.yoonsupchoi.com/2017/08/08/ai-medicine-4/
- https://brunch.co.kr/@kakao-it/81
- https://www.geeksforgeeks.org/getting-started-with-classification/?ref=lbp
- 김희태 외, 의료영상철을 위한 오픈소스 라이브러리; ITK리뷰, 카이스트 전산학과, 대한의학영상정보학회지, 1-12, 2013.
- 기재홍 외, 이비지 스트리밍 기술을 이용한 웹 기반 3차원 의료영상 시스템의 구현과 성능평가, 대한의료정보학회지 제11권 제4호, 2005.8.22.
- https://slicer.readthedocs.io/en/latest/user_guide/image_segmentation.html
- https://qupath.readthedocs.io/en/stable/docs/starting/first_steps.html#starting-out
- Citizen Data Scientist를 위한 데이터 사이언스 캔버스
- ㈜ 베가스 R&D Center, 테크월드뉴스, https://www.epnc.co.kr
- 식품의약품안전처, 의료영상 전송장치 기술문서 작성을 위한 가이드라인, 2015.2.
- https://m.blog.naver.com/의료영상 저장전송장치란? 2008.9.26.
- https://www.pacs.irm.kr/_files/ugd/ebac66_01c05a8c03c34d0782395f387a3ec5ea.pdf?index=true
- 나승권, 의료기기 기술분석 및 의료정보, 상학당, https://truman.tistory.com, 2017.
- 청년의사(http://www.docdocdoc.co.kr

학습 4

학습 1	의료영상분석의 개요
학습 2	의료영상 데이터의 획득(Acquisition)
학습 3	의료영상 데이터의 저장 및 전송
학습 4	의료영상 데이터의 시각화 툴
학습 5	**의료영상 데이터의 특징 추출(Features Extraction)**
학습 6	의료영상 데이터의 분류(Classification)
학습 7	의료영상 데이터의 분할(Segmentation)
학습 8	의료영상 데이터의 강화(Enhancement)
학습 9	의료영상 데이터의 정합(Registration)
학습 10	딥러닝 기반의 의료영상 데이터 분석
학습 11	의료분자 영상기술
학습 12	의료영상 기술의 미래
학습 13	의료영상 기술의 시장현황
부록	의학용어

학습 목표

1. 의료영상 데이터의 특징 및 추출을 이해할 수 있다.

5-1 의료영상의 이미지 처리 기초

1. 의료영상의 이미지 처리 개요

의료영상 처리는 의료영상 입력장치(X-Ray, CT, MRI 등)를 이용하여 디지털화된 의료영상 정보를 진단보조 및 검사 자동화로 처리하는 과정이다.

고전적인 영상처리 과정은 영상입력(Image Acquisition), 전처리, 특징 추출, 인식 및 해석, 결정하는 과정이 기본과정이다.

최근에는 인공지능 기법인 머신러링, 딥러닝 기법 및 빅데이터 기술을 활용하여 보다 선명하고 정확한 해석을 할 수 있다.

디지털 영상처리 기술로는 디지털 영상향상(Image Enhancement), 디지털 영상복원(Restoration), 디지털 영상변환, 디지털 영상분석, 디지털 영상인식, 이해

(Understanding → Computer Vision), 디지털 영상압축(Compression → Image Coding) 등이 있다.

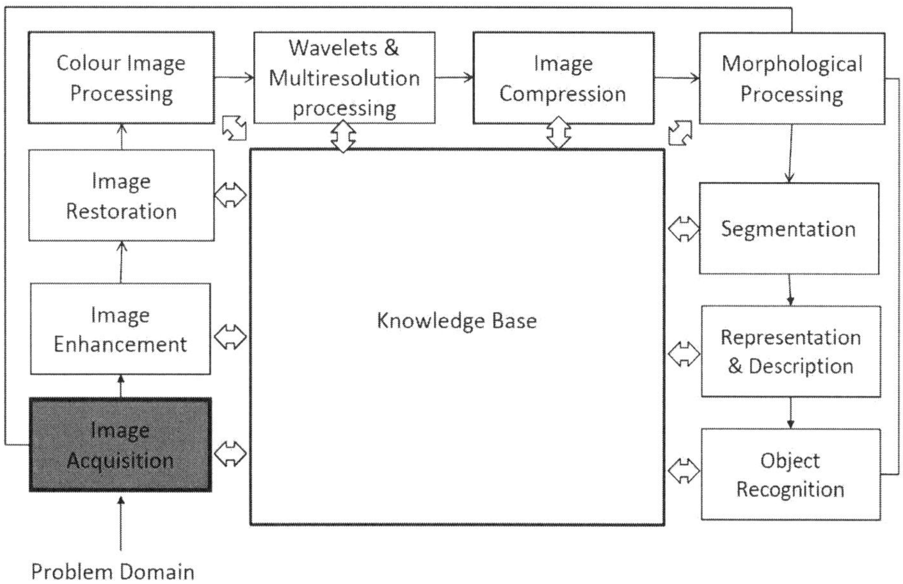

[그림 5-1] 디지털 영상처리 과정

영상해석을 용이하게 하기 위한 영상향상 및 개선 기술은 대비 향상, 여지 강조, Psedudo Coding(㉮ 동맥혈과 정맥혈을 구분), 잡음 제거 등 분석 · 영상표시를 위해 특정 영상의 특징을 강조하는 과정이다. 종류는 평활화 · 첨예화 · 잡음 제거가 있고, 사용기술은 색상대조를 통한 영상 강조, 히스토그램 평활화, 엣지 샤프닝이다.

영상의 열화 제거 또는 최소화하는 복원기법은 잡음 제거, 선명화, 기하학적 왜곡 정정 등을 통하여 훼손되거나 오류 때문에 왜곡된 디지털 영상을 원래의 디지털 영상과 가장 가까운 형태로 복원하는 과정이다.

영상해석 및 의미를 찾고 이해하는 영상인식 기술은 경계 · 영역 · 관계 등을 인식하여 자동검사, 목표물 인식(문자, 사람, 자동차 등)으로 영상에 포함된 의미를 분석 · 해석하는 과정이다. 이는 객체나 형상에서 주요 속성을 추출하여 식별할 수 있는 클래스나 카테고리로 분류하는 기술로써 디지털 영상 입력, 전처리, 영상 분할, 특징 추출, 인식의 처리 단계과정을 거친다.

영상의 데이터양을 줄이는 압축기술은 손실, 무손실 부호화를 통한 압축영상을 효율적으로 저장과 전송하기 위해 불필요하거나 중복되는 부분을 제거하는 과정이다.

영상변환 기술은 디지털 영상을 다른 형태의 데이터로 변환하는 과정으로 변환종류는 푸리에 변환, 이산 코사인 변환, 웨이블렛 변환이 있다.

영상분석 기술은 디지털 영상의 속성을 수치화하거나 특정 영역을 추출하는 과정이다.

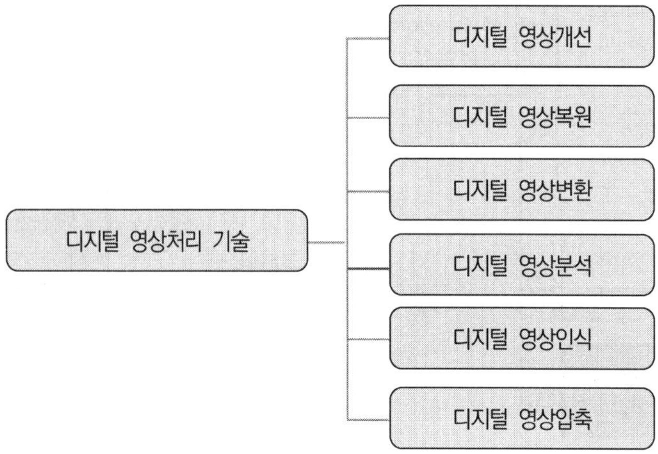

[그림 5-2] 디지털 영상처리 기술

2. 의료영상 디지털화

의료영상 디지털화(해상도 : Resolution) 기법은 영상모델(화소 : Pixel)값 표현 방식, 표본화(Sampling), 양자화(Quantization), 디지털 영상신호의 저장 등이 있다.

1) 영상모델

의료영상 이미지 데이터를 표현하는 방식과 이미지 데이터를 처리하기 위한 방법이 있다. 의료영상 이미지 데이터는 픽셀(Pixel)이라고 하는 작은 이미지를 직사각형 형태로 모은 것이다.

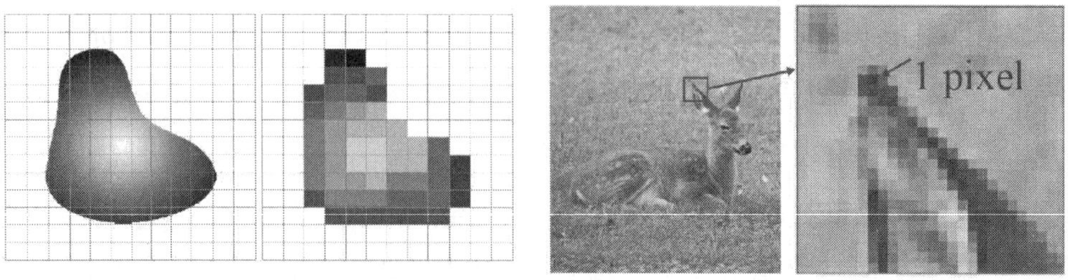

[그림 5-3] 영상의 디지털화

각 픽셀은 단색의 직사각형이다. 전체 이미지의 크기를 표현할 때는 (세로 픽셀수 × 가로 픽셀수) 형식으로 표현한다.

빛의 세기를 2차원 함수로 표현하는 흑백영상(Gray Image)과 컬러영상(Color Image)으로 구분하여 색공간으로 표현한다.

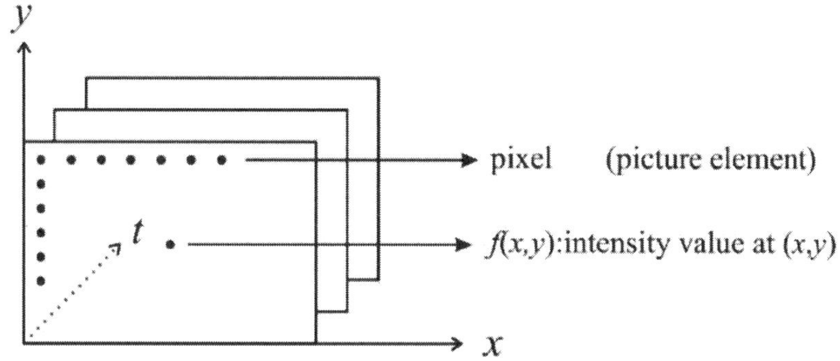

[그림 5-4] 영상의 2차원(x, y) 함수 정의

흑백영상은 화소(Pixel)를 2차원적 표현으로 x와 y의 값으로 위치를 나타내는 공간좌표(Spatial)로 표현한다. 즉 f(x,y) = 공간좌표(x,y)에서 영상 밝기(화소값), 명암도 범위 = [Black, White] = (8비트[0, 255] = 256레벨(Gray Level) 등으로 표현한다.

컬러영상은 R(Red0, G(Green), B(Blue)로 각각 명암도로 표현하는데 각 8비트, 총 3바이트이다.

(1) 색공간

픽셀의 색을 숫자로 표현하는 방식을 색공간(Color Space)이라고 한다.

대표적인 색공간으로는 그레이 스케일(Gray Scale), RGB(Red-Green-Blue), HSV(Hue-Saturation-Value) 방식이 있다.

① 그레이 스케일 : 그레이 스케일(Gray Scale)에서는 모든 색이 흑백이다. 각 픽셀은 명도를 나타내는 숫자로 표현된다. 0은 검은색을 나타내고 숫자가 커질수록 명도가 증가하여 하얀색이 된다. 숫자는 보통 0~255의 8비트 부호없는 정수로 저장된다.

② RGB 색공간 : RGB(Red-Green-Blue) 색공간에서 색은 적(Red), 녹(Green), 청(Blue)의 3가지 색의 명도를 뜻하는 숫자 3개가 합쳐진 벡터로 표현된다. 8비트 부호없는 정수를 사용하는 경우 (255, 0, 0)는 빨간색, (0, 255, 0)은 녹색, (0, 0, 255)은 파란색이다.

픽셀 데이터가 스칼라가 아닌 벡터이므로 이미지 데이터는 (세로 픽셀수 × 가로 픽셀수) 형태의 2차원 배열로 표현하지 못하고 (세로 픽셀수 × 가로 픽셀수 × 색채널) 형태의 3차원 배열로 저장한다. 세번째 축을 색채널(Channel)이라고 부른다.

③ HSV 색공간 : HSV(Hue, Saturation, Value) 색공간에서는 색이 다음 세 가지 값으로 표현된다.

㉠ 색상(Hue) : 색상값 H는 가시광선 스펙트럼을 주파수 별로 고리모양으로 배치했을 때의 각도이다. 0°~360°의 범위를 갖고 360°와 0°는 빨강을 가리킨다.

㉡ 채도(Saturation) : 채도값 S는 특정한 색상의 진함의 정도를 나타낸다. 가장 진한 상태가 100%이고, 0%는 같은 명도의 무채색이다.

㉢ 명도(Value) : 명도값 V는 밝은 정도를 나타낸다. 순수한 흰색, 빨간색은 100%이고, 검은색은 0%이다.

2) 표본화

표본화(Sampling)는 영상공간(Spatial Size)의 디지털화에 의한 방법이다. 영상 크기, 영상 f(x,y)를 M × N 이산 크기의 배열로 나타낸다. 예를 들면 256 × 256 픽셀, 64 × 64픽셀 등으로 표현한다.

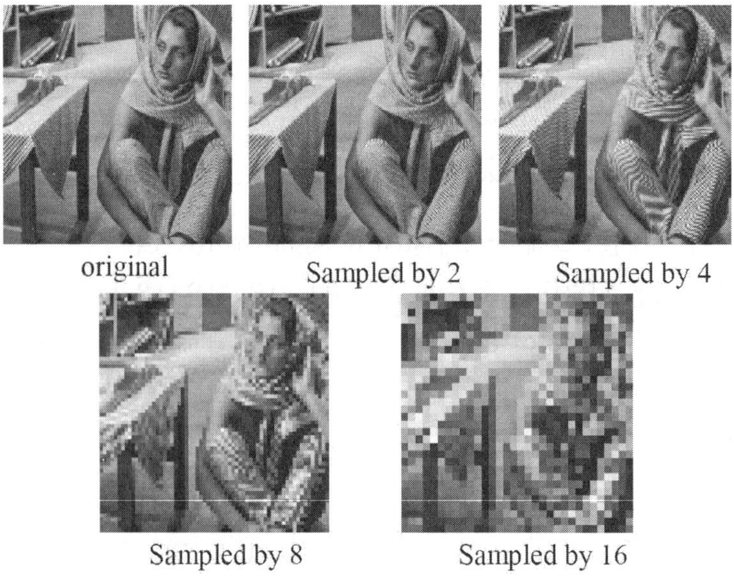

[그림 5-5] 표본화(Sampling)된 영상

3) 양자화

양자화(Quantization)는 영상의 명암도(Amplitude, Magnitude)를 디지털화 하는 방법이다. 각 픽셀이 가지는 값의 정도(범위), 영상의 명암도를 L단계로 나타낸다. 예를 들면 1픽셀=8비트의 경우 명암도는 0~255이므로 256단계로 표현할 수 있다.

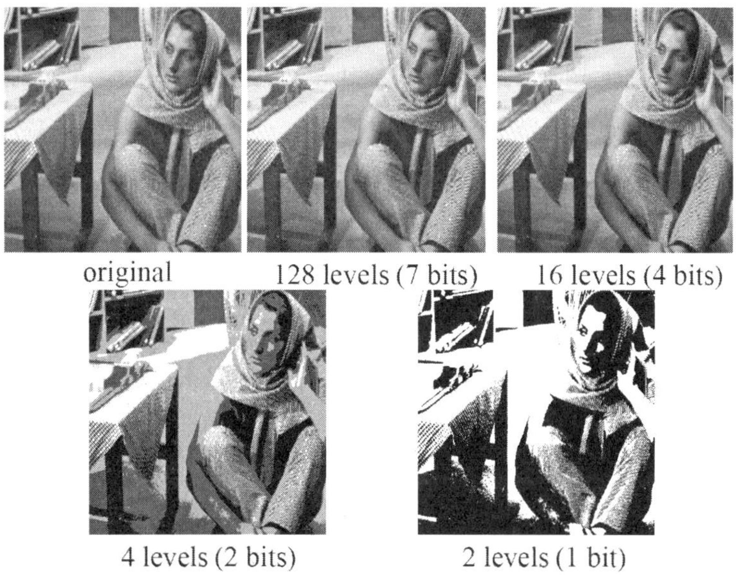

[그림 5-6] 양자화(Quantization)된 영상

4) 디지털 영상신호의 저장

디지털 영상신호의 저장은 데이터양과 파일 저장양식에 따라 구분된다.

(1) 데이터양

① 정지영상인 경우 : 정지영상 = 넓이(Width)화소수 × 높이(Height)화소수 × 화소당 Bit수(명암도)

② 동영상인 경우 : 동영상 = 정지영상의 데이터양 × 초당 프레임 수(fps)

(2) 파일영상 저장양식

디지털 영상신호의 저장양식은 BMP, PCX, TIFF, GIF, JPG, PNG 등이 있다.

3. 의료영상의 화소값 변환

1) 수학적 계산 및 함수 사용

영상반전(Negative Image, Image Inversion)과 멱함수 변환 및 CRT Transfer Function의 감마보정(Gamma Correction)이 있다.

2) 히스토그램 이용

영상 내의 화소값들의 발생 빈도(명암도의 분포)를 나타내는 히스토그램(Histogram)은 대비확장(Contrast Stretching), 대비감소(Contrast Shrinking), 균일한 히스토그램 분포를 갖도록 하는 히스토그램 평활화(Histogram Equalization), 사용자가 원하는 히스토그램 분포를 갖도록 하는 히스토그램 명시화(Histogram Specification) 등이 있다.

4. 의료영상의 공간영역 변환

의료영상의 공간영역 변환은 Mask(Template)을 이용하는데 명암도 값이 서서히 변하는 부분인 저주파 영역과 명암도 값이 급격히 변하는 부분이면서 밝기의 변화가 큰 부분이며 에지(경계선, 윤곽선)인 고주파 영역으로 구분한다.

1) 저대역 통과 필터링

저대역 통과 필터링(Low Pass Filtering : LPF)은 고주파 잡음을 제거하고 큰 객체 추출을 위한 세밀한 부분을 제거한다. 그러나 여기도 흐려지는 단점도 있으므로 평균값 필터링(Mean Filtering, Alpha-trimmed Mean Filtering)을 사용한다.

2) 고대역 통과 필터링

고대역 통과 필터링(High Pass Filtering : HPF)은 영상의 경계를 추출하는데 사용하고, 미분 연산자를 이용하여 밝기 변화에 의한 그래디언트(Gradient)를 확인한다.

1차 미분사용(Sobel, Prewitt, Robets), 2차 미분사용(Laplacian), 잡음영향을 줄이기 위해 가우시안(Gaussian)필터링을 추가하는 LOG(Laplacian Of Gaussian) 등의 기법이 있다.

3) 중간값 필터링

임펄스 잡음제거를 위하여 중간값 필터링(Median Filtering) 기법을 사용한다.

5. 기하학적 변환

영상 내 화소들의 위치나 배열을 변환하는 방법은 기하학적인 변환이다. 변환하는 방법은 매핑(Mapping), 어파인 변환(Affine Transformation), 보간법(Interpolation), 비선형 와핑(Nonlinear Warping) 방법이 있다.

1) 매 핑

매핑(Mapping)은 두 영상 사이의 기하학적 관계로써 원 영상의 값을 목적 영상으로 옮기는 순방향(전방향, Forward)과 목적 영상의 값을 원영상으로부터 구하는 역방향(후방향, Backward, Reverse, Inverse)이 있다.

매핑시 문제는 값이 없는 화소인 Hole과 여러 값이 하나의 화소로 매핑하는 Overlay 등이 있다. 원영상의 값들을 이용하여 Hole을 채우는 방법은 보간법(Interpolation)을 이용한다.

2) 어파인 변환

어파인 변환(Affine Transformation)은 선형기하 변환으로 이동(Translation), 확대/축소(Scaling), 회전(Rotation), 원근(Perspective) 등이 있다.

3) 보간법

보간법(Interpolation)은 최근접 보간법(Nearest Neighbor Interpolation), 양선형 보간법(Bilinear Interpolation), Biqubic Interpolation, Spline Interpolation 등이 있다.

4) 비선형 와핑

비선형 와핑(Nonlinear Warping)은 영상에 굴곡을 주는 비선형 기하 변환이다.

6. 주파수 변환

주파수 변환(Frequency Transformation)은 퓨리에 변환, 이산 코사인 변환, 웨이브렛 변환이 있다.

학습 5

1) 퓨리에 변환

퓨리에 변환(Fourier Transform)은 이산 프리에 변환(Discrete Fourier Transform), Properties of 2-D DFT, FFT(Fast Fourier Transform), Inverse Fourier Transform 등이 있다.

2) 이산코 사인 변환

이산 코사인 변환(Discrete Cosine Transformation)은 DCT Application에 사용된다.

3) 웨이브렛 변환(Wavelet Transform)

7. 영상개선

영상개선(Image Enhancement)은 대비(Contrast)나 경계(Edge Boundary) 등 특징을 강조하여 영상을 목적에 적합하게 변환하는 기법이다.

이 기법은 화소값 변환(Point Processing), 공간영역 변환(Spatial Processing), 주파수 영역 변환(Frequency Transform Processing), 형태학 연산(Morphology) 등이 있다.

1) 화소값 변환

화소값 변환은 영상 반전, 대비확장, 히스토그램 이용(평준화, 명시화) 등이 있다.

2) 공간영역 변환

공간영역 변환은 노이즈 제거(저대역 통과 필터링), 에지강조(고대역 통과 필터링) 등이 있다.

3) 주파수영역 변환

주파수영역 변환은 이산 푸리에 변환과 이산 코사인 변환이 있다.

4) 형태학 연산

형태학 연산(Morphology)은 영상 내 객체구조를 명확하게 하고, 형태소(Structure Element)를 이진영상과 비교하는 기법이다. 이 기법은 침식(Erosion), 팽창(Dilation),

제거(Opening), 채움(Closing)이 있다.

8. 영상분할

영상분할(Image Segmentation : Binarization → Labelling → Grouping)은 영상을 구성하는 내부객체를 구분짓는 과정이다. 즉 물체부분(관심영역)은 Binary 1label로 하고, 배경부분은 Binary 0 label로 한다.

이 과정은 화소값(문턱값, Threshold Value) 기반 영상분할, 에지(Edge Boundary) 기반 영상분할, 영역(Region) 기반 영상분할 등이 있다.

1) 화소값 기반 영상분할(이진화 Binarization로도 알려져 있음)

화소값(문턱값, Threshold Value) 기반 영상분할은 영상의 히스토그램 분포에서 문턱값을 기준으로 영상을 분할한다.

① P-tile : 히스토그램의 상위 p%를 경계값으로 하여 이진화한다.
② Mode : Local Maxima 2개와 그 사이 Local Minima로부터 최대 Peakness를 갖는 경계값을 사용한다.
③ Iterative : 경계값 양 옆의 명암도 평균 차가 일정기준을 만족할 때까지 반복하여 경계값을 찾는다.
④ Optimal : 객체와 배경으로 각각 분류될 때의 여러 확률을 최소화하는 경계값을 찾는다.

문턱값은 Otsu Threshold와 Kittler-Ilingworth Threshold가 있다.

① Otsu Threshold : Minimizing Within Group Variance, Maxmizing Group Variance
② Kittler-Ilingworth THreshold(Recursive) : Minimizing Kulback Information Distance

2) 에지 기반 영상분할

에지(Edge Boundary) 기반 영상분할은 경계선을 바탕으로 연결성과 동질성을 만족하는 영역들을 분할, 에지 검출하고 세션화하여 영역분할을 한다.

학습 5

3) 영역 기반 영상분할

영역(Region) 기반 영상분할은 유사한 특징을 지닌 영역들을 연결하여 영상을 분할한다. 이 방법은 영역성장법(Region Growing)과 분리 및 병합법(Split And Merge)이 있다.

9. 영상의 표현 및 분석

영상의 표현은 에지표현과 영역표현으로 구분한다. 영상분석은 디지털 영상의 속성을 수치화하고, 특징 영역을 추출하는 과정이다.

1) 에지표현

에지표현은 체인코드(Chain Code)와 퓨리에 서술자(Fourier Descriptor)가 있다.

(1) 체인코드

체인코드(Chain Code)는 에지의 방향정보 이용하는데 미리 정의한 방향을 갖는 직선 성분들의 조합으로 경계를 표현하는 방법이다.

즉 격자를 설정하고, 에지를 매핑하여 체인코드로 표현한다. 격자가 작을수록 체인코드의 길이는 늘어나며, 정밀한 경계의 표현이 가능하다.

(2) 퓨리에 서술자

퓨리에 서술자(Fourier Descriptor)는 에지 좌표값들의 Fourier 변환을 이용하는 방법이다.

2) 영역표현

영역표현은 모멘트 불변(Moment Invariant)과 밝기 분포가 갖는 부드러움, 거침, 규칙성 등의 특성을 이용하는 질감표현으로 구분한다.

10. 영상압축

영상압축(Image Compression)은 효율적으로 저장·전송하기 위해 불필요한 부분을 제거하는 과정으로 정보 혹은 데이터의 중복(Redundancy)을 최소화한다. 방법은 데이터 발생빈도(확률)를 고려하지 않고 부호화할 때 발생하는 부호화 중복성(Coding Redundancy), 공간 중복성, 기하학 중복성, 프레임 간 중복성 등의 화소 간 중복성(Inter-pixel Redundancy), 신경시각적 중복성(Psycho-visual Redundancy)으로 구분한다.

영상압축의 목적은 원하는 수준의 화질을 최소한의 비트수로 유지하고 응용분야 화상회의, 팩시밀리, DMB, 디지털 텔레비전 등에 전송시 대역폭을 줄인다. 또한 DVR, 영상저장전송 시스템(PACS) 등에 저장시에는 저장공간을 줄인다.

영상압축 모델은 엔트로피 부호화, 파형 부호화 및 영상모델 부호화로 구분한다. 엔트로피 부호화는 허프만 부호화, 산술 부호화 등이 있다. 파형 부호화는 예측 부호화, 변환 부호화, 부대역 부호화, 벡터 양자화 등이 있다. 영상모델 부호화는 분할 기반, 에지 기반, 3차원 모델 기반 등이 있다.

무손실 부호화(Lossless Coding)는 압축한 뒤 다시 복원해도 복원영상이 압축이전의 원복과 영상의 차이가 없는 기법으로 호프만 부호화(Huffman Coding), 산술 부호화(Arithmetic Coding), 런-길이 부호화(Run-length Coding), 무손실 예측 부호화(Lossless Predictive Coding)로 구분한다.

손실 부호화(Lossy Coding)는 원본영상보다 품질이 좋지 않는 기법으로 손실 예측 부호화(Lossy Predictive Coding)와 변환 부호화(Transform Coding : KLT, DFT, DCT)가 있다.

학습 5

5-2 의료영상 데이터의 전처리

1. 의료영상 데이터의 전처리 개요

의료영상 이미지 데이터 처리는 데이터 과학 커뮤니티에서 가장 잘 탐구되지 않은 문제 중 하나이다. 의료영상 처리의 개발자마다 고유한 방법이 있다.

의료영상 이미지 전처리(Pre_processing)에 사용되는 일부 도구 및 플랫폼에는 Python, Pytorch, OpenCV, Keras, Tensorflow 및 Pillow가 포함된다.

의료영상 전처리의 ML(머신러닝, 기계학습)/컴퓨터 비전 프로젝트를 구축할 때 항상 필요한 것은 이미지 데이터이다.

안타깝게도 이미지 데이터와 관련된 몇 가지 문제에는 복잡성, 부정확성 및 부적절함이 포함된다. 그렇기 때문에 컴퓨터 비전 모델을 구축하기 전에 원하는 결과를 얻기 위해 데이터를 전처리(원하는 형식으로 정리 및 처리)하는 것이 필수적이다.

의료영상 이미지 데이터를 기계학습 알고리즘이 해결할 수 있는 형태로 변환하는 이미지 데이터 전처리에 대한 분석이 필요하다. 즉 모델의 정확도를 높이고 복잡성을 줄이는 데 자주 사용된다.

의료영상 이미지 데이터를 전처리하는데 사용되는 몇 가지 기술이 있다. 예를 들면 이미지 크기 조정, 이미지를 그레이 스케일로 변환, 이미지 확대 등이다.

1) 그레이 스케일 변환

그레이 스케일(Grayscale)은 단순히 이미지를 컬러에서 흑백으로 변환하는 것이다. 일반적으로 기계학습 알고리즘에서 계산 복잡성을 줄이는 데 사용된다.

대부분의 의료영상 사진은 색상을 인식할 필요가 없으므로 이미지의 픽셀수를 줄여 필요한 계산을 줄이는 그레이 스케일을 사용하는 것이 좋다.

의료영상을 특정 코드(㉠ 파이썬)를 실행하여 원본 이미지를 회색조로 변환한다. 그러나 이미지를 회색조로 변환하는 것은 일부 문제를 해결하는 데 항상 실용적이지 않을 수 있다.

그레이 스케일을 사용하는 것이 비실용적인 몇 가지 예는 다음과 같다. 신호등, 의료진단, 자율주행 차량, 농업 등 사용 여부를 결정하는 가장 좋은 방법은 색상 없이 물체를 식별하는 인간의 시각적 능력에 달려 있다.

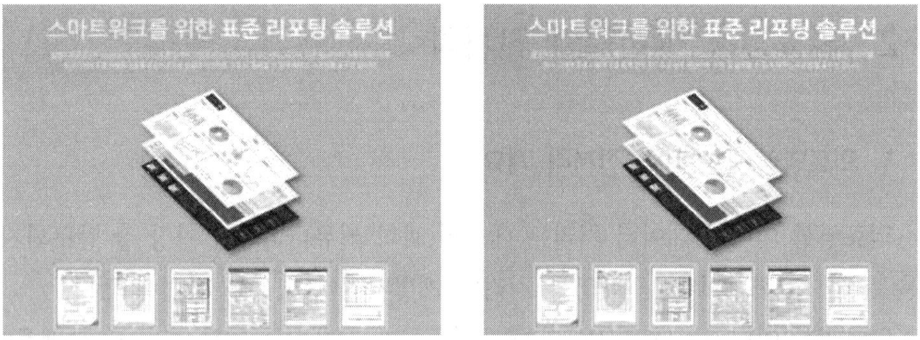

[그림 5-7] 그레이 스케일의 변환

2) 영상 이진화(Image Binarization)

이진화 영상이란 모든 픽셀을 오로지 흑과 백으로만 표현하는 영상을 말한다. 그레이 스케일이 256단계의 밝기만으로 영상을 표현한다면 이진화 영상은 0과 1, 즉 완전한 흑과 백으로만 표현하는 영상이다.

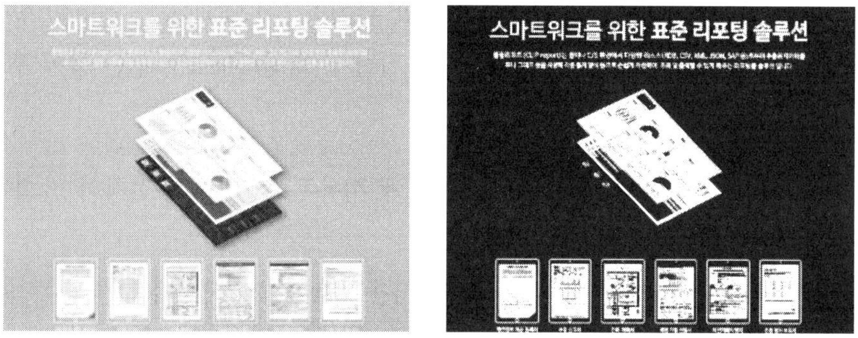

[그림 5-8] 영상 이진화(Image Binarization)의 변환

3) 표준화

표준화는 데이터 크기 조정이라고도 하며, 이미지 데이터 픽셀(강도)을 미리 정의된 범위[보통 (0,1) 또는 (-1, 1)]로 투영하는 프로세스이다. 이것은 일반적으로 다른 데이터 형식에서 사용되며, 동일한 알고리즘을 적용하기 위해 모두 정규화하려고 한다.

정규화는 일반적으로 이미지의 픽셀값을 일반적이거나 더 친숙한 의미로 변환하기 위해 적용한다. 이는 다음과 같은 이점이 있다.

(1) 모든 이미지에 대한 공정성

예를 들어 모든 이미지를 [0,1] 또는 [-1,1]의 동일한 범위로 스케일링하면 다른 이미지의 픽셀 범위가 높거나 낮을 때보다 모든 이미지가 총 손실(각각 강한 손실과 약한 손실)에 균등하게 기여할 수 있다.

(2) 표준 학습률 제공

높은 픽셀 이미지는 낮은 학습률이 필요하고, 낮은 픽셀 이미지는 높은 학습률이 필요하므로 크기 조정을 통해 모든 이미지에 표준 학습률을 제공할 수 있다.

보통 의료영상 이미지 데이터를 정규화하기 위해 특정 코드(파이썬)를 작성해서 변경한다.

4) 데이터 확대

데이터 확대는 새로운 데이터를 수집하지 않고 다양성을 높이기 위해 기존 데이터를 약간 변경하는 프로세스이다.

데이터 집합을 확대하는 데 사용되는 기술이다. 데이터 확대를 수행하면 신경망이 관련없는 기능을 학습하지 못하도록 방지할 수 있다. 그 결과 모델 성능이 향상된다.

표준 데이터 증대기술에는 수평 및 수직 뒤집기, 회전, 자르기, 전단 등이 포함되고, 증강에는 다음의 두가지 유형이 있다.

① 오프라인 확대 : 소규모 데이터 세트에 사용된다. 데이터 전처리 단계에서 적용된다.

② 온라인 확대 : 대규모 데이터 세트에 사용된다. 일반적으로 실시간으로 적용된다.

Keras의 Image Data Generator 클래스를 사용하여 데이터를 보강한다. 빠르고 쉽게 이미지를 보강할 수 있는 방법을 제공하기 때문이다. 또한 뒤집기, 회전, 밝기 변경 등과 같은 증강기술을 지원한다.

(1) 이 동

이미지 픽셀을 가로 또는 세로로 이동하는 과정이다.

(2) 뒤집기

이렇게 하면 세로 또는 가로의 경우 각각 픽셀의 행 또는 열이 반전된다.

(3) 회 전

이 프로세스에는 지정된 각도로 이미지를 회전하는 작업이 포함된다.

(4) 밝기 변경

이것은 이미지 대비를 높이거나 낮추는 과정이다.

(5) 자르기

원본 이미지의 임의 하위 집합을 만든 다음, 원본 이미지의 크기로 크기를 조정하는 과정이다.

(6) 스케일링

이미지는 안쪽 또는 바깥쪽으로 크기를 조정할 수 있다. 이미지를 바깥쪽으로 확장하면 이미지가 원본보다 더 중요해지며, 그 반대도 마찬가지이다.

5) 이미지 표준화

표준화는 이미지의 높이와 너비가 비슷하도록 크기를 조정하고 전처리하는 방법이다. 표준화는 데이터의 품질과 일관성을 개선하는 데 도움이 된다.

5-3 의료영상 데이터의 특징점 추출

1. 의료영상의 특징 추출

최근 고해상도 디스플레이 기술은 빠르게 발전하고 있으며, 이러한 발전과 더불어 FHD, UHD 등 고해상도 디스플레이가 사용되고 있다. 이와 더불어 의료분야에서도 고해상도의 메디컬 이미지 활용이 높아지고 있다.

영상에서 물체를 추적하거나 인식할 때, 영상과 영상을 매칭할 때, 가장 일반적인 방법은 영상에서 주요 특징점(Key Point) 혹은 특징 추출(Feature Extraction)을 뽑아서 매칭하는 것이다.

좋은 영상 특징점(Features)이 되기 위한 조건을 적어보면 다음과 같다.

① 물체의 형태나 크기, 위치가 변해도 쉽게 식별이 가능할 것

② 카메라의 시점, 조명이 변해도 영상에서 해당 지점을 쉽게 찾아낼 수 있을 것

영상에서 이러한 조건을 만족하는 가장 좋은 특징점은 바로 코너점(Corner Point)이다. 그리고 대부분의 특징점 추출 알고리즘들은 이러한 코너점 검출을 바탕으로 하고 있다.

영상인식은 영상을 이용하여 객체 검출 및 추적, 객체인식 등에 적용할 수 있다. 영상인식 방법은 템플릿 정합(Template Matching), 특징 정합(Feature Matching) 등으로 나눌 수 있고, 특징 정합은 영상에서 객체가 갖는 구별되는 특징을 추출하여 이용하는 것이다.

의료영상 생성은 영상인식의 한 응용분야로 급속한 하드웨어의 발달과 더불어 많은 응용이 이루어지고 있다. 정상 샘플 데이터를 기반으로 병변영상을 정합해 이상 징후를 추출하는 과정이다.

또한 영상기반 병변 특징점 생성방법은 특징점 추출, 특징 묘사, 특징 정합, 영상 병합의 단계로 이루어진다.

1) 특징점 추출

특징 기반 영상인식에서는 크기 변화, 회전, 이동에 불변하는 특징점들을 추출하는 것이 매우 중요하다

불변 특징 기반의 파노라마 생성방법은 계산 시간과 정확도면에서 우수한 헤시안

학습 5

행렬(Hessian Matrix)에 기반한 SURF 알고리즘을 사용한다.

정상 의료영상 이미지와 병변징후를 갖는 영상사이의 특징점들의 정합에서 특징점들의 수가 많아질수록 정합에 필요한 처리시간은 길어진다. 따라서 영상 이미지의 병변 특징점들 중에서 특징강도정보(Feature Strength Information)를 계산하여 강도가 약한 특징점들을 제거함으로써 정합의 처리속도를 향상시킨다.

또한 고속정합 알고리즘은 계산량을 줄이기 위해 탐색영역에 포함되는 특정한 패턴들의 몇몇 탐색점들만 조사하여 특징점 벡터를 찾기 때문에 국부적인(Local Minima Problem) 탐색을 하게 되거나 일부 탐색점들을 블록정합 대상에서 제외시키므로 복원된 영상의 화질 저하를 초래하는 문제점을 갖는다.

2) 특징점 묘사 및 정합

추출된 특징점들은 정합을 위해 특징 묘사자(Descriptor)인 SIFT로 특징을 특징벡터로 표현한다. 벡터로 표현된 특징점 주위에 대해 영상의 기울기(Gradient)의 크기와 방향을 구한다. 방향 불변 특징을 얻기 위해 묘사자의 좌표와 기울기 방향들은 특징점의 방향에 대해 상대적인 회전을 구한다. 이들을 4개의 영역으로 나눈 후 방향 히스토그램에 따라 누적시켜 방향 히스토그램을 구한다. 두 영상 간의 이동, 회전, 크기변화의 파라미터를 구하기 위해서 특징점들의 정합으로 이루어진다.

새롭게 추가된 의료영상을 표준영상과 결합해 질병정보를 추출하여 병변을 생성하기 위해서는 2단계의 정합단계를 거친다.

1차 정합에서는 영상간의 모든 특징점들을 서로 비교하는 것이다. 이렇게 얻어진 결과는 최근방 비정합법(Nearest Neighbor Ratio Matching Strategy)을 적용하여 정합결과를 얻는다.

1차 정합의 결과는 전체 특징점들은 비정합점(Outlier)이 존재하므로 정합점(Inlier)을 선정하는 2차 정합을 진행하게 된다. 1차 정합결과 전체에 대해 정합점을 선정하는 것은 시간이 오래 걸리는 것이므로 RANSAC 알고리즘을 이용한다.

RANSAC은 비정합점에 매우 둔감한 장점을 가지지만, 정합점의 개수에 비해 비정합점 개수의 비율이 너무 크면 정합에 실패한다. 또한 기존의 비정합점 제거단계에 쓰이는 RANSAC 알고리즘은 대응점 집합에서 수학적으로 가장 적합한 모델을 추정하여 대응품질을 높이는 알고리즘이다.

RANSAC은 데이터 집합에 포함된 비정합점의 수와 관계없이 높은 정확도로 Consensus가 높은 데이터를 추정한다. 그러나 무작위로 샘플링하는 방식 탓에 같은 데이터 집합에서도 각기 다른 결과가 나올 수 있고, 비정합점의 수에 따라 검증 횟수가 늘어나 처리시간이 정확도와 비례한다는 단점이 있다.

2차 정합의 결과는 두 영상에서 공통으로 나타나는 객체 간에 서로 대응되는 특징점들이다. 의료영상 이미지를 입력받아 병변 추출점을 추출이 가능한 알고리즘을 사용한다. 의료영상 이미지의 병변을 추출하기 위해 SIFT 알고리즘을 이용해 특징점들을 추출한다.

특징점의 강도를 높이기 위해 벡터 유사도를 이용해 입력영상과 병변 이미지를 정합하고 병변을 추출한다. 벡터 유사도 정합을 통해 빠르게 병변을 도출할 수 있다. 국소적인 특징점 쌍으로부터 방향 벡터를 생성하기 때문에 방향 자체는 국소적인 특징만을 나타내지만 두 영상 간에 존재하는 다른 벡터들 간의 유사도를 비교하고 전역적인 특징으로 확장될 수 있는 장점을 갖는다.

2. 전통적인 특징점 추출기술

특징점 추출은 Difference of Gaussian 영상 이용방법, FAST(Features from Accelerated Segment Test) 방법, SURF 방법 등이 있다.

1) Harris Corner Detector

Harris Corner Detector는 영상에서 가우스 창 함수를 사용하여 코너점을 감지하여 특징점(Keypoint)을 찾는 가장 대표적인 방법으로 1988년에 발표되었다.

영상에서 코너(Corner)를 찾는 기본적인 아이디어는 [그림 5-9]와 같이 영상에서 작은 윈도우를 조금씩 이동(Shift)시켰을 때, 코너점의 경우는 모든 방향으로 영상변화가 커야 한다는 점이다.

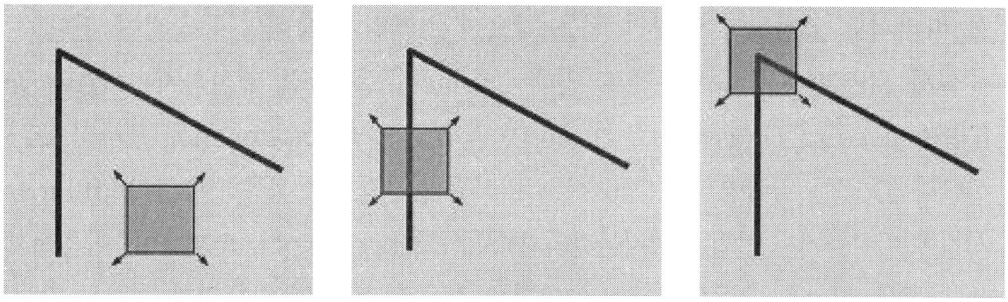

(a) Flat (b) Edge (c) Corner

[그림 5-9] Harris Corner 특징점 감지

이 아이디어를 구현하기 위해 영상의 각 픽셀 위치에 대해 윈도우를 수직 · 수평 · 좌대각선 · 우대각선 이렇게 4개 방향으로 1픽셀씩 이동시켰을 때의 영상변화량(SSD) E를 계산한 후, E의 최소값을 해당 픽셀의 영상변화량 값으로 설정, 설정된 min(E) 값이 지역적으로 극대가 되는 지점을 코너점으로 찾는 방법을 사용했다. Harris Detector는 영상의 평행이동, 회전변화는 불변(Invariant)이고 Affine 변화, 조명(Illumination) 변화에도 어느 정도는 강인성을 가지고 있다. 하지만 영상의 크기(Scale) 변화에는 영향을 받기 때문에 응용에 따라서는 여러 영상 스케일에서 특징점을 뽑을 필요가 있다.

2) SIFT 특징 추출방법

널리 알려진 SIFT(Scale Invariant Feature Transform : 스케일 불변 특징 변환)에서 사용하는 특징점 추출방법이다. SIFT에서는 기존의 Harris 코너가 영상의 스케일 변화에 민감한 문제를 해결하기 위하여 DoG(Difference of Gaussian)를 기반으로 이미지 내에서 뿐만 아니라 스케일 축으로도 코너점이 극대인 점을 찾는다.

SIFT에서 사용한 특징점 추출방법을 이해하기 위해서는 먼저 스케일에 불변(Scale Invariant)인 특징점을 추출한다.

어떤 입력 이미지 I가 있을 때 I의 크기를 단계적으로 축소시켜서 일련의 축소된 이미지들을 생성할 수 있다(이렇게 생성된 이미지들의 집합을 보통 이미지 피라미드라고 부른다). 이 때 각 스케일의 영상마다 코너성을 조사해서 코너점(코너성이 로컬하게 극대이면서 임계값 이상)들을 찾는다. 그러면 각 스케일 이미지마다 코너점들이 검출될 터인데, 대부분의 경우 인접한 여러 영상 스케일에 걸쳐서 동일한 지점이 코너점으로 검출될 것이다.

동일한 지점이 여러 영상 스케일에 걸쳐 코너점으로 검출된 경우 그중 스케일 축을 따라서도 코너성이 극대인 점을 찾으면 스케일에 불변인 특징점이 된다.

실제 SIFT에서는 속도문제로 인해 Laplacian을 직접 계산하지는 않고 DoG(Difference of Gaussian)를 이용하여 각 스케일별 Laplacian을 근사적으로 계산한다. DoG는 입력영상에 Gaussian 필터를 점진적으로 적용하여 블러링(Blurring)시킨 이미지들에서 인접 이미지들간의 차(Subtraction) 영상을 의미하며, 이론적으로는 LoG(Laplacian of Gaussian) 필터를 적용한 것과 거의 동일한 결과를 갖는다.

그리고 이렇게 얻어진 DoG 피라미드에서 극대 또는 극소점을 찾으면 SIFT의 특징점이 된다.

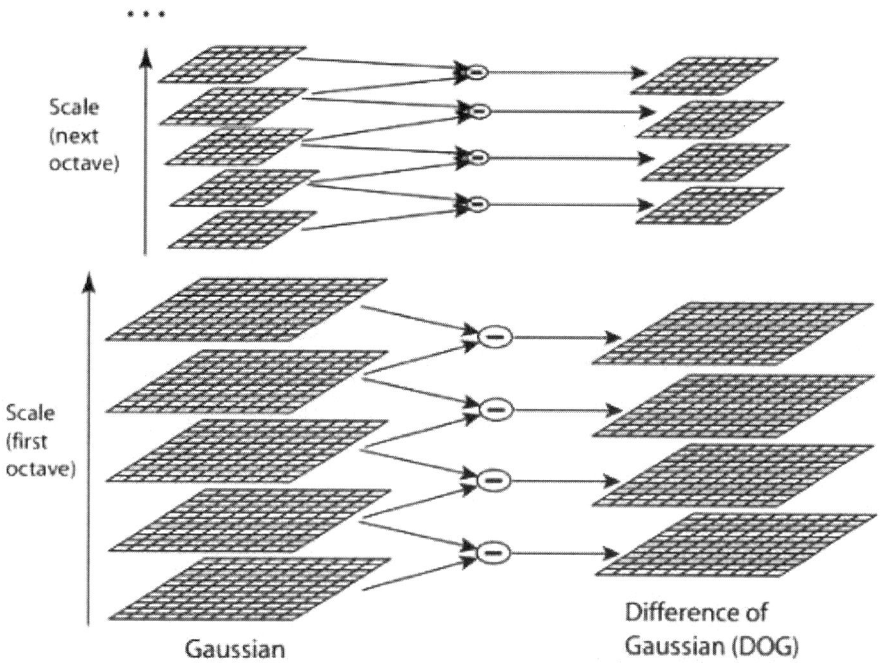

[그림 5-10] SIFT의 DoG 계산

[그림 5-10]에서 Gaussian 필터를 적용하여 영상을 Blurring 시키는 것은 영상의 스케일을 확대시키는 의미를 갖다.

3) FAST 특징 추출방법

FAST(Features from Accelerated Segment Test)는 영국 캠브리지 대학의 Edward Rosten이 개발한 방법으로 FAST라는 이름에서 알 수 있듯이 극도의 빠름을 추구한 특징점 추출방법이다.

하지만 FAST가 정말 뛰어난 점은 FAST가 속도에 최적화되어 설계된 기술임에도 불구하고 그 특징점의 품질(Repeatability : 다양한 영상변화에서도 동일한 특징점이 반복되어 검출되는 정도) 또한 기존의 방법들(Harris, DoG, ...)을 상회한다는 점에 있다.

FAST 또한 코너점을 찾는 방법중 하나로서 그 기본방법은 다음과 같다.

FAST에서는 [그림 5-11]과 같이 어떤 점 p가 코너(Corner)인지 여부를 p를 중심으로 하는 반지름 3인원상의 16개 픽셀값을 보고 판단한다. 그래서 p보다 일정값 이상 밝은(〉p+t) 픽셀들이 n개 이상 연속되어 있거나 또는 일정값 이상 어두운(〈p-t) 픽셀들이 n개 이상 연속되어 있으면 p를 코너점으로 판단한다.

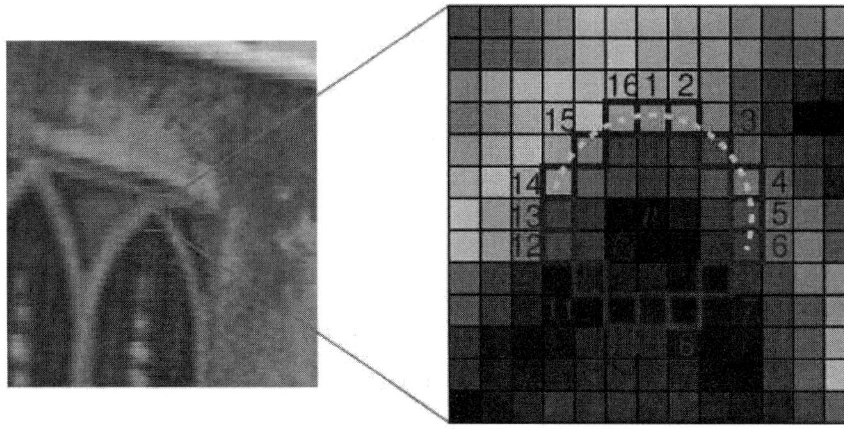

[그림 5-11] FAST Corner Detector

FAST 알고리즘은 n을 어떻게 잡느냐에 따라서 FAST-9, FAST-10, FAST-11, FAST-12, ..., FAST-16과 같이 다양한 버전이 가능하다.

즉 FAST-9는 p보다 일정값 이상 밝거나 어두운 픽셀들이 원을 따라서 연속적으로 9개 이상 존재하는 경우를 코너점으로 검출하는 알고리즘이고, FAST-12는 12개 이상의 점들이 연속적으로 모두 p보다 충분히 밝거나 모두 p보다 충분히 어두운 경우를 찾아주는 알고리즘이다. 이 가운데 FAST 방법과 SURF(Speeded Up Robust Features) 방법은 다른 방법에 비해 수행속도가 빠르다.

SURF 방법은 Scale Space 상에서 Hessian 행렬의 행렬식(Determinant)이 극대인 점들을 특징점으로 검출하고, SURF에서 사용한 특징점 추출방법을 Fast Hessian이라 부른다. 또한 SIFT는 영상의 특징묘사 방법으로 묘사자(Descriptor)가 사용되고 있다. 특징 정합방법으로는 최근방 정합(Nearest Neighbor Matching)방법을 사용하는데 이 방법은 특징정합에 많은 시간이 요구된다.

그러나 기존방식의 특징점들은 영상의 이동이나 회전, 크기의 변화, 밝기값의 변화 등 이미지의 유사변환에 변화하지 않아 특징정합에 많은 시간이 요구되는 문제점을 갖는다. 따라서 특정 방식은 의료영상 생성의 시간을 줄이기 위해 특징정합 단계에서 처리시간을 줄여 효율성을 향상시켰다. 특징정합시 처리시간을 향상시키기 위해 의료영상을 기준으로 병변 특징강도 정보를 이용한다. 즉 추출된 특징점들에 대한 특징강도를 사전에 계산하고, 특징이 강한 특성을 가진 병변을 선별하여 특징정합에 사용한다.

병변 특징강도가 큰 특징점들은 병변을 위한 샘플과 정합에 있어 많은 기여를 하게 되고, 병변 특성을 검출하기 위해 사용되는 특징점의 개수를 최소화하여 처리시간을 기존 방식에 비해 감소시킴으로 고해상도의 의료영상 이미지 처리에 효율적이다.

5-4 의료영상 데이터의 인공지능 특징 추출

딥러닝은 의료영상분석을 위한 선택방법으로 빠르게 자리잡은 최첨단 기술이다. 빠르고 강력한 물체 감지, 분할, 추적 및 병태생리학적 해부학적 구조의 분류는 일상적인 임상 워크플로우 중에 의사를 지원할 수 있다.

전통적인 특징 추출기술은 딥러닝의 컨볼루션 신경망(Covolution Neural Network : CNN)으로 대체될 수 있는데, CNN은 의료영상 이미지를 훨씬 더 자세하게 표현하고 작업별 기능을 학습하며 훨씬 더 효율적인 복잡한 특징을 추출할 수 있는 강력한 능력을 가지고 있기 때문이다.

딥러닝 특징 추출을 수행할 때 우리는 사전학습된 네트워크를 임의의 특징 추출기로 취급하여 입력 이미지가 앞으로 전파되도록 하고, 미리 지정된 레이어에서 멈추고 해당 레이어의 출력을 기능으로 사용한다. 그렇게 하면 CNN에서 학습한 강력하고 차별화된 특징을 계속 활용할 수 있다.

특징 추출을 위한 딥러닝 기술이 스케일링(Scale), 폐색(Occlusion), 변형(Deformation), 회전(Rotation) 등에 더 강력하고 전통적인 컴퓨터 비전기술을 사용하여 가능했던 기술들에 대하여 한계를 뛰어넘었다고 해서 컴퓨터 비전기술이 더이상 사용되지 않는다는 의미는 아니다.

오늘날 다양한 유형의 딥러닝 알고리즘이 연구에 사용되고 있다. CNN, DNN(Deep Neural Network), DBN(Deep Belief Network), dA(Deep AutoEncoder), DC-ELM(Deep Conventional Extreme Machine Learning), DBM(Deep Boltzmann Machine), 순환신경망(RNN) 및 BLSTM 및 MDLATM 등과 같은 변형 등이 있다.

이에 대한 딥러닝 기술을 사용한 여러 기술들이 개발되고 연구가 진행되었다. 그 중 몇 가지 기술에 대하여 서술한다.

1. SuperPoint 기술

슈퍼포인트 기술은 자체지도 관심 지점감지 및 서술(Self-Supervised Interest Point Detection and Description)기술이다. 이 기술개발자는 단일 순방향 패스에서 관심 지점위치와 서술과 같은 SIFT(Scale Invariant Feature Transform : 스케일 불변 특징 변환기술)를 계산하는 완전한 컨볼루션 신경망을 제안하였다.

[그림 5-12]처럼 VGG 스타일 인코딩을 사용하여 특징을 추출한 다음 두 개의 디코더(하나는 포인트 감지용이고 다른 하나는 포인트 설명용)를 사용한다.

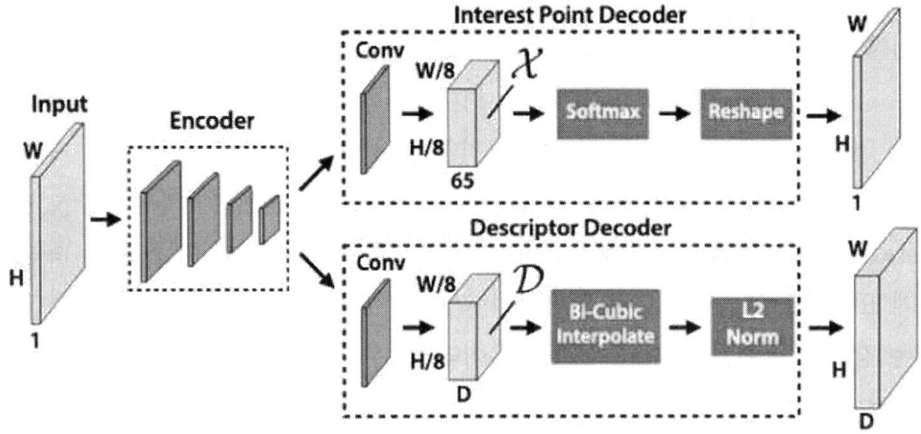

[그림 5-12] 슈퍼포인트 구조

2. D2-Ne 기술

D2-Ne 기술은 로컬 특징의 Joint Description 및 Detection(감지)를 위한 훈련 가능한 CNN이다.

개발 저자는 [그림 5-13]처럼 조밀한 특징 설명자이자 특징 탐지기인 단일 CNN(컨볼루션 신경망)을 제안하였다.

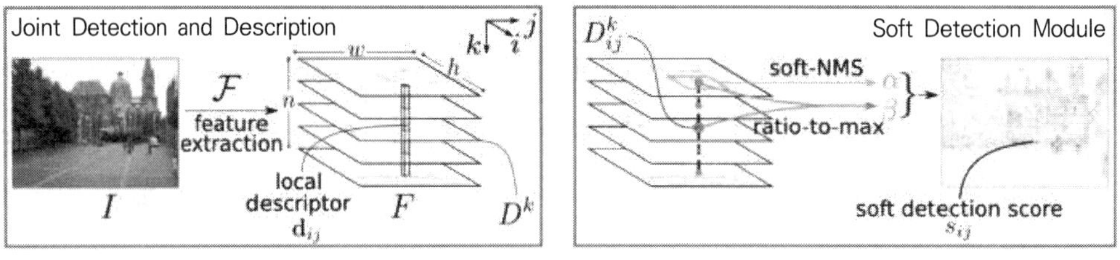

[그림 5-13] D2 네트워크 감지 및 설명

3. LF-Net

LF-Net 기술은 의료영상 이미지에서 로컬 특징을 학습한다. 개발 저자는 [그림 5-14]처럼 화소 일치 딥아키텍처를 사용하고, 상대 포즈 및 딥맵이 있는 이미지 쌍에 대해 종단 간 훈련 접근방식을 사용할 것을 제안하였다.

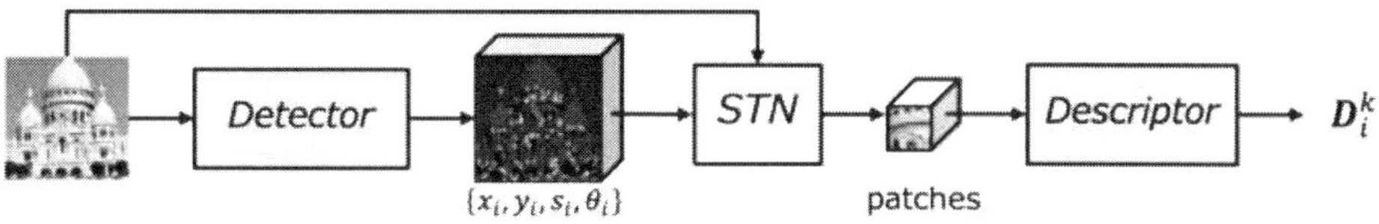

[그림 5-14] LF-Net기술 구조

첫번째 이미지에서 검출기를 실행하고 최대값을 찾은 다음 가중치를 최적화하여 두번째 이미지에서 실행할 때 올바른 위치에서 선명한 최대값을 가진 깨끗한 응답 맵을 생성한다.

4. 딥러닝 기반 이미지 특징 매칭기술

딥러닝 기반 이미지 특징 매칭기술은 이미지 특징 매칭에서 이미지 패치에 주의를 기울이는 심층 컨볼루션 신경망(CNN) 모델을 채택하였다.

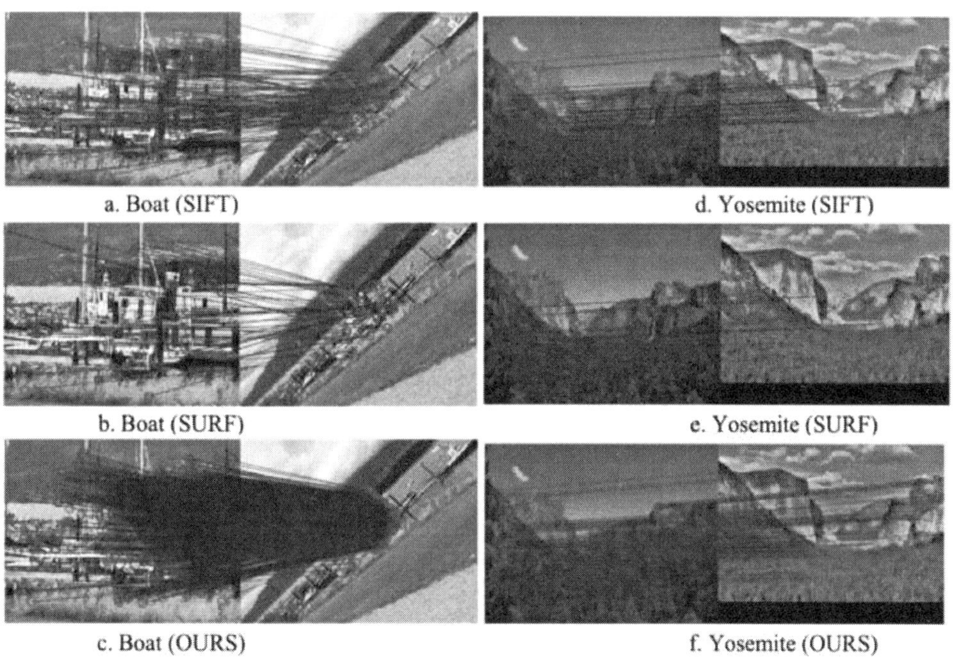

[그림 5-15] SIFT를 SURF와 비교 한 결과

5. 특징 매칭문제에 대한 심층 그래픽 특징 학습기술

특징 매칭문제에 대한 심층 그래픽 특징 학습기술은 그래프 신경망을 사용하여 특징점의 좌표를 로컬 기능으로 변환하면 특징 매칭(일치)에 간단한 추론 알고리즘을 쉽게 사용할 수 있다.

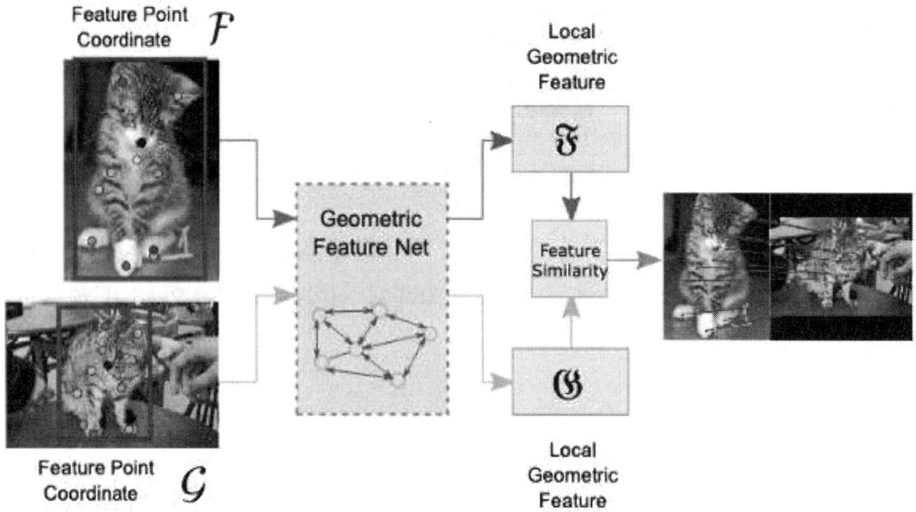

[그림 5-16] 그래프 신경망

수행 내용

재료 · 자료

- 의료영상분석 관련 자료

기기(장비 · 공구)

- 컴퓨터, 문서작성 프로그램, 프린터, 주변기기

안전 · 유의사항

- 의료영상분석 관련 장비의 안전 및 유의사항을 숙지한다.

수행 순서

01 전통적인 특징 추출 알고리즘 기술에 대하여 분석하라.

특징점(Feature Point)의 검출(Extraction)은 일반적으로 Object Detection 알고리즘은 찾고자 하는 Object의 특징(Feature)을 사전에 추출하고, 주어진 영상 내에서 해당 특징을 검출(Detection)하는 접근을 주로 사용한다.

몇 가지 특징점 검출 알고리즘을 소개하자면 아래와 같다.

1. Canny Edge Detector

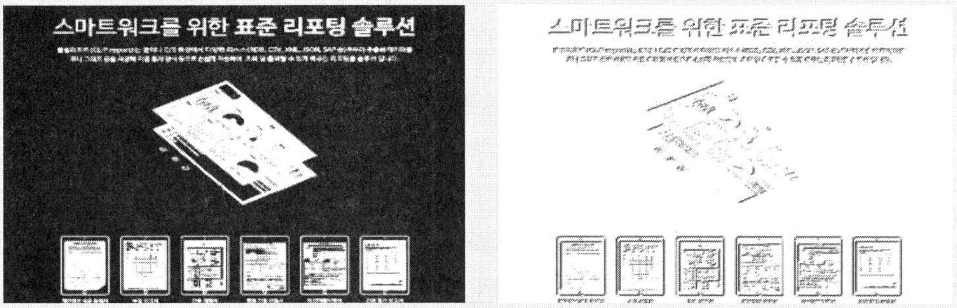

[그림 5-17] 특징점 검출 예제(엣지 검출결과)

1986년 John F.Canny에 의해 개발되었고, Canny 알고리즘은 많은 사람들에게 최적의 탐지기로도 알려져 있다. 낮은 오류율, 좋은 위치 파악, 최소 응답의 세가지 기준을 만족시키는 것을 목표로 한다.

2. 해리스 코너(Harris Corner) 검출기

컴퓨터 비전 알고리즘에서 모서리를 추출하고 이미지의 기능을 유추하기 위해 일반적으로 사용되는 모서리 감지 연산이다. 1988년 Chris Harris, Mike Stephens가 Moravec의 코너 디텍터를 개선함으로써 처음 소개 되었다.

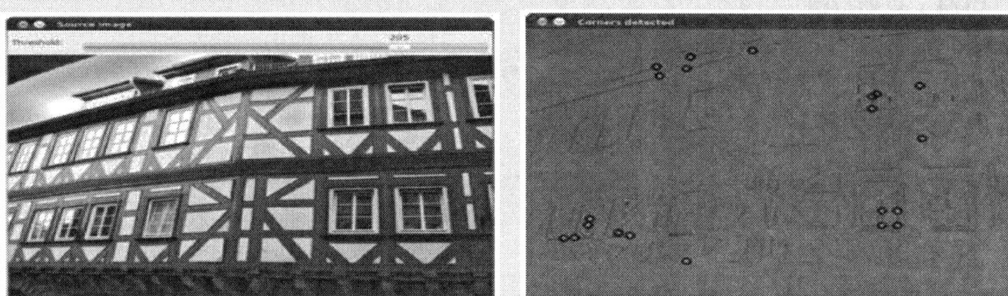

[그림 5-18] 감지된 모서리는 작은 검은색 원으로 표시

출처 : https://docs.opencv.org/master/d4/d7d/tutorial_harris_detector.html

3. Haar-like Feature

2001년 Viola, Jones가 제안한 방법으로 최초의 실시간 얼굴 탐지기에 사용되었다. 사람의 얼굴에는 특별한 패턴이 있는데, 두 눈은 명암이 어둡고 코는 명암이 밝다.

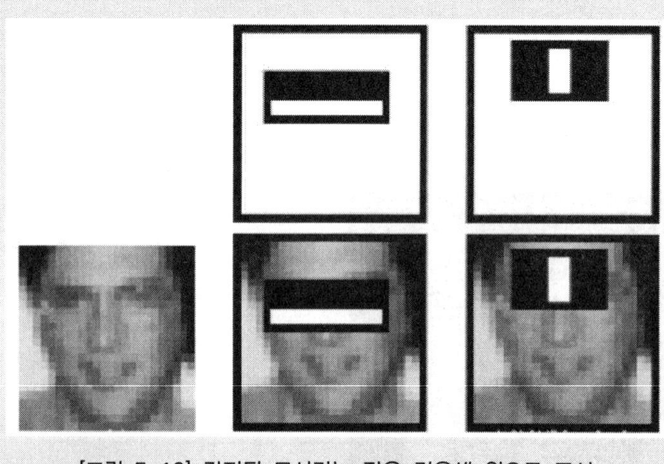

[그림 5-19] 감지된 모서리는 작은 검은색 원으로 표시

출처 : Haar like feature(https://docs.opencv.org/master/db/d28/tutorial_cascade_classifier. html)

이러한 명암을 이용해 패턴을 구하는 것이다. 이것들을 Haar Like Feature라고 한다.

사람의 얼굴 위에 흑백의 사각형을 겹쳐 놓은 다음 밝은 영역에 속한 픽셀값들의 평균에서 어두운 영역에 속한 픽셀값들의 평균의 차이를 구한다. 사람의 얼굴은 다양하지만 생김새의 패턴은 비슷하므로 임의의 얼굴 위에서의 특징 위치, 특정 분포에 따라 명암의 차이는 거의 없을 것이라고 판단하여 알고리즘을 만든 것이다.

4. HOG(Histogram of Oriented Gradient)

2005년 Navneet Dalal, Bill Triggs가 제안한 방법으로 대상영역을 일정 크기의 셀로 분할하고, 각 셀 마다 Edge픽셀(Gradient Magnitude가 일정 값 이상인 픽셀)들의 방향에 대한 히스토그램을 구한 후 이들 히스토그램 bin값들을 일렬로 연결한 벡터이다. HOG는 Edge의 방향 히스토그램 템플릿으로 볼 수 있다.

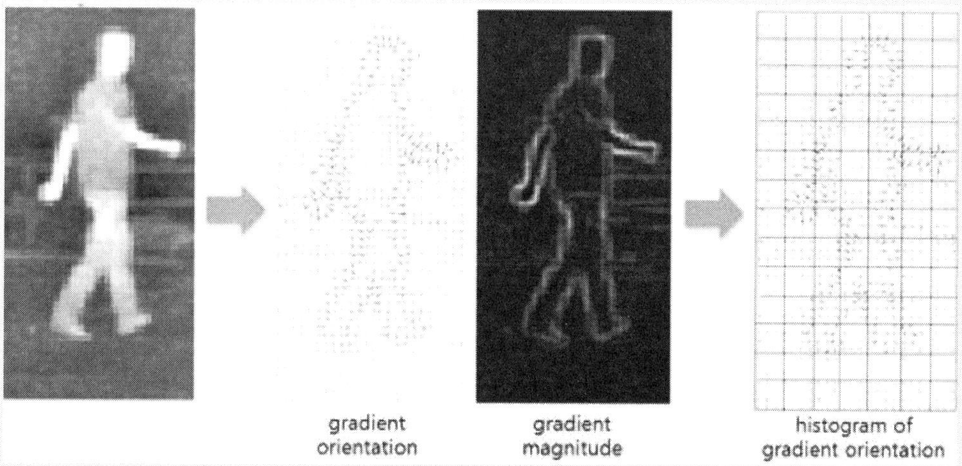

[그림 5-20] Histogram of Oriented Gradient

HOG는 물체의 형태변화가 심하지 않고 내부 패턴이 단순하며 물체의 윤관선으로 물체를 식별할 수 있을 경우에 적합하고, SHIF는 액자 그림과 같이 내부 패턴이 복잡하여 특징점이 풍부한 경우에 적합한 방법이다.

5. SIFT(Scale Invariant Feature Transform)

2004년 David Lowe가 제안한 방식으로 영상에서 코너점 등 식별이 용이한 특징점들을 선택한 후에 각 특징점을 중심으로 한 로컬패치(Local Patch)에 대해 다음 그림과 같은 특징 벡터를 추출한 것을 말한다.

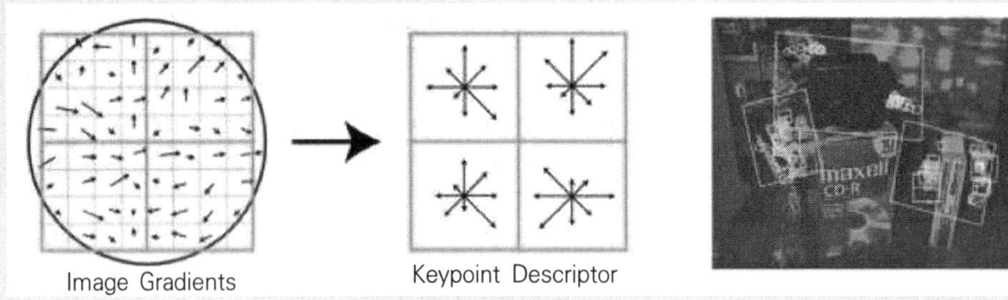

[그림 5-21] Scale Invariant Feature Transform

02 의료영상 데이터의 특징 추출에 대한 딥러닝 도구사용에 대하여 분석하라.

인간의 경우 이미지에 있는 내용을 이해하는 것이 상대적으로 쉽다. 자동차나 얼굴과 같은 물체를 찾는 것은 간단하다. 또한 구조를 손상 또는 손상되지 않은 것으로 분류하기 위해 또는 다양한 토지 피복유형을 시각적으로 식별한다.

머신러닝의 경우 작업이 훨씬 더 어렵다. 그러나 머신러닝 기반 기능추출을 사용하고 자동화하여 실제 문제를 해결할 수 있는 것이 중요하다. 이를 달성하기 위해 ArcGIS는 딥러닝 기술을 구현하여 이미지에서 객체를 감지하고 분류한다.

딥러닝은 이미지에서 특징을 감지하는 데 사용할 수 있는 기계학습의 한 유형이다. 인간의 두뇌처럼 작동하도록 설계된 컴퓨터 시스템인 신경망을 여러 계층으로 사용한다. 각 레이어는 이미지에서 하나 이상의 고유한 기능을 추출할 수 있다. 또한 적시에 분석을 수행하기 위해 처리가 분산되는 경우가 많다.

특징 추출을 위한 딥러닝 워크플로는 ArcGIS Pro에서 직접 수행하거나 ArcGIS Enterprise의 일부인 ArcGIS Image Server 를 사용하여 처리를 배포할 수 있다 .

ArcGIS는 TensorFlow, PyTorch, CNTK 및 Keras를 포함한 다른 딥러닝 프레임워크와 통합되어 단일 이미지, 이미지 컬렉션 또는 비디오에서 기능을 추출한다. ArcGIS API for Python의 arcgis.learn 모듈을 사용하여 직관적인 API로 딥러닝 모델을 학습할 수도 있다. 내보낸 학습 샘플을 직접 사용하여 ArcGIS 플랫폼과 통합되며 생성된 모델은 ArcGIS Pro 및 ArcGIS Image Server에서 개체 감지에 직접 사용할 수 있다 .

ArcGIS의 딥러닝 워크플로는 다음 단계를 따른다.

① 분류 및 딥러닝 도구를 사용하여 ArcGIS Pro에서 관심 있는 특징 추출 또는 개체의

학습 샘플을 생성한다. 이러한 도구는 GPU 처리를 활용하여 적시에 분석을 수행한다.

② 이러한 학습 샘플을 사용하여 다른 제품의 딥러닝 프레임워크 또는 arcgis.learn 모듈을 사용하여 딥러닝 모델을 학습한다.
모델이 학습되면 결과 모델 정의 파일을 지오프로세싱 도구에 대한 입력으로 여러 번 사용하여 다양한 위치와 기간에 걸쳐 여러 이미지를 평가할 수 있다.

③ 생성된 딥러닝 모델 정의 파일을 사용하여 ArcGIS Pro에서 추론 지오프로세싱 도구를 실행(또는 ArcGIS Image Server를 사용하여 분산처리)하여 이미지에서 특정 기능을 추출한다.

Tip

객체 감지를 수행하려면 ArcGIS Pro용 ArcGIS Image Analyst 익스텐션이 필요하다. 분산 처리를 사용하여 객체 감지를 수행하려면 래스터 분석용으로 구성된 ArcGIS Image Server가 포함된 ArcGIS Enterprise가 필요하다.

03 신경망 알고리즘 기반 의료영상 융합의 특징 추출 처리방법에 대하여 분석하라.

1. 개 요

결합된 최대 엔트로피 기준에 기반한 웨이블릿 신경망 의료영상 분할 알고리즘은 상대 극값을 피하고 정확한 분할의 최상의 효과를 얻기 위해 최대 엔트로피를 얻기 위해 네트워크 매개변수를 최적화하고 매개변수를 얻는 것이다.

이 알고리즘은 샘플의 학습시간을 단축할 뿐만 아니라 정확도를 크게 향상시킨다. 기존 BP 신경망과 비교하여 효과가 더 정확하고 효과적이다.

의학의 발달과 함께 의료영상 분류는 의사에게 정보 참고자료를 제공할 뿐만 아니라 각종 질병을 판단하고 진단하는 역할을 담당하고 있다. 이전의 감독된 컨볼루션 신경망 또는 감독되지 않은 CNNs 방법이 널리 사용되고 효과적이지만 시간이 오래 걸리고 만족스러운 분류 정확도를 제공하지 못한다. 따라서 개선된 PCANET과 단순화된 Densenet Cascade로 구성된 경량 하이브리드 신경망은 훈련 데이터 세트가 작을 때 의료영상의 정확한 분류를 실현할 수 있다.

의료 전문가들은 보통 영상 기술로 포착한 인간의 이상으로 질병을 판단하고 치료계획을 세운다. 피로, 대략적인 추정치 등과 같은 전문적인 요인은 캡처된 이미지에 대한 의료 전문가의 이해를 제한할 수 있다.

이미지 이해를 위한 도구로서 컨볼루션 신경망은 인간 전문가보다 훨씬 우수하다. CNN은 의료영상 이해에 널리 사용되어야 한다.

다양한 분야에서 컴퓨터의 활용이 광범위해짐에 따라 의료영상의 보조 분석도 중요한 주제가 되었다. 경험이 부족한 의사나 제대로 훈련되지 않은 방사선 전문의는 환자의 상태를 진단할 때 실수를 범할 수 있다. 그러므로 데이터 기반 계층구조를 사용하여 의료 이미지를 분석하고 판단하는 기능은 중요한 발전이 될 것이며 다양한 생물의학 응용분야에서 우수한 성능을 달성하기 위한 가장 진보된 플랫폼임이 입증될 것이다.

의료영상 분할 측면에서 CNNS 기반 분할방법은 정확한 목표 경계가 없을 때 만족스럽지 못한 분할 마스크를 생성하기 쉽다. 2차원 의료 이미지 분할을 위한 새로운 경계 인식 컨텍스트 신경망(BAC-Net)은 이미지 분할 성능을 향상시킨다.

일반적으로 의료영상은 클래스 내 편차가 크고 클래스 간 블러링(Blurring)이 높은 특징을 갖는다. 강조점은 강력한 컨텍스트를 추출하고 세분화된 세분화를 위한 차별적 특징을 집계하여 더 풍부한 컨텍스트를 얻고 미세한 공간정보를 유지할 수 있도록 하는 것이다. 공간주의는 가중치 맵이며 가중치 맵은 구체적이다.

의학에서 이미지 그룹은 동일한 증상을 기록하고 모든 이미지는 동일한 가중치 맵을 공유한다. 이 콘텐츠와 결합하여 의료영상 분류에 새로운 글로벌 공간주의 메커니즘을 사용할 수 있다. 주로 이진 분류기를 사용하여 경계를 결정하고 픽셀의 강도를 픽셀의 특징으로 사용한다. 고해상도 이미지 분할을 위한 기존의 이미지 분할방법은 달성하기 어려우며, 이는 의료 이미지 분할에서 특히 중요하고 어렵다.

최적화된 셀룰러 신경망에 기반한 이미지 분할방법은 원래 모델에 비선형 템플릿 및 데이터 양자화를 도입하여 계산 복잡성을 효과적으로 줄인다. 이 방법은 컴퓨터 지원 시스템과 결합되고, 의료 종양 X-선 사진과 결합되어 종양을 연구하여 최종적으로 FPGA기반 에너지 효율적인 세포 신경망의 다단계 최적화 아키텍처를 얻는다.

의료영상 융합은 포괄적이고 유용한 정보를 제공하여 임상진단 및 치료를 지원할 수 있다. 비서브샘플링 변환을 사용하여 이미지를 저주파와 고주파의 두 하위 대역으로 나눈다.

예를 들어 저주파 서브밴드에서 먼저 방향성 특징 맵을 추출한 다음 각 방향성 특징 맵의 유효정보를 계산하고, 마지막으로 이미지 필터링의 함수 및 그래디언트 도메인에 의해 안내되는 특징 맵의 융합 가중치 계수는 결합한다. 신경망의 실제 적용은 이러한 신경망 훈련의 기술적 세부사항과 필요한 수동 생성 주석의 양과 품질에 의해 제한된다.

이 격차를 메우기 위해 연구원들은 데이터 주석 및 신경망 예측 디스플레이를 위한 인터페이스를 만들었다. 주석 부담을 줄이기 위해 '순환하는 사람들'을 사용한다. 사람들이 자동으로 생성된 주석과 상호작용할 때 인간 및 동물 신장 마이크로챔버의 세분화가 반복적으로 개선되었다.

합성곱 신경망(CNN)은 의료영상을 찾아 검색한다. 딥러닝 기술을 사용하여 레이블 설명을 위한 이미지의 강력한 기능을 추출한 다음 적절한 매개변수를 전달하여 태그매칭을 직접 수행하고 쿼리로 식별한다. 실험은 이 방법이 효율적이라는 것을 보여준다. 의료영상 처리의 차원이 높기 때문에 처리 과정이 복잡하다.

신경망을 사용하여 의료영상을 처리하는 방법은 다음과 같다.

① 컨벌루션 커널을 공유하고 고차원 데이터 처리에 압력이 없다.

② 수동으로 특징을 선택할 필요가 없고 가중치가 잘 훈련되어 특징 분류효과가 좋다. 신경망의 특징 감지계층은 훈련 데이터를 통해 학습하므로 신경망을 사용할 때 명시적 특징 추출을 피하고 훈련 데이터에서 암묵적으로 학습한다. 또한 동일한 기능의 매핑 표면에 있는 뉴런의 가중치가 동일하기 때문에 네트워크가 병렬로 학습할 수 있다.

2. 컨볼루션 신경망 이미지 처리

성숙한 이미지 인식 수단으로서 딥러닝 네트워크 기반 학습모델에는 컨볼루션 신경망, 순환신경망 및 대책 네트워크 생성과 같은 중요한 알고리즘이 포함된다. 최근 몇 년 동안 컨볼루션 신경망은 빠른 발전과 광범위한 응용을 달성했으며, 이미지 인식 및 대상 감지분야에서 큰 긍정적인 역할을 수행했다.

이미지 인식을 위해 컨볼루션 신경망 모델을 사용하면 더 이상 수동으로 특징을 설계하고 선택할 필요가 없으며, 인식과정에 필요한 특징 정보는 CNN 자체 학습으로 생성되며 훈련 중에 지속적으로 수정되고 최적화된다.

지난 수십 년 동안 딥러닝은 대량의 데이터를 처리할 수 있는 능력 때문에 매우 강력한 도구임이 입증되었다. 어떤 측면에서 심층신경망을 사용하는 성능은 특히 패턴인식에서 기존 기술을 능가했다. 컨볼루션 신경망은 가장 인기 있는 심층신경망 중 하나이다.

Image Net 데이터 세트와 수백만 개의 태그가 지정된 이미지 데이터 세트의 출현과 컴퓨팅 성능의 지속적인 개선으로 연구원들은 CNN을 재사용할 때임을 다시 깨달았다.

[그림 5-22]는 기존의 합성곱 신경망 구조이다.

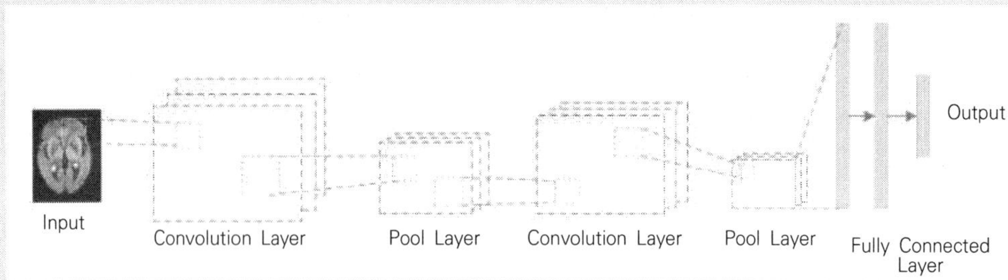

[그림 5-22] 의료영상의 컨볼루션 신경망 구조

학습 모델에 사용되는 이미지의 다양성과 복잡성으로 인해 가중치를 업데이트하면 매개변수가 무질서해진다.

이미지 샘플을 모델에 직접 입력하는 경우 학습시간이 많이 소요될 수 있으며, 모델의 수렴이 쉽지 않다. 이러한 문제를 피하기 위해 컨볼루션 신경망의 데이터 입력계층은 주로 이미지 샘플을 읽고 간단한 전처리를 수행하여 후속 네트워크 학습 이미지 기능에 편리함을 제공한다.

1) 컨볼루션 계산 계층

컨볼루션 계산 레이어는 CNN 구조에서 가장 중요한 레이어이다. 컨볼루션 계층에는 입력 이미지 데이터의 다양한 기능을 추출할 수 있는 다양한 수의 컨볼루션 필터(컨볼루션 커널이라고도 함)가 포함되어 있다.

이미지 해상도가 변경되기 전에 좌표가 변경되며 각 레이어의 좌표는 컨볼루션 커널을 통해 각 레이어의 이미지 해상도를 변경한다(그림 5-23).

[그림 5-23]의 컨볼루션 커널은 슬라이딩 윈도우에서 이미지 데이터를 연속적으로 변환하여 얻은 것으로 뉴런의 수는 신경망의 레이어 수를 결정한다. 저해상도 의료영상에서 작은 특징을 추출하고, 이 작은 블록을 고차원 특징 벡터에 매핑한다.

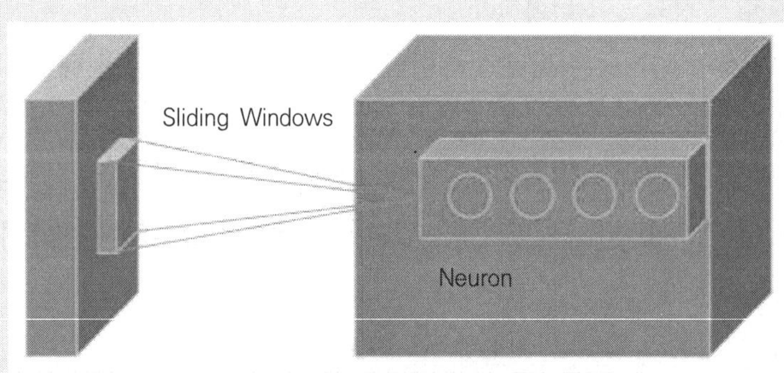

[그림 5-23] 컨볼루션 변환 다이어그램

이미지 처리과정에서 에지 특징이 추출되고 에지는 일반적으로 0으로 보완된다. 원본 이미지의 픽셀을 변경하지 않고 입력 및 출력 이미지의 치수를 변경하지 않고 유지해야 한다.

[그림 5-24]는 스텝크기가 2이고, 컨볼루션 커널의 처리과정은 다음과 같다.

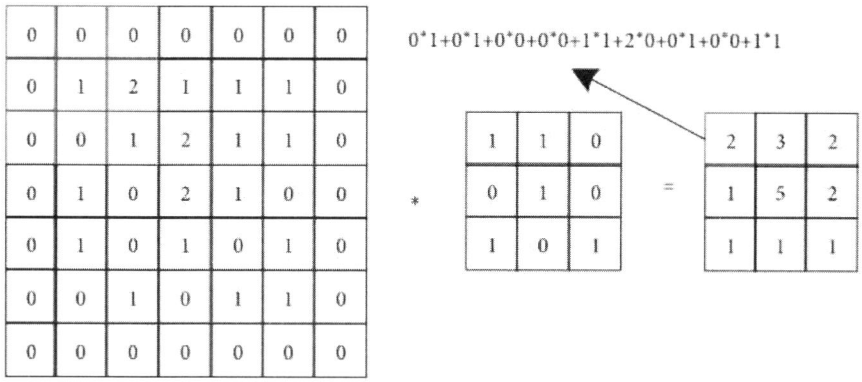

[그림 5-24] 컨볼루션 계산 과정

컨볼루션 커널이 클수록 이미지가 더 부드러워지고 이미지의 노이즈가 덜 명확해진다. 그리고 컨볼루션 커널이 클수록 이미지의 대비가 덜 명확해진다. 일반적으로 동일한 차원 데이터 컨볼루션 검사결과는 영향을 미치지 않는다. 컨볼루션 커널의 크기가 다른 경우 특정 영향이 있지만 다른 작업 리소스가 필요하다.

2) 비선형 매핑

비선형 매핑은 이미지 특징을 하나의 고차원에서 다른 차원으로 매핑하는 과정이며 매핑 벡터는 고해상도 특징을 표현하고 이러한 특징을 새로운 특징 이미지로 병합할 수 있다.

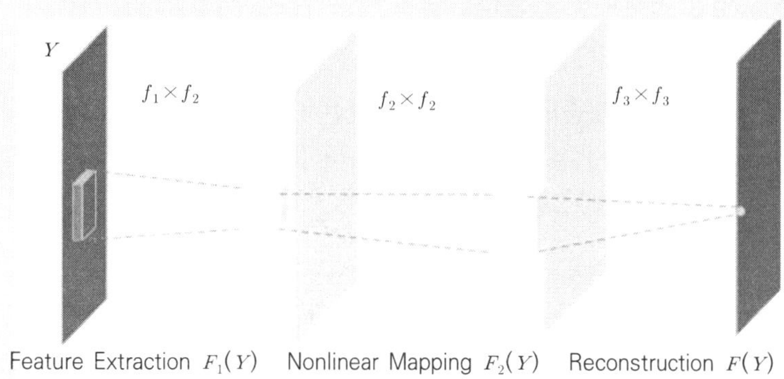

[그림 5-25] 비선형 변환 신경망의 구조도

3) 손실 함수

손실 함수는 모델의 예측값이 실제값과 다른 정도를 평가하는 데 사용된다. 일반적으로 손실 함수를 잘 사용할수록 모델의 성능이 강해진다. 따라서 다른 모델에서 사용하는 손실 함수는 일반적으로 다르다. 손실 함수는 처리 후 두 개의 의료영상 간의 적합도를 평가하는 데 사용된다.

① 절대값 손실 함수 : 절대값 손실 함수는 알고리즘의 예측값과 목표값의 차이로 측정된다.

② 대수 손실 함수 : 객체 손실 함수는 특히 분류 빈도가 높은 경우 이미지에서 특징값의 확률분포를 특성화하는 데 사용된다. 단락범주의 신뢰도가 필요하다.

③ 제곱 손실 함수 : 제곱 손실에서 모든 잔차의 제곱합은 손실 함수값이다. 모델의 실제 적용을 제출하기 위해 분산을 사용하여 손실 함수값을 평가할 수 있다.

4) 활성화 기능

컨볼루션 신경망은 여기 함수로 구성된다. 본 설명의 활성화 함수는 복잡한 특성을 특성화하기 위해 비선형성을 채택했다.

다층 신경망과 유사하게 컨볼루션 신경망은 Sigmoid 함수를 사용한다.

활성화 함수는 컨볼루션 작업 후에 사용되며, 일부는 컨볼루션 전에 사전 활성화 함수 알고리즘을 사용한다.

3. 의료영상 검출 알고리즘

전통적인 의료영상 처리과정과 신경망 탐지 알고리즘은 비정상적인 데이터 매칭을 보여준다. 그러나 기존의 분할 알고리즘은 의료영상 특징값 추출이 무리한 특징을 갖게 한다. 따라서 의료영상 검출 알고리즘의 주요 핵심 부분은 의료영상 분할, 특징 영역 추출, 특징 영역 분석 및 추출, 의료영상 특징 분류 및 인식의 네 부분으로 설명할 수 있다.

의료영상에 대한 관심 영상 영역을 획득하고, 의료영상의 특징이 분명한 영역의 영상을 획득한다. 이미지 처리의 실현에서 임계값 방법은 세분화에 사용된다. 그런 다음 관심영역에서 특징 분할 및 특징 추출이 수행된다. 최종 추출된 특징값은 표준화되고, 신경망은 이미지를 감지하고 식별하는 데 사용된다. 탐지 프로세스는 [그림 5-26]에 나와 있다.

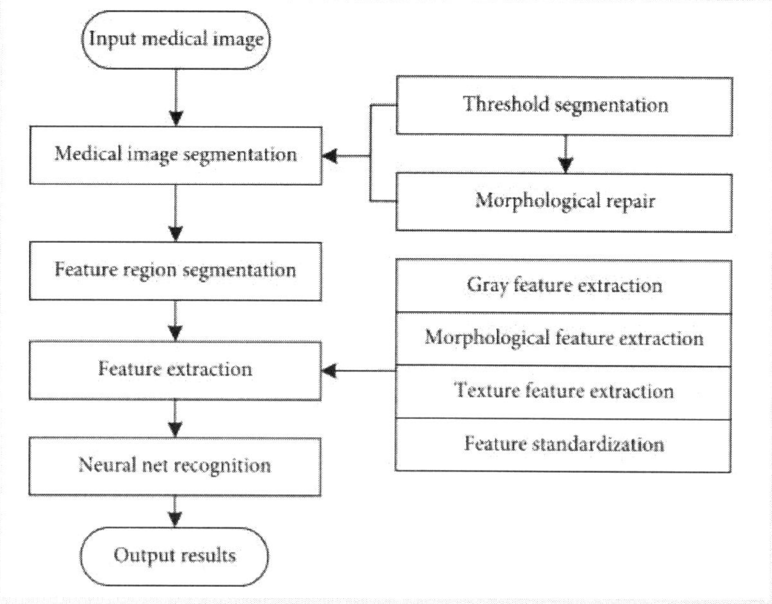

[그림 5-26] 의료영상 특징 추출 및 인식과정

4. 의료영상 표준화

신경망에서는 레이어 수가 많기 때문에 네트워크 규모가 커짐에 따라 데이터 값이 지속적으로 이동하여 데이터 값이 최적화되고 큰 오류가 발생한다. 따라서 컨볼루션 네트워크의 서로 다른 계층의 데이터가 최적화되고 서로 다른 계층으로 인한 입력 데이터의 편차가 줄어든다. 본 설명에서는 회선 신경망을 최적화하기 위해 배치 경사하강법을 사용하고, 데이터를 업데이트하기 위해 그룹화를 사용한다.

5. 의료영상 분할방법

임계값 방법은 회색 특징 및 이미지 픽셀과 같은 속성을 기반으로 하는 분할방법이다. 단일 임계값 분할이며 분할된 이미지는 복잡한 이미지 정보에서 적합하지 않다. 전역 임계값 방법은 이미지의 다양한 특징을 기반으로 하는 적응형 분할방법이다.

6. 의료영상의 특징 분석 및 추출

1) 그레이 스케일 특성

의료영상의 회색 특징은 회색 평균, 회색 분산 및 회색 히스토그램 엔트로피를 포함하는 명백한 푸조 특징이다.

2) 텍스트 특징

텍스처 특징은 이미지 통계의 일부이며 특징의 여러 픽셀 이미지를 기반으로 하고, 의료영상에서는 특징의 병변 부분이 더 분명하고 일부 특징은 간섭이 있다. 텍스처 특징은 그레이 레벨 동시발생 행렬로 나타낼 수 있으며, 이는 의료영상에서 흥미로운 특징만 표현할 수 없다. 그리레벨 동시발생 행렬은 공식으로 설명할 수 있다.

인접영역의 그레이 값을 더 잘 표현할 수 있는 이미지의 질감 특징을 계산하기 위해 로컬 이진 모델을 사용하고, 각 영역의 중심값은 각각 가중치를 부여하여 해결한다.

7. 특징 융합방법

이미지에 대한 이미지 모양 특징 쌍은 모양과 모양 특징을 근사화한다. 멀티 특징 추출기능(Multifeature Fusion)은 이미지 특징 추출의 정확도를 향상시키기 위해 이미지의 특징 영역을 향상시키는 데 사용된다.

Multifeature 융합은 이미지 정보를 정확하게 표현하기 위해 이미지 콘텐츠를 특성화하기 위해 서로 다른 특징 추출결과를 융합하는 것이다. 프로세스는 [그림 5-27]에 나와 있다.

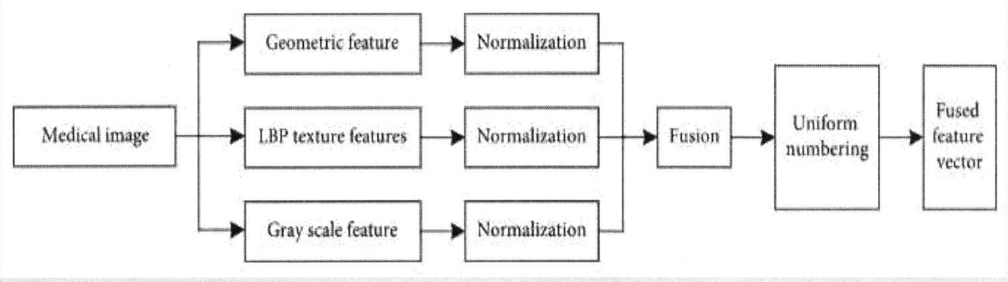

[그림 5-27] 멀티 특징 추출기능

8. 결 론

여기에서 흉부, 폐, 뇌, 간의 의료영상에 대한 특징 추출 효과가 높고, 의료영상의 특징 관계를 보다 잘 표현할 수 있는 다중 특징 융합 기반의 의료영상 처리방법을 서술한다.

특징 추출은 의료영상 처리에서 매우 중요하다. 다중 특징의 융합에서 효과적으로 특징을 추출할 수 있으며, 이는 본 설명에서 설명하는 방법의 정확성과 적용 가능성을 보여준다.

본 설명에서는 4가지 종류의 의료영상을 비교하였으며, 아직까지 연구 및 비교되지 않은 의료영상이 많이 존재한다. 이후 단계에서는 특징 추출을 위해 다중 특징 이미지를 융합하기 위해 컨볼루션 신경망을 도입하였다.

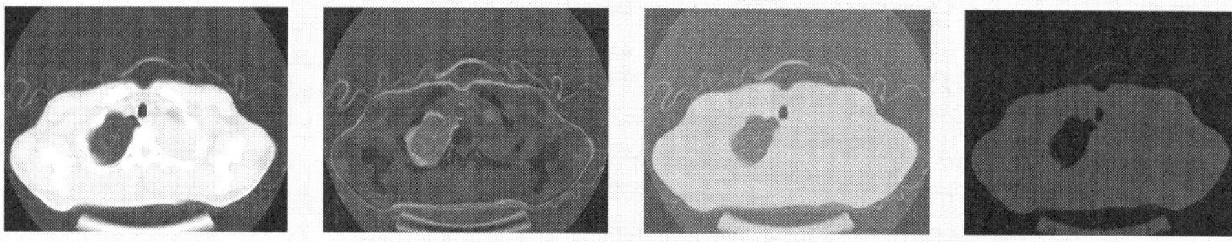

(a) 원본 이미지 (b) 서핑 (c) 회색 질감 특징 (d) 융합 특징 기법

[그림 5-28] 다양한 특징 이미지 알고리즘 비교

Keras 딥러닝 모델은 네트워크 모델 및 컨볼루션 신경망을 설정하는데 사용된다.

사용한 합성곱 신경망에서 활성화 함수는 시그모이드 함수이고, 손실 함수는 교차 엔트로피 손실 함수이다.

04 의료영상의 특징 추출도구를 사용한 예에 대하여 분석하라.

1. CAM2에서 선택도구를 사용한 특징 추출

버전 2020.4부터 CAM2 ® 및 CAM2 RPM 소프트웨어는 이제 FARO InTouch를 통해 배포된다. FARO InTouch는 CAM2 및 RPM과 같은 FARO 소프트웨어의 다운로드, 설치, 업데이트 및 실행을 간소화하는 소프트웨어 배포 및 관리 응용 프로그램이다.

다운로드는 다음을 참고한다.

https://knowledge.faro.com/Software/FARO_CAM2/CAM2/Software_Download_and_Readme_Files_for_CAM2

이 단원의 목적은 추출리본에 있는 선택도구를 사용하여 포인트 클라우드에서 기능을 추출하는 방법이다. 이 방법은 평면, 선, 원, 원형 슬롯, 직사각형 슬롯, 원통, 원뿔, 구 및 토러스의 추출을 지원한다.

1) 준 비

기능영역에서 충분한 데이터가 캡처되도록 필요한 포인트 클라우드를 스캔한다.

2) 특징 추출

포인트 클라우드에서 기능을 추출하는 데 사용할 수 있는 두 가지 방법이 있다.

① 얇은 재료(기본값) : 이것은 스캔된 형상의 내부 '벽'에서 데이터가 거의 또는 전혀 캡처

되지 않을 때 사용된다.

② 표준 프로젝션 : 이것은 스캔된 형상의 내부 '벽'에서 충분한 데이터가 캡처되는 경우에 사용된다.

2. 얇은 재료방법

이 방법은 선택한 영역의 면에 있는 데이터만 사용하고 '벽' 내부의 기능에서 캡처된 데이터는 무시한다. 기본적으로 모든 기능은 최적 맞춤 솔버방법을 사용하여 계산된다.

1) 얇은 재료방법 작업과정

2D 형상의 경우 선택한 데이터에서 평면이 자동으로 계산되며 형상 모서리의 점은 무시된다.

① 추출리본에서 추출도구를 선택한다.

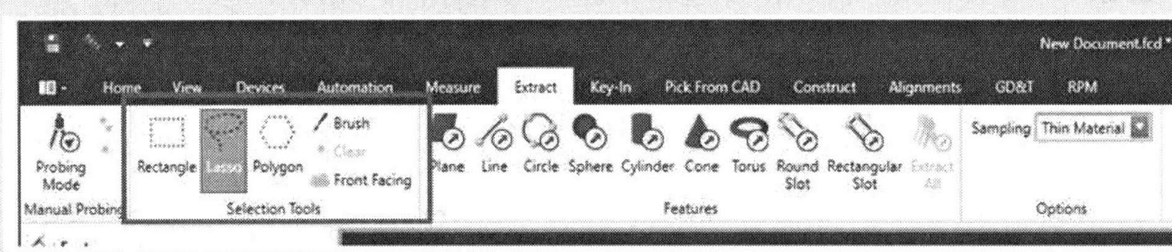

[그림 5-29] 추출리본에서 추출도구를 선택

② 추출모드와 커서가 활성화되고, 주황색 테두리로 표시된다.

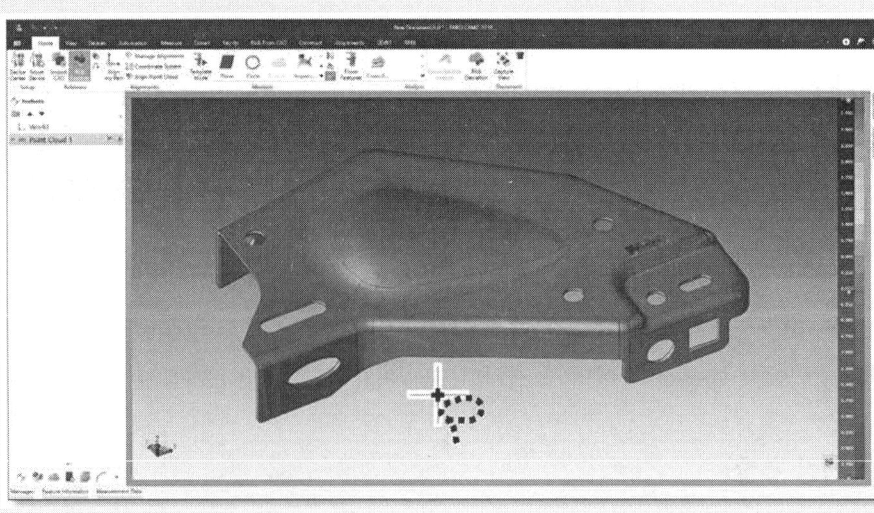

[그림 5-30] 추출모드와 커서가 활성화되고 주황색 테두리로 표시

③ 선택 커서를 사용하여 원하는 영역을 선택하려면 왼쪽을 클릭하고 길게 누른다.

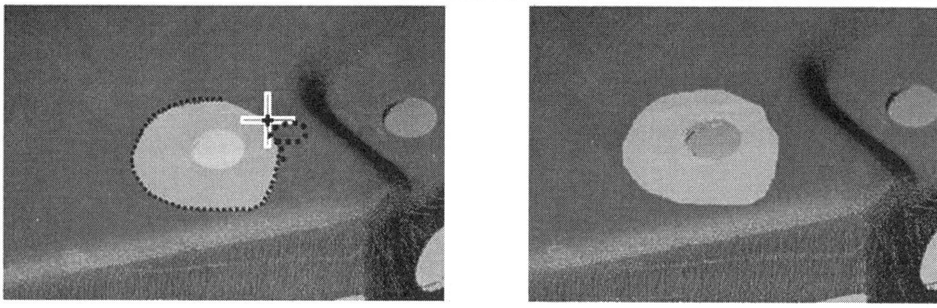

[그림 5-31] 왼쪽을 클릭하고 길게 누른다

④ 추출리본에서 필요한 기능을 선택한다.

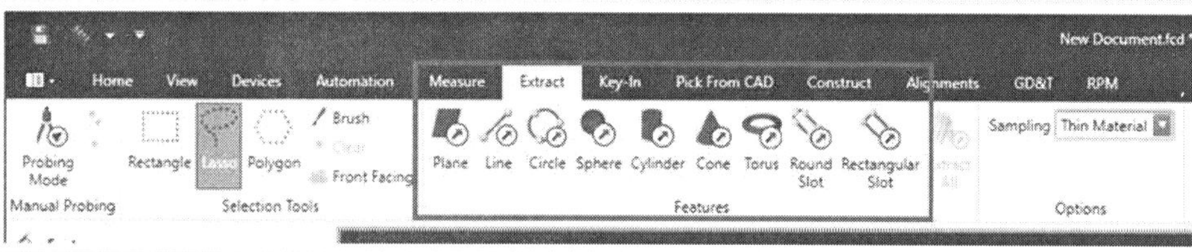

[그림 5-32] 추출리본에서 필요한 기능을 선택

⑤ 기능이 자동으로 추출되어 표시된다.

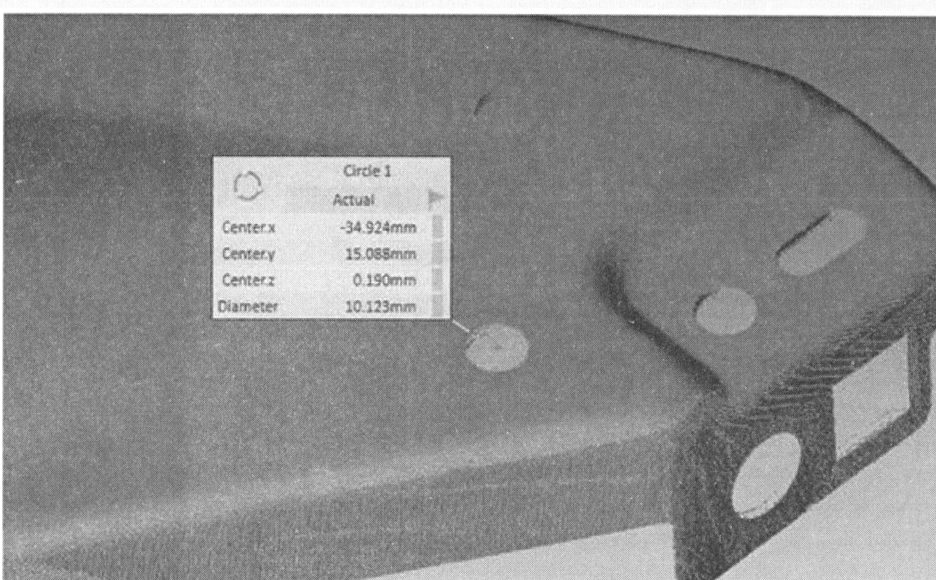

[그림 5-33] 기능이 자동으로 추출되어 표시

2) 추출된 특징에 선택된 데이터 편집

일단 생성되면 추출 생성에 사용된 데이터를 보고 편집할 수 있다.

① 기능패널에서 기능 선택

② 마우스 오른쪽 버튼을 클릭하고 속성을 선택하라.

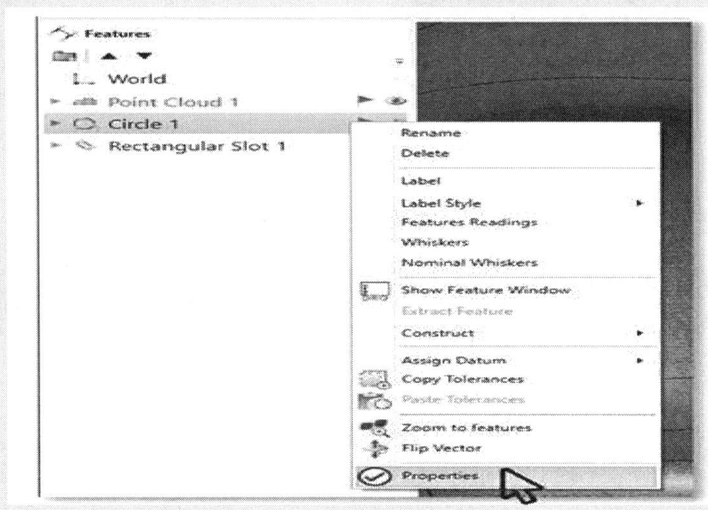

[그림 5-34] 마우스 오른쪽 버튼을 클릭하고 속성을 선택

③ 속성 창이 열린다.

④ 실제 탭을 선택하면 사용된 포인트가 강조 표시된다.

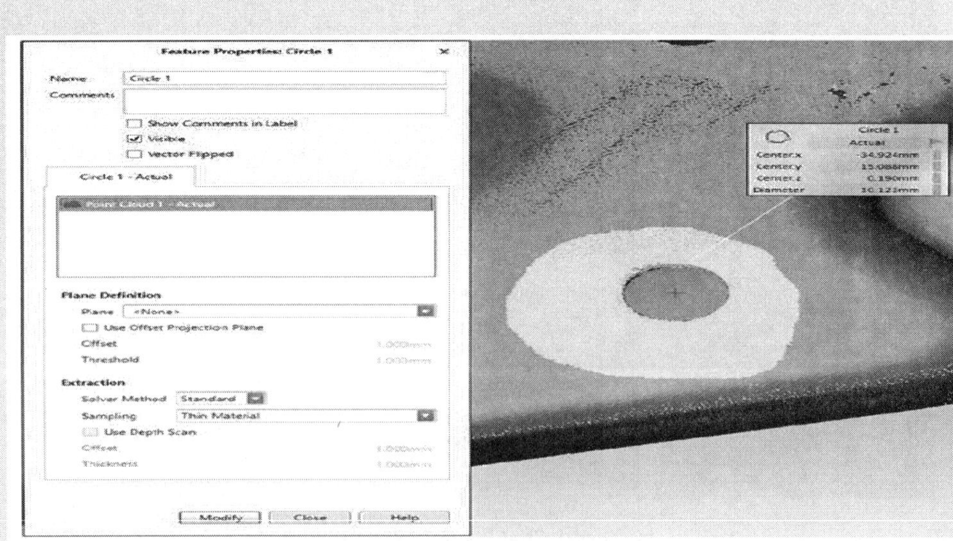

[그림 5-35] 실제 탭을 선택하면 사용된 포인트가 강조 표시

3) 데이터를 추가하거나 제거하려면

① 추출리본에서 추출도구를 선택한다.

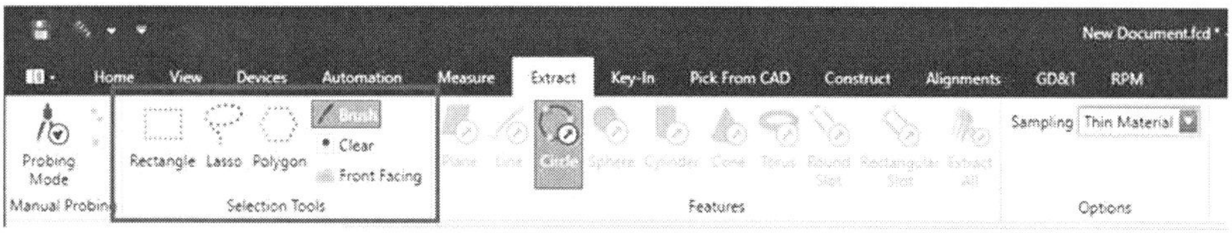

[그림 5-36] 추출리본에서 추출도구를 선택

② 점을 추가하려면 Shift 키를 누르고 있으면 선택도구 커서 옆에 + 아이콘이 나타난다.

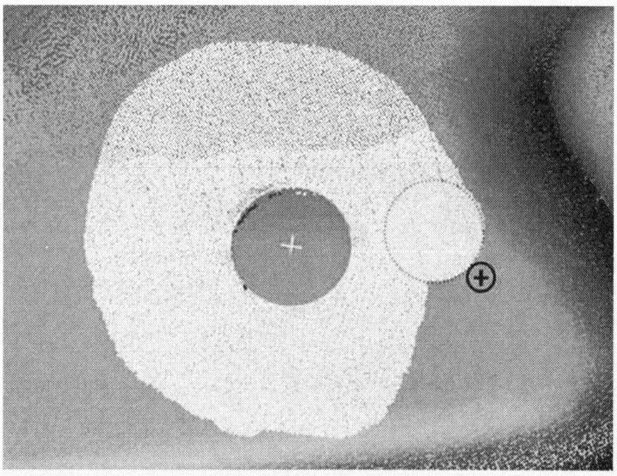

[그림 5-37] 점을 추가하려면 Shift 키를 누르면 ⊕ 아이콘이 표시

③ Shift 키를 누른 상태에서 마우스 왼쪽 버튼을 누르고 있으면 추가점을 선택할 수 있다. 선택이 완료되면 수정을 눌러 기능을 다시 계산한다.

④ 점을 제거하려면 Ctrl 키를 누르고 있으면 선택도구 커서 옆에 - 아이콘이 나타난다.

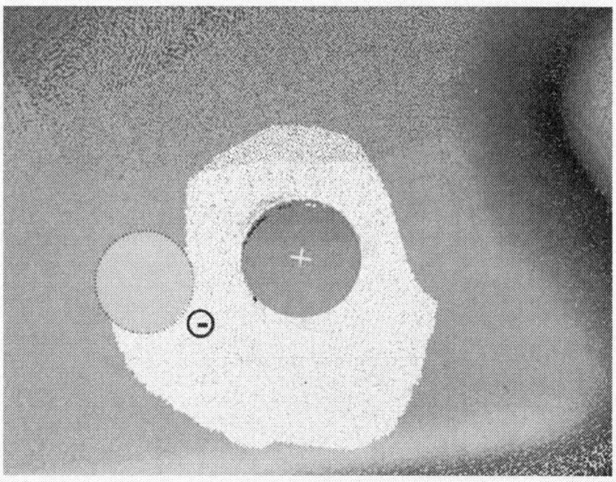

[그림 5-38] 점을 제거하려면 Ctrl 키를 누르면 ⊖ 아이콘 표시

학습 5

⑤ Ctrl 키를 누른 상태에서 마우스 왼쪽 버튼을 누르고 있으면 포인트 선택이 취소된다. 선택이 완료되면 수정을 눌러 기능을 다시 계산한다.

3. 표준 프로젝션 방법

이 방법은 선택한 기능의 면과 내부 '벽'에 있는 데이터를 사용한다. 기본적으로 모든 기능은 최적 맞춤 솔버방법을 사용하여 계산된다.

2D 형상의 경우 선택한 데이터에서 평면이 자동으로 계산되며 형상의 가장자리와 내부 '벽'에 있는 점은 무시된다.

1) 표준 프로젝션 방법을 활성화하려면

① 추출리본의 샘플링 풀다운에서 표준 투영을 선택한다.

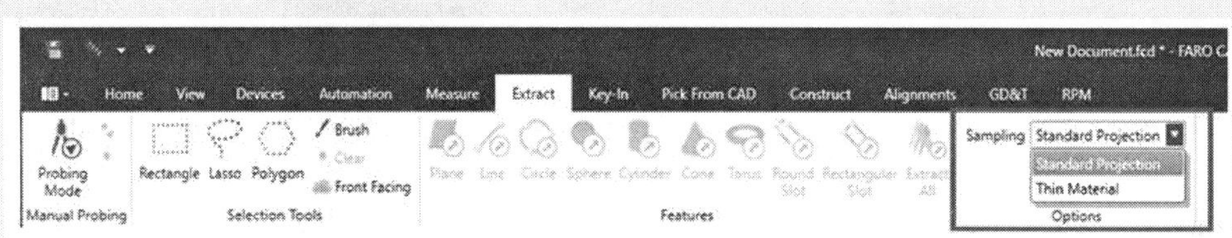

[그림 5-39] 추출리본의 샘플링 풀다운에서 표준 투영을 선택

이제 얇은 재료에 대해 설명된 것과 동일한 단계를 사용하여 피처를 선택하고 편집할 수 있다.

05 의료영상 데이터 분석의 4가지 문제점에 대하여 분석하라.

의료영상 데이터를 이용한 여러 분석 중 4가지 문제를 간단히 살펴보겠다.

1. 분류(Classification)

전형적인 Computer Vision 문제로 영상 이미지를 보고 정상인지 환자인지 분류한다. 보통 의료영상분석은 분류하는 것이 주목적이다.

2. 분할(Segmentation)

영상에서 Organ(장기)나 Nodule(결절)과 같이 관심 있는 특정 영역을 추출한다. Intensity 값으로만 구분하는 임계값(Thresholding), 시작점과 비슷한 값을 Assign해 나가는 'Seeded' Region Growing 등 다양한 방법이 있다.

3. 강화(Enhancement)

영상에 Noise가 있거나 해상도가 낮은 경우 영상 퀄리티를 높이는 방법이다. Intensity의 분포를 가지고 Value를 바꿔주는 Histogram Processing, Pixel 주변을 보고 블러를 통해 노이즈를 감소하는 Smoothing 및 영상의 Edge 부분을 강조하는 Sharpening과 같은 Spatial Filtering이 있다.

4. 정합(Registration)

각기 다른 영상들을 모았을 때 비교할 수 있게 잘 맞춰주는 방법이다. 파노라마나 시차를 두고 영상을 취득했을 때 이미지를 합침으로 이미지가 이어진다거나 차이점을 볼 수 있게 하는 방식이다.

학습활동.5 교수 · 학습 방법

교수 방법

- 의료영상 데이터의 특징 추출에 대한 관련 용어, 구성, 방식 이해 정도를 파악한 후 수업을 진행한다.
- 교수자의 주도로 의료영상 데이터의 특징 추출 등의 내용을 PPT 자료로 제시한 후 설명한다.
- 가능하면 사전에 개인별 학습 자료를 준비하여 모든 학생이 참여할 수 있는 문제 해결식 수업, 협력 수업이 가능하도록 한다.
- 의료영상 데이터의 특징 추출 전 과정을 작업의 순서에 따라 단계적으로 실습이 이루어질 수 있도록 지도한다.
- 교재를 통해 수업을 준비하는데 있어서 필요한 모든 정보나 팁, 힌트 등 도움이 될 만한 내용들을 확인할 수 있다.
- 학생들이 만들게 될 각 모델들은 수업시간에 중점적으로 다뤄질 부분과 어휘, 질문, 답을 포함하고 있으며 또한 탐구할만한 추가적인 아이디어들도 포함하고 있다.

학습 방법

- 의료영상 데이터의 특징 추출에 대한 관련 용어를 숙지하고, 의료영상 데이터의 특징 추출에 대해 이해한다.
- 의료영상 데이터의 특징 추출의 각 단계별 중점 사항을 체계적으로 학습한다.
- 의료영상 데이터의 특징 추출의 수행순서의 전 과정을 실습한다.
- 의료영상 데이터의 특징 추출의 내용을 이해한다.
- 의료영상 데이터의 특징 추출을 이해하고 숙달이 될 때까지 학습한다.

학습활동.5 평가 및 피드백

평가 준거

- 평가자는 피평가자가 수행 준거 및 평가 내용에 제시되어 있는 내용을 성공적으로 수행할 수 있는 지를 평가해야 한다.

학습내용	평가항목	성취수준		
		상	중	하
의료영상 데이터의 특징 추출	의료영상 데이터의 특징 추출을 이해할 수 있다.			

평가 방법

- 작업 포트폴리오

학습내용	평가항목	성취수준		
		상	중	하
의료영상 데이터의 특징 추출	의료영상 데이터의 특징 추출을 이해할 수 있다.			

- 필기시험

학습내용	평가항목	성취수준		
		상	중	하
의료영상 데이터의 특징 추출	의료영상 데이터의 특징 추출을 이해할 수 있다.			

- 체크리스트를 통한 관찰

학습내용	평가항목	성취수준		
		상	중	하
의료영상 데이터의 특징 추출	의료영상 데이터의 특징 추출을 이해할 수 있다.			

- 피드백

1. 작업 포트폴리오
   - 제출한 보고서를 평가한 후 주요 사항에 대하여 표시하여 돌려준다.
2. 필기시험
   - 평가 결과 성적이 저조한 학생은 보고서 제출 기회를 부여한다.
3. 체크리스트를 통한 관찰
   - 실습 과정에서 평가한 후 개선해야 할 사항 등을 정리하여 돌려둔다.

참 | 고 | 문 | 헌

- 남상엽 외, 빅데이터 분석 및 응용, 상학당, 2023.1.10.
- 남상엽 외, 의료 IT 융합기술, 상학당, 2021.3.15.
- 남상엽 외, 4차산업 핵심기술 및 글로벌 도전, 상학당, 2020.9.15.
- 남상엽 외, 4차산업 융합기술을 위한 IT 분석 및 응용, 상학당, 2022.3.10.
- 남상엽 외, 메타버스 기술, 상학당, 2021.9.30.
- 남상엽 외, 디지털 테라피, 상학당, 2021.4.15.
- 남상엽 외, 디지털 트윈 기술, 상학당, 2020.4.30.
- 남상엽 외, 인공지능기술, 상학당, 2020.3.20.
- 남상엽 외, 사물인터넷 개론, 상학당, 2015.9.10.
- 남상엽 외, 가시광선 통신 기술, 상학당, 2018.10.15.
- 남상엽 외, 병원경영과 의료서비스, 상학당, 2021.9.10.
- 이준구 외 의료영상을 이용한 인체 장기의 분할 및 시각화, 한국전자통신학회 논문지, 2-8권 제1호, 2013.1.21.
- 컴퓨터비전, 머신러닝, 딥러닝을 이용한 의료영상분석(1-2,1-3강), www.edwith.org/medical-20200327/joinLectures/30437
- 슬라이드 스캐너 : 청년의사, http://www.docdocdoc.co.kr
- 뷰노메드 본에이지 : 중앙일보, jhealthmedia.joins.com/article/article_view.asp?pno=20250
- TisepX : 인공지능신문, http://www.aitimes.kr
- ImageJ 이미지, https://www.pcwelt.de/downloads/ImageJ-1325332.html
- ITK-SNAP 이미지, https://en.wikipedia.org/wiki/ITK-SNAP
- 3D Slicer 이미지, https://www.slicer.org/wiki/Slicer4:DownloadPageMockup
- Endoscopy 이미지, https://www.health.harvard.edu/diseases-and-conditions/endoscopy
- Microscopy 이미지, https://www.ibs.re.kr/cop/bbs/BBSMSTR_000000000901/selectBoardArticle.do?nttId=15340
- 컴퓨터 비전의 데이터의 모든 것, https://www.superb-ai.com/ko-blog/everything-about-computer-vision-data
- 현재 의료 영상기술의 상태와 미래, https://expocus.com/
- 문영래, 인공지능 적용과 의료기술의 변화, https://it.chosun.com/site/data/html_dir/2019/11/29/2019112900439.html, 2019.11.29.
- 윤기영, 보건의료의 미래는 디지털에 있다, https://www.hani.co.kr/arti/science/future/974944.html
- MOT Consultant, 미래 의학 10대 기술
- 김창훈, 인공지능 의료영상 진단모형 연구 경험과 활성화 방안, HIRA빅데이터 브리프
- 의료용영상처리용장치, 소프트웨어, Global Picture Archiving and Communication System Market
- https://www.medigatenews.com/news/2919052258
- https://www.nextunicorn.kr/content/38ba7c8ef48b4356
- 정해윤, 첨단의료영상진단기기, 한국IR협의회, 2021.6.03.
- 강건욱, 핵의학 분자영상, 생화학분자생물학회
- 안병철, 분자영상과 신약개발, 생화학분자생물학회
- 아주대학교 핵의학과 홈페이지, https://ts.ajoumc.or.kr/EP/View.aspx?ssc=0015&ssgc=DH

&mc=DH00150019
- https://www.molim.xyz/molecularimaging
- https://www.hoag.org/specialties-services/cancer/treatments-services/molecular-imaging-therapy/
- 이한상 · 박민석 · 김준모, 의료영상에서의 딥러닝, 대한의료영상정보학회지, 2014.
- 의료양상 분석의 개요, https://www.insilicogen.com/blog/358
- https://truman.tistory.com/239
- https://www.dynamsoft.com/blog/insights/image-processing/image-processing-101-image-enhancement/
- https://www.ijsr.net/archive/v6i3/25031706.pdf
- 센서로세계로미래로, 인공지능에 의한 영상인식 기술 동향, https://blog.naver.com/PostView.naver?blogId=iotsensor&logNo=222294898187
- https://ichi.pro/ko/gani-uilyo-bunseog-eul-gaeseon-hal-su-issneun-bangbeob-137591323095454
- https://truman.tistory.com/191
- 김민규 외 딥러닝기반 의료영상 분석을 위한 데이터 증강 기법, 대한영상의학회지, 2020.
- https://truman.tistory.com/category/
- https://slicer.readthedocs.io/en/latest/user_guide/image_segmentation.html
- 이명은, 의료영상의 분할과 시각화 방법의 개발, 목표대학교, 2007.2.
- 조영복 외, 의료영상 이미지를 이용한 유전병변 정합 알고리즘, 한국정보통신학회 논문지, vol.21, No2, 2017.5.
- https://techblog-history-younghunjo1.tistory.com/178
- https://blog.naver.com/PostView.nhn?blogId=dic1224&logNo=220874533207
- https://1coding.tistory.com/135
- 최윤섭, 최윤섭의 헬스케어 이노베이션, https://www.yoonsupchoi.com/2017/08/08/ai-medicine-4/
- https://brunch.co.kr/@kakao-it/81
- https://www.geeksforgeeks.org/getting-started-with-classification/?ref=lbp
- 김희태 외, 의료영상철을 위한 오픈소스 라이브러리; ITK리뷰, 카이스트 전산학과, 대한의학영상정보학회지, 1-12, 2013.
- 기재홍 외, 이비지 스트리밍 기술을 이용한 웹 기반 3차원 의료영상 시스템의 구현과 성능평가, 대한의료정보학회지 제11권 제4호, 2005.8.22.
- https://slicer.readthedocs.io/en/latest/user_guide/image_segmentation.html
- https://qupath.readthedocs.io/en/stable/docs/starting/first_steps.html#starting-out
- Citizen Data Scientist를 위한 데이터 사이언스 캔버스
- ㈜ 베가스 R&D Center, 테크월드뉴스, https://www.epnc.co.kr
- 식품의약품안전처, 의료영상 전송장치 기술문서 작성을 위한 가이드라인, 2015.2.
- https://m.blog.naver.com/의료영상 저장전송장치란? 2008.9.26.
- https://www.pacs.irm.kr/_files/ugd/ebac66_01c05a8c03c34d0782395f387a3ec5ea.pdf?index=true
- 나승권, 의료기기 기술분석 및 의료정보, 상학당, https://truman.tistory.com, 2017.
- https://towardsdatascience.com/image-feature-extraction-traditional-and-deep-learning-techniques-ccc059195d04

학습 5

학습 1	의료영상분석의 개요
학습 2	의료영상 데이터의 획득(Acquisition)
학습 3	의료영상 데이터의 저장 및 전송
학습 4	의료영상 데이터의 시각화 툴
학습 5	의료영상 데이터의 특징 추출(Features Extraction)
학습 6	**의료영상 데이터의 분류(Classification)**
학습 7	의료영상 데이터의 분할(Segmentation)
학습 8	의료영상 데이터의 강화(Enhancement)
학습 9	의료영상 데이터의 정합(Registration)
학습 10	딥러닝 기반의 의료영상 데이터 분석
학습 11	의료분자 영상기술
학습 12	의료영상 기술의 미래
학습 13	의료영상 기술의 시장현황
부록	의학용어

학습 목표	1. 의료영상 데이터의 분류를 이해할 수 있다.

6-1 의료영상 데이터의 분류

1. 의료영상 분류의 개요

1) 분류의 정의

분류(Classification)는 관찰(또는 데이터 포인트)이 속하는 범주를 예측하거나 식별하는 작업이다. 분류문제에서 출력변수(이 경우 예측)는 항상 이산값이다. 즉 '예/아니오', '스팸/스팸 아님' 등과 같은 명확한 범주로 분류할 수 있다.

분류 알고리즘(분류문제를 해결하는 데 사용하는 도구)은 입력변수를 사용하여 매핑함수를 생성하는 방식으로 작동한다. 이것은 일반적으로 학습 데이터 세트를 사용하여 달성된다. 이러한 데이터에는 분류가 이미 알려진 관측치가 포함되어 있으므로 알고리즘이 이를 가이드로 사용할 수 있다. 이는 다양한 정확도로 출력변수(또는 예측)를 결정하는 데 도움이 된다.

(1) 분류문제의 예

예측분석에서 분류문제의 간단한 예는 야채의 크기, 모양 및 이름을 기준으로 색상별로 야채 데이터 세트를 정렬하는 것이다. 빨간색, 녹색, 주황색(등)과 같이 사용할 수 있는 여러 범주가 있지만 선택할 수 있는 범주는 항상 한정되어 있다.

분류 알고리즘은 변수를 두 클래스 중 하나로 편안하게 출력할 수 있다(이진분류라고 함). 그러나 두 개 이상의 클래스로 변수를 쉽게 출력할 수 있다(다중 클래스 분류로 알려짐, 이는 야채 예제가 속하는 것임). 출력변수가 여러 클래스에 적합한 경우(예 피망에 녹색, 노란색 및 빨간색 음영이 동시에 있어 세 가지 범주 모두에 적합한 경우) 이 다중 레이블 분류를 호출하다.

(2) 분류문제의 식별

데이터 요소에 대해 가능한 모든 값을 현실적으로 나열할 수 있다면 분류문제가 있는 것이다. 그렇지 않은 경우 회귀작업일 수 있다.

(3) 회귀의 문제

데이터를 개별 범주에 배치하는 분류와 달리 회귀문제는 입력변수를 사용하여 연속값을 식별한다. 시계열 데이터, 매출 수치, 급여, 점수, 키, 몸무게 등은 모두 회귀문제의 일반적인 출력값이다. 분류와 마찬가지로 회귀도 학습훈련 데이터 세트를 사용할 수 있다.

회귀문제의 예는 내용물의 품질, 공급망 효율성, 고객 수요 및 이전 가격책정과 같은 요소를 기반으로 식품 상자의 가격을 결정하는 것이다. 즉 결과변수는 불연속 범주에 맞지 않는다. 대신 분류할 수 없는 비용(슬라이딩 스케일)이다.

회귀의 문제는 분류와 마찬가지로 실제로는 상황이 더 복잡하다. 예를 들어 다양한 작업에 대해 다양한 유형의 회귀모델이 있다.

선형회귀는 하나의 독립변수와 하나의 종속변수 사이의 상관관계를 찾는 반면, 다중 선형회귀는 두 개 이상의 독립 입력변수(예 음식상자 예)를 기반으로 종속 출력변수를 예측한다. 이러한 모델에는 다양한 변형이 있다. 우리는 어떤 모델이 사용하기에 적절한지 식별하고 그에 따라 조정하는 것이다.

가능한 모든 출력값을 나열할 수 없는 경우(분류와 마찬가지로) 회귀문제가 있을 수 있다. 원하는 출력변수가 정수, 금액, 숫자 또는 크기인 경우 회귀작업일 수 있음을 나타내는 좋은 지표이다. 이는 직면한 문제의 유형을 빠르게 식별할 수 있는 좋은 팁이다.

(4) 분류와 회귀의 차이점

① 분류에는 불연속 범주 또는 클래스 예측이 포함된다.

② 회귀에는 연속적인 실제값과 수량을 예측하는 것이 포함된다

③ 회귀 및 분류 모델은 모두 예측분석, 특히 기계학습 및 AI 영역에서 중요한 역할을 한다.

④ 분류에는 불연속 범주 또는 클래스(㉠ 검정색, 파란색, 분홍색)를 예측하는 것이 포함된다.

⑤ 회귀에는 연속 수량(㉠ 양, 높이 또는 무게) 예측이 포함된다.

⑥ 경우에 따라 분류 알고리즘은 확률 형식으로 연속값을 출력한다.

⑦ 회귀 알고리즘은 때때로 정수 형식의 불연속값을 출력할 수 있다.

⑧ 특정 알고리즘은 분류 및 회귀작업 모두에 사용할 수 있는 반면, 다른 알고리즘은 한 작업 또는 다른 작업에만 사용할 수 있다.

⑨ 주어진 문제를 해결하는 데 적합한 모델을 결정하려면 회귀와 분류가 겹치는 위치를 파악하는 방법을 배우는 것이 중요하다.

(5) 분류와 회귀의 유사점

첫째, 회귀문제와 분류문제가 서로 다른 알고리즘을 사용한다고 가정하는 것이 논리적으로 보일 수 있다. 실제로 의사결정 트리 및 랜덤 포레스트와 같은 많은 알고리즘을 분류 및 회귀작업 모두에 적용할 수 있다.

한편 다른 모델은 한 가지 유형의 문제에만 적합하다. 예를 들어 선형회귀는 실제로 회귀작업에만 사용할 수 있다. 문제를 더 혼란스럽게 하기 위해 논리적으로 회귀모델이라고 가정할 수 있는 로지스틱 회귀는 실제로 분류 모델이다.

또 다른 문제는 입력 데이터를 기반으로 회귀 및 분류문제를 항상 쉽게 구분할 수 없다는 것이다. 예를 들어, 회귀 또는 분류작업이 있는지 여부에 관계없이 입력 데이터는 이산적(㉠ 범주 또는 클래스로 정렬)이거나 연속적(㉠ 수량)일 수 있다.

동일한 문제가 출력 데이터에도 적용된다. 예를 들어, 주택가격을 예측하는 것이 목표일 수 있다. 주택 가격은 연속 수량이므로 회귀작업을 수행하고 있다고 가정할 수 있다. 그러나 원하는 출력이 '저렴한', '저렴한' 또는 '비싼'과 같은 개별 클래스

의 형태이거나 '$200에서 299K' 또는 '$300에서 399K'와 같은 범위에 속하는 경우 이제 손에 분류작업이 있다.

또한 이러한 값이 데이터가 특정 범주에 속할 확률의 형태인 경우 분류 알고리즘은 때때로 연속값을 출력할 수 있다. 예를 들어, 가지고 있는 데이터를 기반으로 식별하는 야채가 당근일 확률이 34.6%인 경우 출력으로 연속적인 숫자가 있음에도 불구하고 이것은 여전히 분류문제이다.

기계학습 분야에서 회귀 및 분류는 모두 지도학습의 한 형태로 간주된다. 이것은 둘 다 자체적으로 패턴을 찾기보다는 기존 데이터를 사용하여 예측을 한다는 것을 의미한다.

분류와 회귀 사이의 이러한 미묘한 유사점을 발견하는 방법을 배우는 것은 해결하려는 문제에 적합한 모델을 선택하는 데 중요하다.

2) 의학영상의 분류

의료영상 데이터의 분류(Classification)는 다른 분야와 완전히 다른 분야이며 가장 수요가 많은 분야이다. 의료영상에는 디지털 방사선 영상(X-ray), 컴퓨터 단층촬영(CT) 또는 자기공명영상(MRI) 등이 있다. 과거에는 엑스레이, CT, MRI 등의 의료영상을 처리할 수 있는 것은 의료 전문가가 따로 있었다.

오늘날 의료영상 데이터의 분류 측면에서 딥러닝은 의료분야에 혁신적으로 깊이 관여하고 있다. 단지 의료영상 데이터의 처리나 분석에 관한 것이라면 대부분 분석자의 지식에 따라 달라진다. 따라서 이러한 편차를 피하고 의료영상분석에서 보다 정확한 결과를 얻기 위해서는 인공지능이 중요한 역할을 할 수 있다.

의료영상을 이용하여 진단으로 사용하기 위해서는 먼저 다양한 의료영상 장비에서 획득한 의료영상을 수집한다.

인체에 대한 해부학적 지식 및 임상적 경험에 근거해서 관심 분야의 영상을 추출하거나 전처리과정 등을 이용하여 강조한다.

과거에는 영상으로부터 특정 분야에 최적화된 또는 목적에 적합한 특징으로 표현하고, 그 표현된 통계자료나 특징 분포를 이용하여 분석/판별하는 과정을 거쳤다.

대부분의 기존 의료영상 분석방법들은 컴퓨터 비전에서 널리 사용된 SIFT(Scale-Invariant Feature Transform), Harr Wavelet, HOG(Histogram of Oriented Gradients), LBP(Local Binary Pattern) 등과 같이 특징 추출방법 및 그 표현을 이용하는 방법이었기 때문에 영상 분석에 따른 성능 편차가 크거나 복잡한 특징이 있는 경우에는 분석에 한계가 존재하였다. 이런 한계를 극복하기 위한 다양한 방법들이 제안되었으며, 특히 기계학습 기반의 영상분석방법이 널리 활용되었다.

그러나 영상 분석 데이터를 학습에 이용하기 위해서는 전문가가 직접 영상에 정보를 표시하거나 의학적 진단을 결정해야 하기 때문에 비용과 시간이 많이 걸리는 단점이 있었다. 특히 다양한 영상 장비에서 수집된 많은 의료영상들을 전문가의 의견이나 검토없이 학습에 사용하기에는 많은 어려움이 따른다. 그러나 심층 신경망을 포함한 최근의 인공지능기술들은 기존의 특징 추출 및 표현과정을 데이터에 기반한 특징 학습으로 대체하고, 정답(레이블)없이 입력 데이터의 비선형적 변환의 반복에 의하여 구조적 형태의 특징들을 추출하거나, 소량의 레이블을 이용하여 대량의 데이터를 처리하거나, 소량의 전문가 판단 정보로 식별력을 최대화하는 등의 다양한 방법을 적용하여 기존 의료영상분석의 한계를 극복하고 보조적인 진단도구로서 자리매김하고 있다.

인공지능에서의 의료영상의 분류란 지도학습의 일종으로 기존에 존재하는 의료영상 데이터와 클래스 관계를 파악하고, 새롭게 관측되는 영상 데이터의 클래스를 스스로 판별하는 과정이다. 학습영상 데이터로부터 기존 클래스들을 학습하고 영상 데이터의 범주를 구분하여 경계를 나누는 것을 학습한다. 따라서 미지의 입력 데이터는 해당 특징이 어느 곳에 위치하는지에 따라 가까운 클래스로 판별 또는 분류하는 연구분야이다. 그러므로 의료영상 데이터의 수집에서 분석까지를 딥러닝 사용해야만 되는 지금이 되었다.

기계학습(ML, 머신러닝)과 딥러닝은 데이터 분석에 사용된다. 특히 예측분석 및 데이터 마이닝을 지원한다.

(1) 기계학습

기계학습(머신러닝)은 데이터에서 패턴을 발견하고 해당 패턴을 기반으로 예측하는 방법을 학습하는 알고리즘을 구성하는 데 사용되는 도구이다. 데이터 과학분야에서 사람이 분석하기에는 너무 복잡한 데이터 세트에 적용되는 경우가 많다.

이러한 이유로 특정 알고리즘을 설계하거나 프로그래밍하는 것이 불가능할 때, 즉 목표를 알고 있지만 해당 목표에 도달하는 수단을 정의할 수 없는 경우에 일반적으로 사용된다. ML 알고리즘은 대량의 원시 데이터를 수집하여 작동한다. 그런 다음 해당 데이터를 구문 분석(즉 세분화 및 분석)하여 패턴을 찾는다. 관찰한 내용을 바탕으로 예측하거나 정보에 입각한 결정을 내릴 수 있다

① 지도학습, 비지도학습, 강화학습과 같은 기계학습 알고리즘 및 개념에 대한 강력한 지식
② 비신경 학습개념(예 결정 트리, 랜덤 포레스트, 로지스틱 회귀)
③ TensorFlow, PyTorch, Theano와 같은 기계학습 라이브러리에 대한 전문 지식
④ Python, R, JavaScript, Java, C++ 등과 같은 널리 사용되는 기계학습 언어에 대한 고급지식

(2) 딥러닝

딥러닝은 인간 두뇌의 작동을 모방하는 기계학습의 하위 집합이다. 사람이 문제를 해결하는 방식과 유사한 논리구조를 사용하여 데이터를 분석한다. 이는 이진 논리를 사용하고 수행할 수 있는 작업에 제한이 있는 기존 기계학습 기술과 매우 다르다. 대신 딥러닝은 인공신경망으로 알려진 계층화된 알고리즘 구조를 사용한다.

딥러닝은 인간의 뇌에서 뉴런이 작동하는 방식을 모방하는 것을 목표로 하는 복잡한 형태의 기계학습이다.

이미지 인식(예 코끼리 스케치)과 같은 특정 작업은 인간이 쉽게 수행할 수 있다. 다층 신경망에서 정보는 점점 더 추상적인 방식으로 처리된다. 그러나 이러한 모든 추상화의 정보를 결합함으로써 딥러닝은 신경망이 인간이 하는 방식과 훨씬 더 유사한 방식으로 학습할 수 있도록 한다.

딥러닝의 알고리즘은 의료영상의 분류, 감지와 상호작용할 수 있는 매우 효율적이고 정확한 알고리즘을 가지고 있기 때문에 의료영상 데이터의 분류에 대한 훌륭한 지식과 정보를 제공할 수 있다.

의료영상분석 및 인식에 널리 사용되는 합성곱 신경망(Convolutional Neural Network : CNN)은 1990년대 후반 필기 인식에 사용되어 알려졌으며, 사람의 시각 처리과정을 모방하여 고안되었기 때문에 이미지 처리에 적합한 모델로 알려지고 있다.

CNN은 이미지를 추상화하여 표현하는 특징 추출 기능으로 영상 분류 및 인식 분야에서 높은 성능을 보이고 있으며, CNN은 합성곱층과 풀링(Pooling)층, 그리고 완전연결(Fully-connected)층으로 구성된다. 합성곱 계층은 이미지로부터 특징들을 추출하는 역할을 하며, 풀링층은 이미지를 축소하거나 위치에 영향을 받지 않는 특징을 표현한다. 합성곱과 풀링층의 반복을 통해 이미지 데이터에 포함된 고

학습 6

차원적인 정보를 효과적으로 추출한 후 완전연결 계층에서 최종적으로 이미지를 분류한다.

의료영상 분석기술은 일반 촬영술을 시작으로 CT, MRI, 초음파촬영, 투시촬영(Fluoroscopy) 등의 다양한 영상 장비에 적용되고 있으며, 다양한 질환을 대상으로 유의미한 판독결과가 보고되고 있다. 병변의 탐지 및 정량화, 병변의 분류 등에 대한 연구가 활발히 진행되고 있다

2. 의료 데이터의 종류

의료분야에서는 영상이나 이미지 데이터가 많기 때문에 의료영상 관련 데이터인지 여부로 구분할 수 있다.

① 비영상 데이터 : 영상과 관련 없는 데이터로서, 환자에 대한 일반적인 신상 정보, 문진 정보, 각종 검사(혈액 검사 등)결과지 등이 있을 수 있다.

② 영상 데이터 : 주로 의료 검사의 결과로 생성되는 영상이나 이미지 자체와 그에 대한 메타 데이터, 관련 판독 보고서 등에 해당한다. 현재의 시스템에서는 연관된 데이터들이 별개로 저장 및 관리되고 있기 때문에 의미적인 융합을 통한 효율적인 정보제공과 조회방법이 필요하다.

6-2 의료영상 데이터의 분류기법

1. 의료영상 분류기법의 개요

분류(Classification)는 분류기의 많은 다른 형태(분류 모델)들의 실험, 성능 비교 및 최적 선택을 수행하고 영상에 포함된 관심 패턴들의 검출 또는 분석에 사용되는 단계이다.

정량적 분석에서 특징값 선택만이 중요한 것이 아니라 분류기 선택과 학습도 매우 중요하다. 최근접 이웃(Nearest Neighborhood), 신경망(Neural Networks), 피셔 판별 분석(Fisher Discriminant Analysis), 퍼지 기반 기법(Fuzzybased Methods), 그리고 벡터 양자화 학습(Learning Vector Quantization) 등과 같은 많은 분류기들이 사용되고 있다

선형판별분석(Linear Discriminant Analysis)은 사전에 정의된 분류규칙을 이용하여 관찰 대상의 세트를 분류하는 통계적 기법이다. 이 기법은 알려져 있는 분류에 대한 관찰 대상의 세트(또는 훈련 세트)를 기반으로 생성되는 분류 모델을 바탕으로 판별함수(Discriminant Function) 또는 판별규칙(Discriminant rule)을 구성하고, 이를 이용하여 새로운 대상이 어느 분류에 속하는지 판별한다. 이 기법은 둘 또는 그 이상의 자연적으로 발생한 그룹들 사이에서 판별 변수의 결정에 사용될 수 있다.

인공신경망(Artificial Neural Networks : ANNs)은 일반적으로 실수 결정 변수(Scalar Decision Variable)에 다차원 관찰대상을 사상(Mapping)하여 선형판별을 수행한다. 그러나 선형판별과 다르게 ANNs는 전형적으로 비선형 사상 함수(Non-linear Mapping Function)를 사용한다.

가장 간단한 형태로 신경망(Neural Network)은 대략적으로 사람의 신경 시스템(Neuron System)과 공통점이 있는 연결된 노드의 세트이다. 인공신경망은 지난 20년 이상 성공적으로 의학영상 영역에 광범위하게 적용된 자동화된 분류기이다.

최근에는 서포트 벡터머신(Support Vector Machine : SVM)이 매우 성공적인 분류기로서 널리 사용되기 시작했다. SVM은 다차원 공간에서 주어진 정보들을 가능한 멀리 두 개의 분류로 분리시키는 최적의 초평면(Hyperplane)을 찾는 방법이다. SVM의 가장 중요한 장점은 구조적 위험성 최소화(Structural Risk Minimization)의 원리를 이용하여 일반적으로 오류를 줄인다는 것이다. 따라서 패턴인식이나 비선형 운동분류 등의 다양한 응용분야에서 효과적으로 수행될 수 있다.

일반적으로 분류기는 통제된 훈련기법을 요구하며, 영상샘플은 두 개의 하위 세트로 분할된다. 하나의 세트는 판별 함수의 결정(훈련)에 사용되고, 다른 하나는 파생된 함수의 테스트(테스트)에 사용된다. 훈련이 가능한 데이터의 양은 제한적이기 때문에 충분한 여분의 데이터로 테스트하는 것이 매우 중요하다.

〈표 6-1〉 Classification 기법

Conventional Method	Deep Learning Method
Logistic Regression Neural Network Support Vector Machine Random Forest	Deep Neural Network Convolution Network

학습 6

의료영상의 분류(Classification)기법은 〈표 6-1〉처럼 Conventional Method과 Deep Learning Method으로 구분한다.

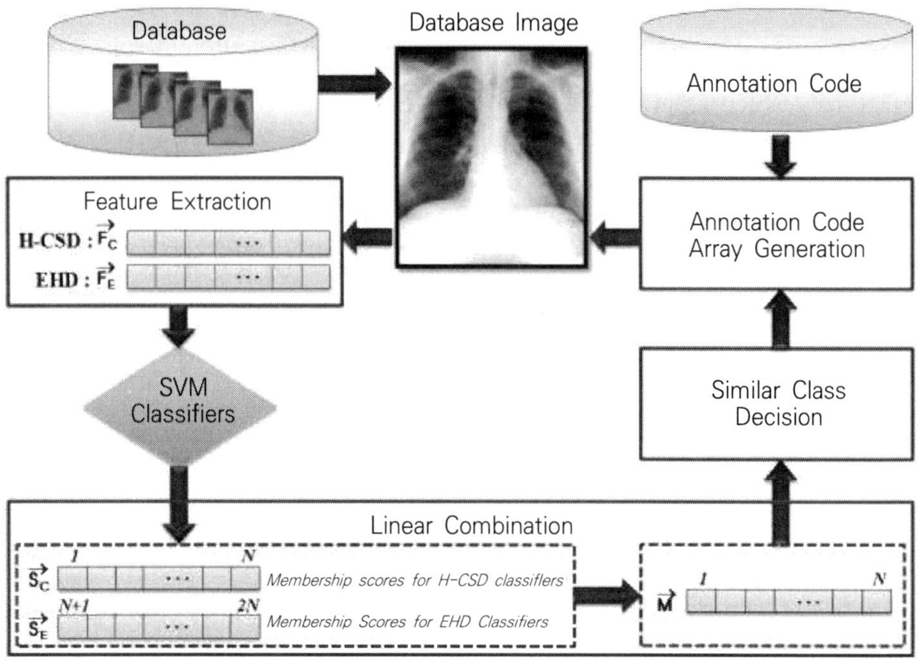

[그림 6-1] 의료영상 분류과정

2. 의료영상의 분류방법

1) 로직스틱 회귀

로직스틱 회귀(Logistic Regression)는 일종의 회귀분석이다. 따라서 로지스틱 회귀를 살펴보기 전에 먼저 회귀분석의 일반적인 개념을 서술한다.

(1) 회귀분석

회귀분석은 종속변수(일반적으로 'Y' 변수로 알려짐)와 하나의 독립변수('X' 변수) 또는 일련의 독립변수 사이의 관계를 찾는 데 사용되는 일종의 예측 모델링 기술이다. 두 개 이상의 독립변수가 종속변수의 결과를 예측하거나 설명하는데 사용되는 경우 이를 다중회귀라고 한다.

회귀분석은 다음의 용도로 사용할 수 있다.

① 특정 변경의 효과 또는 영향 예측 : 예를 들어 제조 회사가 현재 수요를 충족하기 위해 생산해야 하는 특정 제품의 단위 수를 예측하려는 경우이다.

② 추세 및 미래가치 예측 : 예를 들어 지금부터 6개월 후 루프트한자의 주가는 얼마일까? 서로 다른 예측 변수의 강도를 결정한다. 즉 독립변수가 종속변수에 얼마나 많은 영향을 미치는지 평가한다. 예를 들어 청량 음료 회사에서 축구 경기를 후원하는 경우 경기중에 표시되는 광고가 판매증가에 어느 정도 효과가 있는지 예측 결과를 보여야 한다.

회귀분석은 선형회귀와 로지스틱 회귀 의 두 가지 유형으로 크게 분류할 수 있다

① 선형회귀의 개념 : 통계에서 선형회귀는 일반적으로 예측분석에 사용된다. 본질적으로 종속변수와 하나 이상의 독립변수 사이에 선형관계가 있는 정도를 결정한다. 출력 측면에서 선형회귀는 일련의 데이터 포인트 사이에 그려진 추세선을 제공한다. 온라인 광고에 지출된 비용을 기반으로 회사의 매출을 예측하거나 GDP의 변화가 회사의 주가에 어떤 영향을 미칠 수 있는지 확인하려는 경우 선형회귀를 사용할 수 있다.
의학에서 선형회귀는 환자가 새로운 약물에 어떻게 반응할지부터 의학 연구에 이르기까지 다양한 예측 작업에 적용된다.
또한 일반적으로 환자 재원기간(LOS)이라는 메트릭을 예측하는 데 사용된다. 이전 재원기간, 진단, 질병, 식이요법, 연령, 심지어 지리적 위치에 대한 데이터를 사용하여 환자의 미래 LOS를 예측할 수 있다. 여기에는 많은 이점이 있다.
㉠ 의료 시스템의 비효율성을 식별하는 데 도움이 된다.
㉡ 이는 강력한 품질 메트릭이다(짧은 LOS는 일반적으로 환자가 필요한 치료를 받고 있음을 의미한다).
㉢ LOS가 길수록 일반적으로 비용이 더 많이 들기 때문에 재정적으로 좋은 방법이다. 이러한 모든 통찰력을 사용하여 비용을 절감하는 새로운 전략을 고안할 수 있다.

② 로지스틱 회귀의 개요 : 로지스틱 회귀는 기본적으로 이진(예/아니오) 이벤트가 발생할 확률을 계산(또는 예측)하는데 사용된다.
로지스틱 회귀는 출력 또는 종속변수가 이분형이거나 범주형인 경우 분류문제에 사용된다.
로지스틱 회귀를 구현하는 동안 염두에 두어야 할 몇 가지 주요 가정이 있다.

다양한 유형의 회귀분석과 다양한 유형의 로지스틱 회귀가 있다. 데이터의 종속변수와 독립변수를 기반으로 올바른 회귀모델을 선택하는 것이 중요하다.

학습 6

(2) 로지스틱 회귀의 유형

로지스틱 회귀의 세 가지 유형은 다음과 같다.

① 이진 로지스틱 회귀 : 이진 로지스틱 회귀는 종속변수(Y)와 독립변수(X) 사이의 관계를 예측하는 데 사용되는 통계기법이다. 여기서 종속변수는 본질적으로 이진이다. 예를 들어 출력은 Success/Failure, 0/1, True/False 또는 Yes/No일 수 있다. 이것이 이 게시물에서 집중적으로 다룬 로지스틱 회귀 유형이다.

② 다항 로지스틱 회귀 : 다항 로지스틱 회귀는 두 개 이상의 정렬되지 않은 수준(즉 두 개 이상의 불연속 결과)이 있는 하나의 범주형 종속변수가 있을 때 사용된다. 두 개 이상의 가능한 결과를 가질 수 있다는 점을 제외하면 로지스틱 회귀와 매우 유사하다. 예를 들어 2030년에 가장 많이 사용되는 교통수단이 무엇인지 예측하고 싶다고 가정해 보겠다. 교통수단은 기차, 버스, 전차, 자전거의 가능한 출력과 함께 종속변수가 된다.

③ 순서형 로지스틱 회귀 : 순서형 로지스틱 회귀는 종속변수(Y)가 정렬된 경우(예 순서형) 사용된다. 종속변수에는 의미 있는 순서와 세 개 이상의 범주 또는 수준이 있다. 이러한 변수의 예로는 티셔츠 크기(XS/S/M/L/XL), 여론조사 답변(동의/비동의/중립) 또는 테스트 점수(나쁨/보통/좋음)가 있다.

2) 시각 특징 기술자(Visual Feature Descriptor)

데이터베이스에 저장된 대용량의 의료영상을 카테고리별로 보다 효과적으로 분류하고 진단하기 위하여 특징 벡터는 먼저 데이터베이스에 저장된 각 영상에서 추출된다.

특징 추출 기술자는 색 구조 기술자(Color Structure Descriptor : CSD)로 색상 특징을, 경계선 히스토그램(Edge Histogram Descriptor : EHD)으로 질감 특징을 추출하였다. 특히 CSD는 해리스 코너 기술자를 사용하여 두드러진 관심영역들에 대해서만 특징값을 추출하는 H-CSD(Harris corner-Color Structure Descriptor)를 사용한다.

X-Ray 영상은 명암정보만을 포함하고 있지만, Shim 등의 연구에서 H-CSD가 역시 좋은 결과를 보여주고 있음을 실험을 통해 증명하였다.

H-CSD를 위해 128차원의 특징벡터를 추출하고, EHD를 위해 기존 연구에서 효과가 입증된 150차원의 특징 벡터를 추출하였다. 이렇게 추출된 특징 벡터들을 의료영상 분류를 위하여 다중 클래스 Support Vector Machine에 적용하였다.

3) 서포트 벡터머신

SVM은 패턴 분류문제에 있어 좋은 일반화 성능을 제공한다. 게다가 SVM은 영상 분류를 결정하기 위한 실험적인 특징값들을 요구하지 않음으로 의료영상의 효과적인 분류를 위하여 SVM을 사용한다.

X-ray 영상에서 신체 각 부분의 중요 부분을 중심으로 20개의 클래스로 분류하였다. 이에 따라 이산 SVM 대신에 일반적으로 성능이 우수하다고 알려진 RBF (Radial-Basis Function) 커널을 사용하는 다중 클래스 SVM을 사용한다.

다중 클래스 SVM은 일반적으로 일대다(One-Against-All), 일대일(One-Against-One), 비순환 그래프(Directed Acyclic Graph)와 같은 방법들이 사용된다. 분류 속도를 향상시키기 위해서 n개의 분류자를 만드는 일대다 방법을 적용하였으며, 이 중 원래 클래스와 일치하는 i번째 특징벡터들은 +1을 부여하고, 나머지 클래스의 특징벡터들은 -1을 부여하여 학습하는 방법을 사용한다.

서포트 벡터머신(Support Vector Machine : SVM)은 기계학습의 분야 중 하나로 패턴인식, 자료분석을 위한 지도학습 모델이며, 주로 분류와 회귀분석을 위해 사용한다.

두 카테고리 중 어느 하나에 속한 데이터의 집합이 주어졌을 때, SVM 알고리즘은 주어진 데이터 집합을 바탕으로 하여 새로운 데이터가 어느 카테고리에 속할지 판단하는 비확률적 이진 선형 분류 모델을 만든다.

만들어진 분류 모델은 데이터가 매핑된 공간에서 경계로 표현되는데 SVM 알고리즘은 그 중 가장 큰 폭을 가진 경계를 찾는 알고리즘이다. SVM은 선형 분류와 더불어 비선형 분류에서도 사용될 수 있다. 비선형 분류를 하기 위해서 주어진 데이터를 고차원 특징 공간으로 사상하는 작업이 필요한데, 이를 효율적으로 하기 위해 커널트릭을 사용하기도 한다.

4) 다중 클래스 SVM을 이용한 의료영상 분류

SVM 학습 후, H-CSD와 EHD 특징 벡터와 함께 모든 데이터베이스 영상들을 일치하는 SVM 분류자에 넣고, 출력으로 카테고리 멤버십 스코어를 얻는다. 예를 들면 입력영상 × 는 n개의 SVM 분류자들에 적용되고, 가장 높은 출력 스코어(dj)가 최종 카테고리로 선택된다.

학습 6

5) Random Forest를 이용한 영상 분류

Random Forest 분류기는 결정 트리 앙상블을 이용한 분류기로 이진 결정 트리들의 결합을 기본으로 하고 있기 때문에 정확하고 빠른 훈련속도를 가지며 많은 양의 데이터를 실행시키는데 탁월한 분류기로 알려져 있다 .

학습 데이터에 대해 BoF 히스토그램을 추출하고, 알고리즘을 이용하여 Random Forest 분류기를 학습시킨다. CT 영상은 신체 부위별로 단층촬영된 영상으로 부위에 따라 14개의 클래스로 분류하도록 구성 되었다. 따라서 Random Forest 분류기도 14개를 클래스를 분류하도록 학습되었으며, 학습을 위해 각 부위별로 샘플링된 총 499장의 영상 데이터를 사용한다.

분류를 위한 Random Forest를 학습하기 위해서 각 서브 트리마다 1.0%의 학습 데이터 집합을 사용하였고, 총 40개의 결정 트리를 생성하여 Random Forest 분류기를 구성하였다.

Random Forest 분류기가 학습된 이후에, 모든 데이터베이스 영상을 Random Forest에 적용시켜 각 영상들에 대해클래스 인덱스를 부여하는 작업을 Off-line으로 실시하였다.

6-3 의료영상 분류응용

1. 의료영상 분류(Classification)

1) Brain Image Classification

뇌 이미지(Brain Image)에서 흰색부분을 WM(White Matter), 회색부분은 GM(Gray Matter), 검정부분은 CSF(Cerebrospinal Fluid)라고 한다.

뇌의 아래쪽에 있는 두 개의 덩어리는 Ventricles이라고 한다. 알츠하이머의 경우 정상 이미지에 비해 GM부분이 비어보이고, Ventricles이 커져 있는 것을 확인할 수 있다. 이러한 정상 이미지와는 다른 특징으로 Classification을 수행한다.

문제점은 주로 3D 영상을 사용하기 때문에 영상 크기가 크다. 또한 정상이여도 나이가 들면 GM이 적어지는 현상이 발생하므로 나이에 따른 영상을 모아서 분류(Classification)를 해줄 필요가 있다. 정상 이미지와 알츠하이머 이미지를 구분하기는 상대적으로 쉬운 문제이다. 다만 알츠하이머가 발생하면 치료가 어렵기 때문에

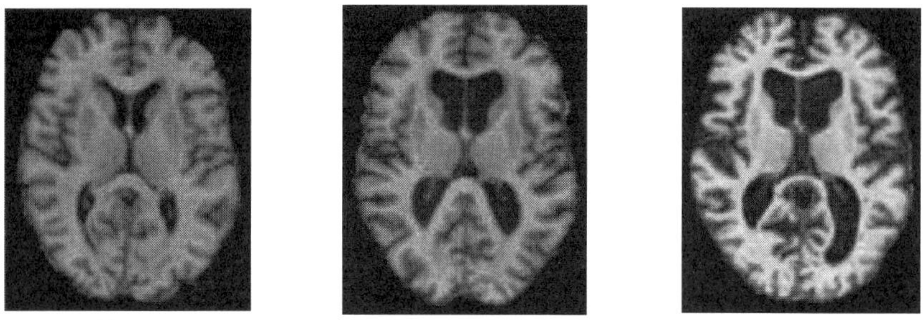

(a) 정상 (b) 경도 인지장애 (c) 알츠하이머

[그림 6-2] 뇌의 영상분류

조기진단이 가능한 것이 중요하다. 그리고 정상을 알츠하이머로 구분하는 건 큰 문제가 없으나, 알츠하이머를 정상으로 구분하는 건 위험하므로 좀 더 보수적으로 스크리닝할 필요가 있다.

정상 이미지와 경도 인지장애를 구분하는 것은 상대적으로 어려운 문제이다.

2) Pathology Image Classification

[그림 6-3]은 폐암 조직에 대한 딥러닝 모델 예측이다. 폐암은 조직을 떼서 현미경으로 관찰하고 고배율로 영상을 확인해야 세포 핵들을 관찰할 수 있다. 핵들의 모양이 균일하면 정상, 불규칙하면 비정상으로 구분할 수 있다.

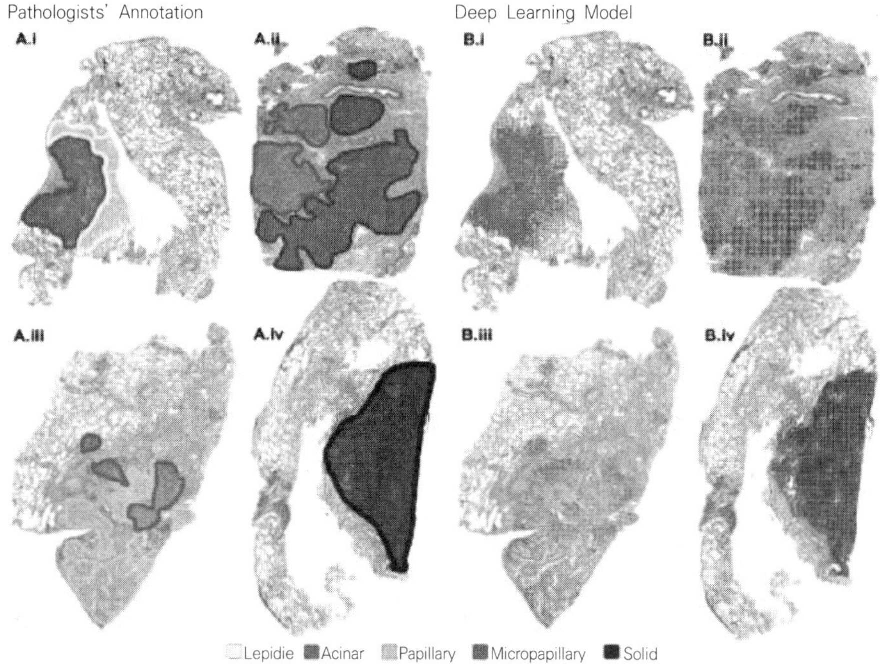

[그림 6-3] 폐암 조직에 대한 딥러닝 모델 예측

폐암의 조직검사를 할 때 떼어낸 조직을 전체를 스크리닝해야 하는데 전체 조직에서 병변 부분은 매우 작으므로 시간이 오래 걸린다. 최근 이러한 이슈를 인공지능으로 해결하려는 시도들이 있다.

2. 의료영상 Classification의 문제

1) 데이터 수집이 어려움

① 일반 촬영기기로 얻기 힘든 영상이다.
② 환자의 개인정보이기 때문에 보안이 철저하다.
③ ADNI, TCGA 등에서 의료영상을 수집한다.

2) 영상의 크기가 크다

① 3D, 고배율이다.
② 전체 영상에서 이상이 있는 부위는 상대적으로 작다.
③ 영상 외의 정보들도 활용해야 한다(나이, 성별 등).

수행 내용

재료 · 자료

- 의료영상분석 관련 자료

기기(장비 · 공구)

- 컴퓨터, 문서작성 프로그램, 프린터, 주변기기

안전 · 유의사항

- 의료영상분석 관련 장비의 안전 및 유의사항을 숙지한다.

수행 순서

01 분류의 유형 · 동작, 알고리즘의 종류 및 응용에 대하여 분석하라.

1. 분류의 유형

전통적인 분류(Classification)의 유형에는 두가지가 있고, 최신에는 자동으로 물체를 분류하는 인공지능을 이용한 분류가 있다.

1) 이진 분류

이진 분류(Binary Classification)는 주어진 데이터를 2개의 별개의 클래스로 분류해야 할 때 사용한다. 예를 들면 사람의 주어진 건강상태에 따라 우리는 그 사람이 특정 질병이 있는지 여부를 결정해야 한다.

2) 다중 클래스 분류

다중 클래스 분류(Multi-class Classification)의 클래스 수는 2개 이상이다. 예를 들면 서로 다른 종의 꽃에 대한 데이터를 기반으로 관찰한 종을 결정해야 한다.

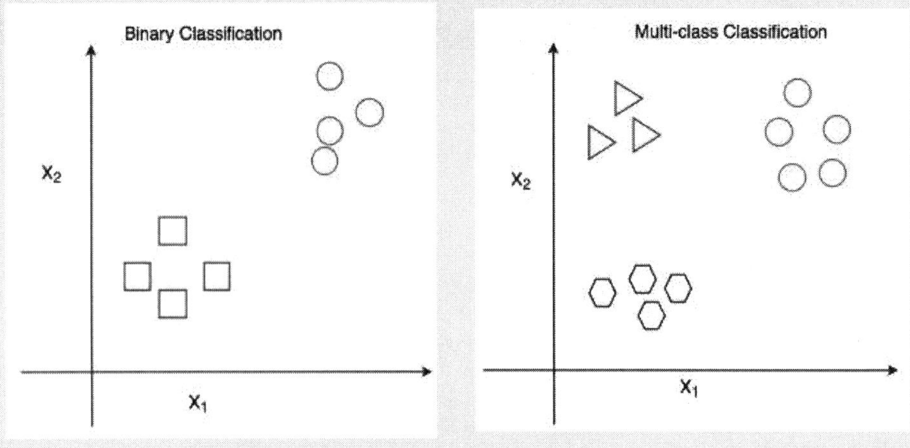

[그림 6-4] 분류의 유형

3) 인공지능을 이용한 물체의 분류

물체의 분류(Classification)는 특정 이미지가 어떤 객체인지, 예를 들면 고양이 인지, 강이지 인지, 사람인지, 자동차인지 등 객체의 클랙스만을 분류한다. 이 때 주로 CNN 모델만 사용한다.

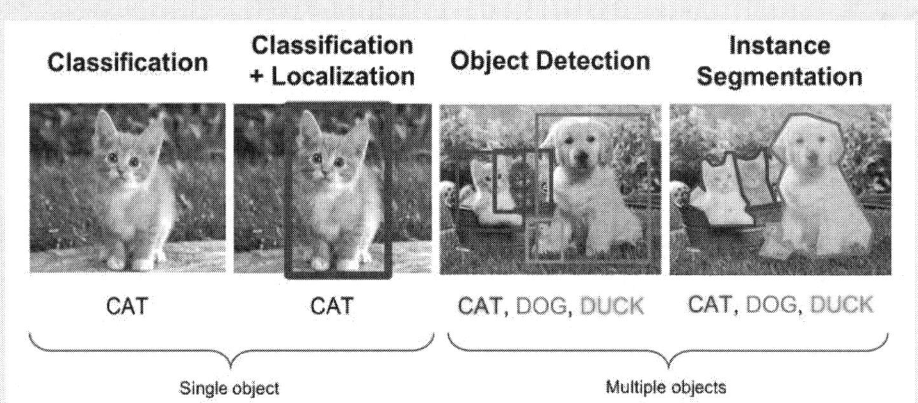

[그림 6-5] 3가지 탐지방법의 차이

우선 오브젝트(Object)라는 객체를 탐지하는 방법으로 Localization, Detection, Segmentation의 3가지가 존재한다.

위치식별(Localization)이란 단 1개의 객체위치를 바운딩 박스(Bounding Box)로 지정해 찾는 것을 의미한다. [그림 6-5]처럼 고양이 주변에 사각형으로 박스를 씌워져 있는 것을 볼 수 있다.

객체감지(Object Detection)는 여러 개의 객체들에 대한 위치를 여러 개의 바운드 박스로 지정해서 찾는다. 이 때 동시에 여러 개의 객체들이 무엇을 의미하는지 클래스 분류도 수행한다.

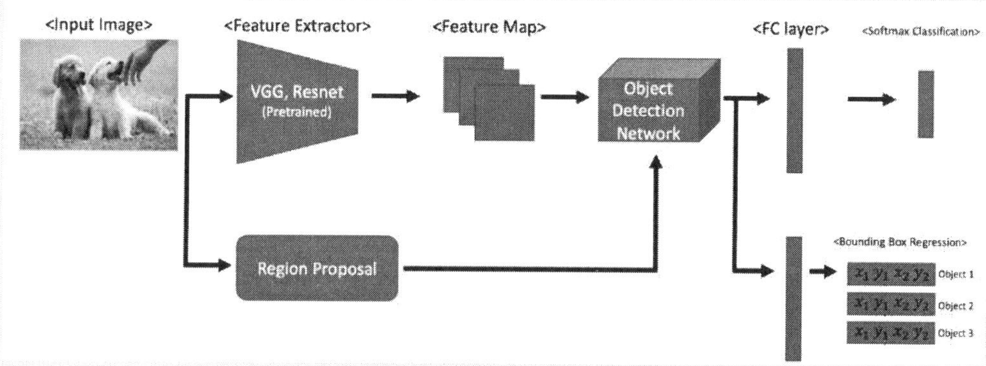

[그림 6-6] Object Detection 구조

분할(Segmentation)은 Pixel-level로 Object Detection 하는 것을 의미한다. [그림 6-6]에서 Object Detection일 때의 바운드 박스와 비교해 보면 시각적으로 차이점이 무엇인지 알 수 있다.

학습 6

2. 분류의 동작

특징이라고 하는 3개의 변수를 기반으로 주어진 환자가 특정 질병을 가지고 있는지 여부를 예측해야 한다고 가정한다. 이는 두 가지 가능한 결과가 있음을 의미한다.

첫번째는 환자는 상기 질병을 가지고 있다. 즉 기본적으로 '예' 또는 '참'이라는 레이블이 붙은 결과이다.

두 번째는 환자는 질병이 없다. 즉 '아니오' 또는 '거짓'으로 표시된 결과이다. 이것은 이진 분류이다.

실제 분류결과가 포함된 샘플 데이터로 구성된 훈련 데이터 세트라는 관찰 세트가 있다. 우리는 이 데이터 세트에서 Classifier라는 모델을 훈련하고 해당 모델을 사용하여 특정 환자가 질병에 걸릴지 여부를 예측한다. 결과는 이제 다음에 따라 달라진다.

① 이러한 기능이 결과에 얼마나 잘 '매핑'할 수 있는지가 중요하다.
② 데이터 세트의 품질이다. 품질이란 통계적 및 수학적 특성을 의미한다.
③ 분류기가 기능과 결과 사이의 관계를 얼마나 잘 일반화하는지 여부이다.
④ x1 및 x2의 값이다.

그러므로 분류는 위 사항에 따라 결과가 달라진다,

[그림 6-7]은 일반화된 분류의 블록 다이어그램이다.

① X는 N*M 행렬 형태의 사전 분류된 데이터이고 N은 아닌 경우이다. 관측치의 수이고 M은 피처의 수이다.
② y : N개의 관측값 각각에 대해 예측된 클래스에 해당하는 Nd 벡터이다.
③ 기능 추출 : 일련의 변환을 사용하여 입력 X에서 중요한 정보를 추출한다.
④ ML 모델 : 학습할 '분류자'이다.
⑤ y' : 분류자에 의해 예측된 레이블이다.
⑥ 품질 메트릭 : 모델의 성능을 측정하는데 사용되는 메트릭이다.
⑦ ML 알고리즘 : 모델을 업데이트하고 반복적으로 '학습'하는 가중치 w'를 업데이트하는 데 사용되는 알고리즘이다.

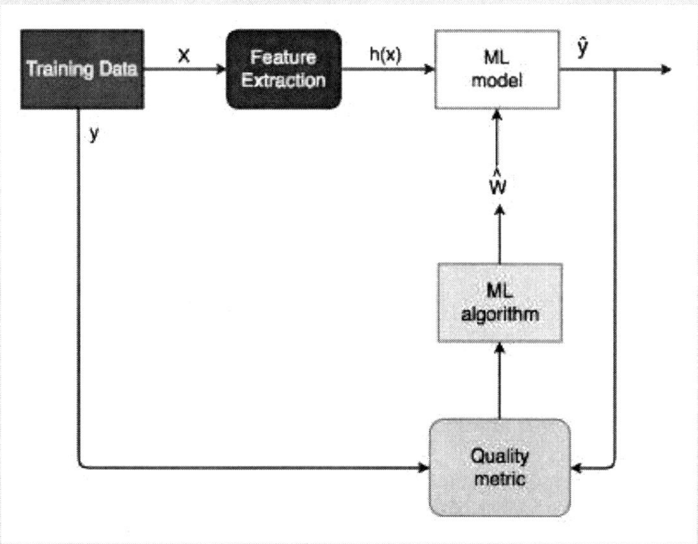

[그림 6-7] 분류의 블록도

3. 분류의 알고리즘 유형

다양한 유형의 분류기가 있고, 그것은 다음과 같다.

① 선형 분류기 : 로지스틱 회귀
② 트리 기반 분류기 : 결정 트리 분류기
③ 서포트 벡터머신
④ 인공신경망
⑤ 베이지안 회귀

⑥ 가우시안 나이브 베이즈 분류기
⑦ Stochastic Gradient Descent(SGD) 분류기
⑧ 앙상블 방법 : Random Forests, AdaBoost, Bagging Classifier, Voting Classifier, ExtraTrees Classifier

4. 분류기의 응용

Google의 자율주행 자동차는 딥러닝 지원 분류기술을 사용하여 장애물을 감지하고 분류할 수 있다. 스팸 전자메일 필터링은 가장 광범위하고 잘 알려진 분류기술 중 하나이다. 건강 문제 감지, 안면인식, 음성인식, 물체감지 및 감정분석은 모두 핵심에서 분류를 사용한다.

02 정규화와 관련하여 다양한 이슈에 대하여 분석하라.

학습 6

정규화는 과적합을 줄이기 위해 매개변수 값의 크기를 늘리는 데 페널티를 적용하는 것이다. 로지스틱 회귀모델과 같은 모델을 학습할 때 데이터에 가장 적합한 매개변수를 선택한다. 이는 실제 종속변수와 비교하여 데이터가 주어진 종속변수에 대해 모델이 예측하는 것 사이의 오류를 최소화하는 것을 의미한다.

매개변수(독립변수가 많음)는 많지만 데이터가 너무 많지 않은 경우 문제가 발생한다. 이는 정규화 기능에 의해 생성된 추가 손실일 뿐이다. 이를 네트워크 손실에 추가 하고 둘의 합에 대해 최적화한다.

정규화 방법은 최적화 방법이 더 잘 일반화되도록 돕는 데 사용된다. 이를 얻는 방법은 정규화 항을 손실 함수에 추가하는 것이다. 최적화 알고리즘을 원하는 방향으로 구동하기 위해 '전역' 손실(네트워크 손실과 정규화 손실의 합에서와 같이)을 수정하는 일반 함수이다.

L1 및 L2 정규화는 심층신경망에서 과적합을 줄이는 가장 일반적인 두 가지 방법이다. L1 정규화는 신경망의 가중치에 대해 선형 변환을 수행한다. L2 정규화는 손실 함수에 제곱 비용 함수를 추가하는 것이다. 이 비용 함수는 가중치의 절대값 합계에 불이익을 준다.

L1 정규화는 모델에서 개별 매개변수의 가중치에 불이익을 주는 기술이다. 가중치 감쇠라고도 하며 매개변수가 너무 많은 모델에 페널티를 주어 과적합을 방지하는 방법이다.

L1 정규화 접근법은 Scikit-learn의 Adam 옵티마이저와 같은 그래디언트 기반 최적화 방법과 같은 통계학습 알고리즘에 널리 사용된다.

L1 정규화를 사용하면 분류 정확도에 중요하지 않은 매개변수의 수를 줄임으로써 모델을 더 정확하게 만들 수 있다. 이는 L1이 노이즈에 덜 민감하기 때문이다.

L2 정규화 모델에 있는 모든 매개변수의 제곱합에 페널티를 주는 대체기술이다.

03 로지스틱 회귀의 정의과정에 대하여 분석하라.

1. 로지스틱 회귀란 무엇인가

로지스틱 회귀는 분류 알고리즘이다. 독립변수 집합을 기반으로 이진결과를 예측하는 데 사용된다.

이진결과는 두 가지 가능한 시나리오만 있는 경우이다. 즉 이벤트가 발생하거나(1) 발생하지 않는 경우(0)이다. 독립변수는 결과(또는 종속변수)에 영향을 줄 수 있는 변수 또는 요인이다. 따라서 로지스틱 회귀는 이진 데이터로 작업할 때 사용할 올바른 유형의 분석이다. 출력 또는 종속변수가 본질적으로 이분법적이거나 범주적일 때 이진 데이터를 다루고 있다는 것을 알고 있다. 즉 두 가지 범주(예 '예' 또는 '아니오', '통과' 또는 '실패' 등) 중 하나에 해당하는 경우이다.

그러나 독립변수는 다음 범주 중 하나에 속할 수 있다.

① 연속 : (예 섭씨 온도 또는 그램 무게) 기술용어로 연속 데이터는 각 값 사이 의 간격이 균등하게 분할된 간격 데이터 또는 간격이 균등하게 분할되고 실제 또는 의미있는 '0'이 있는 비율 데이터로 분류된다. 예를 들어 섭씨 온도는 간격 데이터로 분류된다. 섭씨 10도와 11도의 차이는 섭씨 30도와 31도의 차이와 같지만 진정한 0은 없다. 온도가 0도라고 해서 '온도가 없다'는 의미는 아니다. 반면에 그램 단위의 무게는 비율 데이터로 분류된다. 그것은 동일한 간격을 가지며 진정한 제로이다. 즉 무게가 0그램이면 실제로 무게가 없다.

② 불연속형, 순서형 : 척도에서 일종의 순서로 배치할 수 있는 데이터이다. 예를 들어, 1~5의 척도에서 얼마나 행복한지 진술하라는 요청을 받은 경우 척도의 포인트는 서수 데이터를 나타낸다. 1점은 5점보다 낮은 행복도를 나타내지만 척도의 각 점 사이의 수치를 결정할 방법은 없다. 서수 데이터는 고객 만족도 조사에서 얻을 수 있는 데이터 종류이다.

③ 불연속형, 명목형 : 어떤 종류의 순서나 척도를 나타내지 않는 명명된 그룹에 맞는 데이터이다. 예를 들어 눈 색깔은 '파란색', '갈색' 또는 '녹색' 범주에 속할 수 있지만 이러한 범주에는 계층 구조가 없다. 따라서 로지스틱 회귀가 사용하기에 적합한 분석유형인지 확인하려면 다음을 스스로에게 물어보자.

종속변수가 이분법인가? 즉 두 개의 설정된 범주 중 하나에 맞는가? (종속변수는 결과이고, 측정하거나 예측하는 것이다.)

독립변수가 간격, 비율 또는 순서인가? 이러한 용어의 의미를 상기시키기 위해 위의 예를 참조한다. 기억하자. 독립변수는 결과에 영향을 주거나 결과를 예측하는 데 사용될 수 있는 변수이다.

위에서 언급한 두 가지 기준 외에도 로지스틱 회귀를 올바르게 사용하기 위해 충족해야 하는 몇 가지 추가 요구사항이 있다. 이러한 요구사항을 '가정'이라고 한다. 즉 로지스틱 회귀를 수행할 때 이러한 기준이 충족되었다고 가정한다. 이제 그것들을 살펴보자.

학습 6

2. 로지스틱 회귀 가정

종속변수는 이분법적이거나 이분법적이다. 즉 두 가지 명확한 범주 중 하나에 맞다. 이것은 지금까지 논의한 로지스틱 회귀 유형인 이진 로지스틱 회귀에 적용된다.

예측 변수 사이에 다중 공선성이 없거나 매우 적어야 한다. 즉 예측변수(또는 독립변수)는 서로 독립적이어야 한다. 이는 독립변수 간에 높은 상관관계가 없어야 함을 의미한다. 통계에서 특정 테스트를 사용하여 예측변수 간의 상관관계를 계산할 수 있다. 이에 대해 더 알고 싶다면 'Spearman의 순위 상관계수' 또는 'Pearson 상관계수'를 검색하자.

독립변수는 로그 확률과 선형적으로 관련되어야 한다.

로그 확률이란 무엇인가. 매우 단순한 용어로 로그 배당률은 확률을 표현하는 또 다른 방법이다. 로그 확률을 이해하려면 확률과 확률의 주요 차이점을 이해하는 것이 중요하다. 확률은 발생하는 일과 발생하지 않는 일의 비율이며, 확률은 발생할 수 있는 모든 일과 발생하는 일의 비율이다.

예를 들어, 친구와 함께 테니스 10게임을 하고 10게임 중 4게임을 이겼다면 이길 확률은 4대 6(또는 분수로 4/6)이다. 그러나 이길 확률은 4 : 10이다(총 10개의 게임이 진행되었으므로). 보시다시피 배당률은 본질적으로 성공비율과 실패비율을 나타낸다. 로지스틱 회귀에서 종속변수의 모든 확률 또는 가능한 결과는 승산비를 찾아 로그 승산으로 변환할 수 있다. 로그 확률 로그(로짓 함수라고도 함)는 특정 공식을 사용하여 변환한다. 여기서는 자세히 다루지 않겠지만 더 자세히 알고 싶다면 이 가이드에서 예제와 함께 좋은 설명을 찾을 수 있다.

로지스틱 회귀에는 상당히 큰 샘플 크기가 필요하다. 샘플 크기가 클수록 분석결과가 더 신뢰할 수 있고 강력하다.

3. 로지스틱 회귀는 무엇을 위해 사용되나

로지스틱 회귀는 이진 이벤트 발생확률을 계산하고 분류문제를 처리하는 데 사용된다. 예를 들어, 수신 이메일이 스팸인지 아닌지 예측하거나 신용카드 거래가 사기인지 아닌지 예측한다. 의학적 맥락에서 로지스틱 회귀는 종양이 양성인지 악성인지 예측하는 데 사용될 수 있다.

마케팅에서 특정 사용자(또는 사용자 그룹)가 특정 제품을 구매할지 여부를 예측하는 데 사용할 수 있다. 온라인 교육 회사는 로지스틱 회귀를 사용하여 학생이 제 시간에 코스를 완료할지 여부를 예측할 수 있다.

보다시피 로지스틱 회귀는 모든 종류의 '예' 또는 '아니오' 결과의 가능성을 예측하는 데 사용된다. 이러한 결과를 예측함으로써 로지스틱 회귀는 데이터 분석가(및 그들이 일하는 회사)가 정보에 입각한 결정을 내리는 데 도움이 된다. 큰 틀에서 이것은 손실 위험을 최소화하고 이익을 극대화하기 위해 지출을 최적화하는 데 도움이 된다. 그리고 그것은 모든 회사가 원하는 것이다.

예를 들어, 신용카드 회사가 신용카드를 신청하는 모든 사람에게 신용카드를 발급하는 것은 사업상 이치에 맞지 않다. 그들은 주어진 고객이 지불을 불이행할지 여부를 계산하거나 예측하기 위해 일종의 방법이나 모델이 필요하다. 두 가지 가능한 결과인 '기본값이 설정됨' 또는 '기본값이 지정되지 않음'은 이진 데이터로 구성되므로 로지스틱 회귀에 대한 이상적인 사용사례가 된다. 고객이 어떤 범주에 속하는지에 따라 신용카드 회사는 누가 신용카드에 적합한 후보인지 아닌지를 신속하게 평가할 수 있다.

유사하게 화장품 회사는 특정 고객이 자신의 스킨케어 제품에 대한 2-for-1 판촉행사에 긍정적으로 반응할 가능성이 있는지 여부를 판단하고자 할 수 있다. 이 경우 로지스틱 회귀를 사용하여 고객이 '응답자'인지 '비응답자'인지 예측하는 모델을 고안할 수 있다. 이러한 통찰력을 바탕으로 마케팅 노력을 어디에 집중해야 하는지 더 잘 알 수 있다.

4. 로지스틱 회귀의 장점

1) 로지스틱 회귀는 특히 기계학습의 맥락에서 다른 방법보다 구현하기가 훨씬 쉽다

기계학습 모델은 실제 프로세스의 수학적 묘사로 설명될 수 있다. 기계학습 모델을 설정하는 프로세스에는 모델을 교육하고 테스트해야 한다. 학습은 입력 데이터에서 패턴을 찾는 프로세스이므로 모델이 특정 입력(예 이미지)을 레이블과 같은 일종의 출력에 매핑할 수 있다. 로지스틱 회귀는 다른 방법에 비해 교육 및 구현이 더 쉽다.

2) 로지스틱 회귀는 데이터 세트가 선형 분리 가능한 경우에 잘 작동한다

데이터 세트는 두 클래스의 데이터를 서로 분리할 수 있는 직선을 그릴 수 있는 경우 선형 분리가능하다고 하다. 로지스틱 회귀는 Y 변수가 두 개의 값만 가질 수 있고 데이터가 선형으로 분리가능한 경우 데이터를 두 개의 별도 클래스로 분류하는 것이 더 효율적일 때 사용된다.

3) 로지스틱 회귀는 유용한 통찰력을 제공한다

로지스틱 회귀는 독립변수의 관련성(즉 계수 크기)을 측정할 뿐만 아니라 관계의 방향(양수 또는 음수)에 대해서도 알려준다. 한 변수의 값이 증가하면 다른 변수의 값도 증가할 때 긍정적인 연관성, 예를 들어 훈련에 더 많은 시간을 할애할수록 특정 스포츠에서 더 잘하게 된다. 즉 로지스틱 회귀분석을 통해 실외 온도와 매출 사이에 양의 상관관계가 있음을 보여줄 수 있지만 이것이 반드시 온도 때문에 매출이 증가한다는 의미는 아니다.

5. 로지스틱 회귀의 단점

1) 로지스틱 회귀는 연속적인 결과를 예측하지 못한다

의료 응용 프로그램에서 로지스틱 회귀는 폐렴 환자의 체온이 얼마나 올라갈지 예측하는 데 사용할 수 없다. 이는 측정 척도가 연속적이기 때문이다(로지스틱 회귀는 종속변수 또는 결과변수가 이분법일 때만 작동함).

2) 로지스틱 회귀는 예측(종속)변수와 예측(독립)변수 사이의 선형성을 가정한다

이것이 왜 제한사항인가. 실제 세계에서는 관측값이 선형적으로 분리될 가능성이 거의 없다. 아이리스 식물을 센토사 또는 버시컬러의 두 과 중 하나로 분류한다고 상상해 보자. 두 범주를 구별하기 위해 꽃잎 크기와 꽃받침 크기로 이동한다. 붓꽃을 분류하는 알고리즘을 만들고 싶지만 실제로는 명확한 구분이 없다. 꽃잎 크기가 2cm이면 식물이 센토사 및 버시컬러 범주 모두에 적합할 수 있다. 따라서 선형적으로 분리가능한 데이터는 로지스틱 회귀의 가정이지만 실제로는 항상 가능한 것은 아니다.

3) 샘플 크기가 너무 작으면 로지스틱 회귀가 정확하지 않을 수 있다

샘플 크기가 작은 편이면 로지스틱 회귀에 의해 생성된 모델은 더 적은 수의 실제 관찰을 기반으로 한다. 이로 인해 과적합이 발생할 수 있다. 통계에서 과적합(Overfitting)은 훈련 데이터가 부족하여 모델이 제한된 데이터 세트에 너무 가깝게 맞을 때 발생하는 모델링 오류이다. 즉 모델에서 패턴을 찾는 데 사용할 수 있는 입력 데이터가 충분하지 않다. 이 경우 모델은 새 데이터 세트 또는 향후 데이터 세트의 결과를 정확하게 예측할 수 없다.

04 클래스 활성화 매핑(Class Activation Maps)에 대하여 분석하라.

1. 개 요

이 기술을 CAM(Class Activation Maps)이라고 하며 MIT 연구원들이 'Learning Deep Features for Discriminative Localization' 논문에서 처음 소개했다.

CAM을 사용하면 네트워크가 예측하는 클래스를 볼 수 있을 뿐만 아니라 네트워크가 특히 관심을 갖는 이미지 부분도 볼 수 있다. 이는 네트워크 학습에 대한 더 많은 통찰력을 얻고 디버깅을 쉽게 하는 데 도움이 된다. 사용자는 이 개체에 대한 경계상자에 명시적으로 레이블을 지정하지 않고도 예측된 클래스의 개체 지역화를 얻는다.

2. 방법론(Methodology)

네트워크의 훈련과정과 CAM의 계산은 Jupyter Notebook과 Tensorflow를 사용하여 수행된다. Kaggle의 360가지 과일 챌린지 데이터 세트가 사용된다. 여기에는 총 131개의 다른 클래스가 있는 90483개의 과일 및 채소 이미지가 포함되어 있다.

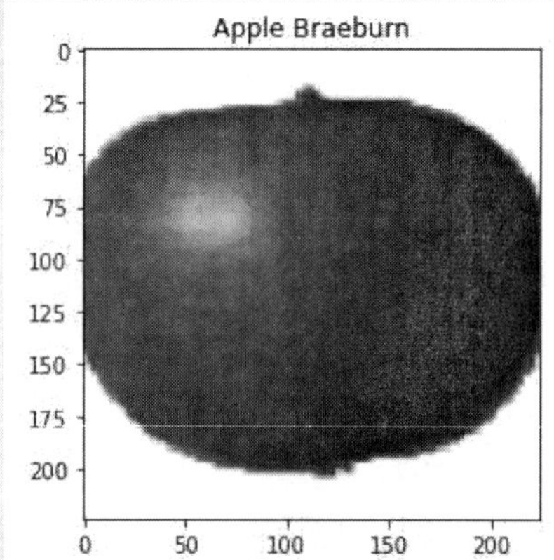

[그림 6-8] Kaggle 데이터 세트의 이미지 예

[그림 6-8]은 Ground Truth 레이블이 제목인 예제 이미지를 보여준다.

3. 모 델

모델로서 전이 학습(TL : Transfer Learning)을 위해 이미 훈련된 ResNet50을 사용하기로 결정했다. 이 모델은 1,000개의 서로 다른 클래스를 포함하는 ImageNet 챌린지에서 훈련되었다. 네트워크를 처음부터 훈련할 필요가 없기 때문에 TL은 크고 깊은 네트워크를 빠르게 훈련시키는데 매우 유용하다.

일반적으로 더 깊이 들어갈수록 필터가 네트워크에서 더 복잡한 기능을 학습한다. 첫번째 레이어의 필터는 가장자리와 같은 매우 낮은 수준의 기능만 학습한다. 이는 첫번째 레이어의 필터가 입력 이미지의 작은 부분만 볼 수 있기 때문이다. 두번째 레이어에서 이 부분(수용 필드라고도 함)은 이미 더 크기 때문에 필터가 더 복잡한 기능을 학습할 수 있다. 그리고 마지막 컨볼루션 레이어에서 필터는 이미 완전한 개체를 감지할 수 있다.

TL을 사용할 때, 사전 훈련된 모델이 로드되고 분류계층이 삭제된다. 이후 새로 추가된 분류 레이어를 제외한 완전한 CNN은 손실이 수렴될 때까지 고정되고 학습된다. 이렇게 하면 초기에 잠재적으로 큰 기울기로 인해 이미 학습된 기능이 파괴되는 것을 방지할 수 있다.

선택적으로 나중에 CNN의 나머지 부분 또는 마지막 레이어만 고정 해제하고, 현재 작업에 맞게 가중치를 미세 조정할 수 있다. 이 작업을 위해 저는 CAM 컴퓨팅에 집중하기 위해 분류계층만 재훈련하기로 결정했다. 따라서 마지막에 ResNet50에서 모든 Dense 레이어를 삭제하고, 전역 평균 풀링 레이어와 분류할 클래스만큼 많은 뉴런이 있는 Softmax 레이어를 추가했다.

4. 클래스 활성화 매핑

CAM은 각 이미지에 대해 생성된 가중 활성화 맵이다. 이미지를 분류하는 동안 CNN이 보고 있는 영역을 식별하는 데 도움이 된다. CAM은 감독되지 않고 약하게 감독되는 방식으로 훈련된다. 즉 개체에 수동으로 레이블을 지정할 필요가 없으며 지역화가 'free'로 학습된다. 아키텍처에서 변경해야 하는 유일한 사항은 마지막 컨볼루션 계층의 출력에 포함된 공간 정보를 유지하기 위해 마지막에 완전히 연결된 밀집계층을 제거하는 것이다. 또한 전역 평균 풀링 레이어가 나중에 추가된다. 이 계층은 일반적으로 네트워크가 과적합(Overfitting)되는 것을 방지하기 위해 정규화에 사용된다. 마지막으로 분류할 클래스 수(이 경우: 131)만큼 뉴런이 있는 출력 소프트맥스 레이어가 추가된다.

학습 6

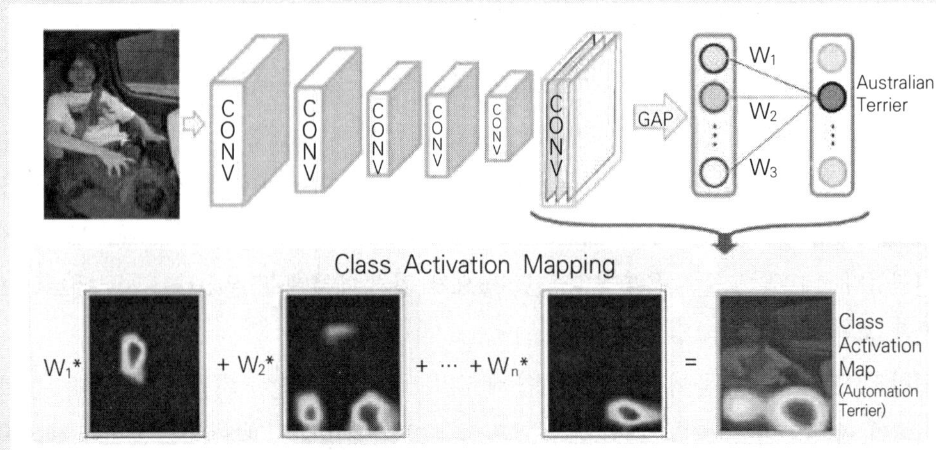

[그림 6-9] CAM 아키텍처 및 절차

우리의 경우 아키텍처 변경 및 학습이 이미 완료되었으므로 CAM 컴퓨팅을 직접 시작할 수 있다. 첫번째 단계로 네트워크에 이미지를 공급하고 네트워크의 분류출력을 계산한다. 다음 단계로 'Winning' 뉴런에 연결된 가중치를 가져온다. 또한 최종 컨볼루션 레이어의 출력을 저장한다. 그런 다음 최종 컨볼루션 레이어 출력의 각 깊이에 'Winning' 뉴런에 연결된 해당 가중치를 곱하여 CAM을 계산한다(즉 w1은 최종 컨볼루션 레이어 출력의 깊이 1과 곱하고 w2는 깊이 2를 곱한다). 그리고 그것들을 모두 요약한다. 마지막으로 입력 이미지의 크기와 일치하도록 CAM의 크기를 확장하기 위해 바이리니어 업 샘플링을 사용한다.

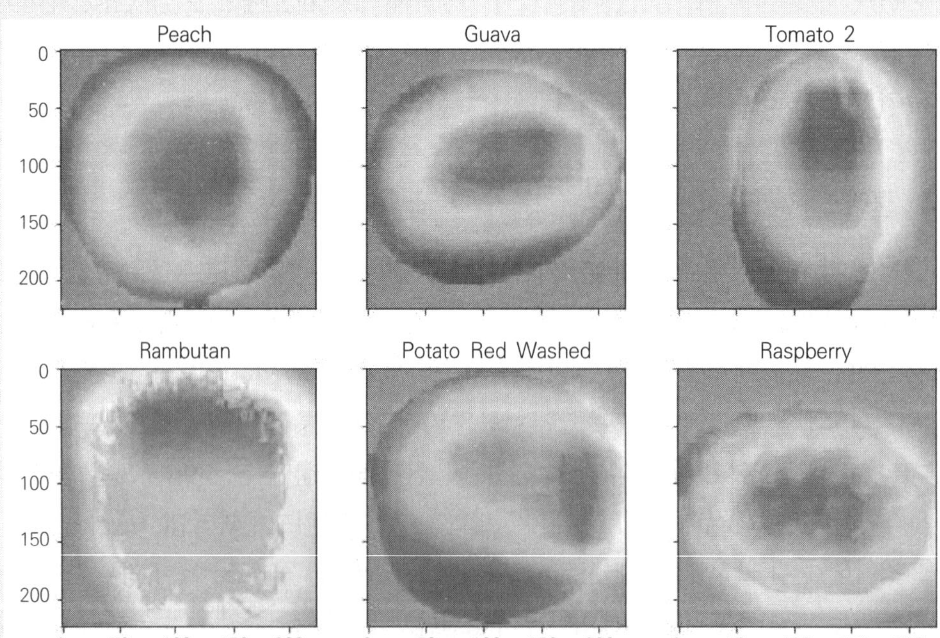

[그림 6-10] CAM의 출력 예 및 네트워크 예측

[그림 6-10]은 6개의 예제 CAM을 보여준다. 각 CAM의 제목은 네트워크의 예측 레이블을 보여준다.

5. 결 론

CAM은 네트워크 아키텍처를 약간 조정하여 쉽게 계산할 수 있으며, 무료로 제공되므로 데이터에 값비싼 레이블을 지정할 필요가 없다. 또한 네트워크가 이미지의 어느 부분에 집중하고 있는지 알 수 있기 때문에 CAM을 디버깅에 사용할 수 있다.

예를 들어, 네트워크가 이미지에서 포트의 존재를 분류하고 CAM을 플로팅하여 네트워크가 포트 자체가 아니라 하늘에 초점을 맞추고 있음이 명확해지면 도움이 될 수 있다. 그런 다음 사용자는 하늘이 보이지 않는 포트 이미지도 포함하도록 데이터 세트를 조정할 수 있으므로 이러한 잘못된 상관관계를 피할 수 있다.

05 마이닝과 물체의 분류에 대하여 분석하라.

1. 데이터 마이닝

데이터 마이닝(Data Mining)은 많은 데이터 가운데 숨겨져 있는 유용한 상관관계를 발견하여 미래에 실행가능한 정보를 추출해 내고 의사결정에 이용하는 것이다.

데이터 마이닝은 일반적으로 다양한 형태의 데이터를 마이닝하거나 깊이 파고들어 패턴을 얻고 해당 패턴에 대한 지식을 얻는 것을 의미한다. 데이터 마이닝 과정에서 먼저 대규모 데이터 세트를 정렬한 다음 패턴을 식별하고 관계를 설정하여 데이터 분석을 수행하고 문제를 해결한다.

2. 분 류

분류는 데이터 분석작업이다. 즉 데이터 클래스와 개념을 기술하고 구별하는 모델을 찾는 과정이다. 분류는 관찰을 포함하고, 범주 멤버십이 알려진 훈련 데이터 세트를 기반으로 새로운 관찰이 속한 범주 세트(하위 모집단) 중 어느 것에 속하는지 식별한다.

예를 들면 프로젝트를 시작하기 전에 실행 가능성을 확인해야 한다. 이 경우 프로젝트를 채택하기 위해 '안전' 및 '위험'과 같은 클래스 레이블을 예측하고 추가로 승인하기 위한 분류기가 필요하다. 다음과 같은 2단계 프로세스이다.

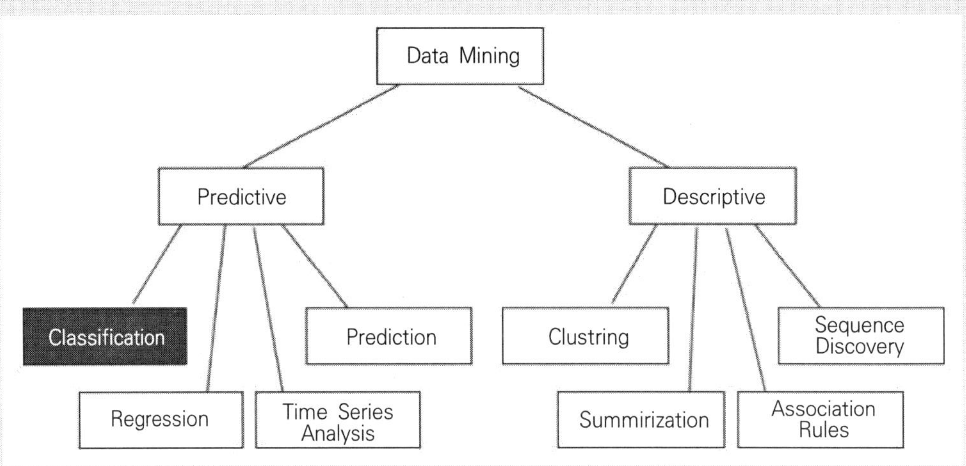

[그림 6-11] 데이터 마이닝 구조

06 딥러닝 기반 의료영상의 분류사례에 대하여 분석하라.

1. 흉 부

일반촬영을 통한 흉부질환 분류는 가장 유의한 정확도를 보이고 있으며, CNN의 일종인 CheXNeXt 네크워크가 가장 널리 사용되고 있다.

판별 가능한 질환으로는 무기폐(Atelectasis), 심장비대(Cardio-megaly), 폐경화(Con-solidation), 부종(Edema), 흉막삼출(Effusion), 섬유증(Fibrosis), 탈장(Hernia), 침윤(Infil-Tration), 종양(Mass), 폐렴(Pneumonia), 공기가슴증(Pneumothorax) 등이 있다.

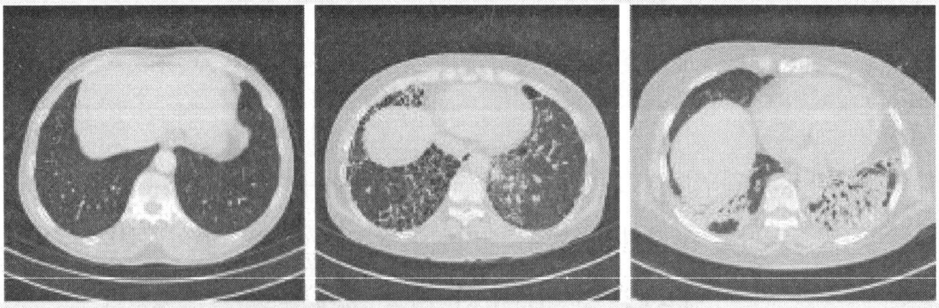

(a) Normal (b) UIP (c) COP

[그림 6-12] 정상인과 간질성 폐질환 환자의 폐 CT 촬영의 예
(UIP : 통상성 간질성 폐렴, COP: 특발성 경결성 폐렴)

2. 심 장

심장질환 분야에서는 관상동맥질환을 진단하는 관상동맥 전산화 단층 혈관조영술(Coronary Artery Computed Tomography Angiograph : CCTA)을 통한 관상동맥 석회화지수(Coronary Artery Calcium Score : CACS)를 자동으로 평가하고 있다. 관상동맥 석회화지수는 관상동맥의 죽상경화증을 평가하는 지표이며, 심전도 동기하의 비조영증강 전산화 단층촬영상으로 평가한다.

Shadmi 등은 [그림 6-13]와 같이 관상동맥 칼슘을 분할하여 CNN의 일종인 U-net과 DenseNet을 이용해 수치를 예측하였다.

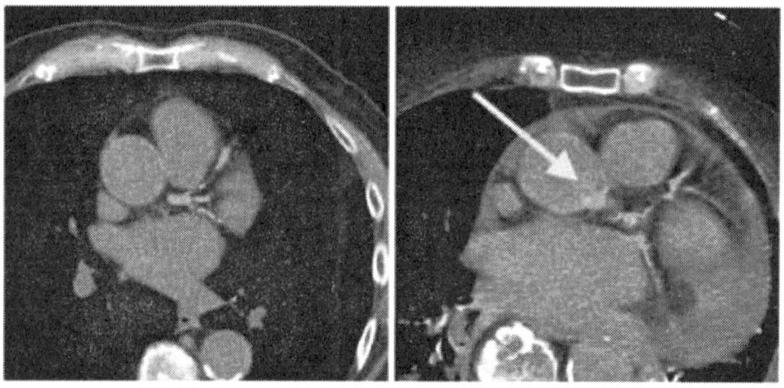

(a) 석회화의 정확한 분할 (b) 대동맥 벽에서 위양성(False Positive)

[그림 6-13] 분할결과의 예

3. 뇌

뇌종양 분야에서는 병변을 자동으로 분할하는 객체 분할방법이 활발하게 연구되고 있으며, 합성곱 기반의 모델과 BraTS(Brain Tumor Segmentation) 데이터 세트를 이용하여 Whole 종양에 대하여는 의사그룹과 유사한 성능을, Core 종양과 Active 종양에 대해서는 의사그룹보다 낮은 정확도를 보고하고 있다.

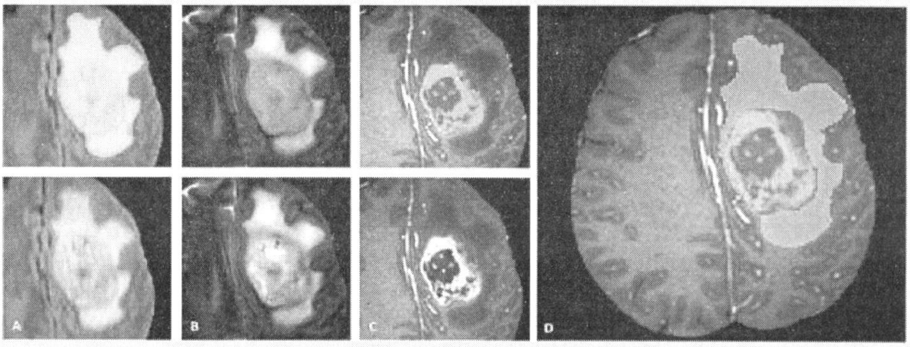

[그림 6-14] BraTS Dataset Example

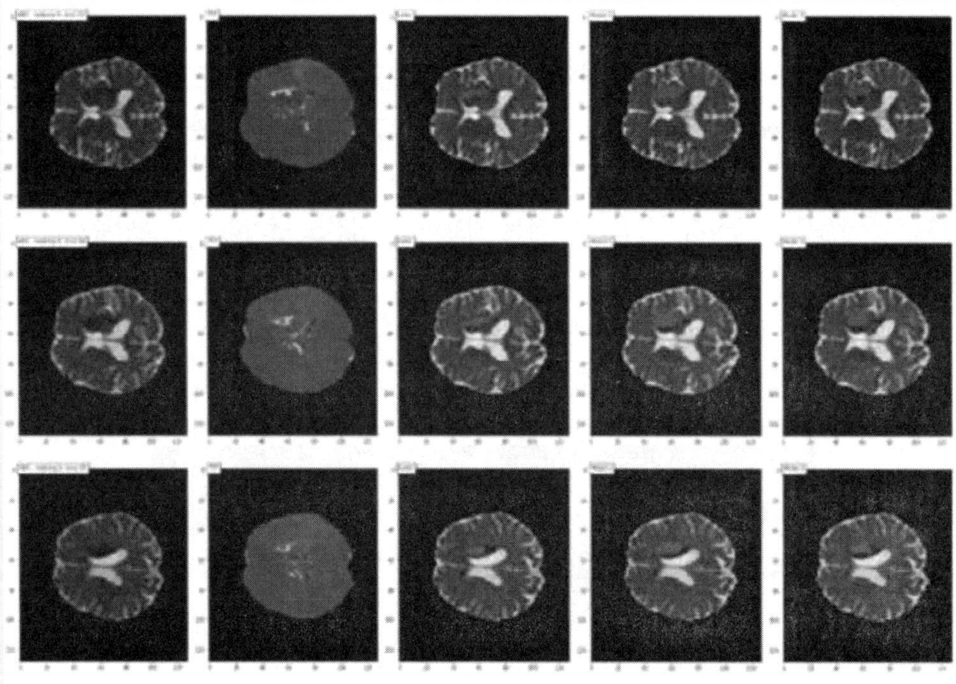

[그림 6-15] 급성뇌경색 환자의 약물 투여 후 3달의 병변 예측 모델

뇌졸중은 뇌에 혈액을 공급하는 혈관이 막히거나 터져서 발생하는 급성질환으로, 발생 후 시간이 지날수록 예후가 좋지 못하기 때문에 빠른 진단과 처치가 중요한 질환이다.

주로 전산화 단층촬영 혈관조영술에 합성곱 신경망 기반으로 판독하는 기술이 연구되고 있다. 합성 신경망의 일종인 DeepMedic 소프트웨어를 이용하여 허혈성뇌졸중 병변 분류가 시도되었다.

이외에 알츠하이머병은 자기공명영상 혹은 PET 영상을 통한 자동화 진단, 경도인지장애 환자의 알츠하이머 전환 예측, 약물 투여에 따른 병변 후 예측 등의 연구가 진행되고 있다.

알츠하이머병은 초기에 뇌의 국소 부위에 미세한 해부학적 변화가 있어 국소 랜드마크에서 특징을 추출하는 방법이 사용되기도 한다.

4. 유 방

대부분 유방암을 자동으로 진단하는 연구가 진행되고 있으며, 많은 연구에서 합성곱 신경망 기반의 모델을 전이 학습시켜 자동 유방암 진단을 하고 있다. 이는 연구결과 허위양성(False Positive)과 허위음성(False Negative) 판정비율이 의사그룹보다 낮게 나와, 보조 진단도구로 활용될 수 있음을 보여주고 있다.

의료영상에 널리 사용되는 인공지능기술과 합성곱 신경망에 대하여 간단하게 소개하였다.

최근 인공지능 기반의 의료영상분석 및 진단연구는 소개한 합성곱 신경망을 기반으로 개선하거나 특정 목적에 맞게 수정하여 사용하고 있다. 특히 딥러닝 기반의 연구는 컴퓨터 연산 성능과 빅데이터의 증가로 빠르게 발전하고 있으며 질환의 분류, 분할, 정합 등에 적용되고 있다.

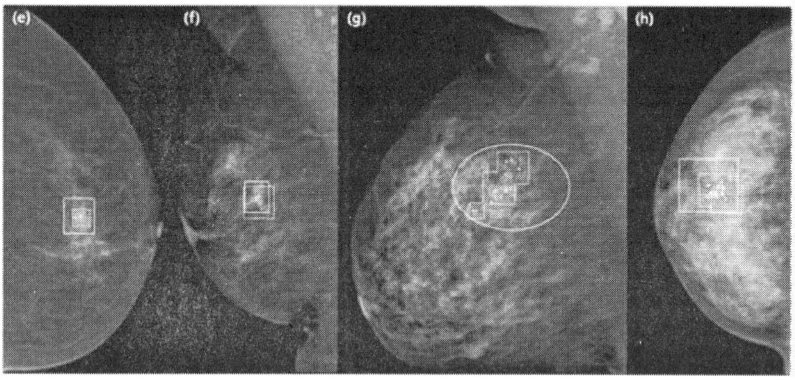

[그림 6-16] 유방 밀도에 따른 미세석회화 군집 검출

진행되는 연구는 환자의 이력이나 전문가의 의견이 반영되지 않고 일반촬영, CT, MRI 등 다양한 영상장치에서 수집된 영상을 이용하여 다수의 질환에 대한 결과를 도출하고 있다. 그 정확도 또한 갈수록 높아지고 있기 때문에 의사의 진단을 보조하는 보조 진단 또는 도움 진단도구로 사용될 가능성을 높이고 있다.

기존의 연구를 참조하여 다양한 의료분야에서 사용되고 있는 실제 연구를 소개하였으나, 의료영상을 이용한 연구는 의료영상의 수집 및 처리에 많은 비용과 시간이 소요되고 있기 때문에 의료영상 연구에 진입하려는 개인이나 소규모 연구그룹의 참여가 제한되고 있다.

그러나 최근 AI Hub에서 인공지능 관련 기술을 개발하고 활용할 수 있는 인프라 서비스를 제공하고 있으며, 헬스케어 관련 데이터를 제공하고 있기 때문에 기초연구나 관련연구에 사용할 수 있는 기본 자료로 사용할 수 있을 것이다.

이들 공개 데이터를 이용한다면 다양한 인공지능기술을 이용하여 의료영상을 이용한 관련 기술의 개발 및 활용이 가능할 것으로 보이며, 궁극적으로는 높은 질의 성능을 보장하면서 인간의 관심과 시간을 더 높은 레벨의 의료문제에 집중할 수 있도록 도와주는 역할을 할 수 있을 것으로 예상한다.

학습 6

07 의료분야 데이터 분석의 사용사례에 대하여 분석하라.

의료분야의 빅데이터에 대해 생각할 때 우리의 마음은 병실에 빠른 주사만으로 모든 질병을 치료할 수 있는 공상과학 미래로 도약할 수 있다. 그러나 실제 세계에서도 현대 의료시스템에 데이터 분석이 적용되는 응용 프로그램의 수에 놀랄 것이다. 평범한 것부터 마법처럼 보이는 것까지, 데이터 분석은 전자의료기록에서 게놈 데이터, 모든 사람을 위한 의료 개선에 이르기까지 모든 것을 활용한다. 아마도 그 공상과학의 미래는 결국 그리 멀지 않을 것이다.

의료분야에서 데이터 분석의 9가지 매력적인 사용사례는 다음과 같다.

질병진단, 질병예방, 전자건강기록, 사이버 보안, 임상 프로세스 개선, 치료 연구정보 제공, 병원 입원 감소, 약속 '노쇼' 식별, 건강보험 위험 최소화, 마무리 및 추가 읽기 등이다.

1. 질병진단

어떤 알고리즘이 좋은지 아는가? 패턴 인식, 분류, 예측도, 그리고 엄청난 양의 데이터를 신속하게 선별하는 것을 잊지 말자. 이러한 특성은 병리학(질병 연구)에 혁명을 일으키고 있는 일부 선구적인 기계학습 알고리즘으로 이어졌다.

병리학자는 진단과정의 첫번째 단계이다. 의사가 조직샘플이나 혈액검사를 보낼 때 질병을 진단하기 위해 분석하는 것은 병리학자이다. 여기에는 각 샘플을 주의 깊게 검사하는 작업이 포함되며, 매일 수백 개를 분석해야 하는 경우 이는 결코 쉬운 일이 아니다. 인간의 실수를 고려하면 최고의 자격을 갖춘 병리학자도 때때로 실수를 할 수 있다. 하지만 데이터 분석 덕분에 상황이 바뀌고 있다.

PathAI와 같은 특정 회사 및 Google Brain과 같은 연구그룹은 암에서 당뇨병 환자의 실명에 이르는 질병을 식별할 수 있는 딥러닝 알고리즘을 생산하고 있다. 이미지를 분석하고 분류함으로써 이러한 알고리즘은 병리학자의 업무량을 크게 줄일 수 있다. 그리고 그들은 놀라운 정도로 정확도를 향상시킬 수 있다.

예를 들어 2019년에는 한 도구가 슬라이드의 94%에서 초기 폐암을 정확하게 식별하여 6명의 전문 의사를 능가했다. 여전히 의사가 최종 결정권을 갖고 있지만, 이것은 인간과 알고리즘이 원활한 공생관계에서 어떻게 협력할 수 있는지를 강조한다.

2. 질병예방

기존 질병을 진단하는 것은 한 가지이다. 질병이 발생하기 전에 예측하는 것은 어떤가? 인간은 2003년에 최초의 인간 게놈의 전례 없는 시퀀싱을 통해 이 능력을 발휘하기 시작했다. 그러나 모든 인간 게놈에는 약 100GB의 데이터가 포함되어 있고, 23andMe와 같은 회사는 현재 매년 수천 개의 시퀀싱을 수행하고 있다. 이러한 모든 데이터를 어떻게 이해할 수 있을까? 정답은 데이터 분석에 있다.

현재 우리가 사용할 수 있는 게놈 데이터가 너무 많기 때문에 의료 전문가들은 이러한 유전자를 필터링하고 해석하여 유전질환이 DNA에 어떻게 암호화되어 있는지 더 잘 이해할 수 있는 정교한 기계학습 알고리즘을 개발하고 있다.

이 데이터를 익명의 의료기록과 비교하면 과학자들은 이제 갑상선 기능 저하증에서 담석, 다양한 암 및 심장병에 이르는 많은 유전성 질병을 예측할 수 있다. 이러한 통찰력이 누군가가 이러한 질병 중 하나에 걸릴 것이라는 것을 의미하지는 않지만 의료 전문가가 가능성을 예측하여 환자에게 고유한 DNA를 기반으로 조기 개입 및 맞춤형 치료를 제공할 수 있다.

3. 전자건강기록

세상이 디지털화됨에 따라 의료 데이터도 디지털화 되었다. 전자건강기록(EHR)에는 알레르기 및 진단부터 치료 및 처방에 이르기까지 환자의 병력이 포함되어 있다. EHR은 아직 초기 단계이다. 아직 모든 국가에서 채택한 것은 아니다. 그러나 미국과 같은 일부 국가는 수십억 달러를 투자했으며, 독일과 같은 일부 국가는 이를 빠르게 따라잡고 있다.

EHR의 잠재력은 엄청나다. 단일 통합 시스템에 저장된 환자 의료 데이터를 통해 데이터 분석가는 인간 건강에 대한 전례 없는 통찰력을 얻을 수 있다.

예측분석은 흡연, 음주, 비만과 같은 위험요소가 다양한 질병에 미치는 영향을 더 잘 파악하는 데 도움이 될 수 있다. EHR은 또한 의사가 임상치료를 맞춤화하고 자연어 처리를 사용하여 찾기 어려운 정보를 검색할 수 있도록 한다. 또한 개별 환자 또는 더 많은 인구를 위해 새로운 건강문제를 모두 다루는 데이터 시각화 대시보드를 만들 수 있다.

요컨대 EHR은 의료 서비스를 현재 상상할 수 없는 수준으로 조정하여 의료 서비스를 변화시킬 수 있는 엄청난 잠재력을 가지고 있다. 아직 그 수준에 이르지는 못했지만 이 분야에서 많은 작업이 진행되고 있다.

4. 사이버 보안

EHR은 의료 서비스를 혁신할 수 있는 잠재력이 있지만 일부(근거 없는) 보안문제도 제기한다. 증가하고 있는 의료분야의 사이버 공격은 몇 가지 중요한 문제를 부각시켰다.

예를 들어, 2017년 영국의 NHS(National Health Service)는 북한의 랜섬웨어 공격으로 중단되었다. 당연히 이것은 NHS나 그 환자들에게 좋은 소식이 아니었다. 그러나 NHS가 여전히 Windows XP를 실행하고 있었기 때문에 공격이 가능했다는 폭로로 상황이 더욱 악화되었다.

이것은 데이터를 안전하게 유지할 때 앞서가는 것이 얼마나 중요한지를 강조한다. 더 많은 데이터가 디지털화 될수록 해커가 데이터를 손에 넣을 기회가 더 많아진다. 이것은 소셜미디어와 같은 것에 관해서는 덜 중요해 보일 수 있지만 건강 데이터의 개인정보 보호는 전체적으로 더 민감한 것이다. 다행스럽게도 의료 사이버 보안을 강화하기 위해 데이터 분석가를 엄청나게 채용하고 있다. 데이터 분석은 공격 탐지를 개선하고 잠재적인 위험을 관리하며 모니터링을 자동화하는 데 도움이 될 수 있다. 즉 공격이 발생하기 전에 공격을 예측하여 시스템 관리자에게 의심스러운 행동을 알릴 수 있다.

5. 임상과정 개선

병원은 특별한 곳이다. 그들은 우리 대부분을 세상에 환영한다. 우리 중 많은 사람들도 그들 안에서 작별 인사를 한다. 그리고 이 필멸의 북엔드 사이에서 병원은 만성 질환에서 응급치료에 이르기까지 모든 것을 지원한다. 하지만 이 모든 것 아래에서 병원은 비즈니스를 수행하는 다른 조직과 여러 면에서 다르지 않다. 원활하게 운영하고 환자에게 양질의 진료를 보장하려면 효과적인 시스템이 필요하다. 원활한 공급망 관리에서 행복한 직원에 이르기까지 다양한 요소가 병원 운영방식에 기여한다.

의료 비즈니스 분석가가 필요하다. 의료분야에서 비즈니스 분석의 역할은 점점 더 커지고 있다. 이는 병원의 일상적인 운영(환자 대기시간에서 기계 유지보수가 필요한 시점 결정까지)을 관리하고 더 높은 수준의 전략(예 특정 부서의 장기 역량 향상)에도 유용할 수 있다. 임상 서비스에서 환자 결과에 이르기까지 모든 것에 대한 데이터에 액세스함으로써 의료 분석가는 직원 성과, 환자 치료 및 전반적인 병원 운영방식에서 이전에 감지되지 않은 패턴을 식별할 수 있다. 이것은 그들이 더 나은 운영을 가능하게 하는 데이터 기반 솔루션을 찾는 데 도움이 된다. 물론 '암 치료'만큼 섹시하지는 않지만 여전히 중요하다.

6. 치료 연구정보 제공

데이터 분석은 제약 산업, 특히 연구개발(R&D) 분야에서 큰 사업이다. 성공할 경우 새로운 약물과 치료법을 개발하는 것은 엄청난 수익을 올릴 수 있지만 많은 시간과 재정적 투자가 필요하고 매우 높은 위험이 따른다. 한 연구에서는 1상 임상시험에 진입하는 약물의 9.6%만이 시장에 출시될 것이라고 밝혔다. 이는 좋은 확률이 아니다.

이러한 위험을 줄이기 위해 제약 분석가는 이제 알고리즘을 사용하여 방대한 양의 과거 연구 데이터를 검색한다. 이러한 데이터에서 통찰력을 얻으면 R&D 노력에 정보를 제공하여 신약개발을 진행할지 여부를 결정하는 데 도움이 된다.

제약회사가 새로운 치료법 개발을 승인한 후에도 데이터 분석을 사용하여 임상시험 프로세스를 가속화할 수 있다. 예를 들어 각 참가자의 과거 의료 데이터, 인구통계 및 과거 시험 결과를 분석하여 잠재적으로 비용이 많이 드는 결함이나 개선이 필요한 영역을 강조할 수 있다. 여기에 원격으로 임상시험을 수행할 수 있는 웨어러블 장치의 등장도 있다. 이러한 모든 요소는 더 빠르고 효과적인 시험으로 이어져 신약 출시비용을 더욱 절감할 수 있다.

7. 병원 재입원 감소

퇴원환자의 예기치 않은 재입원은 의료 시스템을 운영하는 데 가장 비용이 많이 드는 측면 중 하나하다. 이는 일반적인 문제이다. 미국에서만 매년 병원 재입원 비용이 260억 달러에 달하지만 이는 의료산업이 이미 해결하려고 노력하고 있는 문제 중 하나이다.

떠오르는 전략 중 하나는 환자 위험 점수를 개발하는 것이다. 인구통계 및 진단 데이터를 사용하여 각 환자에게 번호를 할당한다. 이 숫자는 의료 시스템에 평균과 비교하여 환자가 지불할 가능성이 있는 금액을 알려준다.

개인을 통계로 변환하는 것이 약간 디스토피아적으로 들릴 수 있지만 환자의 치료에 영향을 미치지 않는다는 점에 유의하는 것이 중요하다.

또는 오히려 그렇게 되지만 치료를 개선하는 데 도움이 된다. 환자 위험 점수를 사용하여 의료진은 맞춤형 검사 및 개입을 개발하고 제공하여 나중에 재입원할 위험(및 비용)을 최소화할 수 있다. 차례로 이러한 비용은 시스템에 다시 들어가 가장 필요한 사람들을 지원한다.

또 다른 전술은 실시간 푸시알림을 사용하는 것이다. 이는 환자에게 약을 복용하거나 건강한 생활계획을 유지하도록 상기시켜준다. 이 두 솔루션은 여전히 진화하고 있지만 이미 강력한 전술을 입증하고 있다.

8. 예약 '노쇼' 줄이기

한국이나 미국에서 의료예약을 놓친 경우 연간 약 1,500억 달러의 비용이 발생한다(병원 재입원 비용이 비싸다고 생각했는가). 따라서 예약 누락을 줄이는 것은 병원이 비용을 줄이는 중요한 방법이다. 다행히도 이미 이를 수행하는 방법을 연구하는 연구자들이 있다.

학습
6

2018년 한 연구에서는 예측 모델링을 사용하여 14개의 서로 다른 사이트와 55개의 클리닉에 걸쳐 200만 건 이상의 외래 진료예약 데이터를 분석했다.

로지스틱 회귀모델을 적용하여 연구자들은 4,819명의 환자 노쇼를 식별할 수 있었다. 흥미롭게도 그들은 알고리즘에 대한 훈련 데이터가 훨씬 적음에도 불구하고 병원별 데이터가 더 정확한 예측을 이끌어냈다는 것을 발견했다.

이것은 '쓰레기가 들어오면 쓰레기가 나온다'는 개념을 강조한다. 즉 데이터의 질은 양보다 훨씬 더 중요하다. 이것은 예비연구였고 비용절감에 초점을 맞추지 않았지만, 이와 같은 통찰력을 통해 의심할 여지없이 병원과 진료소를 보다 효율적으로 운영하고 직원 시간을 더 잘 활용할 수 있다.

9. 건강보험 위험 최소화

어떤 식으로든 이 게시물의 모든 사용사례는 예측분석에 크게 의존하며 건강보험산업보다 예측분석에 더 의존하는 영역은 거의 없다. 미래를 예측하려는 시도는 보험회사에게 새로운 것이 아니다. 계리사는 오랫동안 직업, 위치, 연령, 성별 및 과거 보험청구와 같은 요인을 고려하여 신청자의 위험을 측정해 왔다.

그러나 빅데이터의 도래와 열정적인 신규 분석가의 급증으로 건강보험사는 이제 훨씬 더 정확하게 건강 플랜 가격을 책정할 수 있다. 데이터를 사용하여 사람들의 보험가입을 전면 거부하는 대신(한때 흔했던 것처럼) 이제는 맞춤형 보험모델을 점점 더 많이 사용하고 있다. 요컨대 전례없는 데이터 통찰력을 사용하여 신청자의 라이프스타일과 위험에 가장 적합한 건강플랜을 결정할 수 있다.

학습활동.6 교수 · 학습 방법

교수 방법

- 의료영상 데이터의 분류에 대한 관련 용어, 구성, 방식 이해 정도를 파악한 후 수업을 진행한다.
- 교수자의 주도로 의료영상 데이터의 분류 등의 내용을 PPT 자료로 제시한 후 설명한다.
- 가능하면 사전에 개인별 학습 자료를 준비하여 모든 학생이 참여할 수 있는 문제 해결식 수업, 협력 수업이 가능하도록 한다.
- 의료영상 데이터의 분류 전 과정을 작업의 순서에 따라 단계적으로 실습이 이루어질 수 있도록 지도한다.
- 교재를 통해 수업을 준비하는데 있어서 필요한 모든 정보나 팁, 힌트 등 도움이 될 만한 내용들을 확인할 수 있다.
- 학생들이 만들게 될 각 모델들은 수업시간에 중점적으로 다뤄질 부분과 어휘, 질문, 답을 포함하고 있으며 또한 탐구할만한 추가적인 아이디어들도 포함하고 있다.

학습 6

학습 방법

- 의료영상 데이터의 분류에 대한 관련 용어를 숙지하고, 의료영상 데이터의 분류에 대해 이해한다.
- 의료영상 데이터의 분류의 각 단계별 중점 사항을 체계적으로 학습한다.
- 의료영상 데이터의 분류의 수행순서의 전 과정을 실습한다.
- 의료영상 데이터의 분류의 내용을 이해한다.
- 의료영상 데이터의 분류를 이해하고 숙달이 될 때까지 학습한다.

학습활동.6 평가 및 피드백

평가 준거

- 평가자는 피평가자가 수행 준거 및 평가 내용에 제시되어 있는 내용을 성공적으로 수행할 수 있는 지를 평가해야 한다.

학습내용	평가항목	성취수준		
		상	중	하
의료영상 데이터의 분류	의료영상 데이터의 분류를 이해할 수 있다.			

평가 방법

• 작업 포트폴리오

학습내용	평가항목	성취수준		
		상	중	하
의료영상 데이터의 분류	의료영상 데이터의 분류를 이해할 수 있다.			

• 필기시험

학습내용	평가항목	성취수준		
		상	중	하
의료영상 데이터의 분류	의료영상 데이터의 분류를 이해할 수 있다.			

• 체크리스트를 통한 관찰

학습내용	평가항목	성취수준		
		상	중	하
의료영상 데이터의 분류	의료영상 데이터의 분류를 이해할 수 있다.			

• 피드백

1. 작업 포트폴리오
   - 제출한 보고서를 평가한 후 주요 사항에 대하여 표시하여 돌려준다.
2. 필기시험
   - 평가 결과 성적이 저조한 학생은 보고서 제출 기회를 부여한다.
3. 체크리스트를 통한 관찰
   - 실습 과정에서 평가한 후 개선해야 할 사항 등을 정리하여 돌려둔다.

참 | 고 | 문 | 헌

- 남상엽 외, 빅데이터 분석 및 응용, 상학당, 2023.1.10.
- 남상엽 외, 의료 IT 융합기술, 상학당, 2021.3.15.
- 남상엽 외, 4차산업 핵심기술 및 글로벌 도전, 상학당, 2020.9.15.
- 남상엽 외, 4차산업 융합기술을 위한 IT 분석 및 응용, 상학당, 2022.3.10.
- 남상엽 외, 메타버스 기술, 상학당, 2021.9.30.
- 남상엽 외, 디지털 테라피, 상학당, 2021.4.15.
- 남상엽 외, 디지털 트윈 기술, 상학당, 2020.4.30.
- 남상엽 외, 인공지능기술, 상학당, 2020.3.20.
- 남상엽 외, 사물인터넷 개론, 상학당, 2015.9.10.
- 남상엽 외, 가시광선 통신 기술, 상학당, 2018.10.15.
- 남상엽 외, 병원경영과 의료서비스, 상학당, 2021.9.10.
- 이준구 외, 의료영상을 이용한 인체 장기의 분할 및 시각화, 한국전자통신학회 논문지, 2-8권 제1호, 2013.1.21.
- 컴퓨터비전, 머신러닝, 딥러닝을 이용한 의료영상분석(1-2,1-3강): www.edwith.org/medical-20200327/joinLectures/30437
- 슬라이드 스캐너 : 청년의사, http://www.docdocdoc.co.kr
- 뷰노메드 본에이지 : 중앙일보, jhealthmedia.joins.com/article/article_view.asp?pno=20250
- TisepX : 인공지능신문, http://www.aitimes.kr
- ImageJ 이미지, https://www.pcwelt.de/downloads/ImageJ-1325332.html
- ITK-SNAP 이미지, https://en.wikipedia.org/wiki/ITK-SNAP
- 3D Slicer 이미지, https://www.slicer.org/wiki/Slicer4:DownloadPageMockup
- Endoscopy 이미지, https://www.health.harvard.edu/diseases-and-conditions/endoscopy
- Microscopy 이미지, https://www.ibs.re.kr/cop/bbs/BBSMSTR_000000000901/selectBoardArticle.do?nttId=15340
- 컴퓨터 비전의 데이터의 모든 것, https://www.superb-ai.com/ko-blog/everything-about-computer-vision-data
- 현재 의료 영상기술의 상태와 미래, https://expocus.com/
- 문영래, 인공지능 적용과 의료기술의 변화, https://it.chosun.com/site/data/html_dir/2019/11/29/2019112900439.html, 2019.11.29.
- 윤기영, 보건의료의 미래는 디지털에 있다, https://www.hani.co.kr/arti/science/future/974944.html
- MOT Consultant,미래 의학 10대 기술
- 김창훈, 인공지능 의료영상 진단모형 연구 경험과 활성화 방안, HIRA빅데이터 브리프
- 의료용영상처리용장치, 소프트웨어, Global Picture Archiving and Communication System Market
- https://www.medigatenews.com/news/2919052258
- https://www.nextunicorn.kr/content/38ba7c8ef48b4356
- 정해윤, 첨단의료영상진단기기, 한국IR협의회, 2021.6.03.
- 강건욱, 핵의학 분자영상, 생화학분자생물학회
- 안병철, 분자영상과 신약개발, 생화학분자생물학회
- 아주대학교 핵의학과 홈페이지, https://ts.ajoumc.or.kr/EP/View.aspx?ssc=0015&ssgc=DH

&mc=DH00150019
- https://www.molim.xyz/molecularimaging
- https://www.hoag.org/specialties-services/cancer/treatments-services/molecular-imaging-therapy/
- 이한상 · 박민석 · 김준모, 의료영상에서의 딥러닝, 대한의료영상정보학회지, 2014.
- 의료양상 분석의 개요, https://www.insilicogen.com/blog/358
- https://truman.tistory.com/239
- https://www.dynamsoft.com/blog/insights/image-processing/image-processing-101-image-enhancement/
- https://www.ijsr.net/archive/v6i3/25031706.pdf
- 센서로세계로미래로, 인공지능에 의한 영상인식 기술 동향, https://blog.naver.com/PostView.naver?blogId=iotsensor&logNo=222294898187
- https://ichi.pro/ko/gani-uilyo-bunseog-eul-gaeseon-hal-su-issneun-bangbeob-137591323095454
- https://truman.tistory.com/191
- 김민규 외 딥러닝기반 의료영상 분석을 위한 데이터 증강 기법, 대한영상의학회지, 2020.
- https://truman.tistory.com/category/
- https://slicer.readthedocs.io/en/latest/user_guide/image_segmentation.html
- 이명은, 의료영상의 분할과 시각화 방법의 개발, 목표대학교, 2007.2
- 조영복 외, 의료영상 이미지를 이용한 유전병변 정합 알고리즘, 한국정보통신학회 논문지, vol.21, No2, 2017.5.
- https://techblog-history-younghunjo1.tistory.com/178
- https://blog.naver.com/PostView.nhn?blogId=dic1224&logNo=220874533207
- https://1coding.tistory.com/135
- 최윤섭, 최윤섭의 헬스케어 이노베이션, https://www.yoonsupchoi.com/2017/08/08/ai-medicine-4/
- https://brunch.co.kr/@kakao-it/81
- https://www.geeksforgeeks.org/getting-started-with-classification/?ref=lbp
- 김희태 외, 의료영상철을 위한 오픈소스 라이브러리 : ITK리뷰, 카이스트 전산학과, 대한의학영상정보학회지, 1-12, 2013.
- 기재홍 외, 이비지 스트리밍 기술을 이용한 웹 기반 3차원 의료영상 시스템의 구현과 성능평가, 대한의료정보학회지 제11권 제4호, 2005.8.22.
- https://slicer.readthedocs.io/en/latest/user_guide/image_segmentation.html
- https://qupath.readthedocs.io/en/stable/docs/starting/first_steps.html#starting-out
- Citizen Data Scientist를 위한 데이터 사이언스 캔버스
- ㈜ 베가스 R&D Center, 테크월드뉴스, https://www.epnc.co.kr
- 식품의약품안전처, 의료영상 전송장치 기술문서 작성을 위한 가이드라인, 2015.2.
- https://m.blog.naver.com/의료영상 저장전송장치란? 2008.9.26.
- https://www.pacs.irm.kr/_files/ugd/ebac66_01c05a8c03c34d0782395f387a3ec5ea.pdf?index=true
- 나승권, 의료기기 기술분석 및 의료정보, 상학당, https://truman.tistory.com, 2017.
- https://towardsdatascience.com/class-activation-mapping-using-transfer-learning-of-resnet50-e8ca7cfd657e

학습 1	의료영상분석의 개요
학습 2	의료영상 데이터의 획득(Acquisition)
학습 3	의료영상 데이터의 저장 및 전송
학습 4	의료영상 데이터의 시각화 툴
학습 5	의료영상 데이터의 특징 추출(Features Extraction)
학습 6	의료영상 데이터의 분류(Classification)
학습 7	**의료영상 데이터의 분할(Segmentation)**
학습 8	의료영상 데이터의 강화(Enhancement)
학습 9	의료영상 데이터의 정합(Registration)
학습 10	딥러닝 기반의 의료영상 데이터 분석
학습 11	의료분자 영상기술
학습 12	의료영상 기술의 미래
학습 13	의료영상 기술의 시장현황
부록	의학용어

학습 7

학습 목표

1. 의료영상 데이터의 분할을 이해할 수 있다.

7-1 영상 데이터의 분할

1. 영상분할의 정의

1) 영상분할의 개요

컴퓨터 시각에서 분할(Segmentation)은 디지털 영상을 여러 개의 픽셀집합으로 나누는 과정이다. 분할의 목적은 영상의 표현을 좀 더 의미있고 해석하기 쉬운 것으로 단순화하거나 변환하는 것이다. 영상분할은 특히 영상에서 물체와 경계(선, 곡선)을 찾는데 사용된다. 영상분할의 결과는 전체 영상을 집합적으로 포함하는 지역의 집합이거나, 영상으로부터 추출된 윤곽의 집합이다. 지역에서 각각의 픽셀은 색, 밝기, 재질과 같은 어떤 특징이나 계산된 속성의 관점에서 유사하다. 인접한 지역은 동일한 특징의 관점에서 현저하게 다르다.

영상분할의 의료영상 응용은 종양과 질병의 검출, 혈관의 부피 측정, 컴퓨터의 도움을 받은 수술, 진단, 치료계획, 해부학적 구조의 연구 등에 쓰인다.

2) 영상분할의 종류

영상분할은 입력영상에서 픽셀 단위로 배경 및 객체를 분류하는 작업이다. 영상분할은 [그림 7-1]처럼 세 가지로 나뉘어진다.

① 시멘틱 분할(Semantic Segmentation)은 픽셀 단위로 객체와 배경을 분류하는데 종류까지 구분한다.

② Instance Segmentation은 픽셀 단위로 객체만 분류하고, 종류는 구분을 못한다.

③ Panoptic Segmentation은 픽셀 단위로 객체와 배경을 분류하고, 종류는 구분하지 못한다.

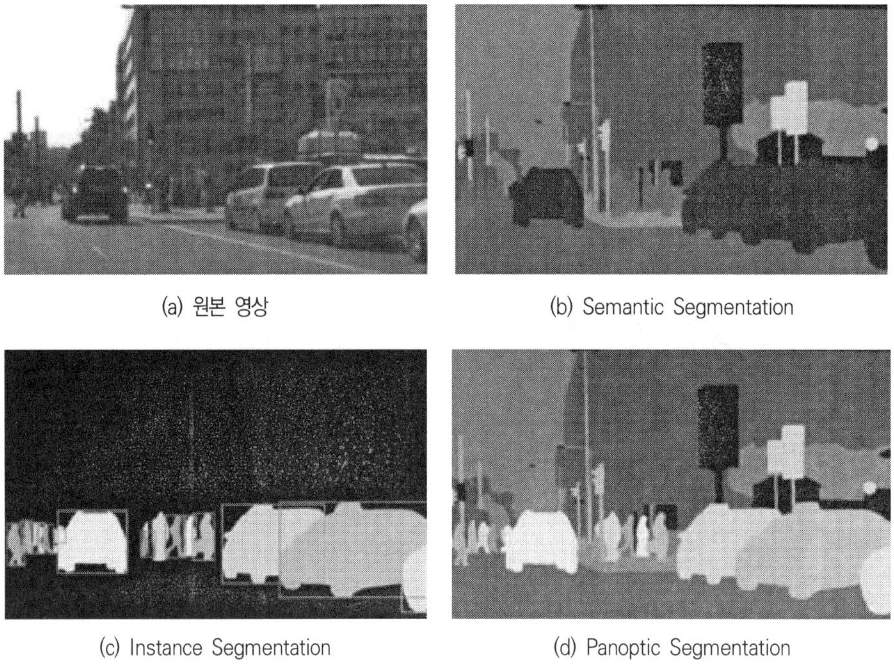

(a) 원본 영상 (b) Semantic Segmentation

(c) Instance Segmentation (d) Panoptic Segmentation

[그림 7-1] 영상분할의 종류

3) 영상분할의 방법론

영상분할은 [그림 7-2]처럼 세 개의 방법론으로 나눈다.

(1) Edge-based Method

Edge-based Method는 Edge 정보를 주로 이용한다. 로컬(주변) 정보를 이용해서 영상분할을 한다는 의미이다.

[그림 7-2] (c)는 Edge-based Method를 이용한 결과이다. 원하는 형태로 분할된 것을 보니 정확도는 Edge 방법이 더 좋은 것을 확인할 수 있다.

(2) Region-based Method

Region-based Method는 Region 정보를 주로 이용한다. 글로벌(멀리 있는) 정보를 이용해서 영상분할을 한다는 의미이다.

[그림 7-2] (b)는 Region-based Method를 이용한 결과이다. 멀리 있는 밝은 영역도 이용하므로 밝기값이 유사한 영역으로 묶이는 문제가 발생한다.

(3) Hybrid Method

마지막으로 Hybrid Method이다. 로컬 정보와 글로벌 정보를 모두 이용해서 영상분할을 한다는 의미이다.

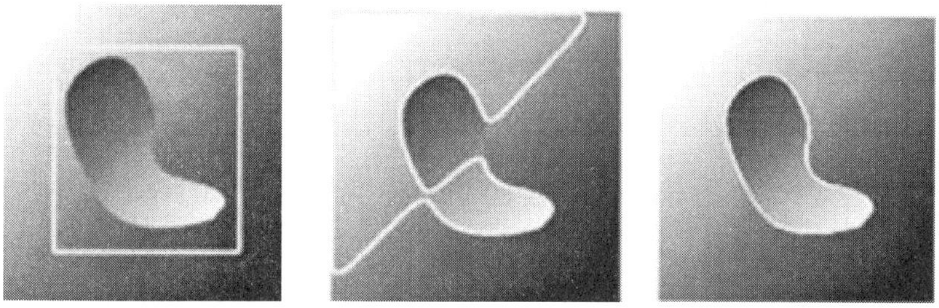

(a) 오브젝트 분할 (b) Region-based Method (c) Edge-based Method

[그림 7-2] 영상분할의 방법론

4) 영상분할 기법

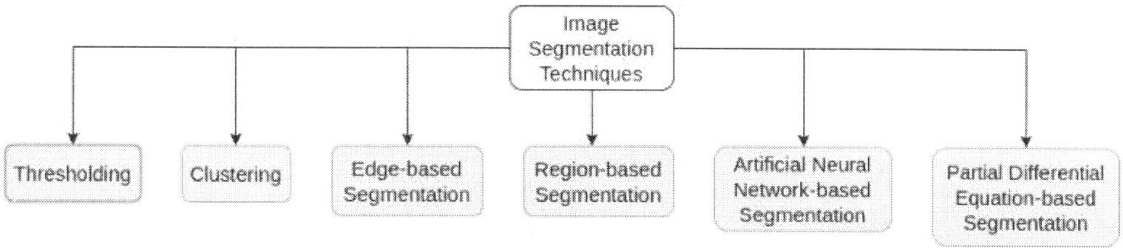

[그림 7-3] 대표적인 영상분할 기법

2. 의료영상 분할의 개념

영상분할(Segmentation)은 영상을 동질의 특성을 갖는 균일한 영역(Homo Geneous Regions)으로 구분해 내는 과정으로서 영상검색, 영상인식, 영상이해 등의 컴퓨터 비전에서 필수적인 과정 중의 하나이다.

최근에는 고도의 의료영상 촬영장비가 개발되면서 선명도가 좋은 디지털 영상의 획득이 가능해짐에 따라 영상처리 및 영상해석을 활용한 의료진단에 영상분할 기술이 중요한 역할을 차지하게 되었다.

오늘날 의료진단을 위하여 일반적으로 사용되고 있는 X-ray, CT(Computerized Tomography), 자기공명영상(Magnetic Resonance Imaging : MRI), 초음파(Ultrasound), PET(Positron Emission Tomography) 등의 진단용 단층촬영 영상으로부터 관심 대상 부위를 분할하는 영상분할은 삼차원적 가시화, 해부학적 구조의 연구, 모의 수술계획(Surgicalplanning) 등 다양한 의료영상 활용분야에 가장 먼저 수행되어야 하는 중요한 작업이다.

그러나 대상 영상과 분할하고자 하는 관심 대상 영역의 다양성 및 복잡성으로 인해 자동화된 영상분할 방법의 개발은 쉽지 않다. 따라서 정확한 영상분할은 단순히 눈으로 신체 특정 부위의 모양과 상태를 보거나 조사하는 정도에서 벗어나 원하는 신체 부위를 정확히 찾아내어 최상의 수술계획을 세우거나 또는 질병의 진행 모습을 추적하는 데에도 유용하게 이용된다.

그러나 해부학적 의료 지식이 많은 전문가라 하더라도 동일 영상에 대해 항상 똑같은 구분이나 판별을 할 수는 없다. 예를 들어 현재 환자의 뇌에 발생한 암이나 종양의 모양을 항상 똑같이 추출해 내거나 기억하기는 불가능하며, 같은 전문가 사이라도 결과가 조금씩 다를 수 있기 때문에 현재의 정확한 형태를 추출해 기억해 놓거나 시간경과에 따른 특정 부위의 변화된 모습을 추적하기엔 어려움이 많다.

이러한 이유로 컴퓨터를 이용한 의료영상 처리기술의 개발에 대한 필요성이 제기되며, 영상처리 과정의 첫단계에서 가장 중요시 되는 점은 성능이 우수한 영상분할 기술의 개발에 있다.

의료영상 분할이란 단층으로 촬영된 CT(컴퓨터 단층촬영)나 MRI(자기공명영상) 같은 진단용 의료영상에서 체내 장기들과 종양 등의 경계선을 명확하게 그려 구분해내는 것을 말한다.

분할된 의료영상들을 종합하면 몸 속 구조를 3차원으로 구현해낼 수 있어, 의료진이 환자를 더 정확하게 진단하고 치료계획을 세울 수 있고, 치료반응도 더 빠르게 평가할 수 있다. 또한 시각적인 자료를 바탕으로 환자에게 쉽게 설명할 수 있어 환자가 느끼는 수술 불안감을 최소화시킬 수 있다.

〈표 7-1〉처럼 의료영상 분할은 전통적인 방법과 딥러닝 방법이 있다.

〈표 7-1〉 영상분할 방법

전통적인 방법(Conventional Methods)	딥러닝 방법(Deep Learning Methods)
Thresholding Region Growing Graph Cut Active Contour Modeel Active Shape Model	FCN U-net DeepLab

7-2 전통적인 의료영상의 분할기법

1. 전통적인 영상분할 방법의 개요

학습 7

영상분할은 디지털 영상의 컴퓨터에 의한 영상 인식 및 해석을 위해서 반드시 다루어야 할 중요한 전처리작업 중의 하나이다. 현재까지 여러 가지 방법들이 연구되고 있으며, 특별한 해결책이 없는 어려운 연구분야이기도 하다.

또한 의료영상 해석에 관한 영상분할 연구가 활발해짐에 따라 의료영상에서 분할을 이용한 인체 내 특정 관심부위를 추출하는 것은 질환 진단 및 치료를 위해 매우 필수적인 단계이다. 그리고 삼차원 모델링이나 가시화 등의 작업에 앞서 처리되어야 하는 중요한 과정이기도 하다. 의료영상을 이용하여 신체의 특정 조직이나 부위를 정확히 분할하거나 추출하는 것은 쉽지가 않다.

기존에 많이 사용된 대표적인 분할방법은 반복적 임계(Thresholding)값 방법, 에지 검출(Edge Detection)방법, 영역 기반(Region-Based) 분할방법, 워터 쉐드(Water Shed) 분할방법 등이 있다.

2. 반복적 임계값 방법

반복적 임계(Thresholding)는 기준값(Threshold)을 정하고, 기준값에 따라 분할하는 개념이다. 즉 픽셀 강도를 기반으로 영상을 이진화하는데 사용한다.

반복적 임계값 방법은 특정 임계값으로 영상을 이진화 하여 영상을 두 영역으로 나눈다. 나누어진 각 영역은 특정 조건에 의해 더이상 나누어지지 않을 때까지 임계값을 다시 계산하여 이진화를 반복하는 것이며, 가장 간단한 방법으로 분할은 할 수 있으나 정확하고 세부적인 임계값을 구하는 것은 불가능하다.

다른 방법으로 가우시안(Gaussian)분포를 가정하고, 이에 따라서 대략적인 임계값을 자동 계산하는 방법이 있으나 효과적으로 활용될 수 있는 분야는 극히 제한적이다.

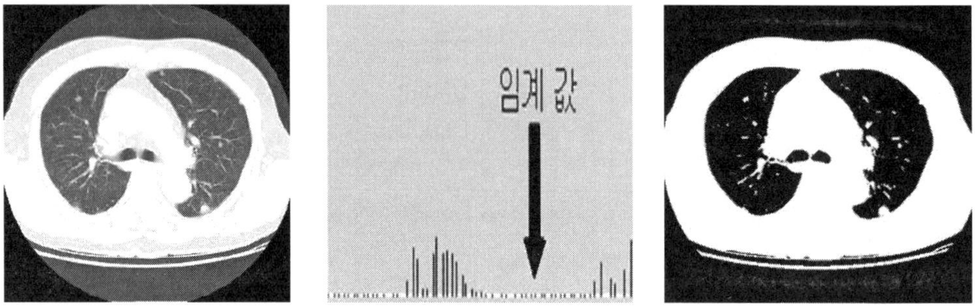

(a) 원본 폐 CT 영상 (b) 임계값 (c) 특정 임계값을 적용한 이후의 결과 값

[그림 7-4] 반복적 임계값 방법에 의한 영상분할

만약 어떤 '뇌' 영상에서 뇌의 밝기값은 128이고 나머지는 128보다 작을 때, 분할(Segmentation)을 하면 128을 기준으로 128보다 작은 픽셀은 모두 0으로 처리하는 방법으로 분할이 가능하다.

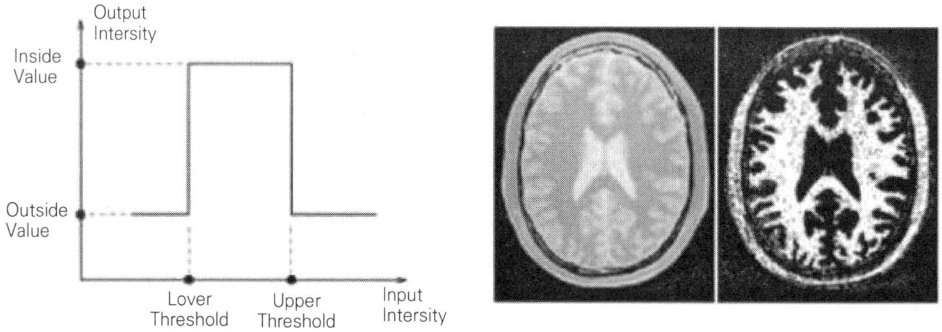

(a) Threshold(기준값) (b) 뇌의 영상

[그림 7-5] Threshold(기준 값) 분할의 예

그러면 뇌 주위가 전부 검정색이 돼서 영상분할을 성공적으로 할 수 있다. 그리고 Threshold(기준값)을 여러 개 이용하면 영상도 여러 영역으로 분할할 수 있다. [그림 7-5]의 뇌 영상은 같은 회색으로 분할된 것처럼 보이지만 약간의 밝기 차이가 있다. 입력영상의 픽셀 명암이 임계값보다 크면 해당 출력 픽셀을 흰색으로 표시하고, 입력 픽셀 명암 명도가 임계값 이하이면 출력 픽셀 위치를 검정(배경)으로

표시한다.

예를 들어 Threshold가 2개면 영상은 세 영역으로 분할된다. Threshold가 3개면 영상은 네 영역으로 분할된다. 하지만 영상을 분할하는 'Threshold'를 찾는 일은 쉽지 않다. 따라서 영상을 두 개의 클래스(Foreground와 Background)로 나누는 최적의 Threshold를 찾는 알고리즘이 있다. 바로 Otsu 알고리즘이다.

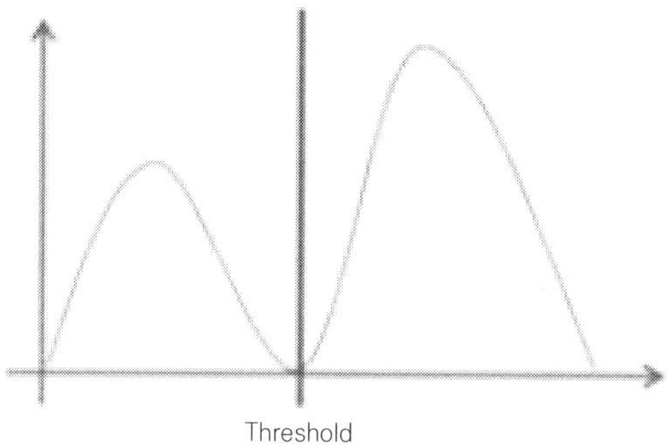

[그림 7-6] 두 클래스 분할의 Otsu 알고리즘

[그림 7-6]처럼 두 개의 클래스로 잘 나눈다는 것은 클래스 간 분산을 최대화한다는 것과 같다. 또한 수학적으로 '클래스 내 분산 최소화'를 하면 '클래스 간 분산 최대화'가 이루어진다는 것이 증명되어 있다.

① 클래스 내 분산(The Weighted within Class Variance)

$$\sigma_w^2(t) = q_1(t)\sigma_1^2(t) + q_2(t)\sigma_2^2(t)$$

따라서 클래스 내 분산(Within Class Variance)을 최소화하는 t를 찾는 방식으로 Otsu 알고리즘이 이루어진다.

② Minimize $\sigma_w^2(t)$

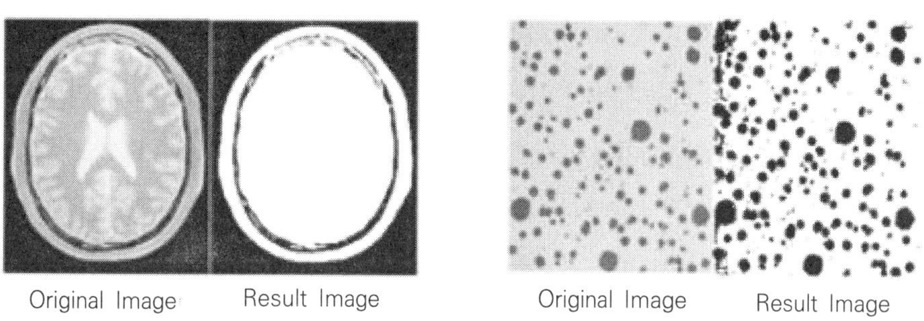

[그림 7-7] 최소화하는 t를 찾는 방식의 Otsu 알고리즘 사례

학습 7

그렇게 한 결과 [그림 7-7]의 사진처럼 두 개의 클래스로 잘 분할된 것을 확인할 수 있다. 또한 Otsu를 여러 번 적용하는 Iterative Otsu Threshold를 이용하면 더 세분화된 분할도 가능하다.

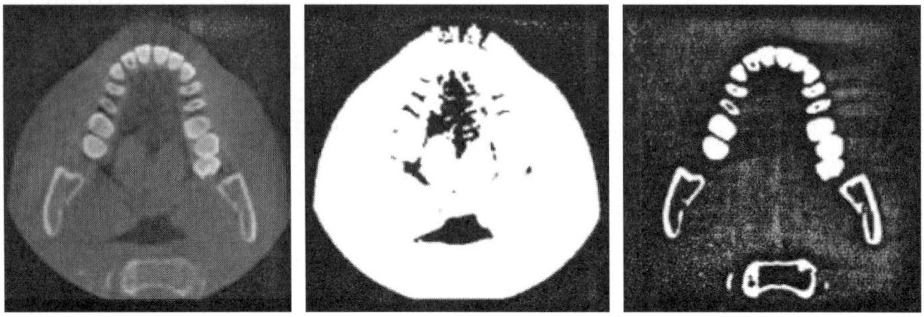

[그림 7-8] Iterative Otsu Threshold를 이용한 더 세분화된 분할사례

[그림 7-8]의 두 번째 사진은 Foreground와 Background 두 구간으로 분할된 영상이다. 이 영상의 Foreground 부분에 다시 Otsu를 적용하면 [그림 7-8]의 세 번째 사진과 같이 '치아'만 확인할 수 있다는 것이다.

3. 에지 검출방법

에지 검출방법은 밝기값의 의미있는 불연속을 검출하기 위한 가장 일반적인 방법이다. 이러한 불연속들은 1차 혹은 2차 미분을 이용하여 검출된다.

영상처리에서 선호되는 1차 미분은 기울기(Gradient)이며, 2차 미분은 일반적으로 라플라시안(Laplacian)을 이용하여 계산된다. 라플라시안은 2차 미분으로 잡음에 지나치게 민감하고, 그 크기는 이중 에지를 만들며, 에지의 방향을 검출할 수 없기 때문에 에지 검출에 단독으로 거의 사용되지 않는다.

일반적으로 1차 미분함수를 이용한 에지 검출방법은 영상의 수직과 수평의 에지를 찾는 것으로 각각의 방향에 대한 기울기 연산자에 의해 수행된다. 2차원 공간의 영역에서 행방향의 기울기를 $G_r(x,y)$, 열방향의 기울기를 $G_r(x,y)$라 하면 공간 영역에서의 기울기의 크기는 두 가지 계산방법에 의해 결정된다.

다음은 행방향과 열방향에 대한 기울기를 얻을 수 있는 소벨(Sobel), 로버츠(Roberts), 프리윗(Prewitt) 연산자의 구조 중 수평과 수직 에지에서 보다는 대각선 방향에 놓여진 에지에 더욱 민감한 소벨 연산자의 구조를 보여준다.

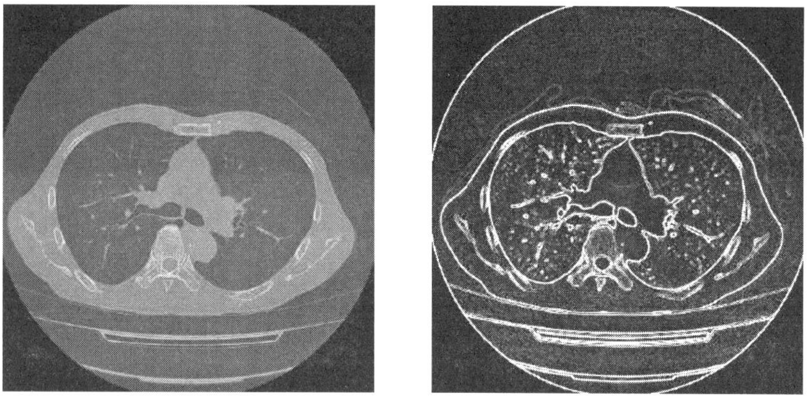

(a) 원본 영상　　(b) 소벨 연산자를 적용한 결과

[그림 7-9] 에지 검출방법에 의한 영상분할

에지 검출방법은 영상으로부터 추출된 에지의 강약에 의해서 주어진 영상을 분할 할 수 있는데 영상의 객체가 뚜렷한 윤곽을 포함하고 있는 영상에 대해서는 좋은 결과를 보여준다. 그러나 기울기 연산자들이 잡음에 대하여 민감한 특징을 보이며, 추출된 경계의 불연속 때문에 실제로 이용함에 있어서는 많은 문제점을 가지고 있다.

학습 7

4. 영역기반 분할방법

영역기반 분할방법은 영상을 처음에 임의로 몇 개의 분리된 영역들로 나눈 후, 그 영역들을 특정 조건들을 만족시키도록 하기 위하여 다시 분할(Split) 혹은 병합(Merge)하는 방법과 성장을 위한 미리 정의된 기준에 따라 화소들 혹은 부 영역들을 더 큰 영역들로 군집화하는 영역 성장(Region Growing)방법이 있다.

분할과 병합의 기본적인 내용들은 초기에는 영상 전체를 하나의 영역으로 간주하여, 각 영역에 대하여 정하는 유사도 측정기를 적용해 보아서 유사도 측정치가 만족 수준이 아니면 네 개의 세부영역으로 분할한다. 다음으로 이웃 영역과의 유사도 측정치를 계산하여 만족 수준이면 이웃영역과 합하여 하나의 영역으로 둔다. 이 두 과정이 더 이상 없을 때까지 반복함으로써 최종적인 영역 분할결과를 얻는다. 각 영역의 밝기값이 거의 일정한 수준을 유지하는 경우에 효과적이다.

밝기 변화가 흔히 일어나는 일반적인 경우의 영상에서 좋은 결과를 기대하기는 어렵다. 영역 성장방법은 화소간의 유사도를 측정하여 영역을 확장하여 분할하는 방법이다. 우선 하나의 씨앗(Seed)영역을 잡아서 인접 화소의 유사도를 측정하고, 씨앗영역에 속하는지를 판단한다.

기본적으로 영역의 성장방법은 그 영역에 속하기 위한 기준을 만족시키는 화소가 더 이상 존재하지 않는다면 멈춰야 한다. 그러나 밝기값, 텍스쳐와 같은 기준들은 특성상 지역적이며 영역 성장의 내력을 고려하지 않는다는 점이다.

이러한 영역 성장방법에서 문제는 이웃 화소간의 유사도 측정과 절대적인 임계치는 영상의 객체내의 그레이 레벨 변화가 심하고, 객체가 배경과의 경계가 불분명한 경우에 비효과적이다. 따라서 영역 성장 알고리즘의 성능을 향상시키는 추가적인 기준은 크기 개념, 현재까지 성장한 화소들과 후보 화소 사이의 유사성, 성장되고 있는 영역의 모양 등을 이용한다.

Seed Region Growing 방법은 시드(Seed)를 정한 다음 Region을 Growing하는 방식이다. 시드는 찾으려고 하는 오브젝트 위의 점으로 여러 개를 지정할 수 있다.

Region을 Growing할 때는 4 or 8 Neighbor 중 가까운 이웃들로 Growing을 하는데, 거리의 기준은 사용자가 지정할 수 있다.

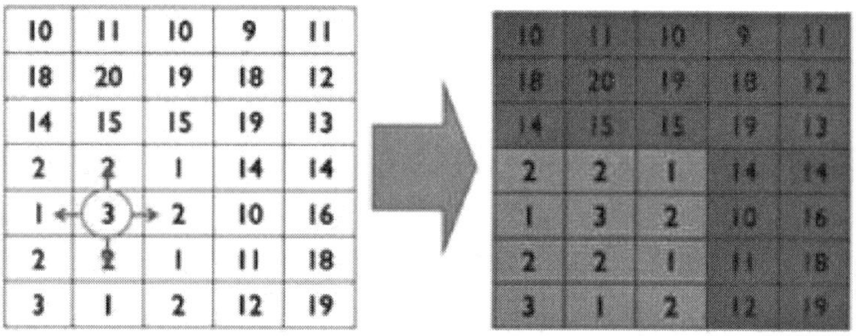

[그림 7-10] 4-neighbor 중 밝기값의 차이(거리)가 5이하 인 것들만 묶은 결과

[그림 7-10]은 4-neighbor 중 밝기값의 차이(거리)가 5 이하인 것들만 묶은 결과이다. 이 작업을 영상의 픽셀을 모두 확인할 때까지 진행하였다.

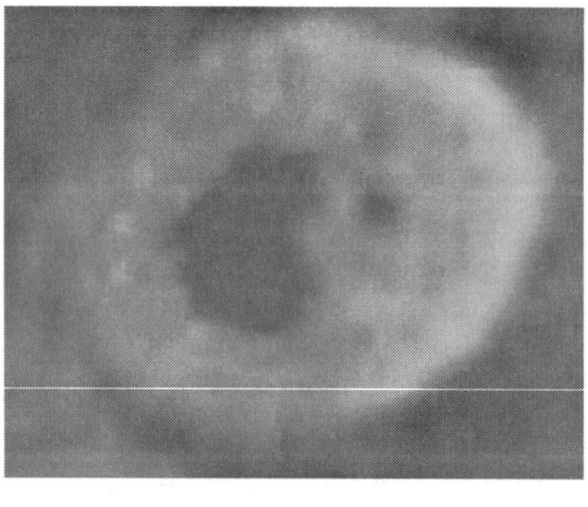

[그림 7-11] 3차원 영상에서 Region Growing

3차원 영상에서 Region Growing을 하면 [그림 7-11]의 결과도 볼 수 있는데 'Reigion을 Growing하는 개념이니 당연히 빨간색 영역이 붙어있어야 되지 않을까?' 라는 의문이 생길 수 있다. 하지만 이런 경우 2차원으로 봐서 안 보일 뿐이지 밑으로 붙어 있는 구조에 해당된다.

5. 워터쉐드 분할방법

형태학적 접근방법인 워터쉐드(Watershed) 분할방법은 분할결과가 잘 정의된 폐 영역(Closed Resion)을 만들며, 영상 전체에 동일하게 적용되는 분할방법이다. 또한 특정한 응용에서 영상의 사전지식을 이용함으로써 분할결과를 향상시킬 수 있는 방법이다.

Vincent와 Soille가 제안한 워터쉐드 알고리즘은 영상분할을 위한 1990년대 초반에 등장하여 LaurentNajman과 MichelSchmitt, Gauch 등에 의해 개선되었다.

워터쉐드 알고리즘에서 얼마나 촘촘한 정도로 분할하는가를 결정하는 임계값이 파라미터로 주어진다.

임계값은 입력 데이터인 기울기의 크기에 대해서 얼마나 민감하게 반응하는가를 결정한다. 즉 임계값이 클수록 기울기의 크기 영상의 작은 변화에도 반응하여 독립된 영역을 생성하며, 임계값이 작을수록 민감한 정도가 감소하여 전체적인 영역의 수가 줄어들게 된다.

학습 7

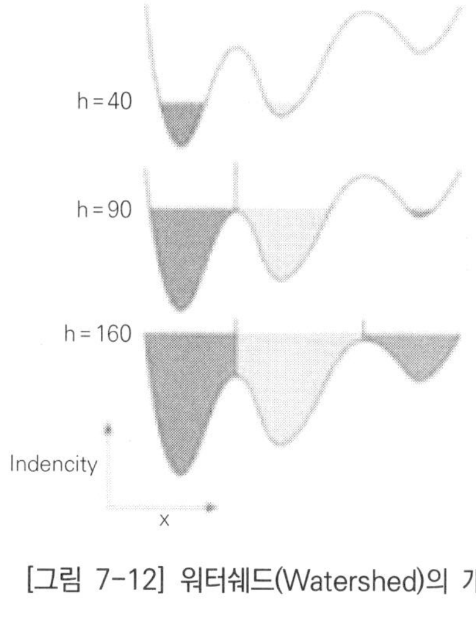

[그림 7-12] 워터쉐드(Watershed)의 개념

이러한 워터쉐드 분할방법이 기존에 나온 방법보다는 성능이 우수하다고 평가되고 있지만 세분화된 분할작업에는 문제가 있다.

워터쉐드(Watershed) 개념만 살펴보면 이렇다. [그림 7-12]처럼 영상에 계속 물을 부으면서 높이를 한 칸씩 늘리는데, 두 오브젝트가 겹칠 것 같으면 워터쉐드를 만드는 것이다.

이 때 오브젝트가 모이는 구간은 [그림 7-13]처럼 캐치 베이슨(Catchements Basin : 빗물배수관)이라고 불린다.

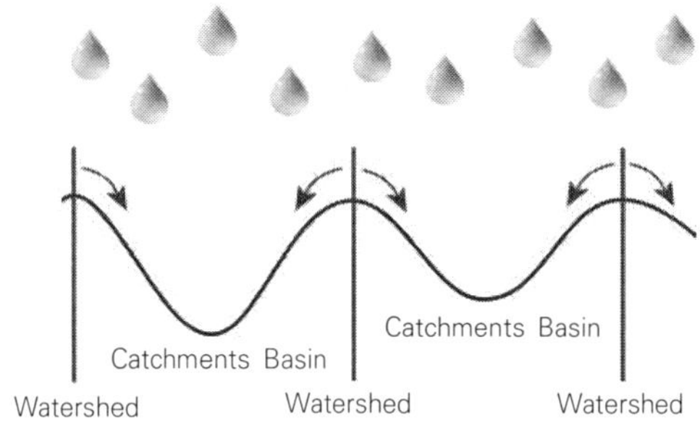

[그림 7-13] 캐치 베이슨(Catchements Basin : 빗물배수관) 예제

[그림 7-13]의 방법은 빠르고 직관적이다. 또한 Contrast가 Poor일 때도 쓸 수 있고, Closed Contour를 제공한다고 한다. 하지만 노이즈에 매우 취약하고 Over Segmentation(너무 잘게 분할됨)이 이루어질 수 있다고 한다. 물론 Open연산을 하고 Region Merging을 하면 극복할 수 있는 단점이다.

[그림 7-14]은 워터쉐드 분할방법에 의해 분할된 결과영상이다.

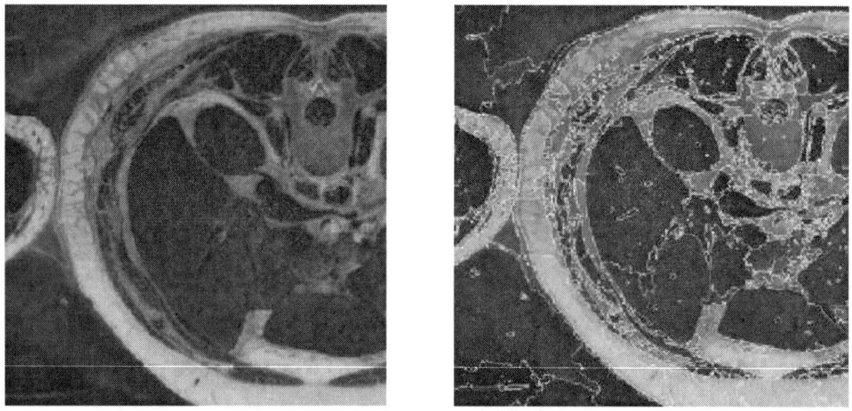

(a) 원본영상 (b) 분할결과

[그림 7-14] 워터쉐드 방법에 의한 영상분할

6. Rain Simulation

Rain Simulation은 Immersion Simulation(Watershed 방법)의 단점을 해결하기 위해 나온 방법이다.

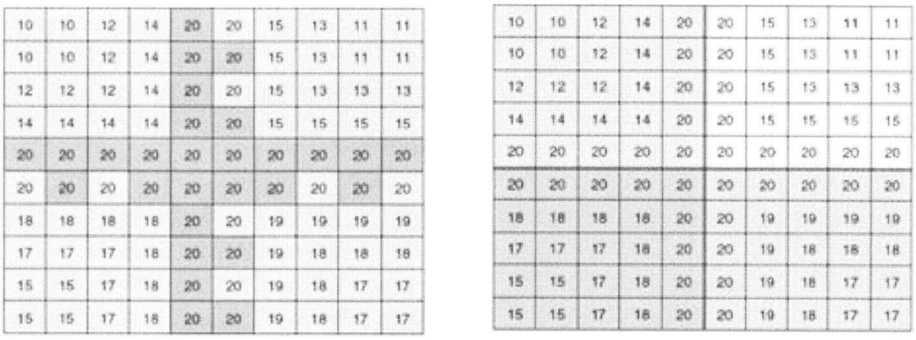

(a) Immersion Simulation (b) Rain Simulation

[그림 7-15] Rain Simulation과 Immersion Simulation 비교

Immersion 방식은 여러 장점이 존재하지만 Watershed가 남아 있다는 단점을 해결할 수 없다.

Rainfall 방식은 캐치 베이슨(Catchments Basin)을 계속 찾아 나가면서 Region을 확대하는 개념이다. 모든 픽셀을 확인하면서 자기보다 작은 값들을 묶은 결과를 Catchments Basin이라고 보는 것이다.

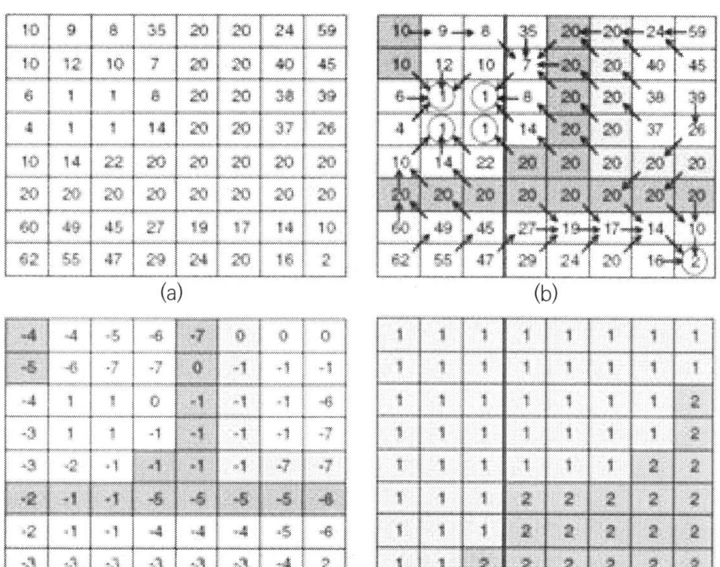

(a) (b) (c) (d)

[그림 7-16] 모든 픽셀에 대해 적용한 두 영역의 분리과정

[그림 7-16]의 과정은 (10 → 9 → 8→7→1이 (Catchment Basin) → 모든 픽셀에 대해 적용하면 두 영역으로 나누어진다.

7. Meanshift(피라미드 분할이용)

Meanshift 방법은 [그림 7-17]처럼 데이터 분포의 무게 중심을 찾는 방법이다. 현재 위치의 주변에서 가장 데이터가 밀집된 방향으로 이동했을 때, 처음 위치를 최종 영역과 같게 분류한다고 생각하면 된다.

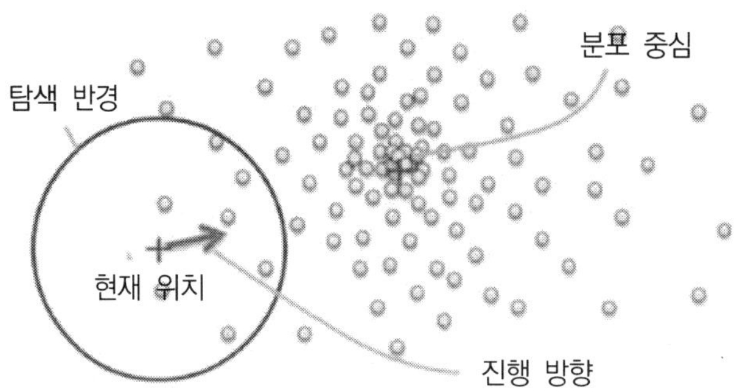

[그림 7-17] Meanshift(피라미드 분할이용) 방법

Meanshift 방법의 과정은 아래와 같다.

① ROI 설정(Radius 설정)

② ROI에서 가장 밀도가 큰 곳을 찾고 중심으로 설정

③ 중심을 기준으로 ROI 다시 설정

④ 중심 위치의 변화가 없을 때까지 위의 단계 반복

⑤ 중심을 찾았으면 다음 픽셀을 기준으로 ROI를 설정하고, (①~④) 과정을 반복(처음 위치 초기화)

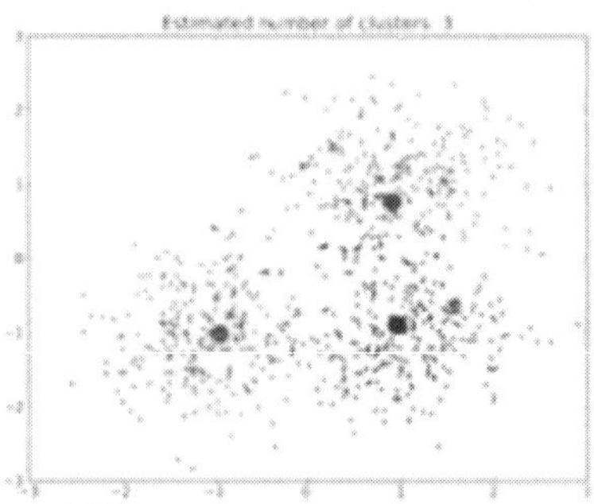

[그림 7-18] 최종 중심영역의 평균 컬러값은 처음 위치의 컬러값으로 사용

[그림 7-18]처럼 최종 중심영역의 평균 컬러값은 처음 위치의 컬러값으로 사용된다. 그래야 같은 클러스터에 있는 레코드의 색이 같아지게 된다.

하지만 [그림 7-18]과 같은 방법을 원본영상에 대해 적용하면 많은 시간이 소요된다. 따라서 [그림 7-19]처럼 피라미드에서 해상도가 가장 작은 영상에 Meanshift를 적용하고, 그 결과를 이전 레벨에도 계속 적용하는 과정을 거친다.

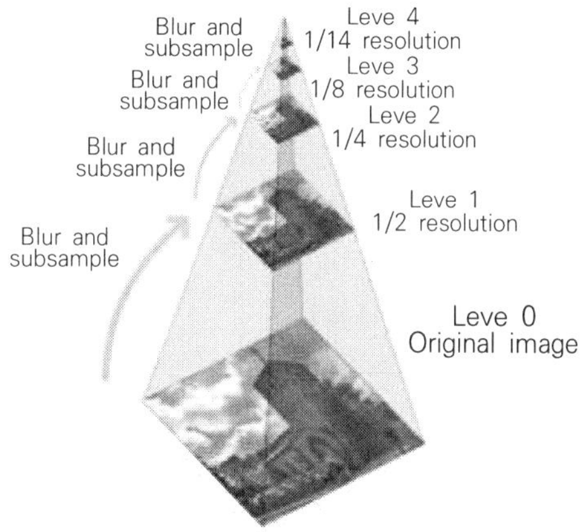

[그림 7-19] 피라미드에서 해상도가 가장 작은 영상에 Meanshift를 적용

학습 7

8. 통계학적 모델을 기반으로 한 분할방법

통계학적 모델을 기반으로 한 분할방법은 가우시안 혼합 모델에 적용하여 분할을 수행하며, 혼합 모델의 파라미터 추정은 반복적인 최대 우도의 추정법에 의해서 수행할 수 있다. 관측된 데이터 y로부터 통계적인 모델의 파라미터를 추정하는 문제는 불완전한 데이터를 사용하는 추정의 문제이며, 그 추정은 반복적인 최대 우도 추정 알고리즘, 즉 EM 알고리즘이 대표적인 추정방법으로 알려져 있다. 영상분할은 추정된 통계적인 분포 특성에 따라서 각 화소의 사후 확률을 계산하여 동질의 영역을 나타내는 샘플들의 집합으로 객체를 분할한다.

EM 알고리즘은 몇 가지 구조적 한계를 가지고 있는데, 첫째는 파라미터 벡터에 대한 초기값의 선택에 따라서 함수의 국부적 최대값이 되는 최대 우도 추정량을 제공한다는 것이다. 둘째는 추정량의 수렴속도가 너무 느리다는 것이며, 셋째로 관측되지 않은 자료를 사용하여 추정량을 계산하기 때문에 과도하게 적합되는 경향이 있다는 것이다. 그러므로 이러한 문제점을 해결할 수 있는 하나의 방법으로 결정적 어닐링 EM 알고리즘의 개념이 제안되었다.

보통의 EM 알고리즘의 M-step에 해당되고, 우도 방정식의 일차 도함수를 이용하여 파라미터 벡터의 최대값을 구한다. 따라서 위의 두 가지 단계를 요약하면 결정적 어닐링 EM 알고리즘을 얻게 된다. 그런데 이 알고리즘의 초기단계에서는 계산된 파라미터 벡터의 추정량이 초기값에 많이 의존하므로 E-step 초기단계에서는 사후 확률분포의 영향력을 가능한 낮게 하고, 반복 계산이 진행될수록 영향력을 높여 가는 방법을 사용해야 한다.

다음 [그림 7-20]은 통계학적 모델을 기반으로 한 영상분할 결과를 보여주고 있다.

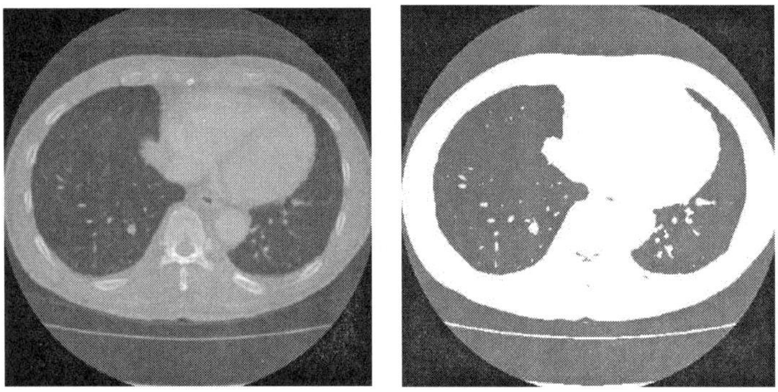

(a) 원본영상 (b) 분할결과 영상

[그림 7-20] 통계학적 모델을 기반으로 한 영상분할

9. General Curve Evolution

General Curve Evolution은 [그림 7-21]처럼 영상에서 객체가 있으면 객체 주위로 임의의 Curve를 설정한다. 이 초기 Curve들은 어떤 식에 의해 객체로 다가간다.

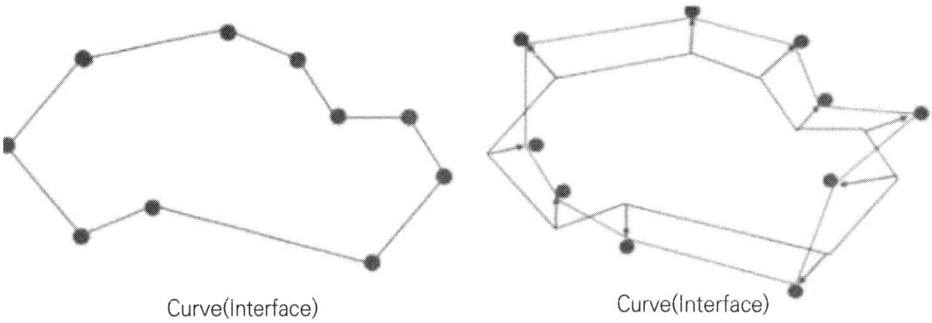

[그림 7-21] General Curve Evolution

즉 Curve점들이 찾고자 하는 오브젝트를 향해서 움직이는 개념이다. 이 때 필요한 식은 아래와 같다.

$$E[(C)(p)] - \underbrace{\alpha\int_0^1 E_{int}(C(p))dp}_{\text{internam energy}} + \underbrace{\beta\int_0^1 E_{img}(C(p))dp}_{\text{internam energy}} + \gamma\int_0^1 E_{con}(C(p))dp$$

Internal Energy는 Curve 모양을 유지하도록 하는 힘이다. External Energy는 오브젝트를 향해 움직이는 힘이다.

즉 Curve점들은 Energy Function에 위치한 두 Energy에 의해 움직이게 된다. 그리고 Energy Function이 줄어드는 방향으로 점들이 움직인다고 합니다.

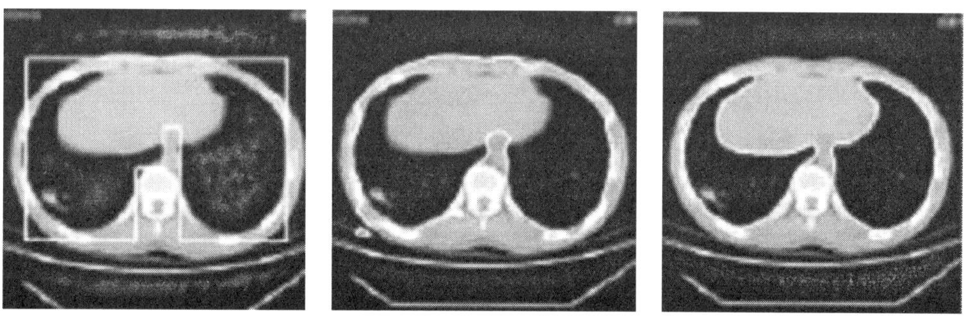

(a) (b) (c)

[그림 7-22] Active Contour Model

Curve Evolution을 적용한 모델을 [그림 7-22]처럼 Active Contour Model이라고 한다.

[그림 7-22]의 (a)에 보이는 Curve가 [그림 7-22]의 (c)에서는 오브젝트를 잘 찾아서 수축된 형태가 된다.

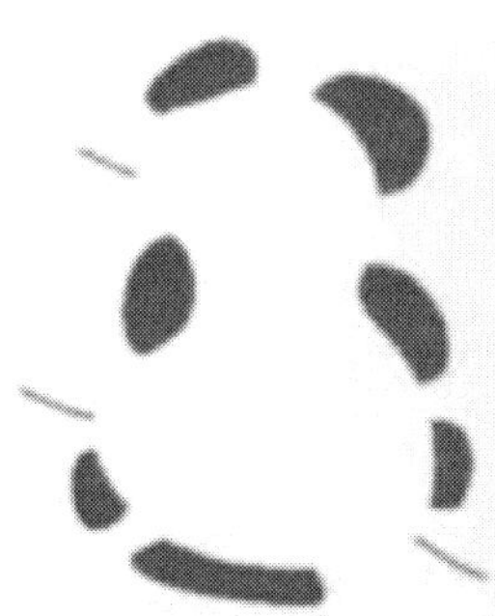

[그림 7-23] 팬더 오브젝트

이 방법의 장점은 속도가 빠르고 끊어져 있는 Object도 잘 찾는다는 점이다. 예를 들어 [그림 7-23]같이 팬더 오브젝트를 잘 찾는다는 것이다.

단순하게 Region Growing을 한다면 밝기값의 차이가 적은 것끼리 묶일테니 팬더 형태를 유지할 수가 없다.

단점으로는 정확하게 오브젝트를 찾을 수가 없다고 한다. 이 단점을 극복하기 위해 Level Set이라는 방법이 나왔다고 한다.

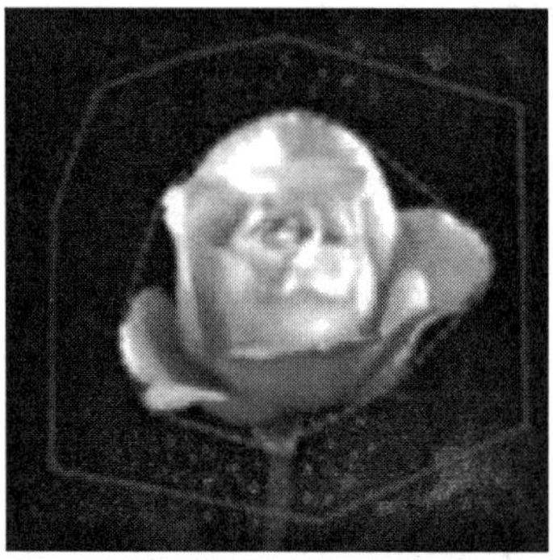

[그림 7-24] Level Set 방법의 사례

레벨 셋 이론은 S.J.Osher과 J.A.Sethian에 의해 이론이 처음 소개되고, Malladi에 의해 영상분할에 처음 적용되었다. 또한 최소거리 개념과 레벨 셋 이론을 같이 이용한 Kimmel 모델이 있으며, 그 외 확산기법을 이용한 Caselles 모델과 Kimia 모델 등도 있다.

레벨 셋 방법은 기존 활성 외곽선 모델의 단점을 극복하면서도 그 장점을 그대로 유지할 수 있는 방법이다. 레벨 셋 방법을 이용한 영상분할은 대상 물체의 코너 부분을 효과적으로 분할할 수 있고, 초기 곡선의 위치 및 형태에 의존적이지 않게 위상학적 변화가 가능하며, 또한 임의의 차원에 대한 적용이 가능하므로 이차원 영상에서 삼차원 볼륨 영상으로의 확장이 용이하다.

이러한 장점 때문에 레벨 셋 방법에 의한 영상분할에 관한 연구가 활발히 이루어져 왔다. 그러나 레벨 셋 방법은 활성 외곽선 모델과 달리 물체의 경계부위뿐 아니라 영상 전체 픽셀에 대하여 계산이 수행되므로 처리시간이 많이 소요되고, 분할의 종료시점을 정의하기가 모호한 문제점을 가지고 있다.

이러한 문제점을 해결하기 위하여 Sethian 등은 한 방향으로의 곡선 전달을 이용한 빠른 진행(Fast Marching)방법을 제안함으로써 처리속도를 단축시켰고, Adalsteinsson 등은 곡선으로부터의 거리 계산을 통해 협대역(Narrow Band) 구축을 이용하여 속도 개선을 위한 연구를 하였다. 그 외의 연구에서도 레벨 셋 방법의 속도개선을 위한 시도가 계속 이루어져 왔다.

그러나 기존에 연구되었던 빠른 진행방법은 속도 함수가 양의 값만 갖는 정적(Stationary) 레벨 셋 방정식에 의해 앞면의 위치를 한 방향으로만 움직이게 하는 한계점을 가지고 있다. 따라서 빠른 진행방법의 활용분야에는 불필요한 영역에 대한 계산을 수행해야하는 제약점을 가지고 있다.

레벨 셋 공식 적용 도메인을 곡선의 주변 픽셀로 축소시키는 방법인 협대역 방법은 속도를 개선할 수 있는 장점을 갖고 있다. 그러나 협대역 방법을 이용한 여러 가지 알고리즘은 곡선이 전진해 가면서 새로운 협대역을 구축해야 하는 과정이 발생하고, 새로운 협대역을 구축하는 과정에서 다소 복잡한 알고리즘을 이용하여야 하며 새로 생성된 곡선으로부터 거리를 계산하는데 있어서 오류가 발생할 수 있는 문제점을 안고 있다.

10. K-means Clustering

K-means는 '거리 기반 클러스터링'을 하는 방법이다.

K-means 알고리즘은 K가 군집의 개수이고, K가 3일 때 예시이다.

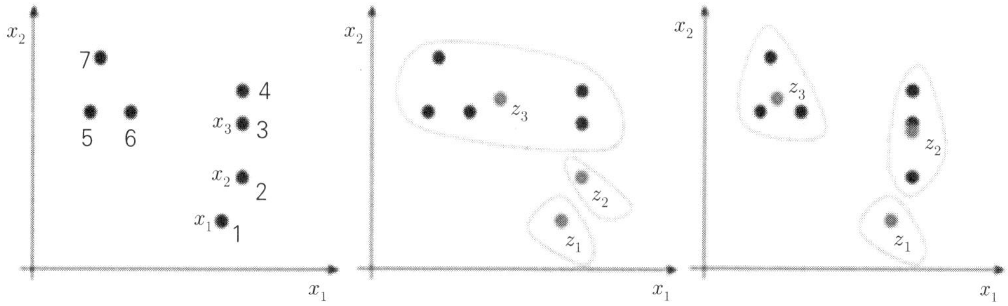

(a) 초기 군집 중심 (b) 첫번째 루프 후 (c) 두번째 루프 후

[그림 7-25] K-means 알고리즘 사례

K-means 알고리즘의 구성은 랜덤으로 센터를 지정하고, 거리공식으로 그룹을 (재)지정하고, 평균값으로 센터(지정)를 반복하고, 재지정을 해도 크게 차이가 없는 경우가 생기면 종료한다.

다시 영상처리 입장에서 살펴 보겠다.

① k=3이면 세 영역으로 분할된다. 즉 세 개의 색으로 분할된다.

② K=7이면 일곱 영역으로 분할된다. 즉 일곱 개의 색으로 분할된다.

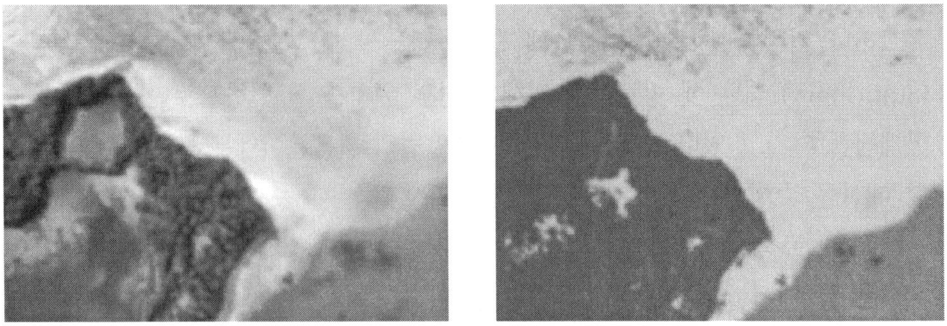

(a) k=3이면 세 개의 색으로 분할

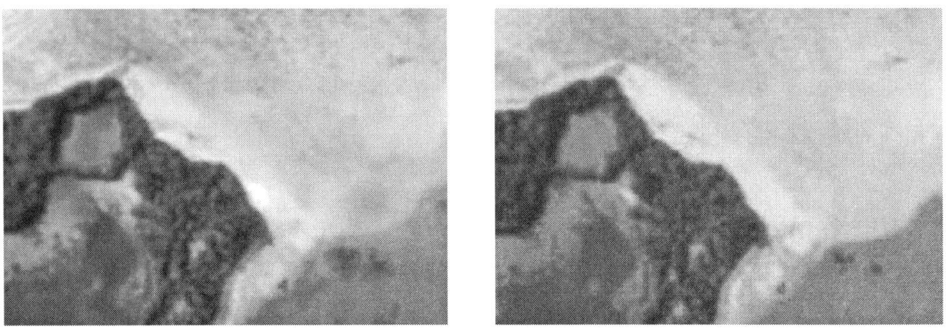

(b) K=7이면 일곱 개의 색으로 분할

[그림 7-26] K-means 알고리즘 예시

7-3 인공지능 의료영상의 분할기법

1. 딥러닝 기반 의료영상 분할기법

1) FCN

FCN(Fully Convolutional Networks : 완전 컨벌루션 네트워크)은 시맨틱 분할(Semantic Segmentation)을 위해 기존 이미지 분류(Classification)에서 쓰인 CNN 기반의 모델을 목적에 맞춰 변형시킨 것이다.

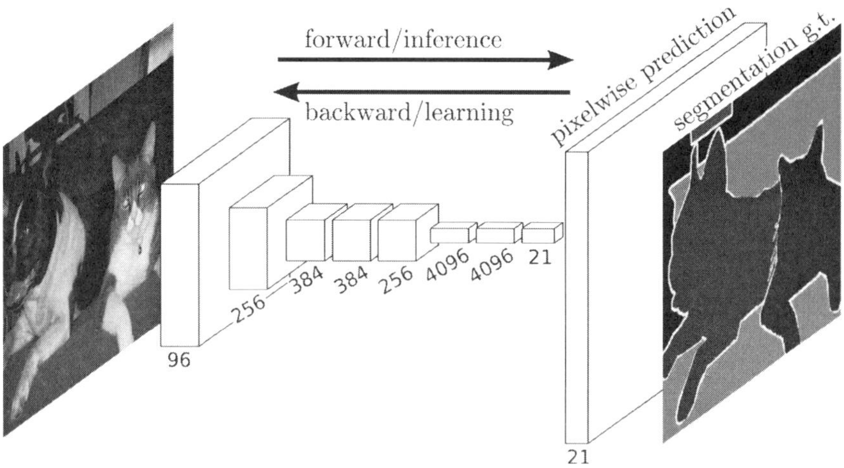

[그림 7-27] FCN의 모형

2) 시맨틱 분할

이미지의 각 픽셀을 클래스 레이블에 연결하는 과정을 시멘틱 분할이라고 한다. 예를 들어 레이블은 고양이, 꽃, 사자 등 일수도 있다. 의미론적 분할은 픽셀 수준의 이미지 분류로 생각할 수 있다. 따라서 시멘틱 분할에서 이미지의 모든 픽셀은 특정 클래스 레이블과 연결되어야 한다.

(1) 시맨틱 분할과 인스턴스 분할

6명이 있는 이미지가 있는 예를 들어 보겠다. 개체 감지는 6명을 식별하고 그들 주위에 경계상자를 만들어 사람의 단일 레이블을 제공한다.

의미론적 세분화는 더 나아가 식별된 각 사람 위에 마스크를 만들고, 모든 사람에게 사람이라는 단일 레이블을 제공한다.

인스턴스 세분화에서 사람이 가진 모든 인스턴스는 고유한 레이블을 갖는다.

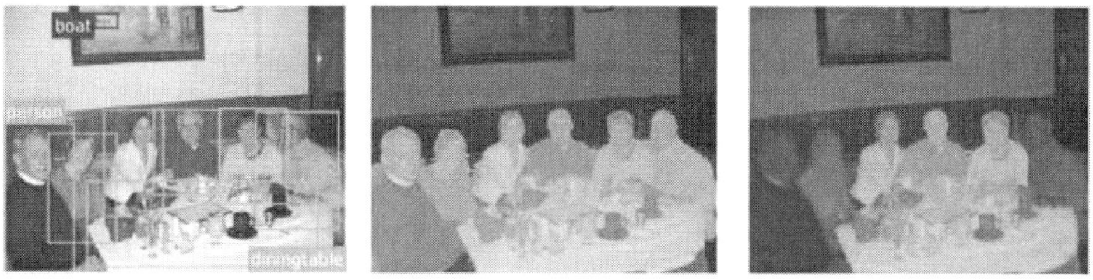

Object Detection Semantics Segmentation Instance Segmentation

[그림 7-28] 시멘틱 분할과 인스턴스 분할의 비교

(2) 시맨틱 분할 사용 사례

시맨틱 분할은 이미지에 대한 철저한 이해가 필요한 영역에서 사용된다. 이러한 영역 중 일부는 다음과 같다.

① 세포와 조직을 분할하여 의학적 상태를 진단
② 자율주행차 내비게이션
③ 사진 및 비디오 편집에서 전경과 배경 분리
④ 환경에서 개체를 이동하고 상호작용할 수 있는 로봇 개발
⑤ 이러한 경우 환경에 대한 정확한 픽셀 수준의 이해가 중요하다.

(3) 시맨틱 세분화 접근법

이미지 분할에 사용되는 접근방식 중 하나는 인코더-디코더 방법이다. 인코더는 필터를 사용하여 이미지에서 특징을 추출하는 레이어 세트로 구성된다.

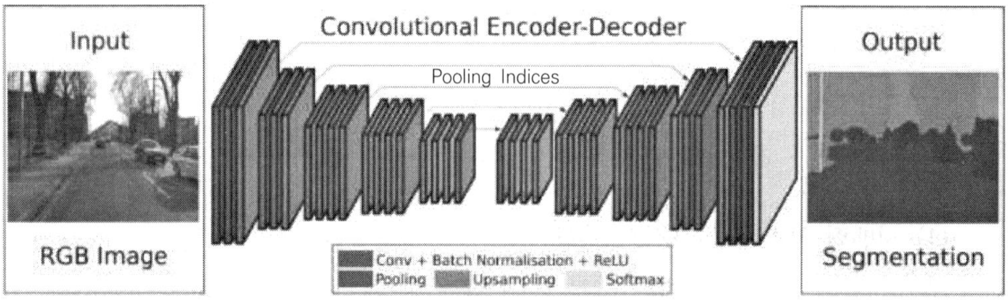

[그림 7-29] 시맨틱 세분화 접근법

대부분의 경우 인코더는 여러 이미지에서 상관관계를 학습하는 이미지 분류와 같은 작업에서 미리 훈련된다. 이 지식은 이미지 분할과정에서 이전될 수 있다. 분할 마스크인 최종 출력은 디코더에서 생성된다.

디코더는 최종 출력을 생성하는 책임이 있는 레이어로 구성된다. 또한 디코더는 생성된 마스크가 입력 이미지의 픽셀 해상도와 유사하도록 한다.

FCNs는 주로 시맨틱 분할에 사용되는 아키텍처이다. 컨볼루션, 풀링 및 업샘플링과 같이 로컬로 연결된 레이어만 사용한다. 조밀한 계층의 사용을 피한다는 것은 매개변수가 적다는 것을 의미한다(네트워크를 더 빠르게 훈련시킬 수 있다). 또한 모든 연결이 로컬인 경우 FCN이 다양한 이미지 크기에 대해 작동할 수 있음을 의미한다.

네트워크는 컨텍스트를 추출하고 해석하는데 사용되는 다운샘플링 경로와 지역화를 허용하는 업샘플링 경로로 구성된다. 또한 FCN은 스킵 연결을 사용하여 다운샘

플링 경로에서 손실된 세분화된 공간정보를 복구한다.

FCN은 이미지 분류 모델(VGG16)을 가져와 Semantic Segmentation에 맞게 Architecture를 수정해 준 것이다. 분류 모델(Classification Model) → 시맨틱 분할 모델(Semantic Segmentation Model)의 과정이다.

시맨틱 분할 모델은 이미지를 의미론적으로 다른 객체 클래스로 분할하는 작업을 처리하는 메서드 클래스이다. 지속적으로 업데이트되는 시맨틱 분할 모델 목록을 찾을 수 있다.

① Convolutionalization
② 컨볼루션(합성곱)
③ Deconvolution(Upsampling)
④ Skip Architecture

이를 Transfer Learning 해주어 목적에 맞게 사용할 수 있다.

① Dense Layer → Conv Layer = Coarse Map
② Coarse Map → Up-sampling = Size Up 됨(위치파악 쉽게하기 위해)
③ Skip Architecture를 사용해 얕은 층이 가지고 있는 위치정보와 깊은 층이 가지고 있는 의미정보를 결합한다.

학습 7

3) U-net

U-Net은 [그림 7-30]과 같이 생의학 이미지 분할을 위한 컨볼루션 네트워크이다. U-Net은 시맨틱 분할을 위한 아키텍처이다. 수축경로와 확장경로로 나눈다. 계약경로는 컨볼루션 네트워크의 일반적인 아키텍처를 따른다. 이것은 2개의 3 × 3 컨볼루션(패딩되지 않은 컨볼루션)의 반복적용으로 구성되며, 각각은 정류된 선형 유닛(ReLU)과 다운샘플링을 위한 보폭이 2인 2 × 2 최대 풀링작업이 뒤따른다.

각 다운샘플링 단계에서 기능채널 수를 두 배로 늘린다. 확장경로의 모든 단계는 기능 맵의 업샘플링과 2 × 2 컨볼루션으로 구성된다(Up-convolution). 기능 채널 수를 반으로 줄이고 수축경로에서 그에 상응하게 잘린 기능맵과의 연결하여, 두 개의 3 × 3 컨볼루션(각각 ReLU가 뒤따름) 작업을 한다.

모든 컨볼루션에서 테두리 픽셀이 손실되기 때문에 자르기가 필요하다. 최종 레이어에서 1 × 1 컨볼루션은 각 64개 구성요소 벡터를 원하는 클래스 수로 매핑하는데 사용된다. 네트워크에는 총 23개의 컨볼루션 레이어가 있다.

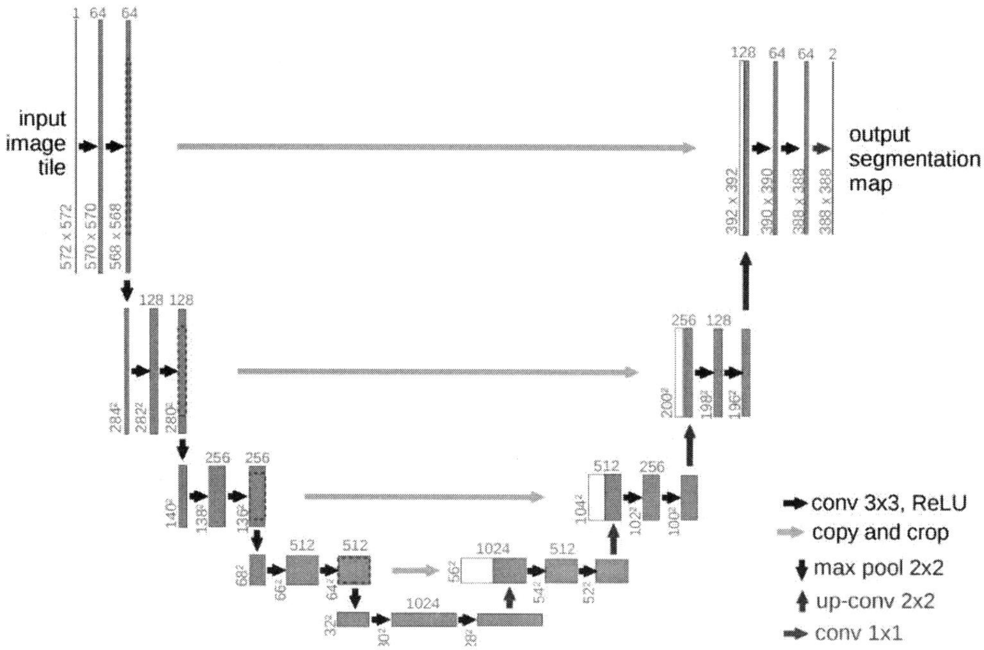

[그림 7-30] U-net 구조(가장 작은 해상도에서 32 × 32 예제)

4) DeepLab V3

(1) 개 요

FCN(Fully Convolutional Neural Networks)은 시맨틱 분할(Semantic Segmentation)에 자주 사용된다. 세분화 작업을 위해 이미지에 FCN을 사용할 때의 한 가지 문제는 네트워크의 컨벌루션 및 풀링 레이어를 통과하는 동안 입력 특징 맵이 작아진다는 것이다. 이로 인해 이미지에 대한 정보가 손실되고, 예측이 저해상도이고, 객체 경계가 흐릿한 출력결과가 발생한다.

DeepLab 모델은 Atrous 컨볼루션 및 ASPP(Atrous Spatial Pyramid Pooling) 모듈을 사용하여 이 문제를 해결된다. 이 아키텍처는 여러 세대에 걸쳐 발전했다.

① DeepLabV1 : Atrous Convolution 및 Fully Connected Conditional Random Field(CRF)를 사용하여 이미지 특징이 계산되는 해상도를 제어한다.
② DeepLabV2 : ASPP(Atrous Spatial Pyramid Pooling)를 사용하여 훨씬 향상된 정확도로 다양한 크기와 세그먼트의 물체를 고려한다.
③ DeepLabV3 : Atrous Convolution을 사용하는 것 외에도 DeepLabV3는 배치 정규화 및 이미지 수준 기능을 포함하여 향상된 ASPP 모듈을 사용한다. V1 및 V2에서 사용되는 CRF(Conditional Random Field)를 제거한다.

(2) DeepLabV3 모델 구조

DeepLabV3 모델의 아키텍처는 다음과 같다.

① 특징은 백본 네트워크(VGG, DenseNet, ResNet)에서 추출된다.
② 특징 맵의 크기를 제어하기 위해 백본의 마지막 몇 블록에서 Atrous Convolution이 사용된다.
③ 백본에서 추출한 특징 위에 ASPP 네트워크를 추가하여 해당 클래스에 해당하는 각 픽셀을 분류한다.
④ ASPP 네트워크의 출력은 이미지의 최종 세그먼트 마스크가 될 이미지의 실제 크기를 얻기 위해 1 × 1 컨볼루션을 통과한다.

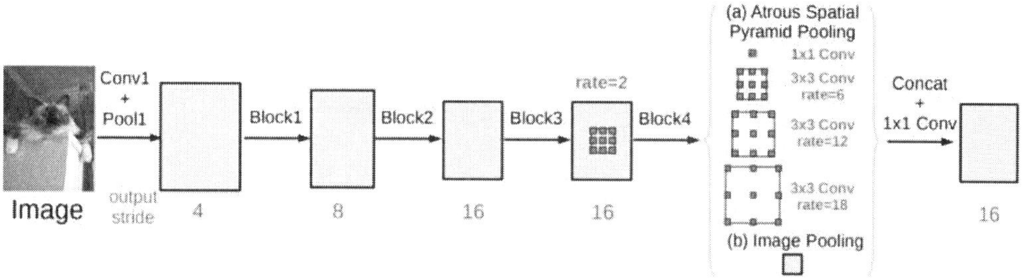

[그림 7-31] DeepLabV3 모델 아키텍처

이러한 개선사항은 장거리 컨텍스트에 대한 조밀한 특징 맵을 추출하는 데 도움이 된다. 이렇게 하면 공간차원을 줄이거나 잃지 않고 수용필드가 기하급수적으로 증가하고 세분화 작업의 성능이 향상된다.

Atrous Convolutions 및 Atrous Spatial Pyramid Pooling(ASPP) 모듈에 대한 자세한 내용은 다음과 같다.

(3) 심방회선(확장회선)

Atrous Convolution은 Convolution의 유효시야를 조정/제어하는 도구로 DeepLab에 도입되었다. 시야를 조정하는 'Atrous/Dilation Rate'라는 매개변수를 사용한다. 계산이나 매개변수 수에 영향을 주지 않고 필터의 시야를 더 크게 만드는 간단하면서도 강력한 기술이다.

Atrous Convolution은 각 공간차원을 따라 두 개의 연속적인 필터값 사이에 0을 삽입하여 필터를 업샘플링한다는 점을 제외하면 기존의 Convolution과 유사하다. r - 1개의 0이 삽입되며 여기서 r은 심방 확장률이다. 이는 각 공간차원에서 두 개의 연속 필터값 사이에 r - 1개의 구멍을 만드는 것과 같다.

[그림 7-32]에서는 팽창률이 2인 크기 3의 필터를 적용하여 출력을 계산한다. 팽창률이 2이므로 필터 값이 하나의 구멍으로 구분되는 것을 시각화할 수 있다. 팽창률 r이 1이면 표준 컨벌루션이 된다.

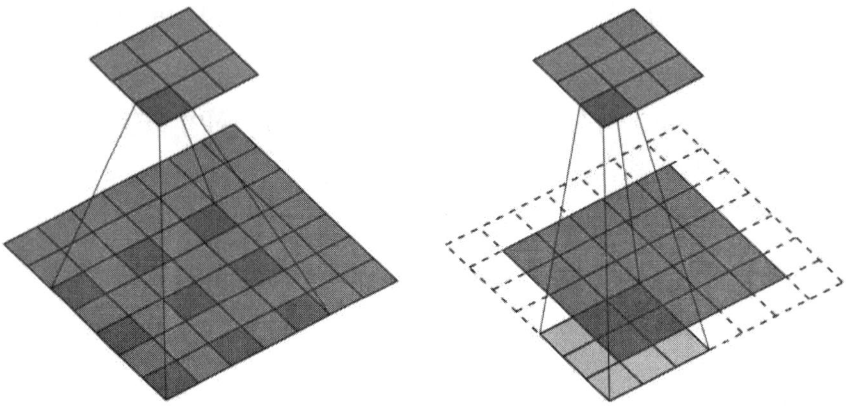

[그림 7-32] 컨벌루션 애니메이션

- 팽창 = 2(왼쪽) 그리고 팽창 = 1(오른쪽)이다.
- dilation=1이면 표준 컨볼루션 작업일 뿐이다.

[그림 7-33] (a)는 Atrous Conv가 없는 DCNN을 나타낸다. 네트워크는 각 블록작업 후 출력기능 맵을 더 작게 만드는 표준 컨볼루션 및 풀링작업으로 구성된다.

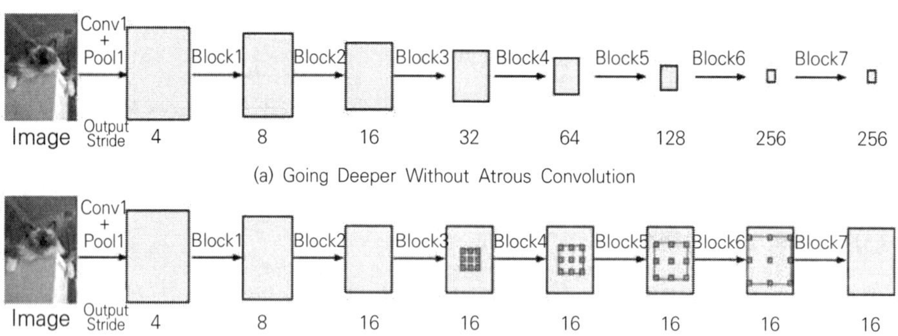

(b) Going Deeper With atrous convolution. Atrous convolution with *rate* 〉 1 is applied after block3 when *output_stride*=16.

[그림 7-33] Atrous Convolution이 없고 Atrous Convolution이 있는 DCNN

이러한 유형의 네트워크는 장거리 정보를 캡처하는 데 매우 유용하다. 예를 들어 [그림 7-33] (a)와 같이 매우 작은 해상도 특징 맵(원본 이미지보다 256배 작음)이 있는 블록 7의 최종 출력은 전체 이미지 특징을 요약한다. 그러나 이러한 더 작은 해상도의 특징 맵은 자세한 공간정보가 필요한 의미론적 분할작업에는 유용하지 않다.

[그림 7-33] (b)와 같이 Atrous Conv를 사용하면 공간해상도를 보존하고 각 척도에서 특징을 캡처하여 더 깊은 네트워크를 만들 수 있다. 이는 각 블록에서 드물게 팽창을 증가시켜 수행된다. 결과적으로 더 나은 시맨틱 분할결과에 필요한 필터의 시야가 넓어진다.

고유한 팽창률 r을 사용하면 필터의 시야가 달라진다. 결과적으로 기능맵의 크기를 줄이지 않고 여러 척도 객체에 대한 완전 컨벌루션 네트워크에서 기능을 계산할 수 있다. 이는 표준 심층 컨볼루션 네트워크에서 스트라이드 컨볼루션 또는 풀링작업을 적용하여 수행된다.

Tip

DeepLabV3는 속도 6, 12 및 18의 심방회선을 사용한다.

(4) ASPP(Atrous Spatial Pyramid Pooling)

ASPP는 다중 스케일 컨텍스트 정보를 얻는데 사용된다. 예측결과는 업샘플링을 통해 얻는다. ASPP 네트워크에서는 백본에서 추출한 기능맵 위에 서로 다른 크기의 개체분할을 처리하기 위해 서로 다른 Atrous Rate를 가진 4개의 병렬 Atrous Convolution이 적용된다. 백본의 마지막 기능맵에 전역 평균 풀링을 적용하여 전역 컨텍스트 정보를 통합하기 위해 이미지 수준 기능도 적용된다. 모든 작업을 병렬로 적용한 후 채널을 따라 각 작업의 결과를 연결하고 1 × 1 컨볼루션을 적용하여 출력을 얻는다.

(5) PointRend 향상

분할 모델은 경계가 불규칙한 개체나 장면에 대해 정확하지 않을 수 있는 지나치게 매끄러운 경계를 생성하는 경향이 있다. 선명한 분할경계를 얻기 위해 PointRend라는 포인트 기반 렌더링 신경망 모듈기존 모델에 개선사항으로 추가되었다. 이 모듈은 고전적인 컴퓨터 그래픽에서 방법론을 도출하고 세분화 문제에 대한 렌더링 관점을 제공한다.

이미지 분할 모델은 종종 저해상도 일반 그리드(예 입력의 1/8)에서 레이블을 예측한다. 이러한 모델은 보간법을 사용하여 예측을 원래 해상도로 업스케일링한다. 대조적으로 PointRend는 훈련된 작은 신경망에 의해 선택된 위치에서 점의 레이블을 예측하여 예측을 업스케일링하기 위해 반복 세분화 알고리즘을 사용한다. 이 방법은 효율적인 방법으로 고해상도 출력을 가능하게 한다.

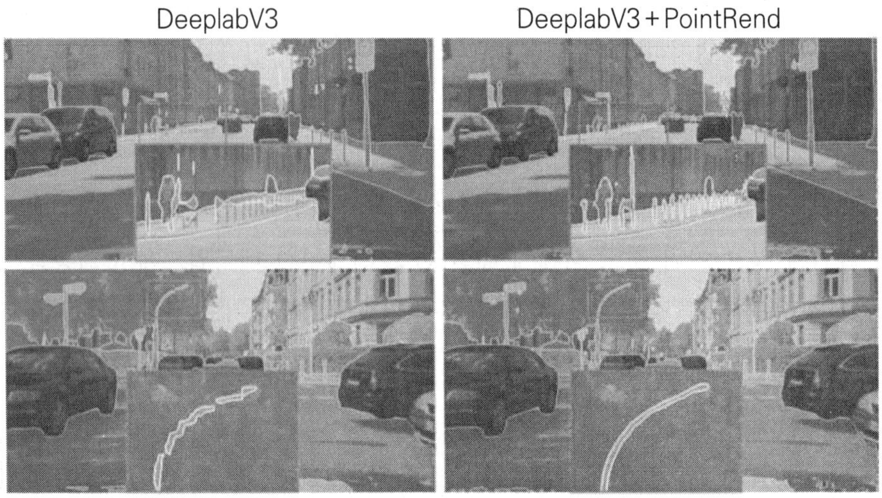

[그림 7-34] 원래 분할 모델(왼쪽)에 대한 PointRend 향상(오른쪽)

DeepLabV3에서 PointRend를 활성화하려면 매개변수로 모델을 초기화한다.

2. CNN 기반의 딥러닝 모델

미국에서 첫 FDA의 승인을 받은 인공지능 기술을 이용한 의료영상 소프트웨어이다. 아털이라는 의료 인공지능 스타트업 회사에서 제작한 소프트웨어로 심장 MRI 영상에서 Chamber를 자동으로 분할해준다.

의료영상 진단영역에서 보면 의료영상이 얻어지면 판독에는 영상에서 보이는 질병 장비들을 자동적으로 찾고 병변을 검출하며, 이를 통해 진단을 수행하게 된다.

순서를 보면 Segmentation, Detection, Diagnosis, Classification으로 임상의 흐름이 진행된다는 것을 알 수 있다. 이처럼 의료영상 분야에서 Segmentation과 Detection은 가장 진보적인 역할을 담당하고 있다.

CNN 기반의 딥러닝 모델들은 이러한 Segmentation, Detection 분야에서 인간의 능력에 필적하거나 능가하고 있다.

의료분야에서도 여러 인공지능 스타트업 기업들을 통해 활발히 연구되고 의료기기 허가를 받아 임상현장에 적용되고 있다.

1) Segmentation 모델

Segmentation 모델은 CNN 구조를 변경하여 만들 수 있다. 이러한 네트워크 구조변경은 Network Surgery라 불리기도 한다. 끊고 자르고 붙이는 과정이 수술과 유사하여 붙여진 이름인 것 같다.

먼저 VGG16 모델을 다시 한번 살펴보도록 한다. 입력영상이 224 × 224의 크기로 네트워크에 들어오면 컨볼루션 계층과 맥스 풀링층을 거치며 반인 112 × 112로 줄어든다.

이러한 과정이 여러 번 반복되면서 최종적으로는 7 × 7이라는 크기로 줄어들게 된다. 이 7 × 7이라는 크기 안에는 영상이 있는 물체에 대한 매우 정확한 정보를 포함하고 있다. 또한 위치정보도 가지고 있다. 분류 모델에서는 이러한 위치정보는 사라지고 물체에 대한 특징값만 이용하게 된다.

Segmentation은 이와 달리 인공지능 모델의 출력크기가 입력영상의 크기인 224 × 224여야 한다. 그렇다면 어떠한 방식으로 7 × 7크기의 특징값을 224 × 224로 만드느냐에 따라 몇몇 모델들이 있다.

우선 미국 버클리 대학에서 개발된 Fully Convolutional Network라는 FCN 모델을 소개해고자 한다.

7 × 7을 몇 배로 만들어야 224 × 224가 될 수 있을까. 답은 32배이다. 그래서 처음 나온 FCN 모델의 이름을 FCN32S라는 이름으로 나왔다. 32S가 의미하는 바는 32배로 샘플링을 한다는 것이다.

이때 사용되는 방법이 영상처리에 있어서 오랜기간 사용되어 왔던 인터폴레이션 기법이다. 논문에서는 발리녀 인터폴레이션을 사용하였다.

더 좋은 방법은 32개를 한 번에 적용하지 않고 단계적으로 인터폴레이션을 적용하는 것이다. 이를 위해 7 × 7을 두 배로 크게하여 14 × 14로 만든다. 여기에 이전 컨볼루션 계층에서 14 × 14 크기를 갖는 특징값들을 Skip Onnection으로 가져와 더한다. 이는 화가가 얼굴을 그릴 때, 전체적인 윤곽을 먼저 7 × 7로 그리고 난 후 좀 더 세밀한 키와 코 등을 14 × 14에서 가져와 그리는 것으로 생각해볼 수 있다.

이렇게 7 × 7, 14 × 14, 28 × 28로 만든 다음에, 8배만 마지막에 인터폴레이션을 적용하여 224 × 224 크기를 얻는다. 이 모델의 이름 FCN8s이다.

그러나 이러한 방식의 문제점이 있는데, 이 문제점은 Skip Connection을 이용할 때 그냥 더한다는 점이다.

CNN 구조의 앞부분에 위치하는 컨볼루션 계층에서 얻어진 특징값들은 영상의 큰 영역을 보고 얻어진 것이 아니기 때문에 노이즈가 포함되어 있을 수 있다. 이를 그대로 더하게 되면 마지막 결과에도 노이즈가 남게 된다. 이를 해결하는 방법이 Skip Connection을 이용할 때, 그냥 더하지 않고 채널을 그대로 가져와 합치는

Concatenation하는 방식을 적용하는 것이다.

이렇게 Concatenation을 수행하게 되면 화가는 세밀한 부분을 그릴 때, 현재 가지고 있는 보다 정확한 특징값 정보를 그대로 두고 CNN 구조와 앞쪽에서 가져온 특징값 정보를 참고하여 그릴 수 있게 된다. 이렇게 Skip Connection과 Concatenation을 사용한 것이 UNet이다.

UNet 구조에서는 왼편의 인코더 부분과 오른쪽의 디코더 부분으로 나눌 수 있다. 이때 인코더 부분에는 VGG 16, ResNet, GoogleNet, DenseNet, EfficientNet 등의 다양한 CNN 모델을 사용할 수 있다.

예를 들어 EfficientNet의 구조를 인코더 부분에 사용하여 디코더 부분에서 Skip Connection과 Concatenation을 사용하여 구성하면 EfficientUNet이라고 이름할 수 있다. 이 UNet 구조가 의료영상 Segmentation에서 주로 사용되고 있다.

2) Detection 모델

Segmentation 모델에서는 학습시 손실함수로서 Pixel-wise Cross Entropy를 사용할 수 있다. 그러나 Detection에서는 이전의 정보를 박스형태로 이용하게 되어 Regression을 수행하여야 한다.

이전 박스 클래스는 분류에서 사용한 크로스 엔트로피를 사용한다. 이렇게 Detection 모델은 Regression과 Classification에서 사용하는 손실 함수를 모두 사용하게 된다. Detection 모델은 Region Proposal 네트워클 사용하여 보다 많은 수의 예측박스를 생성하고, 이를 다시 Classification 모델을 통해 걸러주는 형태에는 R-CNN 계열과 주어진 개수만큼의 예측박스를 바로 출력한 형태인 Yolo 계열로 나뉘게 된다.

우선 R-CNN 방식을 살펴보면 입력영상에서 CNN 구조를 통해 특징값을 추출하고, 이를 통해 여러 예측박스들을 생성하게 된다. 이를 일정 크기로 변환한 후 분류 모델을 통해 예측박스 숫자를 줄이는 형태로 구성되어 있다.

이러한 초기 R-CNN 방식은 후에 Region Proposal을 위해 계산된 특징값들을 뒷부분의 분류 모델이 그대로 사용할 수 있게 개선하여 fast R-CNN, faster R-CNN으로 발전되어 왔다. 이러한 R-CNN 방식은 느리지만 정확도는 높은 것으로 알려져 있다.

이와는 달리 Region Proposal 네트워크와 함께 CNN 분류 모델을 사용하지 않고 바로 예측박스를 출력하는 Yolo 계열은 빠른 수행성능을 특징으로 한다. 주로 실시간이 중요한 분야에서 사용된다. Yolo의 경우에는 그리드로 영상을 나누고, 각 그리드마다 앵커박스 숫자에 해당하는 예측박스를 출력하는 형태로 구성되어 있다.

예를 들어 그리드를 7 × 7개라고 하고 앵커박스의 수를 5개라고 하면 이를 모두 곱하여 총 245개의 예측 박스를 출력하게 된다. 이러한 Yolo는 초기버전이 소개된 이후 계속 발전되어 현재 버전 4가 나와 있다. 이러한 책은 Detecion 모델에서는 Segmentation 모델이 CNN 구조의 앞쪽 컨볼루션의 특징값들을 함께 고려하여 최종 분할 마스크를 만들었듯이, Skip Connection과 Concatenation을 사용하여 예측박스들을 생성하게 된다. 이러한 구조 중 가장 유명한 것을 FPN이라 한다.

의료영상 분할이란 단층으로 촬영된 CT(컴퓨터단층촬영)나 MRI(자기공명영상) 같은 진단용 의료영상에서 체내 장기들과 종양 등의 경계선을 명확하게 그려 구분해내는 것을 말한다.

분할된 의료영상들을 종합하면 몸 속 구조를 3차원으로 구현해낼 수 있어 의료진이 환자를 더 정확하게 진단하고 치료계획을 세울 수 있고, 치료반응도 더 빠르게 평가할 수 있다. 또한 시각적인 자료를 바탕으로 환자에게 쉽게 설명할 수 있어 환자가 느끼는 수술 불안감을 최소화시킬 수 있다.

이미지 분할(윤곽선 또는 주석이라고도 함)은 일반적으로 해부학적 구조, 병변 및 다양한 기타 물체공간에 해당하는 이미지의 영역을 묘사하는 절차이다.

특정 구조의 시각화, 정량화(부피, 표면, 형상속성 측정), 3D 프린팅 및 마스킹(특정 영역으로 처리 또는 분석 제한) 등에 필요하므로 의료영상 컴퓨팅에서 매우 일반적인 절차이다.

예를 들어 분할은 이미지의 모든 슬라이스를 반복하고 경계에서 윤곽선을 그리는 방식으로 수동으로 수행할 수 있다. 그러나 종종 반자동 또는 완전 자동방법이 사용된다.

A segment는 단일구조에 대한 영역을 지정한다. 각 세그먼트에는 이름, 기본 디스플레이 색상, 콘텐츠 설명(표준 DICOM 코딩항목 저장 가능) 및 사용자 지정 속성과 같은 여러 속성이 있다. 세그먼트는 공간에서 서로 겹칠 수 있다.

예를 들어 영역은 이진 레이블 맵(각 복셀의 값이 해당 복셀이 영역 내부 또는 외부에 있는지 지정함) 또는 닫힌 표면(표면 메시가 영역의 경계를 정의함)과 같이 다양한 방식으로 나타낼 수 있다. 모든 것에 잘 작동하는 단일표현은 없다. 각 표현에는 고유한 장점과 단점이 있으며 그에 따라 사용된다.

수행 내용

재료 · 자료

- 의료영상분석 관련 자료

기기(장비 · 공구)

- 컴퓨터, 문서작성 프로그램, 프린터, 주변기기

안전 · 유의사항

- 의료영상분석 관련 장비의 안전 및 유의사항을 숙지한다.

수행 순서

01 신호와 시스템에서 컨볼루션(Convolution)에 대하여 분석하라.

컨볼루션은 합성곱이다.

$$x(t)^{*}h(t)=\int_{-\infty}^{\infty}x(\tau)t(x-\tau)d\tau$$

컨볼루션은 시스템의 출력을 구할 때 쓰는 하나의 연산(*)인데 한 함수를 반전(천이)시키고 이동시켜 값을 곱해 구간에 대해 적분하는 것이다.

컨볼루션은 왜 필요한가?

입력과 출력이 있는 기본적인 시스템이 있다고 하자. 어떠한 출력값이 있는데 이 값은 지금 딱 현재에만 영향을 받는 것이 아니라 이전의 입력값들에도 영향을 받는다. 따라서 이러한 이전의 값과 현재의 값의 연산을 하기위해 컨볼루션이 필요하다. 즉 수식에서 보듯이 컨볼루션 계산과정을 보면 누적되는 적분값이기 때문에 이해가 쉬울 것이라고 생각된다.

또 어떤 시스템이 있다고 가정해 보면 입력신호는 시스템의 전달함수와 컨볼루션이 된다(입력신호 * 전달함수 = 출력신호).

02 형태학적 이미지 처리에 대하여 분석하라.

1. 형태학의 개요

'형태학(Morphological)'이라는 단어는 일반적으로 동물과 식물의 형태와 구조를 다루는 생물학의 한 분야를 나타낸다. 그러나 영역모양, 경계 등을 나타내는데 유용한 이미지 구성요소를 추출하기 위해 '수학적 형태'에서 같은 용어를 사용한다.

모폴로지(Morphology)는 모양을 기반으로 이미지를 처리하는 포괄적인 이미지 처리작업의 집합이다. 형태학적 연산은 구조요소를 입력 이미지에 적용하여 동일한 크기의 출력 이미지를 생성한다. 모폴로지 연산에서 출력 이미지의 각 픽셀값은 입력 이미지의 해당 픽셀과 이웃 픽셀의 비교를 기반으로 한다.

형태론과 이미지 세분화 사이에는 약간의 중복이 있다. Morphology는 Image Segmentation의 입력 데이터를 전처리하거나 Image Segmentation 단계의 출력을 후처리하는 데 사용할 수 있는 방법으로 구성된다. 즉 분할이 완료되면 형태학적 작업을 사용하여 분할된 이미지의 결함을 제거하고, 이미지의 모양과 구조에 대한 정보를 전달할 수 있다.

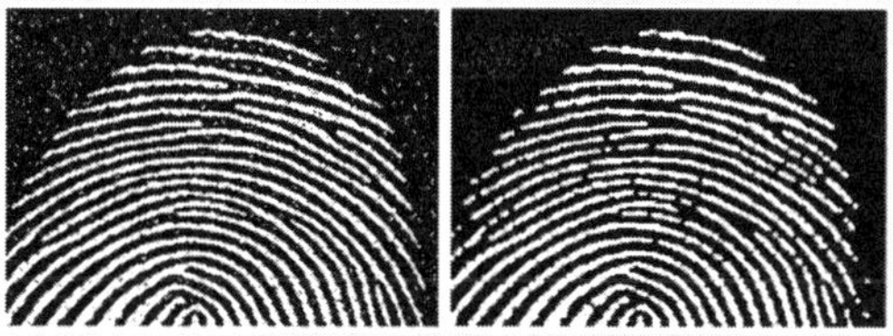

[그림 7-35] 형태학적 처리의 예

2. 형태학적 이미지 처리의 용어

① 구조요소 : 이미지를 횡단하는 데 사용되는 매트릭스 또는 작은 크기의 템플릿이다. 구조요소는 이미지의 가능한 모든 위치에 배치되며 연결된 픽셀과 비교된다. 어떤 모양이든 될 수 있다.

② 맞춤 : 구조요소의 모든 픽셀이 개체의 픽셀을 덮을 때, 이를 맞춤이라고 한다.

③ 적중 : 구조요소의 픽셀 중 하나 이상이 개체의 픽셀을 덮는 경우, 이를 적중이라고 한다.

④ 미스 : 구조요소의 픽셀이 개체의 픽셀을 덮지 않는 경우, 이를 미스라고 한다.

[그림 7-36]는 형태학적 이미지 처리에 사용되는 용어의 시각화를 보여준다.

학습 7

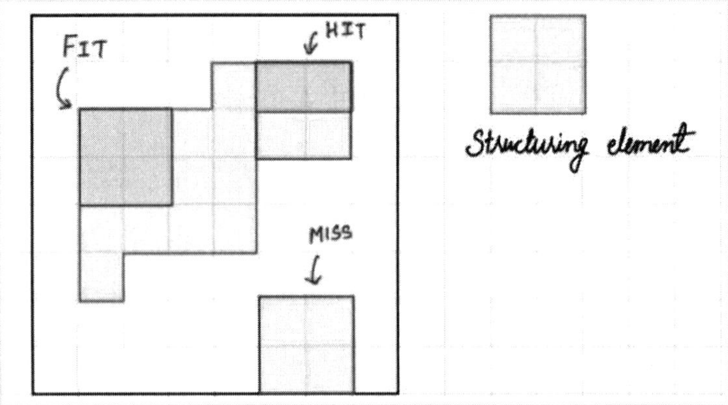

[그림 7-36] 형태학 용어설명

3. 형태학적 연산

기본적으로 형태학적 이미지 처리는 공간필터링과 유사하다. 구조요소는 원본 이미지의 모든 픽셀을 가로질러 이동하여 새로 처리된 이미지의 픽셀을 제공한다. 이 새 픽셀의 값은 수행된 형태학적 작업에 따라 다르다. 가장 널리 사용되는 두 가지 연산은 Erosion과 Dilation이다.

1) 침 식

침식은 이미지 픽셀을 축소하거나 객체 경계에서 픽셀을 제거한다. 먼저 [그림 7-37]과 같이 침식작업을 수행하기 위해 이미지 개체 위로 구조요소를 순회한다. 출력 픽셀값은 다음 방정식을 사용하여 계산된다.

픽셀(출력) = 1 {FIT인 경우}
픽셀(출력) = 0 {그렇지 않은 경우}

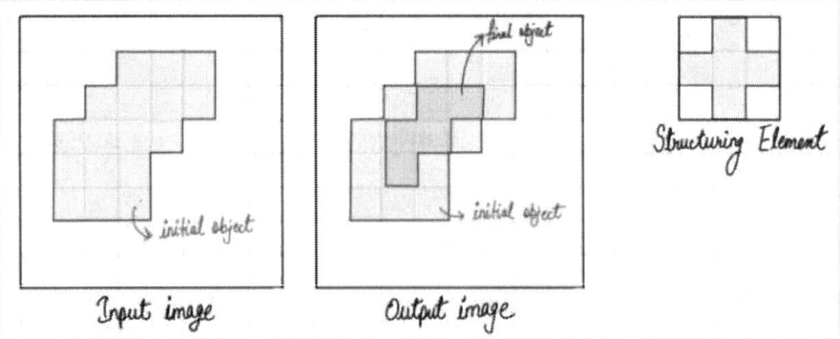

[그림 7-37] 구조요소를 사용하여 입력 이미지에 대한 침식연산

침식의 예가 [그림 7-38]에 나와 있다. (a)는 원본 이미지를 나타내고, (b) 및 (c)는 각각 3 × 3 및 5 × 5 구조요소를 사용하여 침식 후 처리된 이미지를 보여준다.

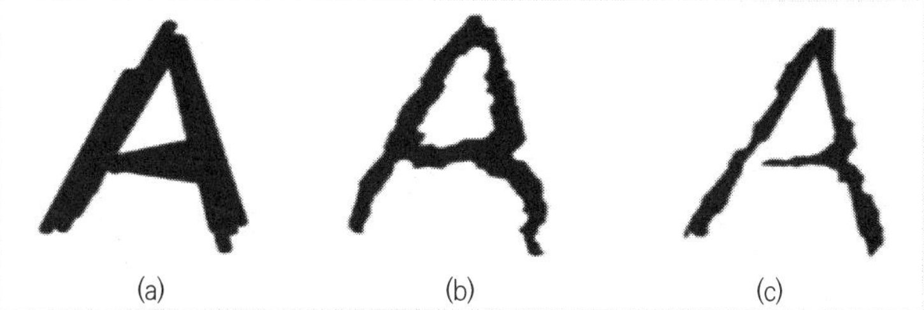

[그림 7-38] 침식에서 구조요소 크기의 결과

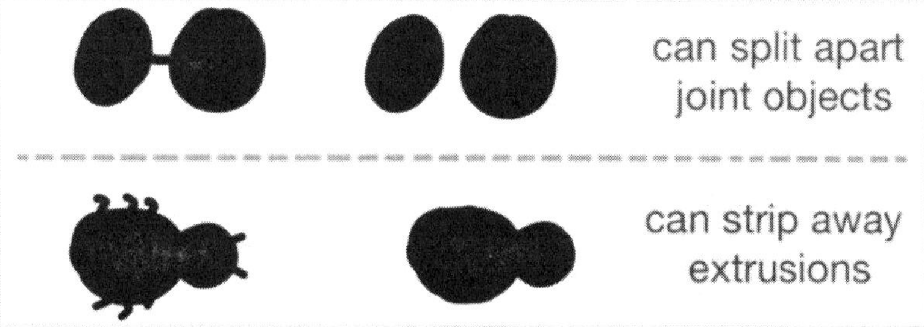

[그림 7-39] 침식사용 사례의 예

[그림 7-39]는 관절개체를 분리할 수 있다.

2) 팽 창

팽창은 이미지 픽셀을 확장하거나 객체 경계에 픽셀을 추가한다. 먼저 확장작업을 수행하기 위해 이미지 개체 위로 구조요소를 순회한다. 출력 픽셀값은 다음 방정식을 사용하여 계산된다.

픽셀(출력) = 1 {HIT인 경우}

픽셀(출력) = 0 {그렇지 않은 경우}

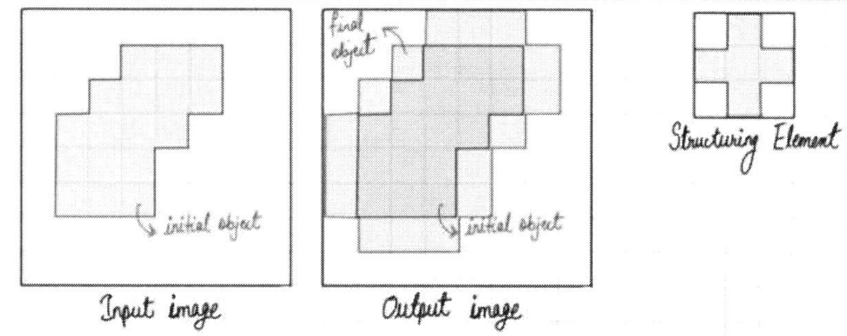

[그림 7-40] 구조요소를 사용한 입력 이미지의 팽창연산

[그림 7-40]과 같이 돌출부를 제거할 수 있다.

확장의 예는 [그림 7-41]에 나와 있다. (a)는 원본 이미지를 나타내고, (b) 및 (c)는 각각 3 × 3 및 5 × 5 구조요소를 사용하여 확장 후 처리된 이미지를 보여준다.

[그림 7-42] (a)는 파손된 부분을 수리할 수 있고, (b)는 침입을 복구할 수 있다.

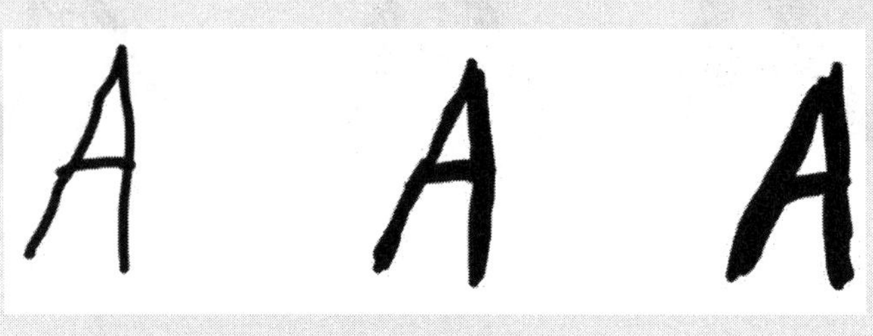

(a) (b) (c)

[그림 7-41] 팽창시 구조요소 크기의 결과

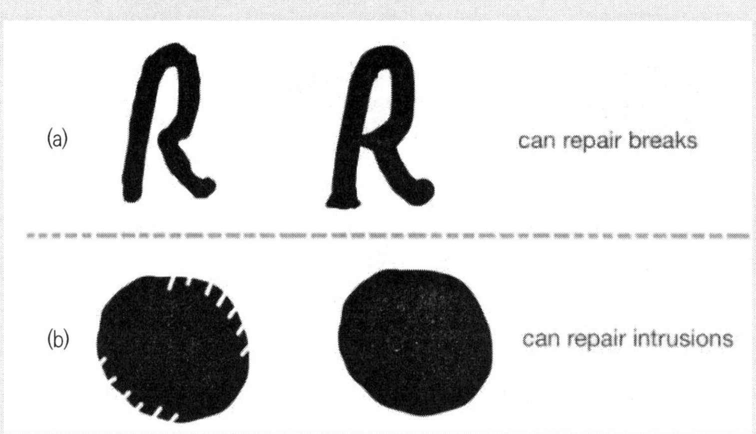

[그림 7-42] DIlation의 사용 사례 예

4. 복합연산

대부분의 형태학적 연산은 팽창이나 침식을 사용하여 수행되지 않는다. 대신 둘 다 사용하여 수행된다.

가장 널리 사용되는 두 가지 복합연산은 [그림 7-43] (a) 닫기(먼저 팽창을 수행한 다음 침식을 수행함) 및 (b) 열기(먼저 침식을 수행한 다음 팽창을 수행함)이다. [그림 7-43]은 단일개체에 대한 두 가지 복합연산을 보여준다.

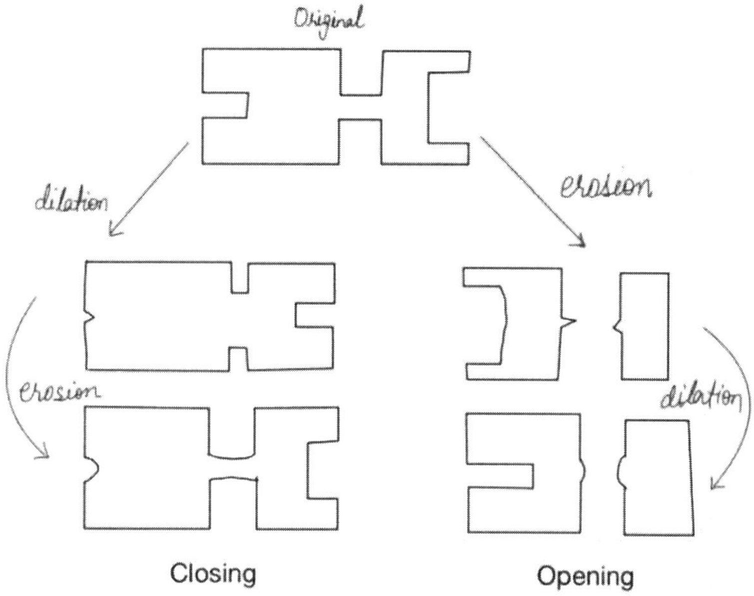

[그림 7-43] 입력객체에 대한 복합연산의 출력

5. 응용 프로그램 : 객체의 에지 추출

경계추출은 정보를 얻고 이미지의 특징을 이해하는 중요한 과정이다. 이미지의 특성을 표현하기 위한 전처리의 첫번째 과정이다. 이 프로세스는 연구원이 이미지에서 데이터를 획득하는 데 도움이 될 수 있다. 다음 단계에 따라 객체의 경계추출을 수행할 수 있다.

① 1단계 : 침식과정을 통해 이미지(E)를 생성한다. 이렇게 하면 이미지가 약간 축소된다. 구조요소의 커널 크기는 그에 따라 달라질 수 있다.

② 2단계 : 원본 이미지에서 이미지(E)를 뺀다. 이 단계를 수행하여 객체의 경계를 얻는다.

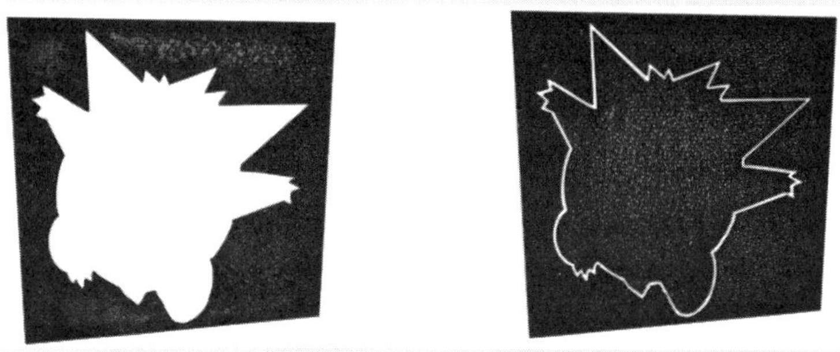

[그림 7-44] 형태학적 이미지 처리작업을 사용한 경계 추출

학습 7

6. 결 론

이 문서에서는 디지털 이미지 처리의 형태론 주제를 설명하였다. 또한 형태학에서 가장 유명한 두 가지 접근방식인 팽창과 침식을 예제와 함께 논의했다. 그런 다음 이 두 가지 접근방식을 결합하여 다른 사용사례를 해결하는 방법을 살펴보았다.

마지막으로 형태학적 이미지 처리의 한 가지 응용 프로그램을 설명하였다.

03 Graph Cut Optimization에 대하여 분석하라.

컴퓨터 비전분야에 적용된 그래프 컷 최적화는 이미지 스무딩, 스테레오 대응문제, 이미지 분할, 객체와 같은 다양한 저수준 컴퓨터 비전문제를 효율적으로 해결하기 위해 사용될 수 있다.

공동분할 및 에너지 최소화 측면에서 공식화할 수 있는 기타 많은 컴퓨터 비전문제, 이러한 에너지 최소화 문제의 대부분은 그래프에서 최대 흐름문제를 해결하여 근사화할 수 있다(따라서 Max-flow Min-cut Theorem, 그래프의 최소 컷 정의).

컴퓨터 비전에서 이러한 문제의 대부분의 공식화에서 최소 에너지 솔루션은 솔루션의 최대 사후 추정치에 해당한다. 많은 컴퓨터 비전 알고리즘이 그래프 절단(예 정규화된 절단)을 포함하지만 '그래프 절단'이라는 용어는 특히 최대 흐름/최소 절단 최적화를 사용하는 모델에 적용된다.

다른 그래프 절단 알고리즘은 그래프 분할로 간주될 수 있다.

'이진' 문제(예 이진 이미지의 노이즈 제거)는 이 접근방식을 사용하여 정확하게 해결할 수 있다.

세 개 이상의 서로 다른 레이블로 픽셀에 레이블을 지정할 수 있는 문제(예 스테레오 대응 또는 그레이 스케일 이미지의 노이즈 제거)는 정확하게 해결할 수 없지만 생성된 솔루션은 일반적으로 전역 최적에 가깝다.

04 3차원 영상분할 방법에 대하여 예를 들어서 분석하라.

1. 3차원 이미지 프로세싱

3차원 이미지 프로세싱은 기하 변환, 필터링, 영상분할 및 기타 모폴로지 연산을 통한 3차원 이미지 데이터의 시각화, 프로세싱 및 분석이다.

3차원 이미지 프로세싱은 일반적으로 MRI 또는 CT 스캔과 같은 방사선 소스에서 DICOM 또는 NIfTI 이미지를 분석하기 위해 의료분야에 사용된다. 현미경에서 3차원 이미지 프로세싱 기법을 사용하여 조직샘플을 검출 및 분석하거나 뉴론을 추적할 수 있다.

의료영상 외에도 3차원 이미지 프로세싱 기법을 사용하여 수하물 보안검색을 처리하거나 자료 스캔을 분석하여 구조를 이해할 수 있다. 기타 응용분야로는 가전제품을 위한 비디오 활동 인식 또는 국방 시스템의 공중감시가 포함된다.

2. 3차원 이미지 프로세싱 기법

3차원 이미지 데이터를 프로세싱할 때 사용할 수 있는 많은 기법이 있다. 이들 기법은 데이터 가져오기, 시각화, 처리 및 분석을 포함하여 수행하려는 작업에 따라 다르다.

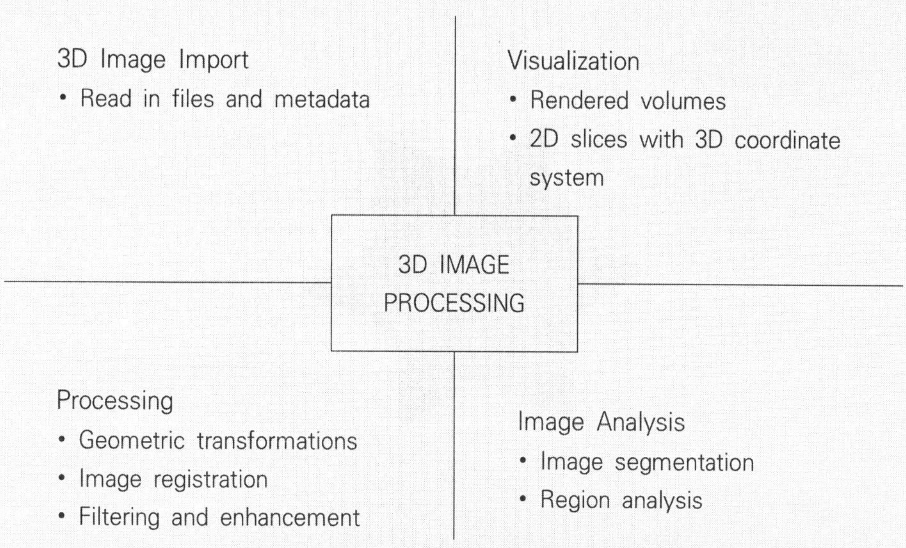

[그림 7-45] 3차원 영상처리 기법

[그림 7-45]는 3차원 이미지 프로세싱 워크플로의 주요 구성요소이다.

1) 이미지 획득 및 시각화

3차원 이미지 데이터는 다양한 의료장치와 의료파일 DICO 형식 등에서 가져올 수 있다. 3차원 이미지를 효과적으로 가져오고 시각화하려면 이미지의 기본 데이터와 메타 데이터에 액세스하는 것이 중요하다.

관찰하려고 하는 세부정보에 따라 다양한 방법을 사용하여 3차원 이미지를 시각화할 수 있다. [그림 7-46]처럼 일부 응용 프로그램에서는 3차원 데이터를 렌더된 볼륨(Rendered Volume)으로 시각화하기를 원할 수 있다.

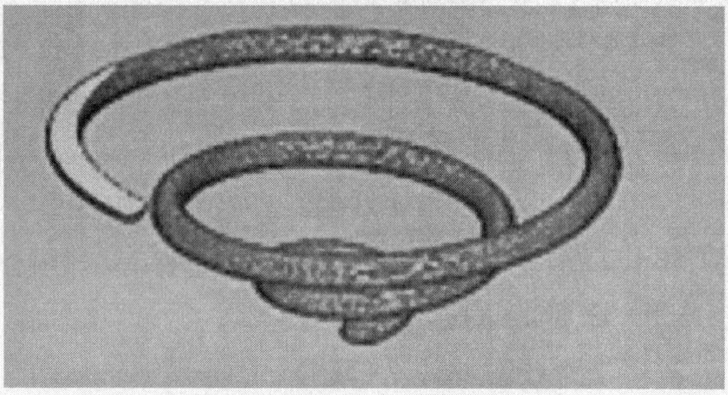

[그림 7-46] 3차원 나선형의 렌더된 볼륨 보기

[그림 7-47]처럼 다른 응용 프로그램에서는 3차원 좌표계에서 3차원 데이터를 2D 평면으로 볼 수 있다.

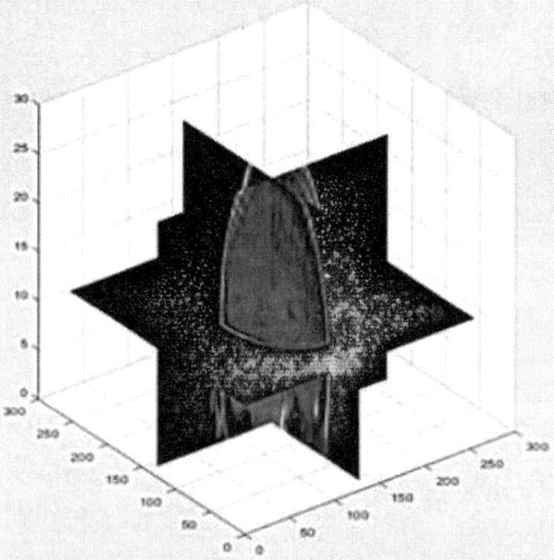

[그림 7-47] 3차원 볼륨을 2D 슬라이스로 보기

2) 이미지 필터링 및 개선

3차원 이미지에는 일반적으로 관심 있는 볼륨의 특징을 흐리게 하거나 희미하게 만드는 원치 않는 노이즈가 포함되어 있다. 이미지 필터를 적용하거나, 이미지 대비를 정규화하거나, 모폴로지 연산을 수행하는 것은 3차원 이미지에서 노이즈를 제거하는 일반적인 기법이다.

3) 영상정합

3차원 이미지의 데이터 셋으로 작업할 때 일반적으로 이미지는 다른 장치에서 가져오거나, 장치가 움직이는 동안에 회전 또는 왜곡 및 스케일링 차이를 통해 오정렬이 초래될 수 있다. [그림 7-48]처럼 3차원 기하변환 및 영상정합 기법을 사용하여 이러한 오정렬을 제거하거나 줄일 수 있다.

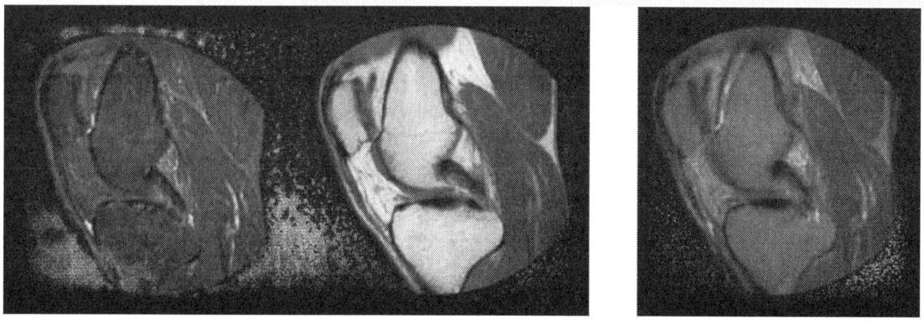

[그림 7-48] 다중모달 의료영상 정합

4) 영상분할

볼륨 또는 3차원 이미지를 분석할 때 관심 영역에서만 계산을 수행하기 위해 특정 지역을 분리할 수 있다. 예를 들어, 상자 안의 병 볼륨을 계산하려면 이미지 분할을 사용하여 병과 상자 내 다른 구조의 3차원 이미지를 파티션으로 나눌 수 있다.

3. MATLAB을 사용한 3차원 이미지 프로세싱

MATLAB은 3차원 이미지 프로세싱 워크플로를 가속화하는 대화형 앱과 함수를 제공한다. 3차원 이미지 프로세싱 작업에 MATLAB을 사용하는 방법을 다음과 같다.

1) 3차원 이미지 데이터 가져오기

MATLAB에서 대화형 앱 또는 내장 함수를 사용하여 TIFF, DICOM 또는 NIfTI와 같은 다양한 파일형식의 3차원 이미지 데이터를 가져올 수 있다.

[그림 7-49]처럼 DICOM Browser app에서 DICOM 파일 컬렉션을 탐색할 수 있다.

학습 7

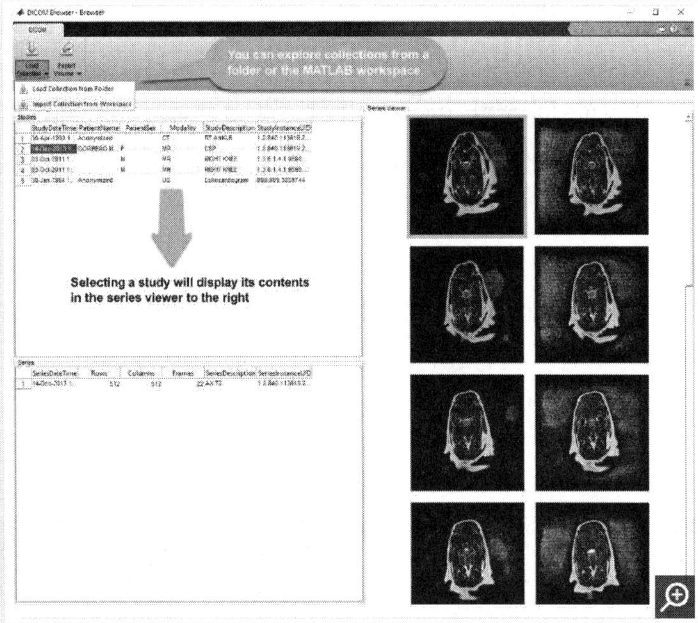

[그림 7-49] DICOM 파일 컬렉션을 탐색

2) 볼륨 데이터 시각화

MATLAB을 사용하면 레이블 유무와 상관없이 3차원 이미지 데이터를 시각화하고 탐색할 수 있다.

[그림 7-50]처럼 Volume Viewer 앱을 사용하면 3차원 볼륨 또는 레이블이 지정된 3차원 볼륨 데이터와 상호작용한다고 볼 수 있다.

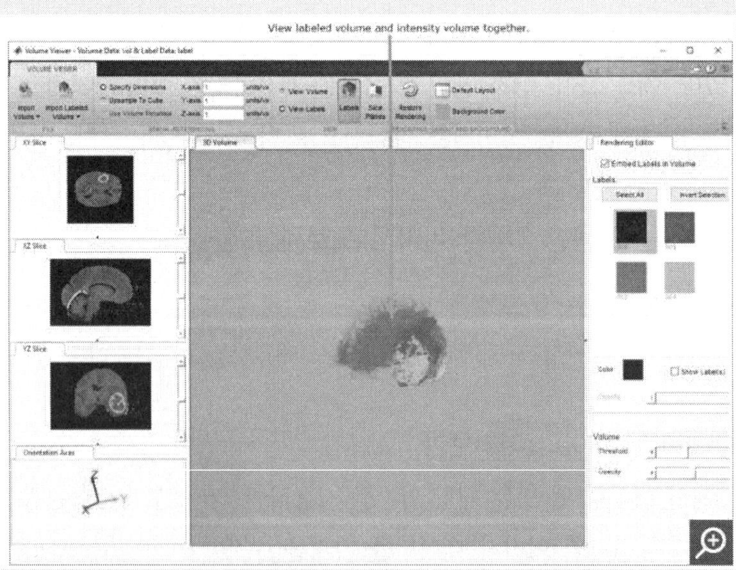

[그림 7-50] 3차원 볼륨 또는 레이블이 지정된 3차원 볼륨 데이터와 상호작용

3) 다양한 모달리티로부터 취득한 3D 영상정합

MATLAB은 다양한 모달리티로부터 얻는 이미지를 지원하며 영상정합 워크플로를 제공하여 이미지를 통합한다.

[그림 7-51]의 예제는 강도 기반정합을 사용하여 두 개의 볼륨 데이터 세트를 자동으로 얼라인하는 방법을 보여준다.

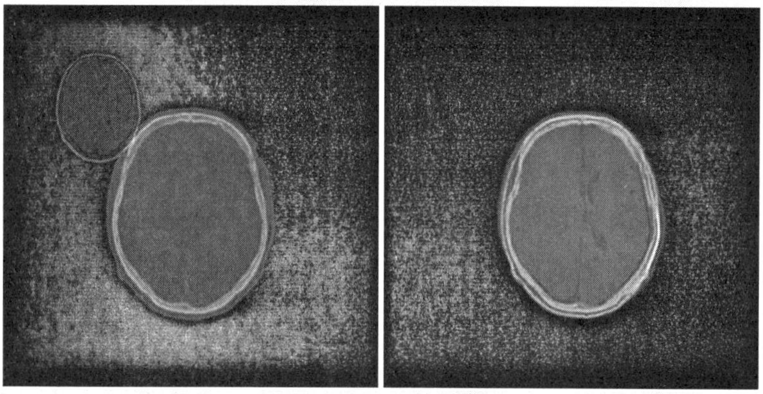

(a) Unregistered Axial Slice (b) Axial Slice or Registered Volume

[그림 7-51] 두 개의 볼륨 데이터 세트를 자동으로 얼라인하는 방법

4) 이미지 필터링 및 개선작업

MATLAB을 사용하면 가우스 필터링, 박스 필터링 또는 이미지 모폴로지와 같은 다양한 이미지 필터링 기법을 사용하여 노이즈를 줄이거나 이미지를 개선할 수 있다.

[그림 7-52]의 예제는 3차원 가우스 필터링을 사용하여 인간 두뇌의 MRI 영상을 스무딩하는 방법을 보여준다.

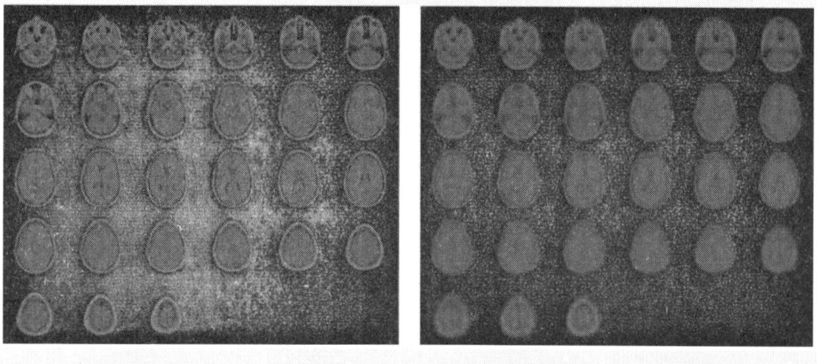

(a) Orginal Image Volume (b) Baussian Filtered Image

[그림 7-52] 인간 두뇌의 MRI 영상을 스무딩 하는 방법

학습 7

5) 3차원 데이터의 구성요소 분할

MATLAB은 3차원 영상분할 루틴을 자동화하는 데 도움이 되는 대화형 앱과 내장함수를 제공한다.

[그림 7-53]의 예제는 능동 윤곽선(스네이크)을 사용하여 3차원 분할을 수행하는 방법을 보여준다. 영상분할자(Image Segmenter) 앱을 사용하여 볼륨의 2D 슬라이스를 대화형 방식으로 분할하면 능동 윤곽선 알고리즘 시작점이 생성된다.

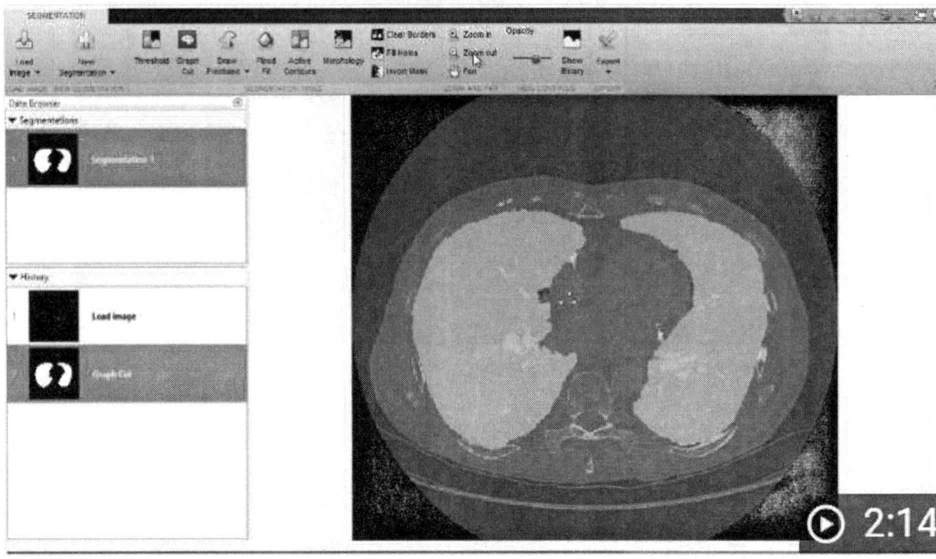

[그림 7-53] 3차원 볼륨 이미지 프로세싱 데모

4. 딥러닝을 이용한 3차원 이미지 프로세싱

3차원 이미지 프로세싱에 대한 딥러닝 접근방식에는 3차원 이미지의 관련 기능을 자동으로 학습, 감지 및 라벨링하기 위해 컨벌루션 신경망과 시맨틱 분할을 사용하는 것이 포함될 수 있다.

분할은 영상분석 작업에 반드시 필요한 작업이다.

1) 딥러닝을 사용한 의미론적 분할

의미론적 분할 신경망은 영상의 모든 픽셀을 분류하여 클래스별로 분할된 영상을 산출한다. 의미론적 분할의 응용분야에는 자율주행을 위한 도로 분할, 의료진단을 위한 암세포 분할 등이 있다.

훈련과정을 보여주기 위해 의미론적 영상분할을 위해 설계된 CNN(컨벌루션 신경망)의 일종인 Deeplab v3+ 를 훈련시킨다. 의미론적 분할을 위한 신경망에는 그 밖에도 FCN(완전 컨벌루션 신경망), SegNet 및 U-Net이 있다.

훈련을 위해 University of Cambridge의 CamVid 데이터 셋을 사용한다. 이 데이터 셋은 주행하면서 얻은 거리 수준 뷰가 들어있는 영상모음이다. 이 데이터 셋은 자동차, 보행자, 도로를 비롯한 32개의 의미론적 클래스에 대해 픽셀 수준의 레이블을 제공한다.

[그림 7-54]처럼 의미론적 분할은 영상의 각 픽셀을 클래스 레이블(예 꽃, 사람, 도로, 하늘, 바다 또는 자동차)과 연결하는 과정이다.

의미론적 분할의 응용분야는 다음과 같다.

① 자율주행
② 산업검사(Industrial Inspection)
③ 위성영상에 나타나는 지형의 분류
④ 의료영상분석

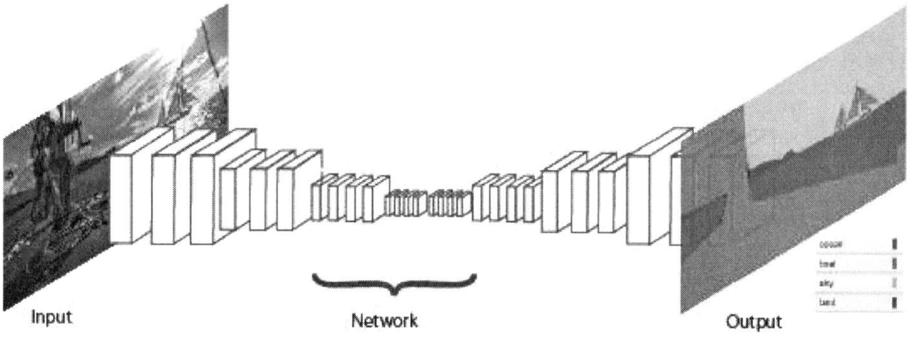

[그림 7-54] 딥러닝을 사용한 의미론적 분할

2) 의미론적 분할을 위한 훈련 데이터에 레이블 지정하기

대용량 데이터 셋을 사용하면 특정 입력(또는 입력 측면)에 더 빠르고 정확하게 매핑할 수 있다. 데이터 증대를 사용하면 훈련에서 제한된 데이터 셋을 활용할 수 있다.

보조적인 변경(예 영상 평행이동, 자르기 또는 변환)을 통해 서로 다른 고유한 새 영상이 생성된다.

영상 레이블 지정기, 비디오 레이블 지정기 또는 실측 레이블 지정기(Automated Driving Toolbox, Automated Driving Toolbox™에서 사용 가능) 앱을 사용하여 대화형 방식으로 픽셀에 레이블을 지정하고 훈련을 위해 레이블 데이터를 내보낼 수 있다. 또한 이러한 앱을 사용하여 사각형 관심 영역(ROI)에 레이블을 지정하고 영상분류를 위해 장면에 레이블을 지정할 수 있다.

3) 의미론적 분할 신경망을 훈련시키고 테스트하기

의미론적 분할 신경망을 훈련시키는 단계는 다음과 같다.

① Analyze Training Data for Semantic Segmentation
② Create a Semantic Segmentation Network
③ Train a Semantic Segmentation Network
④ Evaluate and Inspect the Results of Semantic Segmentation
④ 사전훈련된 DeepLabv3+ 신경망을 사용하여 객체 분할하기

MathWorks® GitHub 리포지토리는 기본제공 추론을 수행할 때 다운로드하여 사용할 수 있는 사전훈련된 최신 딥러닝 신경망의 구현을 제공한다.

사전훈련된 최신 MathWorks 의미론적 분할 모델과 예제목록은 MATLAB Deep Learning(GitHub)을 참조한다.

[그림 7-55]의 예제는 MATLAB을 사용하여 3차원 U-Net 네트워크를 학습하고 3차원 영상에서 뇌종양의 시맨틱 분할을 수행하는 방법을 보여준다.

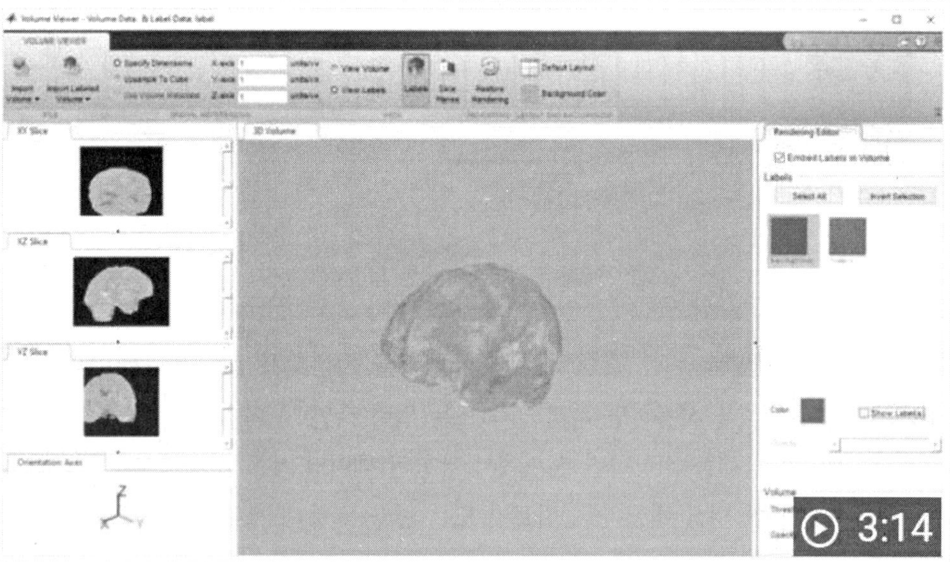

[그림 7-55] 딥러닝을 사용한 뇌종양 3차원 영상분할

5. 인공지능 기반 의료영상 처리 사례

인공지능을 활용해 CT나 MRI 등 의료영상을 분석하는 기술에 대한 연구가 전세계적으로 활발하게 진행되고 있는 가운데, 국내 연구팀의 인공지능 기반 의료영상 처리실력이 국제적

으로 인정받았다.

서울아산병원 의료영상지능실현연구실은 최근 스페인 그라나다에서 열린 '국제 인공지능 의료영상 분할 대회'에서 2위를 차지했다고 밝혔다.

국제의료영상처리학회(MICCAI)가 주관하는 이 대회는 올해 처음 열렸으며, 전세계에서 약 190여 개의 팀이 참가했다. 각 팀은 직접 개발한 인공지능 기반 의료영상 분할 시스템으로 뇌종양, 심장, 간, 전립선, 폐, 췌장, 대장 등 총 10개의 장기의 의료영상을 분할해 3차원 모델로 만들어내는 속도와 정확도를 겨뤘다.

의료영상 분할이란 단층으로 촬영된 CT(컴퓨터단층촬영)나 MRI(자기공명영상) 같은 진단용 의료영상에서 체내 장기들과 종양 등의 경계선을 명확하게 그려 구분해내는 것을 말한다.

분할된 의료영상들을 종합하면 몸 속 구조를 3차원으로 구현해낼 수 있어 의료진이 환자를 더 정확하게 진단하고 치료계획을 세울 수 있고, 치료반응도 더 빠르게 평가할 수 있다. 또한 시각적인 자료를 바탕으로 환자에게 쉽게 설명할 수 있어 환자가 느끼는 수술 불안감을 최소화시킬 수 있다.

사람이 직접 의료영상을 분할할 수도 있지만 시간이 매우 오래 걸리기 때문에 지금까지는 활발하게 시행되지 않았는데, 인공지능(AI)을 활용하면 빠른 시간 내에 몸 속 구조를 3차원 이미지로 나타낼 수 있다.

서울아산병원 융합의학과 김남국 교수가 이끄는 의료영상지능실현연구실(MI2RL, Medical Imaging Intelligent Reality Lab)은 CT, MRI 등 의료영상에서 체내 장기나 질환의 위치를 인지하는 인공지능 네트워크 E-Net과 체내 장기와 질환의 경계선을 정확하게 그려 분할하는 P-Net 인공지능 네트워크를 결합한 Cascade U-Net을 자체적으로 개발해 대회에 참가했다.

그 결과 김 교수팀은 약 80%의 정확도로 체내 장기와 질환을 3D 이미지로 구현해냈다. 또한 1초당 약 100장의 의료영상을 분할해내 약 10초 이내에 장기의 상태를 3D 이미지로 나타냈다.

김남국 서울아산병원 융합의학과 교수는 "의료영상 분할 분야가 발전되면 종양 등 질환의 위치와 상태, 크기를 지금보다 더 정확하게 파악할 것으로 기대되기 때문에 국내외에서 활발하게 연구되고 있다"면서, "아직은 보완해야 할 점이 있지만 더 높은 정확도와 속도로 의료영상을 분할하는 인공지능 네트워크를 개발해 국내외 의료영상 분야를 선도할 수 있도록 노력하겠다"고 밝혔다.

학습활동.7 교수 · 학습 방법

교수 방법

- 의료영상 데이터의 분할에 대한 관련 용어, 구성, 방식 이해 정도를 파악한 후 수업을 진행한다.
- 교수자의 주도로 의료영상 데이터의 분할 등의 내용을 PPT 자료로 제시한 후 설명한다.
- 가능하면 사전에 개인별 학습 자료를 준비하여 모든 학생이 참여할 수 있는 문제 해결식 수업, 협력 수업이 가능하도록 한다.
- 의료영상 데이터의 분할 전 과정을 작업의 순서에 따라 단계적으로 실습이 이루어질 수 있도록 지도한다.
- 교재를 통해 수업을 준비하는데 있어서 필요한 모든 정보나 팁, 힌트 등 도움이 될 만한 내용들을 확인할 수 있다.
- 학생들이 만들게 될 각 모델들은 수업시간에 중점적으로 다뤄질 부분과 어휘, 질문, 답을 포함하고 있으며 또한 탐구할만한 추가적인 아이디어들도 포함하고 있다.

학습 방법

- 의료영상 데이터의 분할에 대한 관련 용어를 숙지하고, 의료영상 데이터의 분할에 대해 이해한다.
- 의료영상 데이터의 분할의 각 단계별 중점 사항을 체계적으로 학습한다.
- 의료영상 데이터의 분할의 수행순서의 전 과정을 실습한다.
- 의료영상 데이터의 분할의 내용을 이해한다.
- 의료영상 데이터의 분할을 이해하고 숙달이 될 때까지 학습한다.

학습활동.7 평가 및 피드백

평가 준거

- 평가자는 피평가자가 수행 준거 및 평가 내용에 제시되어 있는 내용을 성공적으로 수행할 수 있는 지를 평가해야 한다.

학습내용	평가항목	성취수준		
		상	중	하
의료영상 데이터의 분할	의료영상 데이터의 분할을 이해할 수 있다.			

평가 방법

- 작업 포트폴리오

학습내용	평가항목	성취수준		
		상	중	하
의료영상 데이터의 분할	의료영상 데이터의 분할을 이해할 수 있다.			

- 필기시험

학습내용	평가항목	성취수준		
		상	중	하
의료영상 데이터의 분할	의료영상 데이터의 분할을 이해할 수 있다.			

- 체크리스트를 통한 관찰

학습내용	평가항목	성취수준		
		상	중	하
의료영상 데이터의 분할	의료영상 데이터의 분할을 이해할 수 있다.			

- 피드백

1. 작업 포트폴리오
   - 제출한 보고서를 평가한 후 주요 사항에 대하여 표시하여 돌려준다.
2. 필기시험
   - 평가 결과 성적이 저조한 학생은 보고서 제출 기회를 부여한다.
3. 체크리스트를 통한 관찰
   - 실습 과정에서 평가한 후 개선해야 할 사항 등을 정리하여 돌려둔다.

참 | 고 | 문 | 헌

- 남상엽 외, 빅데이터 분석 및 응용, 상학당, 2023.1.10.
- 남상엽 외, 의료 IT 융합기술, 상학당, 2021.3.15.
- 남상엽 외, 4차산업 핵심기술 및 글로벌 도전, 상학당, 2020.9.15.
- 남상엽 외, 4차산업 융합기술을 위한 IT 분석 및 응용, 상학당, 2022.3.10.
- 남상엽 외, 메타버스 기술, 상학당, 2021.9.30.
- 남상엽 외, 디지털 테라피, 상학당, 2021.4.15.
- 남상엽 외, 디지털 트윈 기술, 상학당, 2020.4.30.
- 남상엽 외, 인공지능기술, 상학당, 2020.3.20.
- 남상엽 외, 사물인터넷 개론, 상학당, 2015.9.10.
- 남상엽 외, 가시광선 통신 기술, 상학당, 2018.10.15.
- 남상엽 외, 병원경영과 의료서비스, 상학당, 2021.9.10.
- 이준구 외, 의료영상을 이용한 인체 장기의 분할 및 시각화, 한국전자통신학회 논문지, 2-8권 제1호, 2013.1.21.
- 컴퓨터비전, 머신러닝, 딥러닝을 이용한 의료영상분석(1-2,1-3강): www.edwith.org/medical-20200327/joinLectures/30437
- 슬라이드 스캐너 : 청년의사, http://www.docdocdoc.co.kr
- 뷰노메드 본에이지 : 중앙일보, jhealthmedia.joins.com/article/article_view.asp?pno=20250
- TisepX : 인공지능신문, http://www.aitimes.kr
- ImageJ 이미지, https://www.pcwelt.de/downloads/ImageJ-1325332.html
- ITK-SNAP 이미지, https://en.wikipedia.org/wiki/ITK-SNAP
- 3D Slicer 이미지, https://www.slicer.org/wiki/Slicer4:DownloadPageMockup
- Endoscopy 이미지, https://www.health.harvard.edu/diseases-and-conditions/endoscopy
- Microscopy 이미지, https://www.ibs.re.kr/cop/bbs/BBSMSTR_000000000901/selectBoardArticle.do?nttId=15340
- 컴퓨터 비전의 데이터의 모든 것, https://www.superb-ai.com/ko-blog/everything-about-computer-vision-data
- 현재 의료 영상기술의 상태와 미래, https://expocus.com/
- 문영래, 인공지능 적용과 의료기술의 변화, https://it.chosun.com/site/data/html_dir/2019/11/29/2019112900439.html, 2019.11.29.
- 윤기영, 보건의료의 미래는 디지털에 있다, https://www.hani.co.kr/arti/science/future/974944.html
- MOT Consultant, 미래 의학 10대 기술
- 김창훈, 인공지능 의료영상 진단모형 연구 경험과 활성화 방안, HIRA빅데이터 브리프
- 의료용영상처리용장치, 소프트웨어, Global Picture Archiving and Communication System Market
- https://www.medigatenews.com/news/2919052258
- https://www.nextunicorn.kr/content/38ba7c8ef48b4356
- 정해윤, 첨단의료영상진단기기, 한국IR협의회, 2021.6.3.
- 강건욱, 핵의학 분자영상, 생화학분자생물학회
- 안병철, 분자영상과 신약개발, 생화학분자생물학회
- 아주대학교 핵의학과 홈페이지, https://ts.ajoumc.or.kr/EP/View.aspx?ssc=0015&ssgc=DH&mc=DH00150019
- https://www.molim.xyz/molecularimaging

- https://www.hoag.org/specialties-services/cancer/treatments-services/molecular-imaging-therapy/
- 이한상 · 박민석 · 김준모, 의료영상에서의 딥러닝, 대한의료영상정보학회지, 2014.
- 의료양상 분석의 개요, https://www.insilicogen.com/blog/358
- https://truman.tistory.com/239
- https://www.dynamsoft.com/blog/insights/image-processing/image-processing-101-image-enhancement/
- https://www.ijsr.net/archive/v6i3/25031706.pdf
- 센서로세계로미래로, 인공지능에 의한 영상인식 기술 동향, https://blog.naver.com/PostView.naver?blogId=iotsensor&logNo=222294898187
- https://ichi.pro/ko/gani-uilyo-bunseog-eul-gaeseon-hal-su-issneun-bangbeob-137591323095454
- https://truman.tistory.com/191
- 김민규외 딥러닝기반 의료영상 분석을 위한 데이터 증강 기법, 대한영상의학회지, 2020.
- https://truman.tistory.com/category/
- https://slicer.readthedocs.io/en/latest/user_guide/image_segmentation.html
- 이명은, 의료영상의 분할과 시각화 방법의 개발, 목표대학교, 2007.2.
- 조영복 외, 의료영상 이미지를 이용한 유전병변 정합 알고리즘, 한국정보통신학회 논문지, vol.21, No2, 2017.5.
- https://techblog-history-younghunjo1.tistory.com/178
- https://blog.naver.com/PostView.nhn?blogId=dic1224&logNo=220874533207
- https://1coding.tistory.com/135
- 최윤섭, 최윤섭의 헬스케어 이노베이션, https://www.yoonsupchoi.com/2017/08/08/ai-medicine-4/
- https://brunch.co.kr/@kakao-it/81
- https://www.geeksforgeeks.org/getting-started-with-classification/?ref=lbp
- 김희태 외, 의료영상철을 위한 오픈소스 라이브러리; ITK리뷰, 카이스트 전산학과, 대한의학영상정보학회지, 1-12, 2013.
- 기재홍 외, 이비지 스트리밍 기술을 이용한 웹 기반 3차원 의료영상 시스템의 구현과 성능평가, 대한의료정보학회지 제11권 제4호, 2005.8.22.
- https://slicer.readthedocs.io/en/latest/user_guide/image_segmentation.html
- https://qupath.readthedocs.io/en/stable/docs/starting/first_steps.html#starting-out
- Citizen Data Scientist를 위한 데이터 사이언스 캔버스
- ㈜ 베가스 R&D Center, 테크월드뉴스, https://www.epnc.co.kr
- 식품의약품안전처, 의료영상 전송장치 기술문서 작성을 위한 가이드라인, 2015.2.
- https://m.blog.naver.com/의료영상 저장전송장치란? 2008.9.26.
- https://www.pacs.irm.kr/_files/ugd/ebac66_01c05a8c03c34d0782395f387a3ec5ea.pdf?index=true
- 나승권, 의료기기 기술분석 및 의료정보, 상학당, https://truman.tistory.com, 2017.
- https://shacoding.com/2021/12/04/vision-%EC%98%81%EC%83%81-%EB%B6%84%ED%95%A0-segmentation/
- https://developers.arcgis.com/python/guide/how-deeplabv3-works/
- https://www.amc.seoul.kr/asan/information/journal

학습 1	의료영상분석의 개요
학습 2	의료영상 데이터의 획득(Acquisition)
학습 3	의료영상 데이터의 저장 및 전송
학습 4	의료영상 데이터의 시각화 툴
학습 5	의료영상 데이터의 특징 추출(Features Extraction)
학습 6	의료영상 데이터의 분류(Classification)
학습 7	의료영상 데이터의 분할(Segmentation)
학습 8	**의료영상 데이터의 강화(Enhancement)**
학습 9	의료영상 데이터의 정합(Registration)
학습 10	딥러닝 기반의 의료영상 데이터 분석
학습 11	의료분자 영상기술
학습 12	의료영상 기술의 미래
학습 13	의료영상 기술의 시장현황
부록	의학용어

학습 목표	1. 의료영상 데이터의 강화를 이해할 수 있다.

8-1 영상 데이터 강화의 개요

1. 영상강화의 개요

영상 이미지 향상(Image Enhancement)은 특정 필요에 따라 이미지의 특정 정보를 강조하고, 불필요한 정보를 약화시키거나 제거하는 프로세스를 말한다.

예를 들어 노이즈 제거, 흐릿한 세부정보 표시, 레벨 조정을 통해 이미지의 특징을 강조 표시할 수 있다.

이미지 향상기술은 크게 두 가지 범주로 나눌 수 있다.

① 공간영역(Spatial Domain) : 특정 해상도의 공간좌표에 따라 이미지를 균일한 픽셀로 분할하는 이미지 공간의 향상으로 공간영역 방법은 픽셀에 직접 작

업을 수행한다.

② 주파수영역(Frequency Domain) : 푸리에 변환을 공간영역에 적용하여 얻은 향상으로 주파수 영역에서 픽셀은 간접적으로 뿐만 아니라 그룹으로 작동한다.

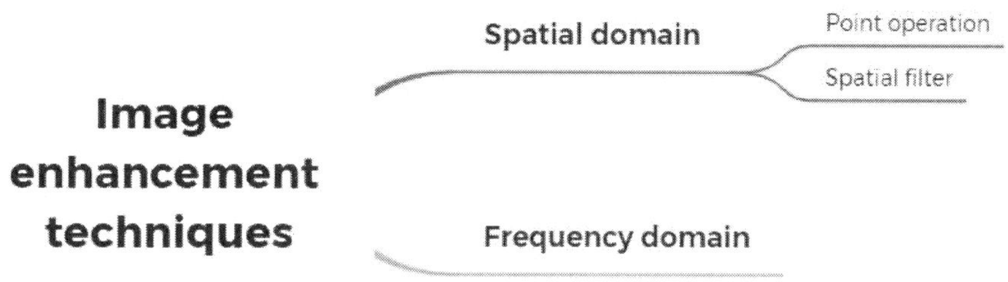

[그림 8-1] 영상 이미지 향상(Image Enhancement)기술

2. 공간 도메인 기법의 종류

공간영역(Spatial Domain)에서 구현된 이미지 향상기술은 다음과 같다.

① 포인트 작업(강도 변환 : Intensity Transformation) : 포인트 작업(Point Operation)은 그레이 스케일 이미지의 각 픽셀에 대해 동일한 변환작업을 실행하는 것을 말한다. 변환은 원래 픽셀을 기반으로 하며, 해당 위치 또는 인접 픽셀과 무관하다. 포인트 운영에 대해 자세히 살펴본다.

② 공간필터(또는 마스크, 커널) : 공간필터(Spatial Filter)의 출력값은 f(x,y) 및 해당 이웃값(Neighborhood Value)에 따라 달라진다. 공간필터(Convolution)에 대해 자세히 살펴본다.

학습 8

3. 영상 이미지 향상의 응용

다음은 영상 이미지 향상 응용(Applications of Image Enhancement)의 몇 가지 예이다.

① 디블러 이미지(Deblur Images)
② 대비 조정(Contrast Adjustment)
③ 이미지를 밝게(Brighten an Image)
④ 부드럽고 선명하게(Smooth and Sharpen)

이미지 스무딩(Image Smoothing)은 이미지 노이즈를 줄이고 억제하는 디지털 이미지 처리기술이다. 일반적으로 볼 수 있는 스무딩 필터(Smoothing Filters)에는 평균 스무딩(Average Smoothing), 가우시안 스무딩(Gaussian Smoothing) 및 적응형 스무딩(Adaptive Smoothing)이 포함된다. 스무딩 필터에 대해 자세히 살펴본다.

이미지 선명화 필터(Image Sharpening Filters)는 블러(Blur)를 제거하여 가장자리를 강조 표시한다. 필터 선명화에 대해 자세히 알아본다.

1) 노이즈 제거(Noise Removal)

카메라에서 캡처 · 인쇄하거나 전송하는 동안 이미지에 노이즈가 생기게 된다. 이미지 처리 측면에서 노이즈는 인접 픽셀의 강도 변화로 식별할 수 있고, 다양한 종류의 소음이 있다.

예를 들어 가우시안 노이즈는 각 픽셀을 (보통) 작은 양만큼 변경하고, 소금(Salt)과 후추(Pepper)모양의 노이즈(임펄스 노이즈 : Impulse Noise)는 이미지 위에 흰색 또는 검은색 픽셀을 임의로 흐터지듯 뿌린다.

노이즈 제거기술(Noise Removal Techniques)은 선형 또는 비선형 필터(Linear Or Non-linear Filters)를 사용하여 이미지를 매끄럽게(Smoothing The Image)하고 노이즈의 가시성(Visibility)을 줄인다.

2) 그레이 스케일 이미지의 히스토그램 평준화

히스토그램 균등화/평준화(Histogram Equalization)는 출력 이미지가 각 그레이 레벨(Gray Level)에서 대략 동일한 수의 픽셀을 갖는 변환을 의미한다. 즉 출력의 히스토그램이 균일하게 분포된다. 그레이 스케일 이미지 히스토그램 균등화에 대해 자세히 알아보자.

8-2 영상의 포인트 연산

1. 포인트 연산

포인트 연산(Point Operations)은 종종 그레이 스케일 범위와 분포를 변경하는데 사용된다. 포인트 연산의 개념은 미리 정의된 변환기능을 사용하여 모든 픽셀을 새 이미지에 매핑하는 것이다.

$$g(x,y) = T(f(x,y))$$

- $g(x,y)$는 출력 이미지이다.
- T는 강도 변환 연산자이다.
- $f(x,y)$는 입력 이미지이다.

2. 기본 강도 변환함수

가장 간단한 이미지 향상방법(Image Enhancement Method)은 1 × 1 이웃 크기를 사용하는 것이다. 이것이 포인트 연산이다. 이 경우 출력 픽셀('s')은 입력 픽셀('r')에만 의존하며, 포인트 연산함수는 다음과 같이 단순화할 수 있다.

$$s = T(r)$$

여기서 T는 원본 이미지(Original Image)와 출력 이미지(Output Image) 사이의 특정 그레이 레벨 매핑관계의 포인트 연산자이다.

- s, r : 그레이 레벨의 입력픽셀과 출력픽셀을 나타낸다.

다른 변환기능은 다른 시나리오에서 작동한다.

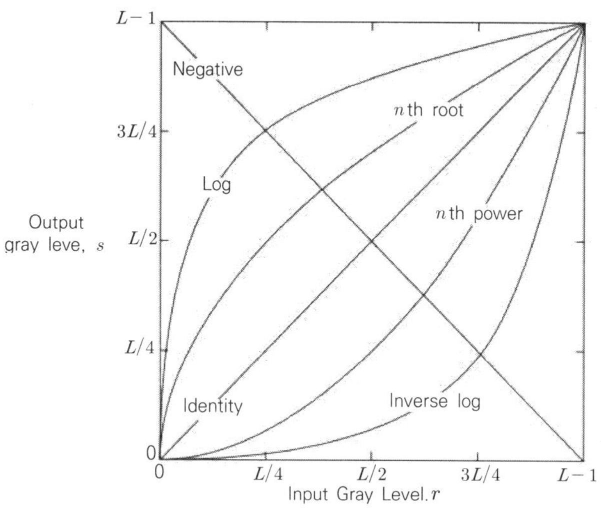

[그림 8-2] 기본 강도 변환

출처 : Slideshare.net

1) 선형 변환

선형 변환(Linear TrAnsformations)에는 항등 변환(Identity Transformation)과 음수 변환(Negative Transformation)이 포함된다.

항등 변환(Identity Transformation)에서 입력 이미지는 출력 이미지와 동일하다.

$$s = r$$

음수(Negative Transformation) 변환은 다음과 같다.

$$s = L - 1 - r = 256 - 1 - r = 255 - r$$

- L=이미지에서 가장 큰 그레이 레벨

예를 들어 음수의 변환은 디지털 유방(Digital Mammogram)영상에서 유방조직을 분석하는 것과 같이 [그림 8-3] 이미지의 어두운 영역에 포함된 흰색 또는 회색 디테일을 향상(Enhancing)시키는 데 적합하다.

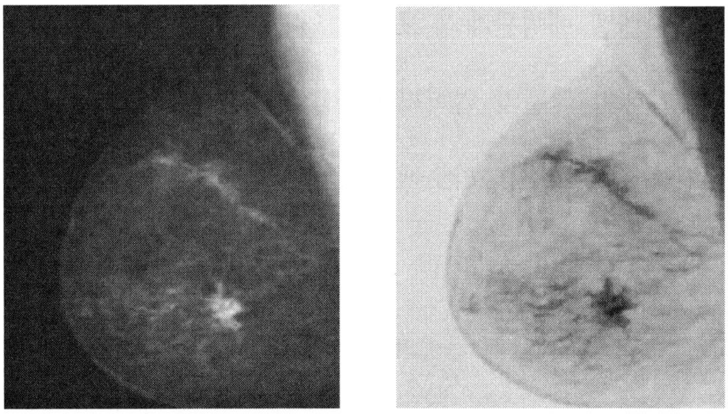

[그림 8-3] 음의 선형 변환

출처 : Slideshare.net

2) 대수(Logarithmic) 변환

(1) 일반로그 변환

일반로그 변환(Log Transform) 방정식은 다음과 같다.

$$s = c^{*}\log(1 + r)$$

- s, r : 입력픽셀과 출력픽셀의 그레이 레벨을 나타낸다.

- c는 상수이다. [0,255]에서 [0,255]로 매핑하려면 $c = 255/LOG(256)$과 같다.
- 상용로그의 밑은 10이다.

로그 변환에서 낮은 강도값은 높은 강도값으로 매핑된다. 좁은 범위의 낮은 그레이 레벨을 훨씬 더 넓은 범위로 매핑한다.

일반적으로 로그 변환은 [그림 8-4]처럼 어두운 이미지에 가장 적합하다.

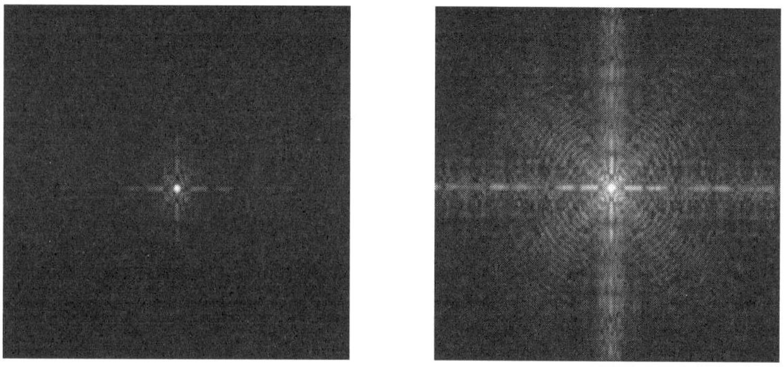

[그림 8-4] 로그 변환

출처 : Slideshare.net

(2) 역로그 변환

역로그 변환(Inverse Log Transform)은 로그 변환과 반대이다.

좁은 범위의 높은 그레이 레벨을 훨씬 더 넓은 범위로 매핑한다. 역로그 변환은 어두운 수준의 값을 압축하면서 밝은 수준의 픽셀값을 확장한다.

$$s = power(10, r^*c) - 1$$

- s, r : 입력픽셀과 출력픽셀의 그레이 레벨을 나타낸다.
- c는 상수이다. [0,255]에서 [0,255]로 매핑하려면 c =LOG(256)/255이다.

3) 멱-법칙(감마) 변환

멱-법칙(감마) 변환[(Power-Law(Gamma) Transformation)]은 지수 변환(Exponential Transformation) 또는 거듭제곱 변환(Power Transformation)이라고도 하는 감마 변환이다. 일반적으로 사용되는 그레이 스케일 비선형 변환(Grayscale Non-linear Transformation)이고, 감마 변환의 수학적 표현은 다음과 같다.

$$s = c^*power(r, \gamma)$$

학습 8

• s, r : 입력픽셀과 출력픽셀의 그레이 레벨를 나타낸다.
• c는 상수이다.
• γ도 상수이며 감마계수이다.

다양한 γ 값에 대한 방정식 [공식]의 구성(모든 경우에 $c = 1$)을 [그림 8-5]에서 볼 수 있다. 모든 곡선은 표시된 범위에 맞게 조정되었다. X축은 입력 휘도(Intensity) 레벨 r을 나타내고, y축은 출력 휘도(Intensity)레벨 s를 나타낸다.

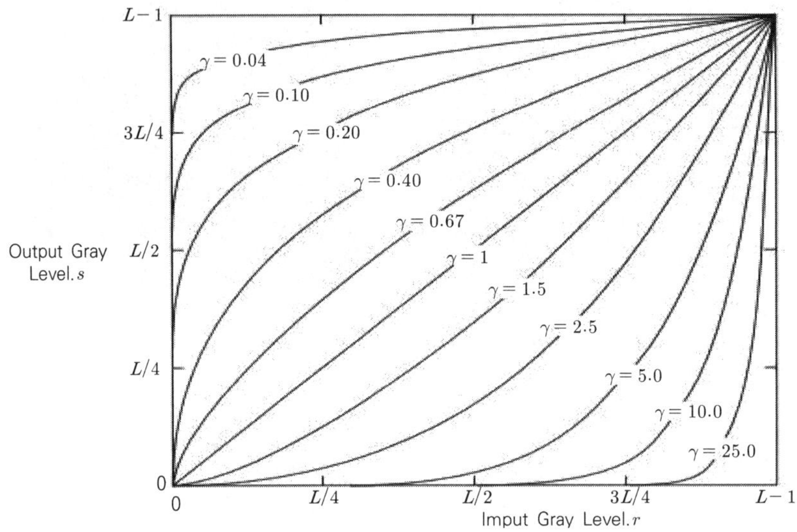

[그림 8-5] 멱법칙 변환

출처 : Slideshare.net

변환을 수행할 때 먼저 강도 수준을 0~255 범위에서 0~1로 변환하는 것이 일반적이다. 그런 다음 감마 변환을 수행하고 마지막으로 원래 범위로 복원한다.

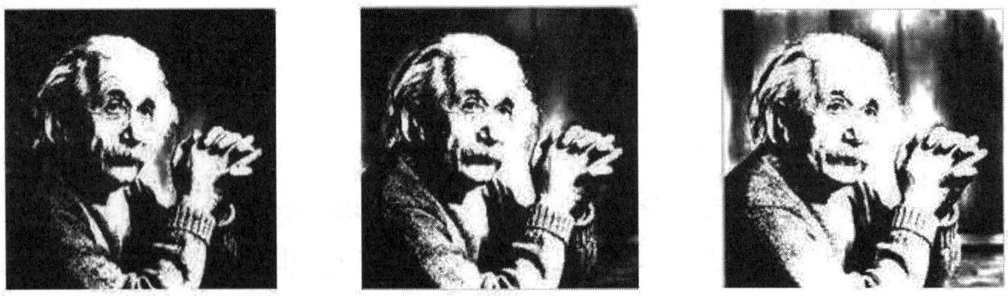

(a) 감마=10 (b) 감마=8 (c) 감마=6

[그림 8-6] 이미지 처리의 변환

출처 : TutorialsPoint.com

로그 변환과 비교하여 감마 변환은 감마값을 변경하여 가능한 변환 곡선 계열을 생성할 수 있다.

[그림 8-6]은 다른 γ(감마)값을 사용하여 향상된 이미지 출력이다.

감마 변환은 γ의 값에 따라 어두운 영역 또는 밝은 영역의 대비를 선택적으로 향상시킬 수 있다.

① γ 〉 1이면 밝은 회색 영역의 대비가 향상된다. 예를 들어 γ = 25인 경우 0.8-1 범위의 픽셀(256 스케일에서 240-255에 해당)은 0-1 범위에 매핑된다.
② γ 〈 1일 때 어두운 회색 영역의 대비가 향상된다.
③ γ = 1일 때 이 변환은 선형이다. 즉 원본 이미지는 변경되지 않는다.

3. 조각별 변환(Piecewise Transformation)

수학에서 조각별 정의 함수(Piecewise-defined Function)는 여러 하위 함수로 정의된 함수이며, 각 하위 함수는 도메인의 다른 간격에 적용된다.

조각별 변환 유형은 다음과 같다.

① 그레이 스케일 임계값 변환(Grayscale Threshold Transform)
(그레이 레벨 슬라이싱, Gray-level Slicing)
② 대비 확장(Contrast Stretching)
③ 비트 평면 슬라이싱(Bit-plane Slicing)

1) 그레이 스케일 임계값 변환

그레이 스케일 임계값 변환(Grayscale Threshold Transform)은 그레이 스케일 이미지를 흑백 이진수 이미지로 변환한다.

구분선(Dividing Line) 역할을 하는 값은 사용자가 지정한다. 픽셀의 그레이 값이 분할보다 작으면 픽셀의 강도가 0으로 설정되고, 그렇지 않으면 255로 설정된다.

분할선의 값을 임계값이라고 한다. 그레이 스케일 임계값 변환은 종종 임계값(Thresholding) 또는 이진화(Binarization)라고 한다.

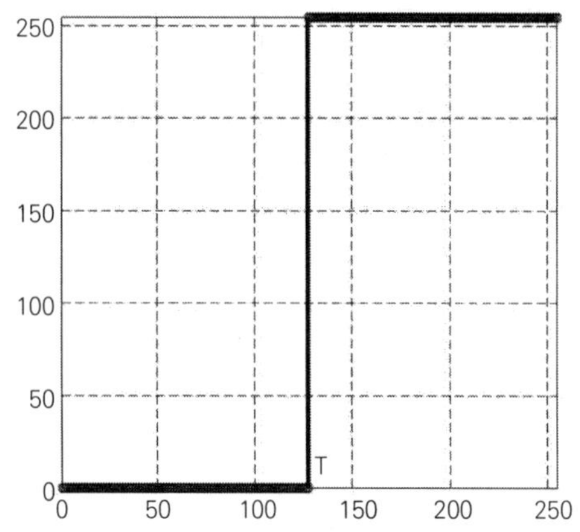

[그림 8-7] 그레이 스케일 임계값 변환

2) 대비확장 변환

대비확장 변환(Contrast-stretching Transformation)의 목표는 이미지의 다른 부분 간의 대비(Contrast)를 향상시키는 것이다. 즉 관심 영역의 회색 대비를 향상시키고, 관심없는 영역의 회색 대비를 억제한다.

다음은 두 가지 가능한 기능이다.

(1) 멱법칙 대비 확장 변환(Power-Law Contrast-Stretching Transformation)

T(r)이 그림과 같은 형식이면 모든 픽셀에 변환을 적용하여 해당 픽셀을 생성하는 효과는 다음과 같이 원본 이미지보다 더 높은 대비를 생성한다.

① 원본 이미지에서 k 미만의 레벨을 어둡게 하기

② 원본 이미지에서 k 이상의 레벨을 밝게 하기

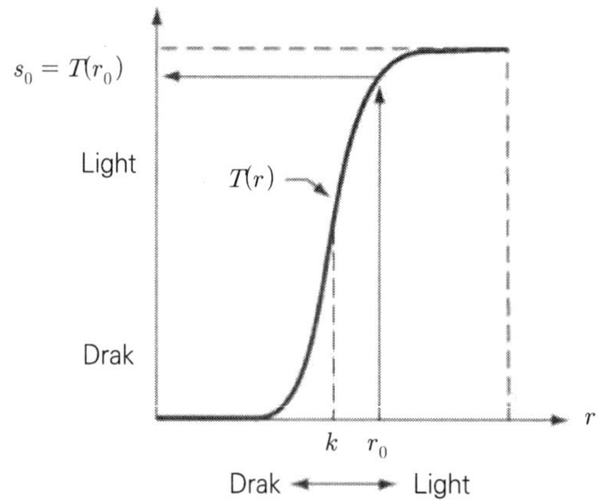

[그림 8-8] 멱 법칙 대비 확장 변환

(2) 선형 대비 스트레칭 변환(Linear Contrast-Stretching Transformation)

점(r_1, s_1) 및 (r_2, s_2)는 변환의 모양을 제어한다. 제어점 선택은 이미지 유형에 따라 다르며 이미지마다 다르다.

$r_1 = s_1$이고 $r_2 = s_2$이면 변환은 선형이며, 이는 이미지에 영향을 주지 않는다. 다른 경우 입력픽셀의 강도가 다음과 같이 x인 경우 출력픽셀의 강도를 계산할 수 있다.

① 0 <= x <= r_1의 경우 출력 = s_1 / r_1 * x

② r_1 < x <= r_2의 경우 출력 = ((s_2 - s_1)/(r_2 - r_1))*(x - r_1) + s_1

③ r_2 < x <= L-1의 경우 출력 = ((L-1 - s_2)/(L-1 - r_2))*(x - r_2) + s_2

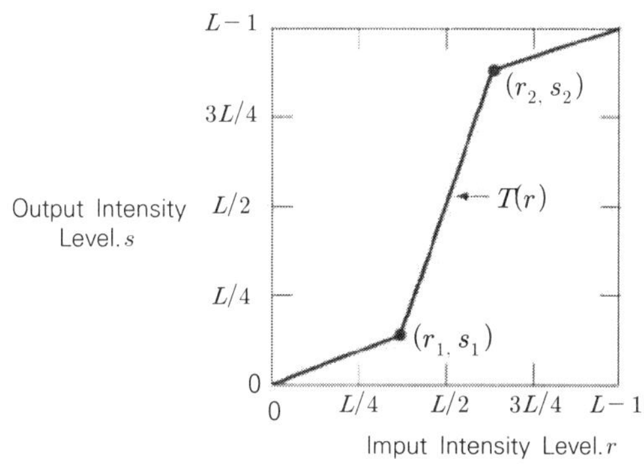

[그림 8-9] 선형 대비 확장 변환

3) 비트 평면 슬라이싱

앞에서 설명한 것처럼 그레이 스케일 이미지의 각 픽셀은 8비트 바이트로 저장된다. 강도는 0에서 255까지이며, 이진수로 '00000000'에서 '11111111'까지 이다.

비트 평면 슬라이싱은 8비트의 매트릭스를 8개의 평면으로 슬라이싱하는 과정을 말한다.

가장 왼쪽 비트(오른쪽에서 왼쪽으로 8번째 비트)에 가장 큰 가중치가 있으므로 이를 MSB(Most Signification Bit)라고 한다.

가장 오른쪽 비트(오른쪽에서 왼쪽으로 첫번째 비트)는 가중치가 가장 적으므로 LSB(Least Signification Bit)라고 한다.

학습 8

4. 고급 : 히스토그램 평활화

히스토그램 평활화(Histogram Equalization)는 그레이 스케일 평활화(Grayscale Equalization)라고도 하며, 실용적인 히스토그램 보정기술이다. 출력 이미지가 각 그레이 레벨에서 거의 동일한 수의 픽셀을 갖는 변환, 즉 출력의 히스토그램이 균일하게 분포되는 변환을 말한다. 균등화된 이미지에서 픽셀은 가능한 한 많은 회색 레벨을 차지하며 고르게 분포된다. 따라서 이러한 이미지는 더 높은 명암비와 더 큰 동적 범위를 갖는다. 이 방법은 이미지의 전체 대비를 높여 더 잘 보이도록 만드는 것이다. 일반적인 히스토그램 평준화 공식은 다음과 같다.

$$h(\nu) = round\left(\frac{cdf(\nu) - cdf_{\min}}{(M \times N) - cdf_{\min}} \times (L-1)\right)$$

- cdf(cumulative distribution function)는 누적 분포 함수를 나타낸다.
- L은 최대 강도 값(Maximum Intensity Value)(일반적으로 256)이다.
- M은 이미지 넓이(Image Width)이고, N은 이미지 높이(Image Height)이다.
- $h(\nu)$는 균등화된 값(Equalized Value)이다.

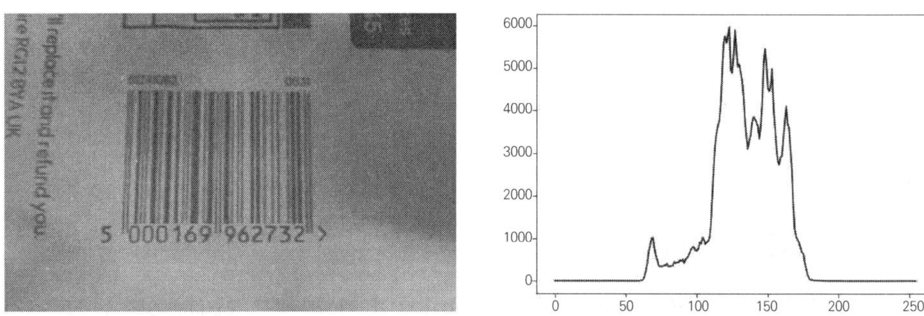

(a) 히스토그램 평활화 전　　(b) 균등화 전 히스토그램 차트

[그림 8-10] 히스토그램 평활화 전

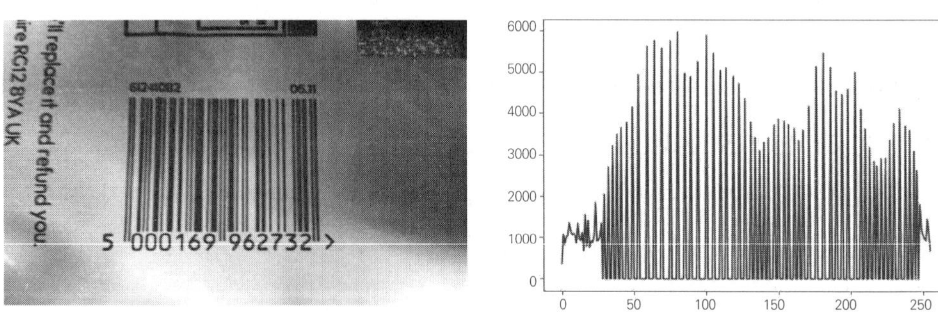

(a) 히스토그램 평준화 후　　(b) 균등화 후 히스토그램 차트

[그림 8-11] 히스토그램 평준화 후

8-3 영상의 공간필터(컨볼루션)

감마 변환, 히스토그램 평등화(균등화) 및 기타 이미지 향상 기술방법의 공통점은 변환이 픽셀이 위치한 이웃과 관계없이 픽셀 그레이 값(Pixel Gray Value)과 직접적으로 관련된다는 것이다.

공간필터에서는 이웃픽셀도 사용되는 공간 도메인 향상(Spatial Domain Enhancement)을 서술한다.

1. 공간필터의 개념

공간 도메인 향상(Spatial Domain Enhancement)은 작은 범위(이웃 : Neighbor)의 픽셀을 기반으로 한다. 이는 변환된 강도가 이웃 내의 해당 지점의 그레이(회색) 값에 의해 결정됨을 의미하므로 공간 도메인 향상을 이웃작업(Neighborhood Operation)또는 이웃처리(Neighborhood Processing)라고도 한다.

디지털 이미지는 2차원 함수 f(x, y)로 볼 수 있으며, xy 평면은 공간 도메인(Spatial Domain)이라고 하는 공간 위치정보를 나타낸다.

xy 공간 이웃을 기반으로 하는 필터링 작업을 공간 도메인 필터링(Spatial Domain Filtering)이라고 한다.

학습 8

1) 템플릿을 사용한 공간필터링(Spatial Filtering with a Template)

필터링 과정(Filtering Process)은 이미지 함수 f(x, y)에서 필터의 중심이 (x, y) 지점과 일치하도록 필터를 한 지점씩 이동시키는 것이다.

각 지점(x, y)에서 필터의 응답(Filter's Response)은 필터의 특정 콘텐츠를 기반으로 '템플릿(Template)'이라는 미리 정의된 관계를 통해 계산된다.

이웃의 픽셀이 선형 연산(Linear Operation)으로 계산되면 '선형 공간 도메인 필터링(Linear Spatial Domain Filtering)', 그렇지 않으면 '비선형 공간 도메인 필터링(Nonlinear Spatial Domain Filtering)'이라고도 한다.

[그림 8-12]는 3 × 3 템플릿[(필터(Filter), 커널(Kernel) 또는 창(Window)이라고도 함)]을 사용한 공간필터링 프로세스를 보여준다.

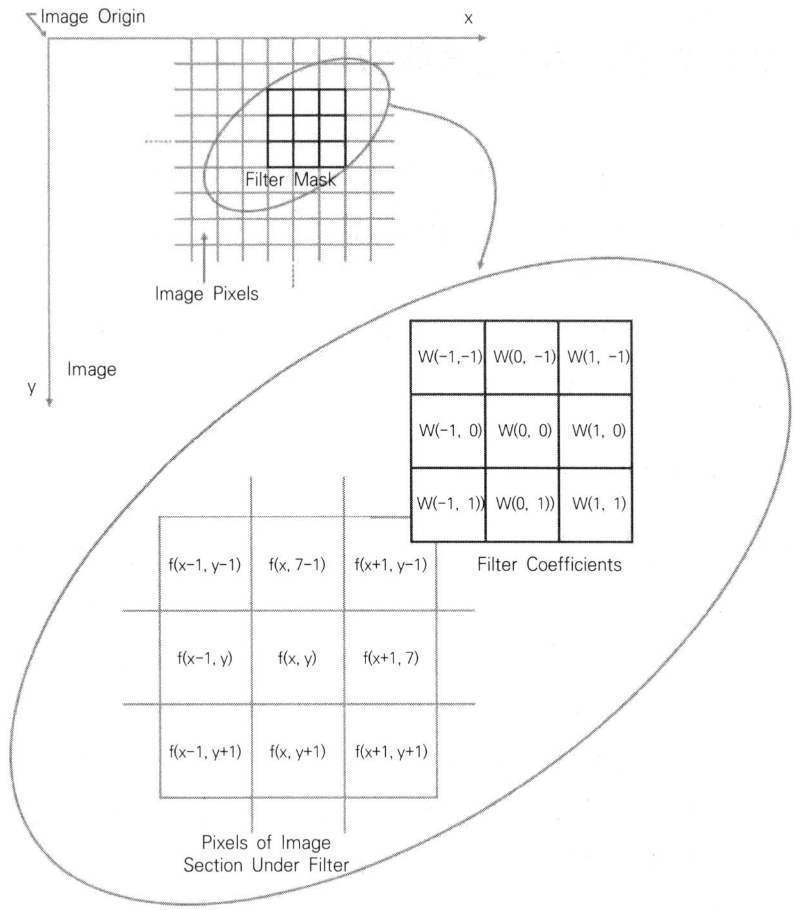

[그림 8-12] 3 × 3 템플릿을 사용한 공간필터링

선형 공간필터링(Linear Spatial Filtering)에서 필터의 계수는 가중치 패턴(Weighting Pattern)을 제공한다. 예를 들어 [그림 8-12]의 경우 템플릿에 대한 응답 R은 다음과 같다.

$$R = w(-1,-1)^* f(x-1,y-1) + w(-1,0)^* f(x-1,y) + \ldots$$

$$+ w(0,0)^* f(x,y) + \ldots + w(1,0)^* f(x+1,y) + w(1,1)^* f(x+1,y+1)$$

수학에서는 이를 요소별 행렬 곱셈(Element-wise Matrix Multiplication)이라고 한다. 크기가 (2a+1, 2b+1)인 필터의 경우 공간영역 향상 수학 방정식의 다음 함수를 사용하여 출력응답을 계산할 수 있다.

$$g(x,\ y) = \sum_{s=-a}^{a} \sum_{t=-b}^{b} w(s,\ t) f(x+s,\ y+t)$$

2. 스무딩 필터

다음에서는 이미지 스무딩(Image Smoothing) 및 샤프닝(Sharpening)필터에 대해 살펴보겠다.

이미지 스무딩(Image Smoothing)은 이미지 노이즈를 줄이고 억제하는 디지털 이미지 처리기술이다. 공간영역에서 이웃 평균화(Neighborhood Averaging)는 일반적으로 평활화(Smoothing)의 목적을 달성하는데 사용될 수 있다. 일반적으로 볼 수 있는 스무딩 필터에는 평균 스무딩(Average Smoothing), 가우시안 스무딩(Gaussian Smoothing) 및 적응형 스무딩(Adaptive Smoothing)이 포함된다.

1) 평균 스무딩

먼저 평균 템플릿과 그 구현이라는 가장 단순한 형태의 스무딩 필터(Smoothing Filter)를 살펴보겠다.

1	1	1
1	1	1
1	1	1

x 1/9

Weight w

[그림 8-13] 스무딩 필터

점(x, y)를 중심으로 하는 3 × 3 이웃의 점들은 모두 새 이미지 'g'의 (x, y) 점 픽셀을 결정하는데 관여한다. 모든 계수가 1이라는 것은 g(x, y) 값을 계산하는 과정에서 동일한(가중치) 기여한다는 것을 의미한다.

마지막 계수인 1/9는 전체 템플릿 요소의 합이 1이 되도록 하기 위한 것이다. 이렇게 하면 새 이미지가 원본 이미지와 동일한 그레이 스케일 범위(예 [0, 255])로 유지된다. 이러한 'w'를 평균 템플릿(Average Template)이라고 한다.

(1) 어떻게 작동할까

일반적으로 인접한 픽셀의 강도값은 비슷하며, 노이즈로 인해 노이즈 지점에서 그레이 스케일 점프(Grayscale Jumps)가 발생한다. 그러나 간헐적인 노이즈가 이미지의 로컬 연속성을 변경하지 않는다고 가정하는 것이 타당하다. 예를 들어 [그림 8-14]처럼 밝은 영역에 두 개(5와 0)의 어두운 점이 있다.

f_sub=

200	215	212	208	196
198	5	202	199	221
199	207	202	201	211
203	218	210	210	198
203	218	210	0	198
200	215	212	208	205

[그림 8-14] 밝은 영역의 두 개의 어두운 점

테두리의 경우 '복제(Replicate)'의 접근방식을 사용하여 패딩(Padding)을 추가할 수 있다. 3 × 3 평균 템플릿으로 이미지를 [그림 8-15]처럼 평활화(Smoothing) 하면 결과 이미지는 다음과 같다.

g_sub=

181	184	186	206	205
180	182	183	206	207
181	183	184	206	208
206	208	186	182	181
207	210	189	183	180
206	209	189	184	181

[그림 8-15] 다크 포인트 스무딩

두 노이즈는 주변 포인트의 평균으로 대체된다. 노이즈의 영향을 줄이는 과정을 스무딩(Smoothing) 또는 블러링(Blurring)이라고 한다.

2) 가우시안 스무딩(Gaussian Smoothing)

평균 평활화(Average Smoothing)는 이웃의 모든 픽셀에 동일하게 적용된다. 스무딩 과정에서 흐릿함을 줄이고 보다 자연스러운 스무딩 효과를 얻기 위해서는 템플릿 중심점의 가중치를 높이고, 먼 지점의 가중치를 줄이는 것을 생각하는 것이 자연스럽다. 새로운 중심점 강도가 가장 가까운 이웃에 더 가깝다. 가우스 템플릿

(Gaussian Template)은 이러한 고려사항을 기반으로 한다.

일반적으로 사용되는 3 × 3 가우시안 템플릿은 [그림 8-16]과 같다.

w=1/16*

1	2	1
2	4	2
1	2	1

[그림 8-16] 가우시안 템플릿

3) 적응 평활화(Adaptive Smoothing)

평균 템플릿(Average Template)은 노이즈를 제거하면서 이미지를 흐리게 한다. 가우시안 템플릿이 더 나은 작업을 수행하지만 메커니즘에 뿌리를 두고 있기 때문에 블러링(Blurring)은 여전히 불가피하다. 보다 바람직한 방식은 선택적 평활화(Selective Smoothing), 즉 잡음영역에서만 평활화하고 잡음이 없는 영역에서는 평활화하지 않는 것이다. 이 방법은 잠재적으로 흐림의 영향을 최소화한다. 이를 적응 필터링(Adaptive Filtering)이라고 한다.

그렇다면 로컬 영역을 노이즈로 매끄럽게 해야 하는지 어떻게 판단할 수 있을까? 답은 노이즈의 특성(Nature of the Noise), 즉 로컬 연속성(Local Continuity)에 있다.

노이즈가 있으면 노이즈 지점에서 그레이 스케일 점프(Grayscale Jump)가 발생하여 그레이 스케일 범위(Grayscale Span)가 커지게 된다. 따라서 다음 두 가지 중 하나를 기준으로 사용할 수 있다.

① 로컬 영역(Local Area)의 최대 강도(Max Intensity)와 최소 강도(Min Intensity)간의 차이는 특정 임계값 T보다 크다. 즉 max(R) - min(R) 〉 T, 여기서 R은 로컬 영역을 나타낸다.

② 분산은 특정 임계값 T보다 크다. 즉 D(R) 〉 T이며, 여기서 D(R)은 영역 R의 픽셀 분산을 나타낸다.

4) 기 타

중앙값 필터(Median Filter) 및 적응형 중앙값 필터(Adaptive Median Filter)와 같이 평활화(Smoothing)를 처리하는 다른 접근방식이 있다.

학습 8

3. 샤프닝 필터

이미지 선명화 필터(Image Sharpening Filters)는 블러(Blur)를 제거하여 가장자리를 강조 표시한다. 또한 이미지 스무딩의 반대인 이미지의 그레이 스케일 전환을 향상시킨다. 스무딩과 샤프닝의 산술 연산자도 그 사실을 증명한다.

선형 평활화(Linear Smoothing)는 이웃에 대한 가중합계(Weighted Summation) 또는 적분연산(Integral Operation)을 기반으로 하는 반면, 선명화(Sharpening)는 미분(Derivative) (기울기, Gradient) 또는 유한 차이(Finite Difference)를 기반으로 한다.

노이즈(Noises)와 가장자리(Edges)를 구별하는 방법은 선명하게 하기(Sharpening)에서 여전히 중요하다. 차이점은 스무딩(Smoothing)에서는 노이즈를 매끄럽게 하고 가장자리(Edges)는 무시하고, 선명하게 하기에서는 가장자리를 향상시키고 노이즈를 무시한다는 것이다.

샤프닝 필터가 사용되는 일부 응용분야는 다음과 같다.

① 의료영상 시각화(Medical Image Visualization)
② 사진 향상(Photo Enhancement)
③ 산업결함 감지(Industrial Defect Detection)
④ 군사 시스템의 자율적 안내(Autonomous Guidance In Military Systems)

샤프닝에 사용할 수 있는 몇 가지 필터가 있다. 가장 널리 사용되는 필터 중 하나는 Laplace 연산자이다. 이는 2차 미분을 기반으로 한다.

해당 Laplace 연산자의 필터 템플릿은 [그림 8-17]과 같다.

선명하게 하기 기능(Sharpening Enhancement)을 사용하면 절댓값(Absolute Value)이 같은 두 개의 숫자가 동일한 응답을 나타내므로 w1은 다음 템플릿 w2와 동일하다.

w2=

0	1	0
1	-4	1
0	1	0

[그림 8-17] 라플라시안 템플릿

Laplacian 템플릿의 구조를 자세히 살펴보면 템플릿이 90도 회전에 대해 동일한 방향(Isotropic)임을 알 수 있다. 라플라스 연산자는 가로방향과 세로방향의 에지에 대해 잘 수행되므로 두 번 필터링해야 하는 번거로움을 피할 수 있다.

(a) 샤프닝 전　　(b) 샤프닝 후

[그림 8-18] 샤프닝 전과 후 비교

8-4 의료영상 강화

1. 의료영상 강화의 개요

현재 의료영상 장비는 영상 해상도가 높아지고 영상 시술이 빨라지며 환자의 조직과 장기에 대한 정보가 많아지면서 비약적인 발전을 거듭하고 있다.

그러나 다양한 영상에서 장기와 조직의 대비가 매우 낮고, 인간의 시각 특성상 인간의 눈으로 볼 때 시각효과가 매우 떨어진다. 즉 인간의 눈은 특정 범위의 밝기에만 반응할 수 있다.

이러한 문제는 40/256의 그레이 레벨에서만 해결할 수 있다. 그러나 경계가 명확한 그레이 스케일 전이대역을 관찰하는 사람들의 능력은 고유한 가장자리 향상 효과로 인해 128/256 이상의 그레이 레벨로 증가할 수 있다.

회색값이 비슷하고 가장자리가 인터리빙되면 가장자리 향상효과가 사라진다. 그레이 레벨의 차이로 인해 해상력도 그레이 레벨보다 40/256 이하로 떨어진다. 특정 자기공명영상(MRI) 및 컴퓨터 단층촬영(CT) 이미지에서는 대비가 매우 낮아 병변부위와 정상조직을 구분하기 어렵다.

의료영상 처리는 인체구조와 조직의 복잡함, 전기기기의 노이즈로 인해 영상의 품질이 저하되는 반면, 이러한 영상은 보다 선명한 영상을 얻기 위해 적절한 그레이 인핸스먼트를 통해 처리할 수 있다.

의료영상의 촬영원리는 일반영상과 다르며, 시스템 · 랜덤 노이즈 · 센서의 감도 · Analogue-to-Digital(A/D) 변환 등 다양한 요인에 의해 품질이 쉽게 영향을 받는다. 이는 의료 종사자가 질병을 진단하는데 있어 의료영상의 세부적인 특징을 강조하고 또 강조하는 것이 중요하다.

이미지 향상은 특정 요구사항에 따라 이미지의 특정 정보를 강조하면서 불필요한 정보를 약화 또는 제거하고 이미지 품질을 향상시키는 과정을 의미한다.

이미지 향상은 처리된 이미지가 인간의 시각적 특성과 기계분석에 더 적합하고 고급 이미지 처리 및 분석을 달성할 수 있도록 특정 이미지 기능을 더 뚜렷하고 두드러지게 만드는 것을 목표로 한다.

전통적인 의료영상 향상기술은 일반적으로 공간영역 방법, 주파수영역 방법 및 딥러닝 방법의 세 가지 범주로 나눈다. 공간영역에 대한 방법은 주로 히스토그램 변환, 히스토그램 평활화, 로컬 그레이 레벨, 에지 추출, 부드러운 필터링을 포함하는 직접 이미지 처리를 포함한다.

한편 주파수영역에 대한 방법은 이미지 변환처리를 통해 향상을 이룬다. 상관 알고리즘에는 동형 필터, 고주파 향상, 웨이블릿 방법, 컨투어렛 방법 및 커브렛 방법이 포함된다.

딥러닝을 활용한 방법은 주로 저해상도에서 원하는 고해상도로 End-to-end 매핑을 학습하여 이미지 향상을 달성한다. 관련 알고리즘으로는 CNN(Convolutional Neural Network), MSMF(Multi-Scale Mutual Feature)-CNN(Convolutional Neural Network) 등을 이용한 열화상 향상이 있다.

일반적으로 적용되는 이미지 향상 알고리즘은 실행 가능성이 낮고 계산 복잡성이 높으며, 매개변수를 수동으로 설정하는 것과 같은 특정 단점을 나타낸다.

이미지 향상의 에지 처리를 개선하기 위해 Retinex 모델을 적용하여 바람직한 성능을 얻었다. 한편 이미지 향상을 위해 조명을 조정하는 새로운 레티넥스 모델을 제안했다. 최근 몇 년 동안 딥러닝 기술이 점점 발전하고 있으며, 가장 잘 알려진 CNN 중 하나가 텍스트 처리, 음성인식 및 이미지 분류에서 큰 성과를 거두었다.

한편 이미지 향상에 CNN 방식을 도입하여 이미지 품질을 효과적으로 향상시켰다. 불행히도 과잉강화와 같은 몇 가지 불가피한 단점이 있다.

위의 문제점을 감안할 때, 더 나은 이미지 향상 성능을 얻기 위해 기존의 이미지 향상 알고리즘과 CNN 방법을 결합한 새로운 모델인 CNN-주파수 대역 확장(FBB)

을 제안한다. 이는 첫째로 커브렛 변환과 사이클 스피닝을 수행한다. 한편 노이즈 제거에는 적응 임계값 알고리즘이 적용된다. 둘째, 레티넥스 모델에 기반한 FBB 알고리즘과 CNN 기법을 이용하여 의료 이미지를 향상시킨다. 마지막으로 Retinex 모델을 기반으로 FBB와 CNN의 이미지 간에 픽셀 수준의 융합이 이루어졌다.

2. CNN(Convolutional Neural Network) 기반 의료영상 향상

1) 딥러닝과 머신러닝의 비교

이미지 또는 비디오 상의 객체를 식별하는 컴퓨터 비전기술로 객체인식은 딥러닝과 머신러닝 알고리즘을 통해 산출되는 핵심기술이다. 사람은 사진 또는 비디오를 볼 때 인물, 물체, 장면 및 시각적 세부사항을 쉽게 알아볼 수 있다. 이처럼 사람이라면 당연히 할 수 있는 일을 컴퓨터가 할 수 있도록 학습시키는 것을 말한다.

객체인식 기술은 의료 이미징에서의 질병 식별과 산업검사 및 로봇비전 등과 같은 다양한 분야에서 활용할 수 있다. 특히 무인 자동차에서 가장 많이 활용되는 핵심기술로 자동차가 정지신호를 인식하고 보행자와 가로등을 구별할 수 있도록 한다.

객체인식에는 다양한 접근방식을 사용할 수 있다. 최근 머신러닝과 딥러닝 기술이 객체인식 문제에 접근하는 방식으로 널리 사용되고 있다. 두 기술은 이미지에서 객체를 식별하는 방법을 학습하지만, 실행방식은 서로 다르다.

첫번째 딥러닝을 사용한 객체인식에는 컨벌루션 뉴럴 네트워크(CNN)과 같은 딥러닝 모델은 객체를 식별하기 위해 해당 객체 고유의 특징을 자동으로 학습하는 데 사용된다.

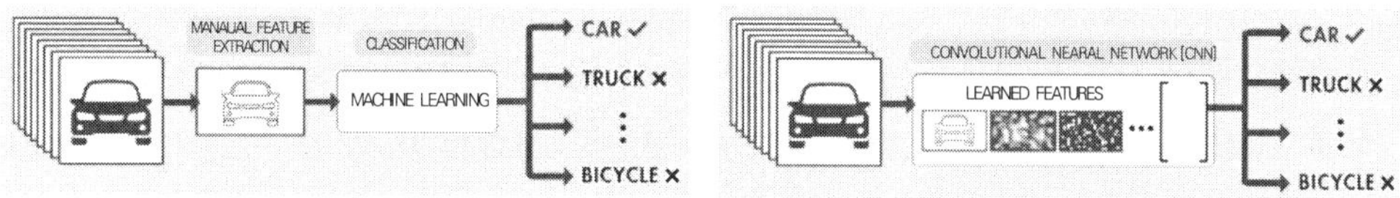

(a) 머신러닝 (b) 딥러닝

[그림 8-19] 딥러닝과 머신러닝의 비교

예를 들어 CNN에서는 수천 장의 훈련용 이미지를 분석하고 고양이와 개를 구분하는 특징을 학습하여 고양이와 개의 차이점을 식별하는 방법을 학습할 수 있으며, 딥러닝을 사용하여 객체인식을 실시하는 두 가지 접근방식이 있다.

먼저 기초부터 딥 네트워크를 훈련시키기 위해서는 레이블이 지정된 매우 방대한 데이터 세트를 모으고, 네트워크 아키텍처를 설계하여 특징을 학습하고 모델을 완성시킨다. 이를 통해 뛰어난 결과물을 얻을 수 있지만, 이러한 접근방식을 위해서는 방대한 분량의 훈련 데이터가 필요하고 CNN에 레이어와 가중치를 설정해야 한다.

그리고 사전훈련된 딥러닝 모델을 사용하는 방법으로 대다수 딥러닝 응용 프로그램은 사전훈련된 모델을 세밀하게 조정하는 방법이 포함된 프로세스인 전이학습 방식을 사용한다. 이 방식에서는 AlexNet 또는 GoogLeNet과 같은 기존 네트워크를 사용하여 이전에 알려지지 않은 클래스를 포함하는 새로운 데이터를 주입한다. 이 방법을 사용하면 수천 또는 수백만 장의 이미지로 모델을 미리 훈련한 덕분에 시간소모가 줄게 되고 결과물을 빠르게 산출할 수 있다.

두번째 머신러닝 기술도 객체인식에 널리 사용되고 있다. 딥러닝과는 다른 접근방식으로 머신러닝 기술이 사용되는 일반적인 사례는 SVM(Support Vector Machine) 머신러닝 모델을 사용한 HOG 특징 추출과 SURF 및 MSER과 같은 특징을 사용한 BoW(Bag of Words) 모델과 경쟁 객체 탐지속도를 실시간으로 제공하는 최초의 객체 탐지 프레임 워크로 얼굴과 상반신을 포함하여 다양한 객체를 인식하는데 사용할 수 있는 Viola-Jones 알고리즘 등이 있다.

또한 표준 머신러닝 방식을 사용하여 객체인식을 수행하려면 이미지(또는 비디오)를 모아 각 이미지에서 주요 특징을 선택한다. 예를 들어 특징 추출 알고리즘을 사용하면 데이터에서 클래스 간의 구분에 사용할 수 있는 가장자리 또는 코너 특징이 추출된다. 그런 다음, 이러한 특징을 머신러닝 모델에 추가하여 각 특징을 고유 카테고리로 나눈 후 새로운 객체를 분석 및 분류할 때 이 정보를 사용하며, 정확한 객체인식 모델을 만들기 위해 다양한 머신러닝 알고리즘과 특징 추출방법을 조합하여 사용할 수 있다.

객체인식에 머신러닝을 사용하면 다양한 특징과 분류기를 최적으로 조합하여 학습에 사용할 수 있고, 최소의 데이터로도 정확한 결과를 얻을 수 있다. 그럼 객체인식을 위한 머신러닝과 딥러닝의 차이점은 무엇인가?

최적의 객체인식 접근방식은 응용분야와 해결하려는 문제에 따라 다르다. 대다수의 경우 객체의 클래스를 구분하기 위해 이미지의 어떤 특징을 사용하는 것이 가장 좋은지 알고 있을 때는 머신러닝이 효과적인 기술일 수 있지만 머신러닝과 딥러닝 중 무엇을 선택할지 고민되는 경우에는 고성능 GPU와 대량의 레이블이 지정된 학습용 이미지를 보유하고 있는지를 중점적으로 고려해야 한다.

이러한 조건이 갖추어지지 않았다면 머신러닝 방식이 보다 나은 선택일 수 있다. 딥러닝 기술은 이미지가 많을 때 더 나은 결과를 보여주는 경향이 있으며, GPU는 모델을 학습시키기 위해 필요한 시간을 줄이는데 도움이 되기 때문이다.

2) CNN 및 FBB의 응용을 통한 의료영상 향상

임상진단 요구를 충족시키기 위해 CNN(Convolutional Neural Network) 및 FBB(Frequency Band Broadening) 기반의 효과적인 의료영상 향상방법이 제안된다.

Curvelet Transform은 각 Scale과 방향에 따른 Curvelet 계수를 구하여 의료 데이터를 처리하는 데 사용되며, Denoising 처리를 수행하기 위한 최적의 임계값을 선택하기 위해 Generalized Cross-validation을 구현한다.

한편 사이클 스피닝 방식은 의료영상의 가장자리를 따라 가시적인 링잉효과를 제거하는 데 사용된다. 그런 다음 FBB와 retinex 모델을 기반으로 하는 새로운 CNN 모델을 사용하여 처리된 이미지 해상도를 개선한다.

결국 CNN과 FBB의 두 가지 향상된 의료 이미지 간에 픽셀 수준의 융합이 이루어진다. 연구에서는 총 50개 그룹의 의료용 자기공명영상, X-ray, 컴퓨터 단층촬영 이미지의 연구 및 실험결과는 제안된 방법을 사용한 최종 향상된 이미지가 다른 방법보다 우수함을 나타낸다. 처리된 이미지의 해상도와 가장자리 디테일이 크게 향상되어 의료 종사자가 질병을 진단할 수 있는 보다 효과적이고 정확한 기반을 제공한다.

8-5 GAN의 의료영상 강화

1. GAN(Generative Adversarial Networks)의 목적

지난 10년 동안 병원에서 전자건강기록(EHR) 시스템이 널리 채택되었다. 이러한 변화는 병원과 의사가 EHR 시스템을 채택하도록 인센티브로 3천만 달러를 할당한 2009년의 HITECH(Health Information Technology for Economic and Clinical Health) 법에 기인한다.

이러한 빅 헬스케어 데이터의 디지털 폭발은 질병 감지, 환자 여정 추적, 개념

표현, 환자 익명화 및 데이터 증강과 같은 다양한 작업에 사용할 수 있는 최신 기계 학습 도구에 적합하다.

과거에는 CNN(Convolutional Neural Network)이라고 하는 딥러닝 모델 클래스가 간질성 폐 질환 및 대장 내시경 프레임과 관련된 분류작업, 폴립 및 폐색전증 감지를 포함하여 다양한 질병 감지작업에 성공적으로 배포되었다.

이러한 작업에 대한 기본 데이터에는 일반적으로 각 탐지 클래스에 대한 긍정적이고 부정적인 예제가 포함되어 있기 때문에 이러한 노력은 성공적이었다.

위의 각 질병/장애 예시에서 많은 사람들이 양성반응을 보였고 많은 사람들이 음성으로 테스트했다.

긍정적이고 부정적인 예제가 많으면 기계 모델이 더 효과적으로 학습하는 데 도움이 된다. 긍정적인 결과와 부정적인 결과의 불균형이 있는 질병 감지문제의 경우 CNN과 같은지도 학습방법을 수행하기가 어렵다. 예를 들어, 감독된 기계 학습모델은 에볼라와 같은 희귀 질환으로 어려움을 겪을 수 있다.

GAN(Generative Adversarial Network)은 과소 표현된 데이터의 가짜 예를 생성하고 모델을 더 잘 훈련하는 방법을 배울 수 있기 때문에 이러한 경우에 유용하다. 질병 감지를 개선하는 것 외에도 GAN을 데이터 비식별화에 사용하여 환자의 개인정보가 노출되는 것을 방지할 수 있다.

HIPAA(Health Insurance Portability and Accountability Act of 1996) 개인정보 보호규칙은 의료서비스 제공자가 필요로 하는 환자정보 보호를 의무화한다. 기존의 방법은 재식별을 견딜 수 있을 만큼 강력하지 않기 때문에 데이터 익명화는 의료분석 분야에서 어려운 문제이다. 즉 가장 최근의 비식별화 방법을 되돌릴 수 있어 의료환자의 개인기록의 프라이버시가 손상될 수 있다.

연구와 실습 모두에서 GAN 모델은 오늘날 의료가 직면하고 있는 많은 까다로운 문제에 대한 유망한 해결책이다.

2. GAN

GAN(Generative Adversarial Network)의 의료 응용 프로그램에 들어가기 전에 작동의 기본사항에 대하여 알아본다. GAN의 가장 중요한 기본 개념은 심층 신경망(즉 컨볼루션 신경망)과 역 전파이다.

인공신경망은 인간의 뇌에서 느슨하게 영감을 받은 수학적 모델이다. 이들은 단위(인공 뉴런) 모음과 단위(시냅스) 간의 연결(시냅스)로 구성되어 있으며, 역전파

과정을 통해 학습이 향상됨에 따라 가중치가 달라진다.

역전파를 이해하려면 [그림 8-20]을 참고한다. 신경망의 예측과 관련된 오류값은 '학습된' 기능에 할당된 가중치값에 대해 플로팅된다.

신경망 훈련의 목표는 가장 작은 오류를 제공하는 가중치를 찾는 것이다. 이는 [그림 8-20]에서 언덕의 바닥을 찾는 것에 해당한다. 가장 낮은 지점을 찾을 때까지 언덕이 많은 지형을 걷는 것과 유사한 학습과정을 상상할 수 있다.

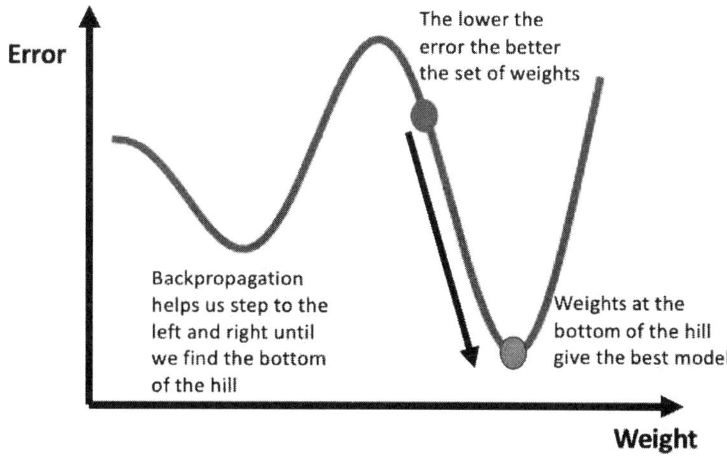

[그림 8-20] 역전파

일반적인 신경망은 이러한 상호 연결되고 가중치가 부여된 단위의 모음으로, 모델이 입력과 출력 간의 고차원 및 비선형관계를 캡처할 수 있도록 한다. 이 구조는 그들이 잘 작동하는 이유의 일부이다.

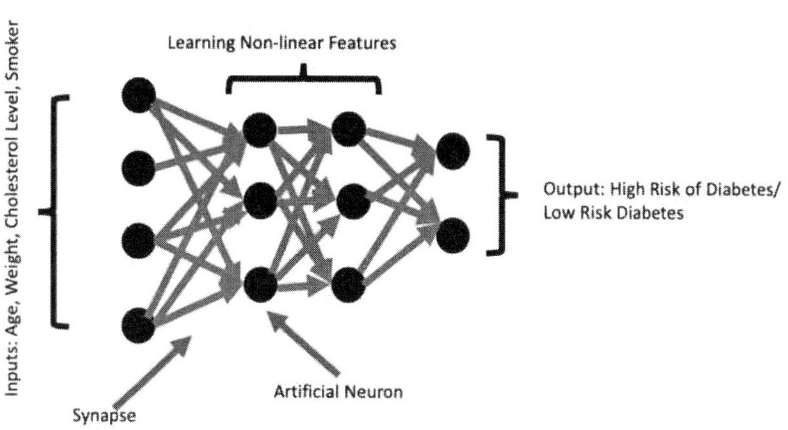

[그림 8-21] 당뇨병 위험을 예측한 신경망

이미지 분석의 맥락에서 신경망에 의해 생성된 저수준 특징은 가장자리(즉 얼굴의 가장자리/윤곽선)일 수 있고 높은 수준 특징은 문자, 숫자 또는 얼굴과 같이 사람이 식별할 수있는 개념일 수 있다.

[그림 8-21]은 연령, 체중, 콜레스테롤 수치 및 흡연자 상태와 같은 환자 특성을 기반으로 당뇨병 위험을 예측하는 간단한 예를 보여준다. 신경망은 이러한 입력에 대해 변환을 수행하고 입력의 비선형 조합인 중요한 예측 기능을 엔지니어링한다. 그런 다음 네트워크는 학습된 기능을 사용하여 환자의 당뇨병 위험을 예측한다.

이 맥락에서 높은 수준의 특징의 예는 고 콜레스테롤을 가진 과체중 흡연자인 과체중 노인의 복합효과를 포착하는 것일 수 있다. 이 환자의 당뇨병 위험은 콜레스테롤이 높은 젊은 과체중 흡연자보다 훨씬 더 높을 것이다.

그러나 높은 콜레스테롤 수치를 가진 비흡연자인 비만 노인은 어떨까? 비만 비흡연자가 과체중가 과체중 흡연자보다 더 위험할까?

인간은 이 두 환자의 결과를 정확하게 예측하기가 어려울 것이다. 다행히 신경망은 이러한 기능 간의 복잡한 상호작용을 포착하고 결과 확률에 미치는 영향을 포착하는데 탁월하다.

1) 컨볼루션 신경망

컨볼루션 신경망(CNN)은 이러한 단순한 네트워크의 확장이지만 컨볼루션 계층과 풀링계층도 포함한다. 높은 수준에서 이러한 계층은 전체 이미지의 내용과 관련이 있으므로 이미지의 가장 중요한 부분을 학습하는 데 탁월하다.

앞서 언급했듯이 이러한 고급기능은 인간이 식별할 수 있는 것일 수 있다.

컨볼루션 계층은 높은 수준의 개념(예 얼굴, 문자, 개체, 숫자)을 추출하고, 최대 풀링계층은 이러한 기능을 학습에 필요한 가장 필수적인 요소를 줄인다.

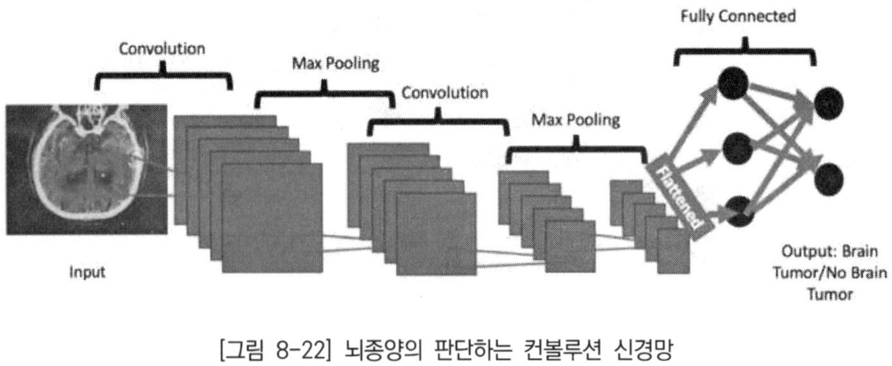

[그림 8-22] 뇌종양의 판단하는 컨볼루션 신경망

[그림 8-22]은 환자의 CT 스캔에 뇌종양이 있는지 여부를 분류하는 예를 보여준다.

컨볼루션 신경망은 컨볼루션 계층을 사용하여 건강한 뇌와 종양이 있는 뇌 모두에 가장 근접하게 매핑되는 이미지에서 높은 수준의 특징을 학습한다.

관련 기능에는 건강한 뇌 조직의 분할, 종양의 분할, 전체 종양, 종양의 가장자리 및 인간이 반드시 해석할 수는 없지만 기계학습에 유용한 추가기능이 포함될 수 있다. 최대 풀링계층은 학습을 향상시키지 않는 중복 이미지는 분할 · 제거하여 추출된 기능을 줄인다. 이 프로세스는 모델이 이미지 픽셀에서 높은 수준의 특징으로 표현되는 가장 필수적이거나 가장 일반적으로 나타나는 이미지 패치의 우선 순위를 지정하는 데 도움이 된다.

2) 생성적 적대 신경망

GAN은 Ian Goodfellow가 2014년에 개발한 일련의 심층 신경망 모델로 합성 데이터를 생성하는 데 사용된다. 합성 데이터는 실제 측정을 통해 직접 얻지 못한 특정 상황과 관련된 모든 데이터이다.

GAN의 목표는 판별자를 신뢰할 수 있게 속일 수 있는 데이터의 합성 인스턴스를 생성하도록 생성기를 훈련하는 동시에 실제 데이터와 가짜 데이터를 구별할 수 있도록 판별자를 훈련시키는 것이다.

판별기는 진짜 이미지와 합성 이미지를 구별하는데 사용되는 일반적인 컨벌루션 신경망이고, 생성기는 진짜처럼 보이는 가짜 이미지를 생성하도록 훈련된 수정된 컨볼루션 신경망이다.

학습 8

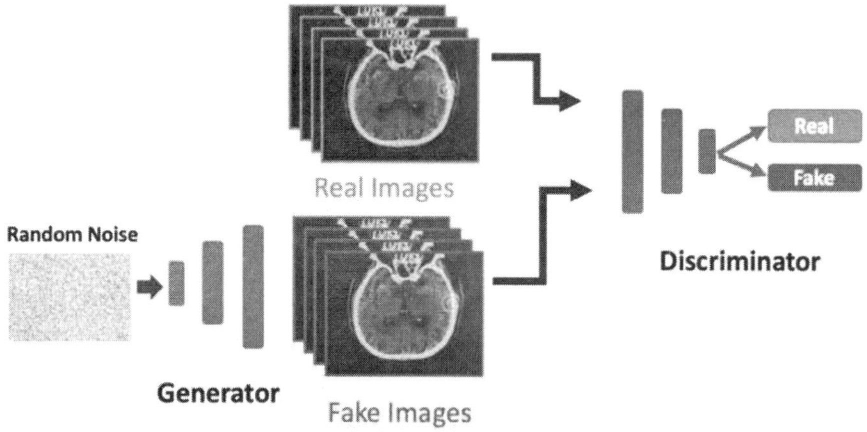

[그림 8-23] 뇌 CT영상의 GAN

GAN은 판별기와 생성기를 함께 훈련시켜 판별기가 가짜 이미지를 발견하는 능력과 발생기가 사실적인 이미지를 생성하는 능력을 반복적으로 향상시킨다.

[그림 8-23]에서 생성기는 무작위 노이즈 픽셀 데이터에 대해 훈련된 다음 가짜 뇌 CT 이미지를 생성한다. 생성기에 의해 만들어진 가짜 이미지는 실제 이미지와 함께 판별기로 공급된다. 판별자는 실제 이미지와 가짜 이미지를 구별하도록 훈련된 일반 CNN이다.

생성기의 훈련은 판별자를 속일 수 있는 점점 더 사실적인 가짜 이미지를 생성하는 것을 목표로 한다. 훈련이 계속됨에 따라 생성기는 가짜를 더 잘 생성하고 판별자는 생성기가 실제 이미지와 매우 유사한 이미지를 생성할 때까지 실제 이미지와 가짜 이미지를 더 잘 구별한다.

훈련이 완료되면 GAN은 기존 데이터를 보강하거나 완전히 새로운 데이터 세트를 생성하는데 사용할 수 있는 사실적인 이미지를 생성할 수 있어야 한다.

데이터 증가는 예에서 불균형이 있는 상황에서 유용하다(예 에볼라와 같은 희귀 질환에 해당하는 데이터). 또한 새로운 합성 데이터 세트를 생성하는 것은 환자의 개인정보를 보호하고 값 비싼 임상주석이 달린 의료 데이터를 구매하는 대안을 제공하는데 유용하다.

3. 의료영상의 GAN 응용

의료분야에서 GAN의 가장 널리 사용되는 응용분야는 의료영상이다. 두 가지 중요한 의료영상 작업은 뇌종양을 위한 데이터 분할과 의료영상 합성이다.

1) 뇌종양 분할

GAN의 흥미로운 응용분야는 뇌종양 분할에 대한 것으로, 이는 뇌 CT 이미지를 종양 가장자리, 건강한 조직 및 전체 종양 부위와 같은 이미지 개체로 분할하는 것과 같다. 저급 및 고급 교종과 같은 대부분의 유형의 뇌종양을 감지하는 것은 일반적으로 의사에게 간단하지만 시각적 평가를 통해 종양 경계를 정의하는 것은 여전히 어려운 일이다.

최근 연구에서 Eklund et. al. 뇌종양 분할을 수행하기 위해 Vox2Vox라는 방법을 개발했다. 그들의 연구에서 연구원들은 Brain Tumor Segmentation(BraTS) Challenge 2020 데이터 세트에 대한 3D GAN 모델의 앙상블을 훈련 시켰으며, 고품질 뇌종양 분할을 생성 할 수 있었다.

특히 이들의 앙상블 모델은 전체 종양, 종양 코어 및 각 클래스에 대한 주사위 계수가 87%를 초과하는 활성 종양을 감지할 수 있었으며, 이는 CNN을 사용하는 과거 연구를 능가한다. 이러한 방법은 분석, 치료 및 수술 중에 의사에게 도움이 될 수 있는 양질의 뇌종양 분할을 생성하는 수단을 제공했다.

2) 의료 이미지 합성

GAN의 또 다른 흥미로운 응용은 의료 이미지 합성이다. 의료영상 데이터는 임상주석을 얻는 데 드는 비용이 높기 때문에 대규모 분석에 거의 사용할 수 없다.

2017년 논문에서 Campilho et. al. 합성 망막 이미지를 생성하는 방법을 개발했다. DRIVE 데이터베이스의 망막 이미지에 대한 GAN을 학습함으로써 연구자들은 실제로 존재하지 않는 고품질 망막 이미지를 생성할 수 있는 가능성을 입증할 수 있었다. 이러한 가짜 이미지는 망막 이미지의 수가 제한된 상황에서 데이터를 늘리는 데 사용할 수 있으며, 향후 AI 모델을 훈련하는 데 사용할 수 있다.

미래에는 이러한 방법을 사용하여 정확한 모델을 훈련하기 위한 실제 데이터가 충분하지 않은 질병을 감지하기 위한 훈련 모델용 데이터를 생성할 수 있다.

또한 이러한 유형의 합성 영상 데이터를 사용하여 환자의 개인정보를 더욱 안전하게 보호 할 수 있다.

학습 8

3) 합성 이산 의료 데이터 생성

GAN의 가장 일반적인 사용은 의료 이미지 합성 및 이미지 분할에 사용되지만 GAN은 합성 다중 라벨 이산 데이터 생성에도 도움이 될 수 있다. 이는 환자 개인정보를 강력하게 보호할 수 있으므로 GAN의 유용한 의료 응용 프로그램이다.

일반적으로 환자의 프라이버시를 보호하기 위한 노력의 일환으로 EHR 기록의 익명화 방법에는 출생 데이터와 같은 개인 식별 속성을 약간 수정하는 것이 포함된다. 변경된 레코드와 해당 레코드가 파생된 원본 간에 일대일 매핑이 여전히 존재한다. 따라서 악의적인 행위자가 환자정보를 재식별할 수 있는 공격에 취약하다.

대체 접근방식은 합성 환자 데이터를 개발하는 것이다.

2017년 Sun et. al. 합성 다중 라벨 개별 환자기록을 생성하기 위해 의료용 GAN(medGAN)을 개발했다. 이 방법을 사용하여 EHR에서 이벤트를 나타내는 합성 바이너리 및 계수 변수를 정확하게 생성할 수 있었다(㉠ 특정 질병 진단 또는 특정 약물치료).

EHR 데이터에 액세스하는 것이 얼마나 어려운지를 감안할 때 medGAN은 양질의 합성 환자 데이터를 생성하는 방법을 제공하므로 의료연구에 중요한 기여를 했다. 개인정보 보호에 대한 경험적 평가를 제공하고, medGAN이 개인 식별에 제한적인 위험을 내포하고 있음을 입증하여 방법을 더욱 검증했다.

GAN이 이미지 분할, 이미지 합성 및 개별 환자 데이터 합성분야에서 가능성을 보여 주었기 때문에 의료분석을 혁신 할 잠재력이 있다.

의학에서 이미지 분할방법은 의료 이미지에서 이물질 식별, 추가 유형의 종양 성장 감지 및 장기구조의 정확한 식별으로 확장될 수 있다.

후자의 경우 GAN을 사용한 이미지 분할을 사용하여 MRI에서 뇌, 간, 가슴, 복부 및 간의 정확한 구조적 세부정보를 제공할 수 있다. 또한 GAN은 의료영상 합성분야에서 강력한 가능성을 보여준다. 많은 경우 의료영상분석은 데이터 부족 및 높은 정품 데이터 비용으로 인해 제한된다.

GAN은 연구원과 의사가 고품질의 사실적인 합성 이미지로 작업할 수 있도록 하여 이러한 문제를 피할 수 있다. 이것은 질병 진단, 예후 및 분석을 크게 향상시킬 수 있다.

마지막으로 GAN은 실제 환자 데이터를 합성 데이터에 암시적으로 매핑하는 보다 안정적인 방법을 제공하므로 환자 데이터 프라이버시 영역에서 상당한 잠재력을 보여준다.

이 암시적 매핑은 일반적인 일대일 매핑이 아니므로 명시적으로 복구하기 어렵기 때문에 환자의 데이터 프라이버시를 향상시킨다. 의료 이미지 분할, 이미지 합성 및 데이터 익명화의 개선은 모두 의료 정보학의 효율성과 신뢰성을 개선하기 위한 디딤돌이다.

수행 내용

재료 · 자료

- 의료영상분석 관련 자료

기기(장비 · 공구)

- 컴퓨터, 문서작성 프로그램, 프린터, 주변기기

안전 · 유의사항

- 의료영상분석 관련 장비의 안전 및 유의사항을 숙지한다.

수행 순서

01 의료영상 향상기술의 사례에 대하여 분석하라.

학습 8

1. 개 요

의료영상은 의학적 분석과 신체의 여러 부분에 대한 정보 추출을 위해 필요하다. 컴퓨터 단층촬영(CT), 자기공명영상(MRI), 양전자 방출 단층촬영과 같은 영상방법(PET), X-ray 등을 이용하여 진단하는데 콘트라스트가 낮아 화질저하가 발생한다. 이미지 향상은 더 나은 시각화를 제공하기 위해 이미지의 정보 인식을 향상시키는 기술이다.

Medical Image Enhancement는 중요한 역할을 하며, 특정 질병의 정확한 진단과 연구 문서화 및 분석에서 낮은 콘트라스트와 높은 수준의 노이즈 문제를 목표로 한다.

회색 이미지 향상기술에는 HE(Histogram Equalization), LHE(Local Histogram Equalization) 및 GHE(Global Histogram Equalization)와 같은 기존 방법이 주로 포함된다. 그러나 이러한 기술의 주요 제한사항은 과도한 향상, 레벨 포화 및 노이즈 레벨 상승과 같은 불쾌한 시각적 아티팩트이다.

이 자료에서는 Transform(Hue, Saturation, and Value) HSV Space와 Adaptive Histogram Equalization을 이용한 효율적인 Medical Image Enhancement에 대한 방법이다.

입력된 컬러 이미지는 RGB에서 변환되어 HSV 공간을 변환하고 향상 계수로 S 공간만 향상시킨다. S 및 V 공간은 모두에 대한 지역분산 계산과 함께 적응형 히스토그램 평준화를 따른다. 또한 V와 S 공간 사이의 상관관계는 휘도 향상 채도 피드백으로 계산된다.

마지막으로 향상된 휘도 V 및 H 공간이 있는 S 공간은 향상된 이미지를 얻기 위해 다시 RGB로 변환된다. 회색 이미지는 변환공간을 제외하고 전처리 및 후처리 필터와 함께 적응형 히스토그램 평활화를 사용하여 동일한 절차를 거친다. 표준 데이터 세트(MEDPIX)의 표준 의료 이미지를 고려하여 분석 및 검증한다.

2. 영상필터링 및 향상

영상필터링 및 향상에 대한 기법은 대비 조정, 모폴로지 필터링, 디블러 처리, ROI 기반 처리 등이 있다.

영상향상은 결과가 표시 또는 추가적인 영상분석에 더욱 적합하도록 영상을 조정하는 절차이다. 예를 들어, 주요 특징을 더 쉽게 식별할 수 있도록 잡음을 제거하거나 영상을 선명하게 만들거나 영상의 대비를 조정할 수 있다.

1) 영상필터링

필터링은 영상을 수정하거나 향상시키기 위한 기법이다. 예를 들어, 영상을 필터링하여 특정 특징을 강조하거나 다른 특징을 제거할 수 있다. 필터링으로 구현되는 영상처리 연산에는 평활화, 선명화, 경계 향상이 포함된다.

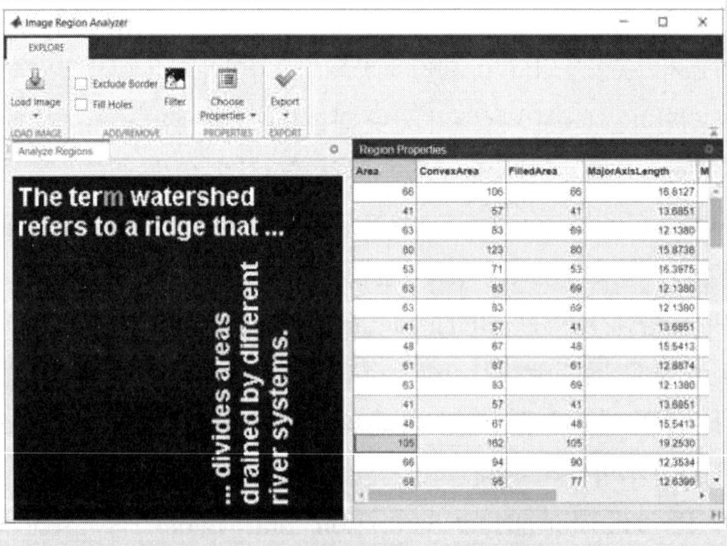

[그림 8-24] 영상영역 분석기 앱

컨벌루션과 상관, 미리 정의된 필터와 사용자 지정 필터, 비선형 필터링, 경계보존 필터 등이 있다.

[그림 8-24]처럼 영상영역 분석기 앱은 이진영상의 각 연결성분(객체 또는 영역이라고도 함)에 대한 속성집합을 측정하고, 이 정보를 테이블에 표시한다. 또한 이 앱을 사용하여 영역 속성을 기준으로 영상을 필터링하여 다른 이진영상을 만들 수도 있다.

2) 대비 조정

대비 조정은 영상의 명암값을 데이터형의 전체 표시범위에 다시 매핑한다. 대비가 좋은 영상은 검은색과 흰색 사이의 차이가 선명하다.

이에 대한 예로 [그림 8-25]의 왼쪽에 있는 영상은 대비가 낮고 명암값이 범위의 가운데 부분으로 제한되어 있다. 오른쪽에 있는 영상은 대비가 더 높으며 명암값이 전체 명암 범위 [0, 255]를 채우고 있다. 대비가 높은 영상에서 밝은 부분은 더 밝게 보이고 어두운 부분은 더 어둡게 보인다.

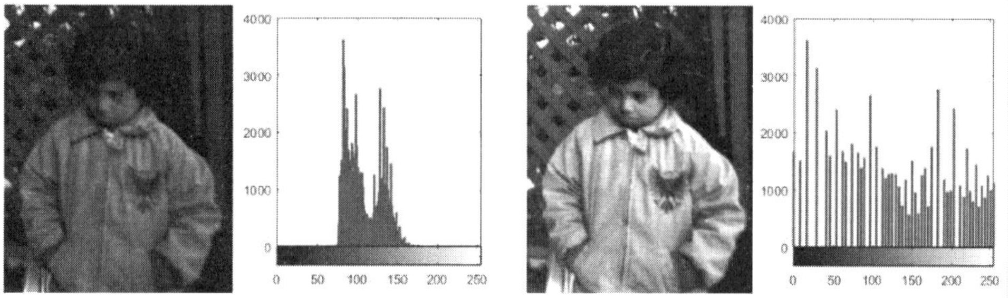

[그림 8-25] 대비 조정

여기에서 설명하는 함수는 주로 회색조 영상에 적용된다. 그러나 이들 함수 중 일부는 컬러영상에도 적용될 수 있다.

3) ROI 기반 처리

ROI(관심 영역)는 필터링하거나 어떤 식으로든 연산을 수행하려는 영상의 부분이다. ROI를 이진 마스크 영상으로 표현할 수 있다. 마스크 영상에서 ROI 내부에 있는 픽셀은 1로, ROI 외부에 있는 픽셀은 0으로 설정된다. 툴박스는 ROI를 지정하고, 이진 마스크를 생성하는 여러 옵션을 제공한다.

툴박스는 원, 타원, 다각형, 직사각형, 손으로 그린 형태 등 여러 형태의 ROI를 만드는 데 사용할 수 있는 일련의 객체를 지원한다. 객체를 만든 뒤에는 형태, 위치, 모양, 동작을 수정할 수 있다.

4) 모폴로지 연산

모폴로지는 형태에 따라 영상을 처리하는 광범위한 영상처리 연산집합이다. 모폴로지 연산에서는 영상의 각 픽셀이 이웃의 다른 픽셀값에 따라 조정된다. 이웃의 크기와 형태를 선택하여 입력영상의 특정 형태에 민감한 모폴로지 연산을 생성할 수 있다. 모폴로지 연산은 팽창, 침식, 재구성 및 기타 모폴로지 연산 등을 수행한다. 가장 기본적인 모폴로지 연산은 팽창과 침식이다. 팽창과 침식을 결합하여 더욱 특화된 연산을 수행할 수도 있다.

5) 디블러 처리

블러(예 모션 블러, 포커스가 벗어난 렌즈로 인한 블러)를 사용하여 영상을 왜곡할 수 있다. 블러는 PSF(점 확산 함수)라고도 하는 왜곡 연산자로 표현된다. 영상의 PSF 및 잡음의 정도에 따라 적절한 디블러 처리 알고리즘을 활용하여 블러를 추정하고 제거할 수 있다.

디블러 처리는 광학 시스템이 단일 광점을 흐릿하게 만드는 방식에 대한 지식을 사용하여 흐릿한 영상에서 왜곡을 제거하는 과정이다.

[그림 8-26]처럼 위너 필터(Wiener Filter)를 사용하여 영상 디블러 처리하기를 한다. 이 예제에서는 위너 디컨벌루션을 사용하여 영상을 디블러 처리하는 방법을 보여준다. 영상의 주파수 특성 및 가산성 잡음이 최소한 어느 정도 알려진 경우에는 위너 디컨벌루션을 효과적으로 사용할 수 있다.

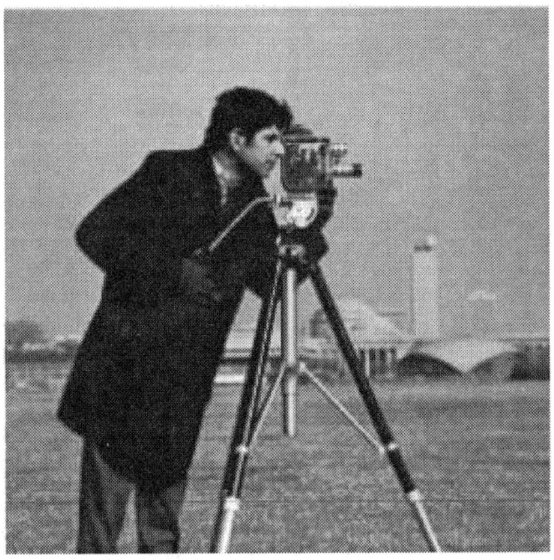

(a) Original Image

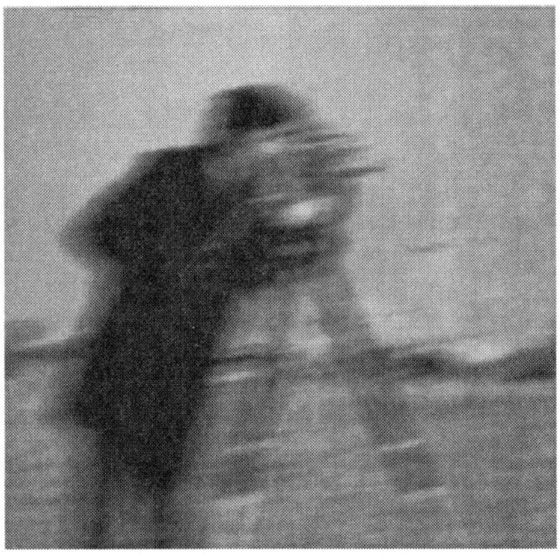

(b) Blurred Image

[그림 8-26] 디블러 처리

6) 이웃 및 블록처리

일부 영상처리 연산에서는 전체 영상을 한 번에 처리하지 않고 영상을 섹션으로 나누어

처리한다. 슬라이딩 이웃 연산(Sliding Neighborhood Operation)은 각 픽셀 이웃에 알고리즘을 적용하여 영상을 한 번에 한 픽셀씩 처리한다. 개별 블록처리(Distinct Block Processing)에서는 영상을 겹치지 않는 동일한 크기의 블록으로 나누고, 각 개별 블록에 알고리즘을 적용한다. 그런 다음 이웃과 블록을 다시 조합하여 출력영상을 구성한다. 이웃 및 블록처리는 필터링과 I/O 연산을 위한 이웃 및 블록 등으로 정의한다.

7) 영상의 산술연산

영상의 산술연산은 영상에 대해 표준 산술연산(예 더하기, 빼기, 곱하기, 나누기)을 구현한 것이다. 영상처리에서 영상의 산술연산은 더 복잡한 연산의 예비단계와 산술연산 자체로 많이 사용된다. 예를 들어, 영상빼기는 같은 장면 또는 객체에서 두 개 이상의 영상 간 차이를 검출하는데 사용할 수 있다.

02 CNN의 대표적인 네트워크 종류에 대하여 분석하라.

1. LeNet

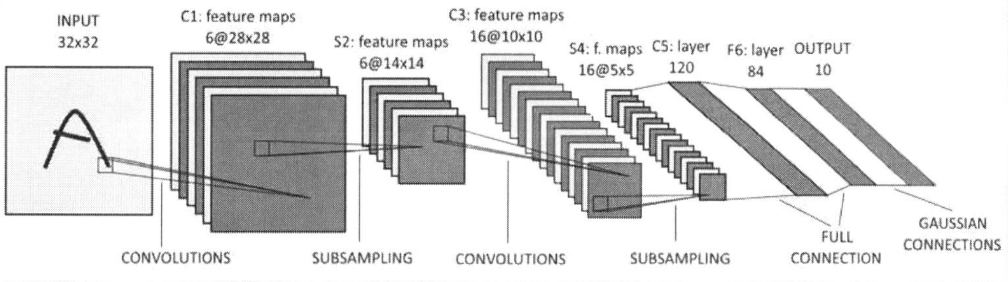

[그림 8-27] LeNet의 구조

20여년 전에 제안된 첫 CNN이다. LeNet은 손글씨 숫자를 인식하는 네트워크로 1998년에 제안되었다. [그림 8-27]과 같이 합성곱 계층과 풀링 계층을 반복하고, 마지막으로 완전연결 계층을 거치면서 결과를 출력한다.

'현재의 CNN'과 달리 활성화 함수로 시그모이드를 사용하고, 서브샘플링을 하여 중간 데이터의 크기가 작아진다.

학습 8

2. AlexNet

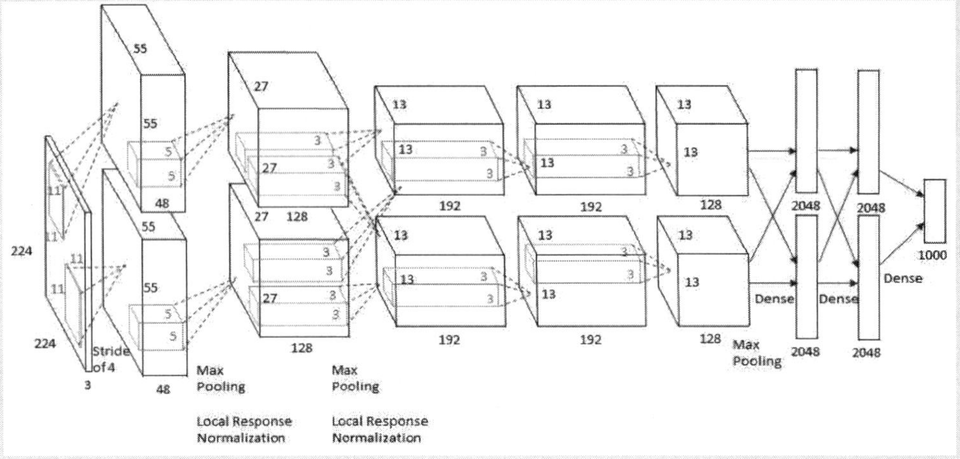

[그림 8-28] AlexNet의 구조

2012년에 발표되어 딥러닝 열풍을 일으키는데 큰 역할을 했다. 합성곱 계층과 풀링 계층을 거듭하며 마지막으로 완전연결 계층을 거쳐 결과를 출력한다.

활성화 함수로 ReLU를 사용하였다. LRN이라는 국소적 정규화를 실시하는 계층을 이용한다. 드롭아웃을 사용한다.

3. VGGNet

합성곱 계층과 풀링 계층으로 구성되는 기본적인 CNN이다.

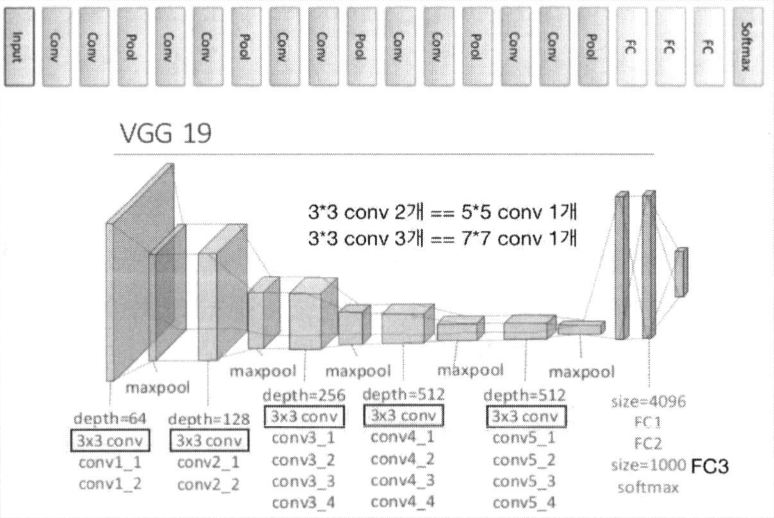

[그림 8-29] VGGNet의 구조

다만 비중있는 층(합성곱 계층, 완전연결 계층)을 모두 16개(혹은 19개)로 심화한게 특징이다. 층의 깊이에 따라서 VGG16과 VGG19로 구분한다.

3 × 3의 작은 필터를 사용한 합성곱 계층을 연속으로 거친다.

합성곱 계층을 2~4회 연속으로 풀링 계층을 두어 크기를 절반으로 줄이는 처리를 반복한다. 그리고 마지막에 완전연결 계층을 통과시켜 결과를 출력한다.

4. GoogleNet

GoogleNet은 세로방향(깊이)뿐만 아니라 가로방향(폭)도 깊다는 점이 특징이다. [그림 8-30]이 GoogleNet의 특징인 인셉션 구조이다. 인셉션 구조는 두번째 그림과 같이 크기가 다른 필터와 풀링을 여러 개 적용하여 그 결과를 결합한다.

인셉션 구조를 하나의 빌딩 블록(구성요소)으로 사용하는 것이 GoogleNet의 특징이다. 또 1 × 1크기의 필터를 사용한 합성곱 계층을 많은 곳에서 사용한다. 1 × 1의 합성곱 연산은 채널쪽으로 크기를 줄이는 것으로 매개변수 제거와 고속 처리에 기여한다.

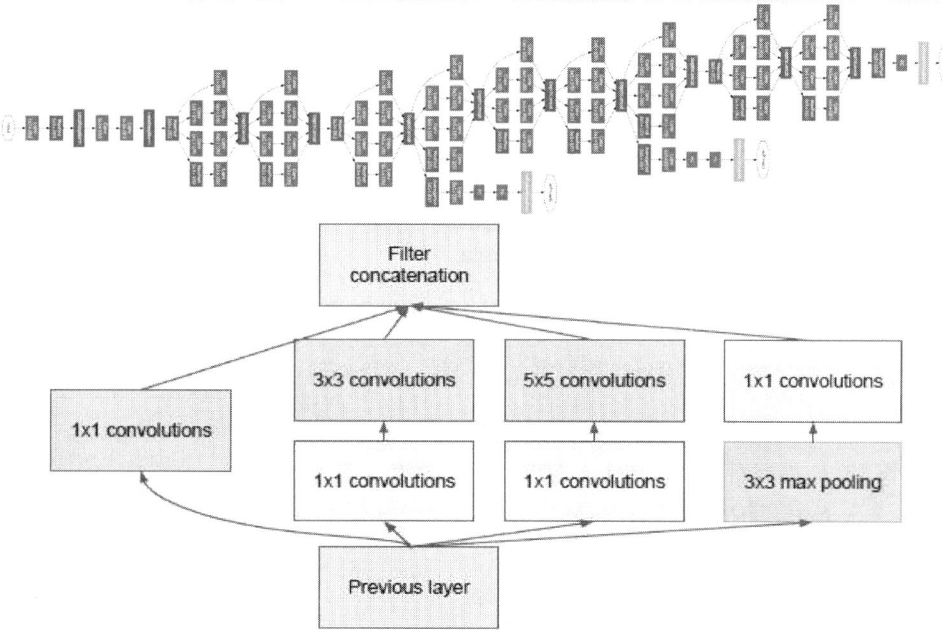

[그림 8-30] GoogleNet의 특징인 인셉션 구조

5. ResNet

ResNet은 마이크로 소프트의 팀이 개발한 네트워크이다. 보다 더 층을 깊게 쌓기 위해

스킵 연결(Skip Connection)을 도입한다. 스킵연결이란 [그림 8-28]과 같이 입력 데이터를 합성곱 개층을 건너뛰어 출력에 바로 더하는 구조를 말한다.

이 단축경로가 없었다면 두 합성곱 계층의 풀력이 F(x)가 되나, 스킵연결로 인해 F(x) + x가 되는 게 핵심이다. 스킵연결은 층이 깊어져도 학습이 효율적으로 할 수 있도록 해주는데, 이는 역전파 때 스킵연결이 신호 감쇠를 막아주기 때문이다. VGG 신경망을 기반으로 스킵연결을 도입하였는데 실험결과를 통해 150층 이상으로 해도 정확도가 오르는 모습을 확인할 수 있었다.

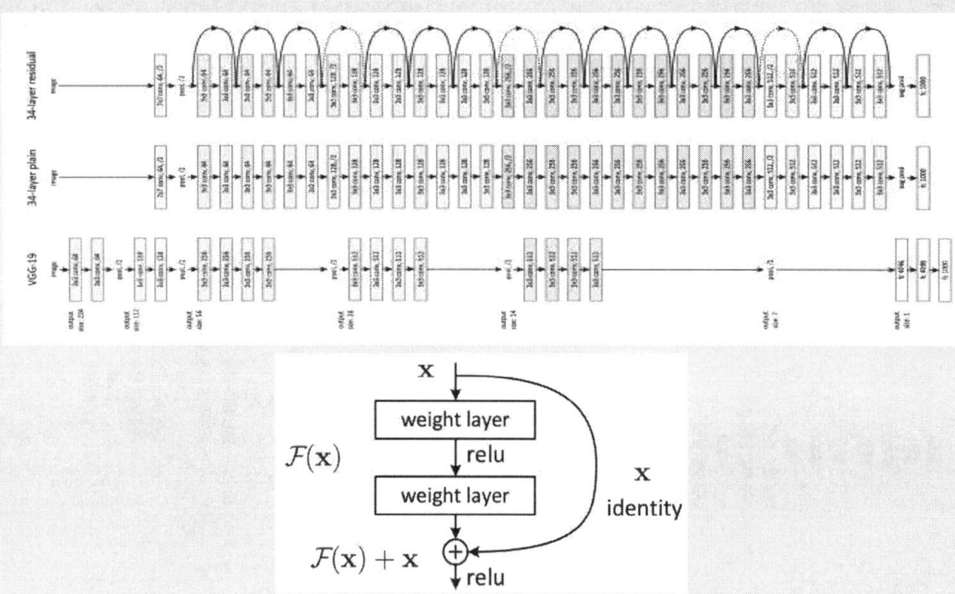

[그림 8-31] ResNet의 스킵연결 구조

03 최신 데이터 증강기법의 동향에 대하여 분석하라.

기존의 영상처리 기반 혹은 GAN 기반 데이터 증강기법이 활발히 사용되고 있는 가운데, 새로운 데이터 증강기법들 또한 꾸준히 소개되고 있다. 이 중에서도 주목을 받고 있는 몇 가지 대표적인 기법들을 소개하고자 한다.

먼저 Cutout은 학습영상의 일부분을 무작위로 가리는 데이터 증강기법이다.

해당 기법은 쉽게 구현할 수 있고 추가 계산이 많이 요구되지 않는다는 장점이 있지만,

데이터의 크기와 종류에 따라 최적의 마스크 크기를 찾아야 한다는 점이 단점이 있다.

예를 들어, 10개의 클래스를 갖는 Canadian Institute For Advanced Research(이하 CIFAR)-10 데이터 셋(32 × 32)에 대해서는 16 × 16 크기의 마스크를 사용했을 경우 제일 높은 성능 향상을 보이며, 100개의 클래스를 갖는 CIFAR-100 데이터 셋(32 × 32)에 대해서는 8 × 8 크기의 마스크를 사용한 경우 가장 높은 성능 향상을 보이고 있다.

다음으로 Mixup은 두 개의 서로 다른 클래스에 해당하는 데이터를 하나로 섞는 방식으로 데이터를 증강하는 기법이다.

해당 기법은 베타분포(Beta Distribution)에서 사용되는 하이퍼 파라미터(Hyper Parameter)를 사용하여 두 영상 사이의 섞임 정도를 조절할 수 있고, 영상 데이터뿐만 아니라 음성 데이터 등에도 적용할 수 있다는 점을 실험으로 보였다. Cutout과 달리 도메인에 의존하지 않는 장점이 있으며, 레이블 노이즈가 있는 경우에도 좋은 성능을 보인다는 장점이 있다.

하지만 Mixup기법은 영상분할에 있어서는 낮은 성능을 보인다는 단점이 있다.

이후에 나온 CutMix 기법은 영상의 일부를 랜덤하게 자른 뒤 해당 영역에 다른 클래스의 영상을 떼어 붙이는 방식을 통해 데이터를 증강하는 기법이다.

Cutout에서는 영상을 잘라내는 것에 그쳤다면, CutMix는 잘라낸 부분에 다른 클래스의 영상을 붙인다는 점이 차이점이다.

CutMix는 단순하면서도 다양한 딥러닝 문제에서 Cutout이나 Mixup보다 더 나은 성능을 보여준다는 장점이 있다. 다만 영상을 떼어 붙이는 과정에서 원본영상이 갖는 의미론적 속성(Semantic Properties)을 잃을 수 있는 단점이 있다.

영상을 자르거나 섞거나 붙이는 증강기법의 단점을 보완하며 제시되는 새로운 증강기법이 AugMix기법이다. 앞서 언급한 Mixup, CutMix 등의 기법들과 달리 원본영상의 의미론적 속성을 보존하며 데이터를 증강한다는 장점이 있다.

AugMix는 입력영상에 대해 여러 번의 영상처리 기반 변환을 통한 증강영상을 만들고, 이러한 증강영상을 각기 다르게 여러 장 만들어 이 영상들을 픽셀단위의 볼록조합(Convex Combinations)을 통해 하나의 영상으로 합친다.

이렇게 만들어진 영상에 다시 입력영상을 볼록조합을 통해 합쳐주게 된다. AugMix는 앞서 언급한 기법들과 비교해 영상 분류문제에 있어 가장 높은 성능 향상을 보여주고 있다. 하지만 영상분할이나 검출문제에 대해서는 성능평가가 이루어지지 않아 이 부분에 대한 추가 연구가 필요할 것으로 보인다.

[그림 8-32]는 다양한 최신 데이터 증강기법을 사용하여 변형한 영상의 예시를 보이고 있다.

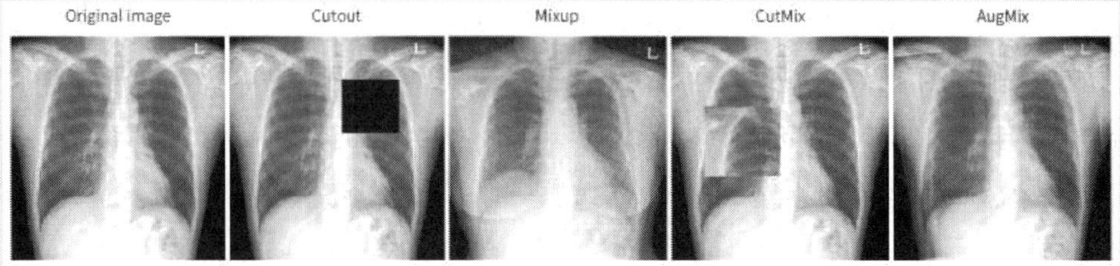

[그림 8-32] 다양한 최신 데이터 증강기법

딥러닝을 활용한 의료영상 연구에서도 앞서 소개한 최신 데이터 증강기법 혹은 유사한 기법들이 시도되고 있고, 이에 대한 몇 가지 대표적인 연구들을 소개한다.

Bae 등은 딥러닝을 통한 흉부 CT 영상에서 미만성 간질성 폐질환에 대한 분류연구를 수행하였다. 해당 연구에서는 게임 등에서 주로 사용되는 펄린 노이즈(Perlin Noise)를 활용한 데이터 증강기법을 새롭게 적용하여 기존의 영상처리 기반 데이터 증강기법과 분류성능을 비교하였다.

펄린 노이즈는 무작위로 자연스러운 경계선을 만들 수 있으며, 이러한 경계선을 이용해 학습에 쓰이는 6개 클래스 중 두 개의 클래스를 섞어 데이터 증강을 하는 방식이다. 해당 방식은 하나의 입력영상 안에 두 개의 클래스를 무작위로 섞는다는 점에서 CutMix와 유사한 방식으로 볼 수 있다.

펄린 노이즈 기반 증강기법을 사용했을 때 평균 분류 정확도는 89.5%로 영상처리 기반 증강기법을 사용했을 때의 82.1%에 비해 통계적으로 유의미하게 높은 성능을 보여주는 것을 확인했다.

Noguchi 등은 딥러닝을 통해 전신 CT 영상에서 뼈를 분할하는 연구를 수행하였다. 이 과정에서 기존의 영상처리 기반 기법, Mixup, 그리고 Random Image Cropping and Patching(이하 RICAP)이라는 세 가지의 데이터 증강기법을 각기, 그리고 혼합하여 분할 성능을 비교하였다.

RICAP은 CutMix와 유사하지만 네 개의 각기 다른 클래스 영상을 하나로 만든다는 점에서 차이가 있다. 분할 모델의 성능을 각기 비교한 결과 Mixup을 사용한 경우보다 영상처리 기반 및 RICAP을 동시에 사용한 경우에서 가장 높은 성능 향상을 보였다.

앞서 언급한 것처럼 Mixup은 영상분할에 있어 낮은 성능을 보인다는 점을 다시 한번 확인하였으며, 문제의 종류에 따라 적절한 데이터 증강기법을 선택해야 한다는 점을 보여주는 연구이다.

04 통계 및 영상처리 기법을 기반으로 X-ray의 의료영상 향상하는 방법에 대하여 분석하라.

1. 의료영상 향상의 개요

X선은 인체의 내부 구조를 연구하는데 가장 많이 사용되는 임상사진이다.

X선 영상은 낮은 콘트라스트, 노이즈, 낮은 강도의 문제로 구성된다. 따라서 의료영상의 질 향상이 요구된다. 본 연구에서는 통계 및 영상 처리개념을 기반으로 X선 영상에 대한 새로운 향상과정을 분석한다.

가우시안 필터, 대비 스트레칭 변환, 표준 논리, 대수 이미지 처리 및 통계범위의 조합이다. 제안 연구방법은 의사와 환자가 특정 질병을 정확하게 식별하는데 도움이 될 것이다. 제안하는 방법은 대비가 향상되고 노이즈가 감소하는 등의 결과를 얻을 수 있다. 즉 제안하는 방법은 더 적은 처리시간으로 더 나은 이미지 품질을 제공한다.

의료영상은 환자의 치료에 매우 중요한 역할을 한다. 그것은 인체의 다양한 부분과 조직을 묘사한다. 의사가 정확한 진단과 치료를 하기 위해서는 향상된 의료영상이 필요하다.

의료영상은 다양한 기술을 사용하여 의학적 상태를 치료하거나 진단하기 위해 인체를 보는 것을 의미한다.

임상절차의 진보로 인해 질병 식별이 더 쉬워졌다. 의료영상에는 X-Ray, MRI, 초음파, 내시경 등과 같은 기술이 포함된다.

의료영상은 전세계적으로 의사가 진단, 치료 및 예방 목적으로 의료분야에서 매우 중요하다. 신체적 문제가 있거나, 만성 통증을 겪고 있거나, 다른 질병에 직면해 있는지 여부에 관계없이 의료영상을 통해 전문가는 신체 내부에서 무슨 일이 일어나고 있는지 파악하고 적절한 치료를 제안할 수 있다. 의료영상 없이 디지털로만 진단과 치료 모두의 정확도를 달성하기가 매우 어려울 수 있다.

X-레이는 인체 내부 구조, 특히 뼈의 이미지를 생성하는 빠르고 고통없는 테스트이다. X선 빔은 신체를 통과하며 통과하는 물질의 밀도에 따라 다른 양으로 흡수된다. X-ray는 탄생 당시부터 의생명 및 의학분야에서 널리 사용되어 왔다.

현재 엑스레이는 의학적 진단과정에서 중요한 근거가 되고 있다. 의료용 X선 영상은 많은 양의 정보를 담고 있지만, 디테일이 흐릿하고 콘트라스트가 낮아 의사의 판단에 악영향을 미친다.

따라서 노이즈를 억제하면서 이미지 대비를 개선하고 디테일 선명도를 높이는 것이 이러

학습 8

한 종류의 이미지 향상의 핵심 포인트이다.

이미지의 인지도를 향상시키기 위해 강렬한 의료 이미지 향상이 필요하다. 이미지 향상방법은 노이즈 제거, 가장자리 선명화, 밝기 증가, 대비 증가 등과 같은 이점을 제공하여 의사와 의사가 이미지의 미세한 세부사항을 보다 주의 깊게 관찰하는 데 도움이 된다.

Enhancement방법으로는 Contrast Adjustment, Histogram Equalization, Edge Preserving Filter, Wavelet-based Approach, Deblurring, Denoising 등이 있다.

이러한 이미지는 품질이 좋지 않으며 진단 목적으로 사용할 수 없다. 따라서 더 나은 분석을 위해 향상된 세부사항을 가진 더 나은 품질의 이미지를 생성하기 위해 이미지를 정확하게 처리하는 것이 필요하다.

지난 몇 년 동안 저품질 이미지를 처리하기 위해 다양한 연구자들이 다양한 방법을 도입했다. 다양한 검색방법은 아래에서 설명한다.

의료 이미지 향상기술의 주요 목표는 적절한 진단과 치료를 위해 의사와 의사에게 환자 내부 구조와 상태를 볼 수 있도록 하는 것이다.

2. 기존 연구사례 분석

1) 히스토그램 평준화를 통한 영상향상 연구사례

여기서는 물체의 경계와 영상의 배경에서 명암 분포의 균등화를 제안한다. 이는 대비가 낮은 이미지의 대비 향상을 증가시킨다.

본 연구에서는 로그 정규화와 CLAHE로 구성된 N-CLAHE 알고리즘을 제시한다. 그 결과 HE, USM, CLAHE와 비교했을 때 가장 좋은 화질을 제공하는 것으로 나타났다.

본 연구는 수정된 지역 히스토그램 평준화 방법을 제시한다. 이 접근법은 이미지에서 고정장치의 가장자리와 나사영역이 명확하게 보인다.

본 연구에서는 그레이 레벨 정보 히스토그램이라는 새로운 형태의 히스토그램을 소개한다. 이로 인해 대비가 낮은 이미지의 대비가 증가한다.

본 연구에서는 제안하는 알고리즘으로 X-ray 영상을 향상시켰다. 그 결과 제안한 알고리즘이 X선 영상을 향상시키는데 효과적이고 효율적임을 입증하였다.

본 연구에서는 히스토그램 평활화와 가중 K-평균 클러스터링을 결합하여 원래의 비등방성 확산 성능을 개선했다. 이렇게 하면 노이즈가 줄어들고 이미지 대비도 높아진다.

본 연구에서는 의료용 X선 영상을 위한 전역 향상 알고리즘을 제안한다. 다중 웨이블릿 변환을 이용하여 의료용 X선 영상의 노이즈를 제거한다.

2) 필터를 통한 영상향상 연구사례

본 연구에서는 TV 모델을 전달함수로 사용하는 동형 필터링 기반의 새로운 방법을 제안하였고, 이 방법으로 이미지가 향상되었다. 본 연구에서는 제안하는 방법과 기존의 다른 방법으로 저화질 영상에 대한 실험을 다루었다. 결과는 가장자리가 보존되고 노이즈가 제거되었음을 보여준다.

본 연구는 대비 향상을 위한 Guided Image Filtering 기반의 반복 알고리즘을 제시하는 것을 목표로 한다. 이렇게 하면 아티팩트가 억제되고 대비도 향상된다.

본 연구에서는 Iterative 2D Kalman 필터를 사용하여 의료영상을 향상시켰다. 이 필터링 프로세스에 있는 모든 이미지의 더 선명한 가장자리, 더 좋고 선명한 결과를 제공한다.

본 연구에서는 가우시안 필터와 통계적 범위를 기반으로 X-Ray 영상에서 에지를 검출하는 방법을 제안하였다. 제안하는 알고리즘은 노이즈에 강하고 더 나은 품질의 이미지를 제공하는 에지를 검출한다.

제안하는 방법은 히스토그램 평활화와 동형 필터링을 기반으로 한다. 다른 방법에 비해 저 대비 이미지를 보다 효율적으로 향상시킨다.

3) 웨이블릿 변환를 통한 영상향상 연구사례

본 연구에서는 Haar 웨이블릿 변환으로 이미지를 향상시키는 모델을 제안한다. 개선된 이미지의 가시성은 원본 이미지에 비해 더 좋다.

제안하는 알고리즘은 웨이블릿 동형 필터링과 CLAHE를 기반으로 이미지 밝기, 대비 및 디테일을 향상시키고 노이즈 증폭을 억제하며 과잉 향상을 방지할 수 있다.

본 연구에서는 CLAHE 기반의 형태학적 처리를 기반으로 한 X선 영상의 콘트라스트 증가를 위한 방법과 정지 웨이블렛 기반의 제안방법을 제안한다. 웨이블릿 변환으로 인해 노이즈가 억제되고 세부정보가 보존된다.

본 연구에서는 웨이블릿 변환과 다중해상도 분석을 이용한 방법을 제안하였다. 이것은 좋은 품질의 이미지를 제공하고, 더 적은 계산 시간으로 가장자리를 감지한다. 제안된 스펙클 노이즈 저감방법은 정적 웨이블릿 변환과 퍼지 로직을 기반으로 노이즈를 줄이고 명암비를 높이며 에지를 보존한다.

본 연구에서는 새로운 의료영상 조명 향상 및 선명화 기법 고정 웨이블릿 변환을 기반으로 하는 것이 제안된다. 기존의 기술과 비교하여 이 방법이 우수했다.

4) 기타 여러 가지를 통한 영상향상 연구사례

제안하는 방법은 Laplacian, Sobel, Power 법칙 변환을 기반으로 한다. 이로 인해 이미지가 선명해지고 가장자리도 감지되었다.

제안하는 방법은 CSL, LIP, SL의 조합이다. 이를 통해 보기 좋은 외관, 자연스러운 대비, 허용 가능한 밝기 및 눈에 보이는 결함이 없다.

본 연구에서는 이미지 향상을 위해 이전에 다크 채널을 기반으로 한 방법을 제안하였다. 이로 인해 대비가 증가하고 세부사항도 강조 표시된다.

제안된 연구는 차세대 의료영상 디지털 디지타이저의 프로토타입을 제시한다. 이렇게 하면 과다 노출된 이미지의 품질이 향상되고 품질이 저하된 이미지의 가독성이 향상된다.

본 연구에서는 수정된 Harris 코너 검출기를 소개한다. 이렇게 하면 이미지에서 포아송 노이즈가 제거된다.

본 연구에서 제안하는 방법은 이미지의 대비를 향상시키기 위해 형태소 연산자를 사용한다. 이 방법은 개선되고 명확한 출력결과를 가져오고, Stacked Random Forests Feature Fusion을 기반으로 한다. 이 방법은 가장자리를 감지하는 데 도움이 된다.

여기서는 대비 조정, 이미지 융합 및 성분 감쇠를 사용하는 방법을 제안했다. 제안하는 방법은 가장자리와 미세 디테일을 향상시킨다.

본 연구에서는 적응형 분수 미분법 기반 기법을 제안한다. 그 결과 가장자리가 더 선명하고 질감이 풍부해진다.

3. 제안 연구방법 구현

제안하는 방법은 몇 가지 기본 통계 및 이미지 처리 개념의 조합이다.

① 1단계 : X-Ray 이미지를 입력으로 가져온다.

② 2단계 : 이미지 평활화를 위해 가우시안 필터를 적용하다.

③ 3단계 : 입력 이미지는 3 × 3 매트릭스로 분할된다.

④ 4단계 : 통계적 범위를 사용한다. 이 단계에서는 3 × 3 행렬의 범위를 계산한다. (통계 범위 = 가장 낮은 픽셀값 - 가장 높은 픽셀값)

⑤ 5단계 : 3 × 3 매트릭스의 중앙 픽셀값을 4단계에서 얻은 픽셀값으로 대체한다.

⑥ 6단계 : 입력 이미지의 마지막 3 × 3 파티션의 통계적 범위를 찾을 때까지 3단계, 4단계 및 5단계를 반복한다.

⑦ 7단계 : 입력 X-Ray 이미지의 가장자리가 감지된다. 다음으로 X-Ray 이미지의 전체적인 대비를 향상시키는 것을 목표로 한다.

⑧ 8단계 : 로컬 콘트라스트 향상을 목표로 하는 CST(Contrast-stretching Transformation) 방법을 사용한다.

⑨ 9단계 : 표준 로지스틱(SL) 기능을 사용하여 글로벌 대비를 향상시킨다.

⑩ 10단계 : 로그 이미지 처리(LIP)를 사용하여 8단계와 9단계의 결과를 결합한다.

⑪ 11단계 : 스트레칭 프로세스를 제어하는 데 사용되는 매개변수와 매개변수를 계산한다.

⑫ 12단계 : Linear Stretching 방법을 사용하여 이미지 픽셀값을 일반 범위로 재할당한다.

⑬ 13단계 : 마지막으로 향상된 대비 이미지를 얻을 것이다.

4. 결 론

Histogram Equalization, Wavelet Transform 등과 같은 많은 이미지 향상기술에 대한 조사가 비교와 함께 제공된다.

본 연구에서는 X-Ray 영상을 향상시키기 위한 새로운 방법을 제안한다. 제안하는 방법은 통계 및 이미지 처리 개념의 조합이다.

제안된 알고리즘은 향상된 대비 및 가장자리 감지 이미지를 제공한다. 또한 제안 알고리즘은 노이즈를 제거하고 더 나은 이미지 품질을 제공하며 기능을 향상시킨다. 이 방법에는 간단한 하드웨어 장치를 사용할 수 있다.

학습 8

학습활동.8 교수 · 학습 방법

교수 방법

- 의료영상 데이터의 강화에 대한 관련 용어, 구성, 방식 이해 정도를 파악한 후 수업을 진행한다.
- 교수자의 주도로 의료영상 데이터의 강화 등의 내용을 PPT 자료로 제시한 후 설명한다.
- 가능하면 사전에 개인별 학습 자료를 준비하여 모든 학생이 참여할 수 있는 문제 해결식 수업, 협력 수업이 가능하도록 한다.
- 의료영상 데이터의 강화 전 과정을 작업의 순서에 따라 단계적으로 실습이 이루어질 수 있도록 지도한다.
- 교재를 통해 수업을 준비하는데 있어서 필요한 모든 정보나 팁, 힌트 등 도움이 될 만한 내용들을 확인할 수 있다.
- 학생들이 만들게 될 각 모델들은 수업시간에 중점적으로 다뤄질 부분과 어휘, 질문, 답을 포함하고 있으며 또한 탐구할만한 추가적인 아이디어들도 포함하고 있다.

학습 방법

- 의료영상 데이터의 강화에 대한 관련 용어를 숙지하고, 의료영상 데이터의 강화에 대해 이해한다.
- 의료영상 데이터의 강화의 각 단계별 중점 사항을 체계적으로 학습한다.
- 의료영상 데이터의 강화 수행순서의 전 과정을 실습한다.
- 의료영상 데이터의 강화의 내용을 이해한다.
- 의료영상 데이터의 강화를 이해하고 숙달이 될 때까지 학습한다.

학습활동.8 평가 및 피드백

평가 준거

- 평가자는 피평가자가 수행 준거 및 평가 내용에 제시되어 있는 내용을 성공적으로 수행할 수 있는 지를 평가해야 한다.

학습내용	평가항목	성취수준		
		상	중	하
의료영상 데이터의 강화	의료영상 데이터의 강화를 이해할 수 있다.			

평가 방법

• 작업 포트폴리오

학습내용	평가항목	성취수준		
		상	중	하
의료영상 데이터의 강화	의료영상 데이터의 강화를 이해할 수 있다.			

• 필기시험

학습내용	평가항목	성취수준		
		상	중	하
의료영상 데이터의 강화	의료영상 데이터의 강화를 이해할 수 있다.			

• 체크리스트를 통한 관찰

학습내용	평가항목	성취수준		
		상	중	하
의료영상 데이터의 강화	의료영상 데이터의 강화를 이해할 수 있다.			

• 피드백

1. 작업 포트폴리오
   - 제출한 보고서를 평가한 후 주요 사항에 대하여 표시하여 돌려준다.
2. 필기시험
   - 평가 결과 성적이 저조한 학생은 보고서 제출 기회를 부여한다.
3. 체크리스트를 통한 관찰
   - 실습 과정에서 평가한 후 개선해야 할 사항 등을 정리하여 돌려준다.

참 | 고 | 문 | 헌

- 남상엽 외, 빅데이터 분석 및 응용, 상학당, 2023.1.10.
- 남상엽 외, 의료 IT 융합기술, 상학당, 2021.3.15.
- 남상엽 외, 4차산업 핵심기술 및 글로벌 도전, 상학당, 2020.9.15.
- 남상엽 외, 4차산업 융합기술을 위한 IT 분석 및 응용, 상학당, 2022.3.10.
- 남상엽 외, 메타버스 기술. 상학당, 2021.9.30.
- 남상엽 외, 디지털 테라피, 상학당, 2021.4.15.
- 남상엽 외, 디지털 트윈 기술, 상학당, 2020.4.30.
- 남상엽 외, 인공지능기술, 상학당, 2020.3.20.
- 남상엽 외, 사물인터넷 개론, 상학당, 2015.9.10.
- 남상엽 외, 가시광선 통신 기술, 상학당, 2018.10.15.
- 남상엽 외, 병원경영과 의료서비스, 상학당, 2021.9.10.
- 이준구 외, 의료영상을 이용한 인체 장기의 분할 및 시각화, 한국전자통신학회 논문지, 2-8권 제1호, 2013.1.21.
- 컴퓨터비전, 머신러닝, 딥러닝을 이용한 의료영상분석(1-2,1-3강) : www.edwith.org/medical-20200327/joinLectures/30437
- 슬라이드 스캐너 : 청년의사, http://www.docdocdoc.co.kr
- 뷰노메드 본에이지 : 중앙일보, jhealthmedia.joins.com/article/article_view.asp?pno=20250
- TisepX : 인공지능신문, http://www.aitimes.kr
- ImageJ 이미지, https://www.pcwelt.de/downloads/ImageJ-1325332.html
- ITK-SNAP 이미지, https://en.wikipedia.org/wiki/ITK-SNAP
- 3D Slicer 이미지, https://www.slicer.org/wiki/Slicer4:DownloadPageMockup
- Endoscopy 이미지, https://www.health.harvard.edu/diseases-and-conditions/endoscopy
- Microscopy 이미지, https://www.ibs.re.kr/cop/bbs/BBSMSTR_000000000901/selectBoardArticle.do?nttId=15340
- 컴퓨터 비전의 데이터의 모든 것, https://www.superb-ai.com/ko-blog/everything-about-computer-vision-data
- 현재 의료 영상기술의 상태와 미래, https://expocus.com/
- 문영래, 인공지능 적용과 의료기술의 변화, https://it.chosun.com/site/data/html_dir/2019/11/29/2019112900439.html, 2019.11.29.
- 윤기영, 보건의료의 미래는 디지털에 있다, https://www.hani.co.kr/arti/science/future/974944.html
- MOT Consultant,미래 의학 10대 기술
- 김창훈, 인공지능 의료영상 진단모형 연구 경험과 활성화 방안, HIRA빅데이터 브리프
- 의료용영상처리용장치, 소프트웨어, Global Picture Archiving and Communication System Market
- https://www.medigatenews.com/news/2919052258
- https://www.nextunicorn.kr/content/38ba7c8ef48b4356
- 정해윤, 첨단의료영상진단기기, 한국IR협의회, 2021.6.3.
- 강건욱, 핵의학 분자영상, 생화학분자생물학회
- 안병철, 분자영상과 신약개발, 생화학분자생물학회
- 아주대학교 핵의학과 홈페이지, https://ts.ajoumc.or.kr/EP/View.aspx?ssc=0015&ssgc=DH

&mc=DH00150019
- https://www.molim.xyz/molecularimaging
- https://www.hoag.org/specialties-services/cancer/treatments-services/molecular-imaging-therapy/
- 이한상 · 박민석 · 김준모, 의료영상에서의 딥러닝, 대한의료영상정보학회지, 2014.
- 의료양상 분석의 개요, https://www.insilicogen.com/blog/358
- https://truman.tistory.com/239
- https://www.dynamsoft.com/blog/insights/image-processing/image-processing-101-image-enhancement/
- https://www.ijsr.net/archive/v6i3/25031706.pdf
- 센서로세계로미래로, 인공지능에 의한 영상인식 기술 동향, https://blog.naver.com/PostView.naver?blogId=iotsensor&logNo=222294898187
- https://ichi.pro/ko/gani-uilyo-bunseog-eul-gaeseon-hal-su-issneun-bangbeob-137591323095454
- https://truman.tistory.com/191
- 김민규 외 딥러닝기반 의료영상 분석을 위한 데이터 증강 기법, 대한영상의학회지, 2020.
- https://truman.tistory.com/category/
- https://slicer.readthedocs.io/en/latest/user_guide/image_segmentation.html
- 이명은, 의료영상의 분할과 시각화 방법의 개발, 목표대학교, 2007.2.
- 조영복 외, 의료영상 이미지를 이용한 유전병변 정합 알고리즘, 한국정보통신학회 논문지, vol.21, No2, 2017.5.
- https://techblog-history-younghunjo1.tistory.com/178
- https://blog.naver.com/PostView.nhn?blogId=dic1224&logNo=220874533207
- https://1coding.tistory.com/135
- 최윤섭, 최윤섭의 헬스케어 이노베이션, https://www.yoonsupchoi.com/2017/08/08/ai-medicine-4/
- https://brunch.co.kr/@kakao-it/81
- https://www.geeksforgeeks.org/getting-started-with-classification/?ref=lbp
- 김희태 외, 의료영상철을 위한 오픈소스 라이브러리; ITK리뷰, 카이스트 전산학과, 대한의학영상정보학회지, 1-12, 2013.
- 기재홍 외, 이비지 스트리밍 기술을 이용한 웹 기반 3차원 의료영상 시스템의 구현과 성능평가, 대한의료정보학회지 제11권 제4호, 2005.8.22.
- https://slicer.readthedocs.io/en/latest/user_guide/image_segmentation.html
- https://qupath.readthedocs.io/en/stable/docs/starting/first_steps.html#starting-out
- Citizen Data Scientist를 위한 데이터 사이언스 캔버스
- ㈜ 베가스 R&D Center, 테크월드뉴스, https://www.epnc.co.kr
- 식품의약품안전처, 의료영상 전송장치 기술문서 작성을 위한 가이드라인, 2015.2.
- https://m.blog.naver.com/의료영상 저장전송장치란? 2008.9.26.
- https://www.pacs.irm.kr/_files/ugd/ebac66_01c05a8c03c34d0782395f387a3ec5ea.pdf?index=true
- 나승권, 의료기기 기술분석 및 의료정보, 상학당, https://truman.tistory.com, 2017.
- https://www.ijert.org/medical-image-enhancement-based-on-statistical-and-image-processing-techniques

학습 8

학습 1	의료영상분석의 개요
학습 2	의료영상 데이터의 획득(Acquisition)
학습 3	의료영상 데이터의 저장 및 전송
학습 4	의료영상 데이터의 시각화 툴
학습 5	의료영상 데이터의 특징 추출(Features Extraction)
학습 6	의료영상 데이터의 분류(Classification)
학습 7	의료영상 데이터의 분할(Segmentation)
학습 8	의료영상 데이터의 강화(Enhancement)
학습 9	**의료영상 데이터의 정합(Registration)**
학습 10	딥러닝 기반의 의료영상 데이터 분석
학습 11	의료분자 영상기술
학습 12	의료영상 기술의 미래
학습 13	의료영상 기술의 시장현황
부록	의학용어

학습 목표	1. 의료영상 데이터의 정합을 이해할 수 있다.

9-1 영상 데이터의 정합

1. 영상정합의 개요

컴퓨터 비전에서 하나의 장면이나 대상을 다른 시간이나 관점에서 촬영할 경우 영상은 서로 다른 좌표계에서 얻어지게 된다.

영상정합(Image Registration)은 이와 같은 서로 다른 영상을 변형하여 하나의 좌표계에 나타내는 처리기법이다. 정합을 통해 서로 다른 측정방식을 통해 얻은 영상이 어떻게 대응되는지를 알 수 있다.

의료영상 처리에서 환부의 영상을 시간에 따라 비교하거나, 정상인 조직의 영상과 비교하기 위해서는 호흡 등의 변형을 보정하기 위한 탄성 정합을 요구하기도 한다. 의료영상의 비강체 정합을 통해 환자의 영상을 해부학적 아틀라스에 정합시킬 수 있다.

2. 영상정합의 알고리즘

1) 세기 바탕과 특징 바탕

영상 정합 혹은 영상 맞추기 알고리즘은 세기 바탕 방식과 특징 바탕 방식으로 나뉜다. 고정된 영상을 참조영상 혹은 원본영상이라고 하고, 맞추어질 영상을 목표영상이라고 한다.

영상 정합은 목표영상을 공간적으로 변형해 참조영상에 맞추는 과정을 포함한다.

세기 바탕 방식은 영상의 세기의 형태를 비교하는 방식이고, 특징 바탕 방식은 영상 속의 점·선·테두리 등을 찾아 서로 맞추는 방식이다. 세기 바탕 방식은 그림을 통째로 비교해 정합하는 데 반해, 특징 바탕 방식은 둘 이상의 그림 속에서 여러 개의 특징을 찾아 비교한다.

두 영상 속에서 몇 개의 특징점의 대응관계를 알면 두 영상의 변환관계를 결정할 수 있기 때문에, 그로부터 영상 속의 다른 점들의 대응관계를 계산할 수 있다.

2) 변형 모델

영상 정합 알고리즘은 참조영상과 목표영상 사이의 변환관계에 따라 분류될 수도 있다. 넓게 분류하면 첫번째로 변위, 회전, 확대·축소, 아핀변환 등을 포함한 선형변환을 들 수 있다. 하지만 선형변환은 영상들 사이의 기하학적 변형은 설명할 수 없다.

두번째로 범주로 탄성, 혹은 비강체 변환을 들 수 있다. 이와 같은 변환은 국소적인 변형을 설명할 수 있다. 비강체 변환은 물리적 연속체 모델(점성 유체)나 미분동형사상과 같은 변형을 포함한다.

3) 공간영역 방식과 주파수영역 방식

(1) 공간영역 방식

공간영역 방식은 영상의 공간속에서 그림의 픽셀 세기 패턴이나 특징을 맞추는 방식이다. 특징 맞추기는 사람이 일일이 그림 속의 특징점을 손으로 맞추는 수동영상 정합을 자동화한 방식이다.

두 그림 속의 특징점 쌍의 개수가 해당 영상변형에 필요한 최소 개수보다 많은 경우 RANSAC과 같은 방식을 이용해 두 영상 사이의 영상변형을 찾아낼 수 있다.

학습 9

(2) 주파수영역 방식

주파수영역 방식은 두 영상 간의 변형에 필요한 매개변수를 주파수영역에서 직접 찾아내는 방식이다. 이때 찾아낼 수 있는 변형은 영상의 이동, 회전, 크기 변화 등이다. 푸리에 공간에서 두 영상의 위상의 상호상관계수를 계산해 제3의 이미지를 생성하면, 그 이미지에서 최댓값이 나타나는 부분이 두 이미지 사이의 상대적인 이동 벡터이다. 공간영역 방식과 달리, 주파수영역 방식은 잡음, 그림의 가려짐과 같은 손상에 큰 영향을 받지 않는다. 위상의 상관계수를 이용하는 방식은 고속 푸리에 변환을 이용하기 때문에 연산의 효율을 크게 향상시킬 수 있다.

영상의 회전과 크기변화를 계산하기 위해서는 먼저 영상의 푸리에 영상을 로그-극 좌표계로 변환한다. 그렇게 하면 회전은 각성분 방향으로의 변위로, 크기변화는 반지름 성분 방향의 변위로 나타난다.

4) 단일방식 정합과 여러방식 정합

영상정합은 다시 한 가지 방식의 영상들을 맞추는 단일방식 정합과, 여러방식의 영상을 서로 맞추는 여러방식 정합으로 나뉜다.

(1) 단일방식 정합

단일방식 정합은 한 가지 스캐너, 혹은 측정 장치에서 얻어진 영상만을 정합하는 것이고, 여러영상 방식은 서로 다른 스캐너, 혹은 측정 장치에서 얻어진 영상들을 정합하는 것이다.

(2) 여러방식 정합

여러방식 정합은 특히 의료영상에서 여러가지 스캐너를 이용해 얻은 영상을 서로 맞추기 위해 주로 이용된다.

예를 들어 자기공명영상(MRI)과 컴퓨터 단층촬영(CT) 영상 사이의 정합, 혹은 양전자 방출 단층촬영(PET)과 컴퓨터 단층촬영(CT) 영상 사이의 정합(종양 부위 판단), 혹은 초음파 영상과 컴퓨터 단층촬영 영상의 정합(방사선 치료를 위한 전립선 위치 탐색) 등을 위해 이용할 수 있다.

5) 자동방식과 수동방식

영상 정합은 자동화의 단계에 따라, 수동, 대화식, 반자동, 자동방식으로 나눌 수 있다.

(1) 수동방식

수동방식은 도구를 이용해 수동으로 목표영상을 참조영상에 정렬한다.

(2) 대화식 방식

대화식 방식은 사용자가 대략적으로 지시하면 컴퓨터가 자동으로 영상을 정합하는 방식이다.

(3) 반자동방식

반자동방식은 컴퓨터가 대부분의 정합과정을 수행하고, 사용자가 검토를 하는 방식이다.

(4) 자동방식

자동방식은 모든 정합의 과정을 사용자의 도움없이 컴퓨터가 수행하는 방식을 말한다.

6) 응 용

영상 정합은 원격탐지(지도 갱신), 의료영상(변화 감지, 종양 관찰), 컴퓨터 비전 등에 응용된다. 다양한 대상의 다양한 영상에 적용이 가능하기 때문에 일반화된 정합방식을 개발하는 것은 불가능하다.

7) 유사성 척도

유사성 척도는 두 영상 사이의 유사성을 측정하는 척도이다. 어떤 유사성 척도를 이용할지는 어떤 영상 방식을 이용하느냐에 따라 다르다. 서로 다른 영상 방식 사이의 정합을 위해 흔히 이용되는 사례로는 상관계수, 상호정보량, 정규상호정보량 등이 있고, 같은 방식의 영상 사이의 정합에는 이밖에 차 제곱합이 이용될 수도 있다.

3. 불확실성

영상이 시 · 공간의 차이를 두고 만들어질 경우 정합에는 불확실성이 있을 수 있다. 정합의 불확실성을 아는 것은 의료영상에서 환부의 변화를 감지하는 데 아주 중요하다.

학습 9

9-2 의료영상 데이터의 정합

1. 의료영상 정합의 개요

영상정합(Image Registration)이란 공간좌표가 서로 다른 영상에서 연관관계를 쉽게 파악하기 위하여 동일 좌표계로 정렬하는 것으로 서로 매핑되는 기하학적 변환을 찾는 과정이라 할 수 있다.

영상정합 기법은 의료영상 기기의 급속한 발전과 함께 질환을 진단, 처치, 치료 및 예측하는데 있어 다양한 의료영상을 참고하면서 필수적인 기술이 되었다.

이러한 영상정합은 ① 서로 다른 센서로부터 얻어진 정보들을 통합하거나, ② 서로 다른 시간에 얻어진 동일한 영역을 촬영한 영상에서 변화를 찾아내거나, ③ 움직이는 객체를 촬영한 일련의 영상으로부터 3차원 정보를 추론하거나, ④ 모델-기반의 객체인식에 사용되는 등 다양한 분야에 널리 응용되고 있다.

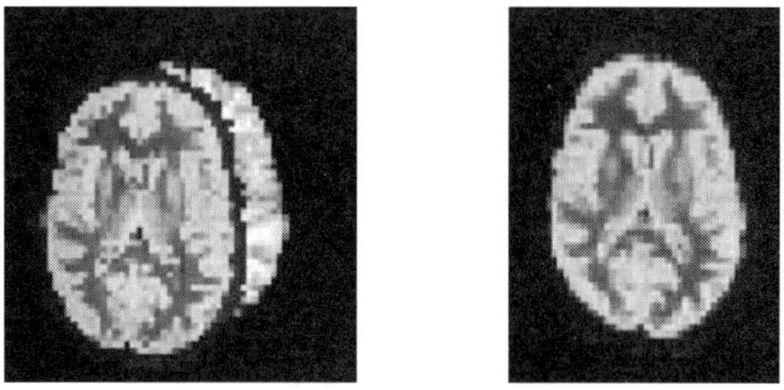

[그림 9-1] 의료영상 정합 전과 후

이와 같은 영상정합 기술이 의료분야에서 그 관심이 급격히 고조되고 있는 이유는 동일한 부위를 촬영한 의료영상의 특성을 예로 살펴보면 [그림 9-2]와 같다.

전산화 단층촬영(Computed Tomography : CT) 영상은 최근 비약적인 발전에 힘입어 몸의 횡단면에 0.6~5.0mm 간격으로 X선을 조사하여 빠른 시간에 고화질의 전신영상 생성이 가능하므로 아주 작은 조직사이의 밀도차이도 구분할 수 있어 뇌나 폐, 간장, 신장 등 전신의 질병을 조기 진단하는데 큰 효과가 있다.

자기공명영상(Magnetic Resonance Imaging : MRI)은 자기와 전파를 사용해 인체의 단면을 촬영하여 진단하는 검사로 두부나 척수, 요추, 신경계, 순환기계 등의 진단에 효과적이며, CT 보다 촬영시간이 오래 걸리기는 하나 모든 각도로부터 선명한 단층영상을 얻을 수 있다.

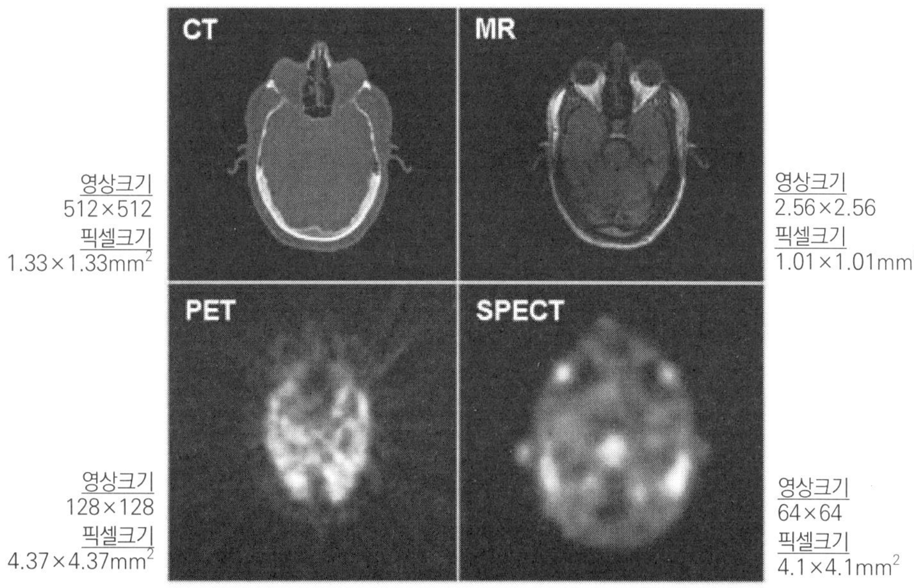

[그림 9-2] 뇌영상의 다양한 형식의 이미지

반면 양전자 단층촬영영상(Positron Emission Tomography : PET), 단일양전자 단층촬영영상(Single Positron Emission Tomography : SPECT)과 같은 핵의학 영상은 우리 몸의 주요 구성 성분들을 양전자를 방출하는 방사선 의약품으로 합성하여 정맥주사하고, 최첨단 장비로 이 약품의 몸 속 분포를 촬영하여 분석하는 것으로 인체의 해부학적 정보를 제공하지는 못하지만 몸의 어느 조직에 기능이나 대사 이상이 있는지 알 수 있다.

이와 같이 동일 부위를 촬영한 서로 다른 의료영상의 경우 내포하고 있는 정보가 다를 뿐만 아니라 두 영상이 서로 다른 해상도(Resolution), 촬영지점(Viewpoint) 및 시점(Different Time)에서 얻어지게 되므로 단순히 합쳐서(Overlay) 영상을 보는 데 한계가 있다.

특히 최근 의료영상 기기의 빠른 발전에 힘입어 한 환자당 300~1000장의 대용량 데이터가 쏟아져 나오는 상황에서 의료영상은 진단(Diagnosis), 치료계획(Planning), 처치(Treatment), 수술안내(Surgery Guidance), 질환 진행에 대한 모니터링(Monitoring The Disease Progression) 등 다양한 영역에서 사용될 뿐 아니라 여러 다른 영상을 보고 질환을 진단하기 때문에 기존에 의사들이 머릿속으로 상상하던 영상간 공간적 정렬을 영상정합을 통하여 의사가 원하는 형태로 제공한다면 그 진단효율은 극대화될 것이다.

9-3 의료영상의 정합방법 기법

1. 의료영상 정합기법

기존 의료영상 정합 관련연구는 [그림 9-3]과 같이 적용하는 기하학적 변환에 따라 뇌와 같이 정합하고자 하는 병리, 해부학적 관심부위가 변형(Deformation)이나 비틀림(Distortion)이 없다는 가정 하에 이루어지는 강체 영상정합과 박동이나 호흡에 따라 변형되는 심장, 폐 등의 부위에 적용하는 비강체 영상정합 연구로 나누어 살펴볼 수 있다.

강체 영상정합에는 〈표 9-1〉처럼 표식기반 정합(Landmark-based Registration), 표면기반 정합(Surface-based Registration), 복셀기반 정합(Voxel-based Registration)이 있다.

〈표 9-1〉 의료영상 정합기법

구 분	상세 분류
강체 정합 (Rigid Registration)	표식기반 정합(Landmark-based Regis-Tration)
	표면기반 정합(Surface-based Registration)
	복셀기반 정합(Voxel-based Registration)
비강체 영상정합 (Nonrigid Registration)	스플라인 정합(Spline Registration)
	탄성정합(Elastic Registration)
	유체정합(Fluid Registration)
	광학흐름 정합(Optical Flow Registration)

강체 정합(Rigid Registration)은 표식기반 정합(Landmark-based Registration), 표면기반 정합(Surface-based Registration), 복셀기반 정합(Voxel-based Registration)으로 구분한다.

비강체 영상정합(Nonrigid Registration)은 스플라인 정합(Spline Registration), 탄성 정합(Elastic Registration), 유체 정합(Fluid Registration), 광학흐름 정합(Optical flow Registration)으로 구분한다.

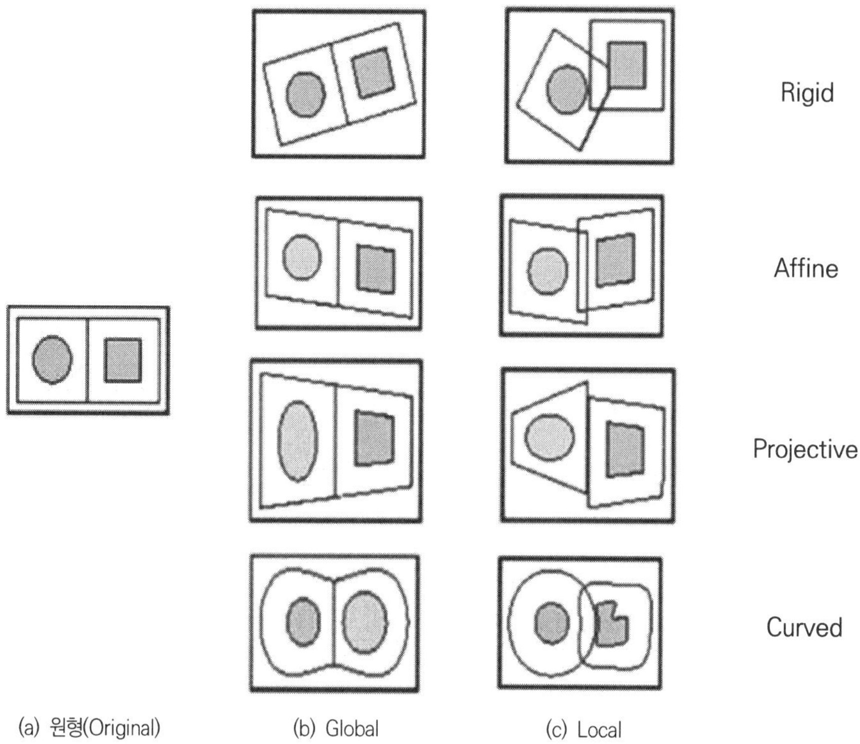

[그림 9-3] Global Registration과 Local Registration

1) 강체 정합

(1) 표식기반 정합

표식기반 정합(Landmark-based Registration)은 두 영상의 두드러진 특징 부위에 제한된 수의 표식기를 지정한 후, 표식기 간의 거리차를 계산하여 정합하는 방법이다. 표식기에는 자연적인 표식기와 기하학적 표식기가 있다.

표식기반 정합은 비교적 정확한 정합결과를 제시하고, 간단한 계산방법으로 빠른 정합을 제공하는 반면, 표식기 지정을 위하여 사용자와의 빈번한 상호작용이 필요하고, 표식기 지정위치에 따라 정합의 정확성이 영향을 받는다. 또한 대상 영상으로부터 표식기 구별을 위하여 표식기를 분할하는 과정이 필요하다.

① 자연적인 표식기를 사용하는 정합방법 : 자연적인 표식기를 사용하는 정합방법은 사용자에 의해 영상의 특징적인 부위를 표식기로 지정하여 정합하는 방법이다.

② 기하학적 표식기를 사용하는 정합방법 : 기하학적 표식기를 사용하는 정합방

학습 9

법은 대부분 자동적으로 지역적 곡률(Local Curvature)이나 구석(Corner) 부위와 같은 기하학적 특징 부위에 표식기를 위치시킨 후 정합하는 방법이다.

〈표 9-2〉 기하학적 표식기를 사용하는 정합방법의 장단점

구 분	내 용
정 점	비교적 정확한 정합결과를 제시하고, 간단한 계산방법으로 빠른 정합을 제공한다.
단 점	표식기 지정을 위하여 사용자와의 빈번한 상호작용이 필요하고, 표식기 지정위치에 따라 정합의 정확성이 영향을 받는다.

(2) 표면기반 정합

표면기반 정합(Surface-based Registration)은 두 영상에서 각각 표면영역을 분할하고, 이의 경계를 가지고 유사도 평가를 수행한다. 정합시간이 빠른 대신 표면영역이 얼마나 정확하게 분할되었는지가 정합결과에 큰 영향을 준다.

표면기반 정합방법에는 Head & Hat 방법, DT(Distance Transform) 방법과 ICP(Iterative Closest Point) 방법 등이 있다.

(3) 복셀기반 정합

복셀기반 정합(Voxel-based Registration)은 전체 영역을 전처리 과정없이 두 영상의 복셀 간 상관도를 측정한다. 상대적으로 정확도가 높은 대신 모든 복셀들을 가지고 유사도 평가를 하기 때문에 수행시간이 오래 걸린다.

다시 명암도 정보를 대표적인 스칼라값이나 방향 등으로 축소하여 적용하는 중심축 및 모멘트 정합(Principal Axes and Moments Based Method)과 정합과정에서 전체 영상정보를 모두 사용하는 명암도 기반 정합으로 나눈다.

명암도 기반 정합에는 동일 모달리티 영상 간 정합을 위한 유사도 측정방법으로 명암도 차이 측정(Sum of Squares of Intensity Differences : SSD)과 상관계수(Correlation) 측정이 있다.

서로 다른 모달리티 영상간 정합을 위한 유사도 측정방법으로 조인트 엔트로피(Joint Entropy) 측정 및 상호정보(Mutual Information) 측정방법 등이 있다.

2) 비강체 정합

비강체 영상정합(Nonrigid Registration)은 환자영상과 해부도(Atlas) 간의 정합, 서로 다른 환자 간 정합(Intersubject Registration), 여러 시점에서 촬영된 대응되는 동일조직의 변이분석을 위한 정합(Intrasubjectregistration) 등에 사용된다.

비강체 영상정합은 강체 영상정합과 달리 아직 해결되지 않은 부분이 많아 연구가 활발히 진행중인 방법으로 다음과 같은 네 가지 비강체 영상정합 방법이 있다.

(1) 스플라인 정합

스플라인을 이용한 정합(Spline Registration)은 정합하고자 하는 두 영상인 참조영상과 타겟영상에서 제어점이 정의된다는 기본 가정을 가지고 있다.

먼저 참조영상에서 n개의 제어점의 위치를 정하고, 타겟영상에서 이에 대응되는 제어점의 위치를 정했을 때, 두 영상에서 제어점들 간의 거리 변위를 보간하여 제어점들 사이를 부드럽게 변화하도록 하는 스플라인 변환을 찾아내는 방법이다.

스플라인 정합 중 가장 많이 이용되는 것에는 Thin-plate 스플라인 정합과 B-스플라인 정합이 있다.

Thin-plate 스플라인 정합은 래디얼 기저함수(Radial Basis Function)의 선형결합으로 정의한다. 이 때 두 영상 간 변환은 세 개의 다른 Thin-plate 스플라인에 의하여 정의한다.

Thin-plate 스플라인 정합의 장점은 제어점들이 영상 공간상에 임의로 분포할 수 있다. Thin-plate 스플라인 정합 단점은 래디얼 기저 함수의 특성상 제어점들이 전역적으로 영향을 줄 수 있다.

B-스플라인 정합은 자유형태 변환(Free-Form Deformation)의 한 방법으로 자유형태 변환은 동일 간격을 갖는 격자의 제어점 변환에 의해 정의한다.

B-스플라인 변환은 1차원 B-스플라인 텐서 곱 형태로 표현한다.

(2) 탄성정합

탄성정합(Elastic Registration)은 뇌 CT 영상과 뇌 해부도와의 매칭을 위해 Bajcsy 등에 의해 제안된 방법이다. 고무와 같은 탄성체 변형으로 모델링될 수 있다는 생각에서 시작되었다. 변형은 탄성체의 변형으로 발생한 내부력(Internal forCe)과 탄성체의 외부에 작용하는 외부력(External Force)으로 구성되어 있다.

내부력과 외부력이 평형상태에 이를 때 탄성체의 변형을 중지한다.

(3) 유체정합

유체정합(Fluid Registration)은 유체역학에 기반을 둔 정합으로 가상의 유체의 움직임을 따른다는 가정으로부터 시작된다.

변환 모델은 나비어-스토크스 방정식(Navier-stokes Partial Differential

Equation)에 의하여 주어진다.

탄성정합과 달리 큰 변형이 가능하나 많은 움직임으로 인해 지역적 최저점에 수렴할 가능성이 있고, 계산량이 많다는 단점이 있다.

(4) 광학흐름 정합

광학흐름 정합(Optical flow Registration)은 위치와 시간이 달라져도 특정 점의 밝기가 일정하다는 가정을 이용한다. 실제 변위를 예측하기 위해서는 평활(Smoothness)제약 조건을 추가한다. 이와 같은 정합은 영상의 밝기 변화가 없는 단일 모달리티 의료영상간 정합에 적합하며, 변위가 매우 작은 영상의 정합에 적용하는 것이 좋다.

9-4 의료영상의 응용사례

소개된 영상정합 기법을 의료분야에 적용한 몇 가지 예를 소개하고자 한다.

응용사례에 소개된 것들은 극히 일부에 지나지 않으며, 두 영상간 공간적 정렬뿐 아니라 특정 부위를 추출하는데 있어 보정역할을 하는 등 다양한 목적을 위해 영상정합 기법을 필요로 한다.

현재 강체 영상정합 기법은 다양한 임상분야에 이미 사용되고 있는 경우가 많으나 비강체 영상정합 기법은 아직 개발중이거나 임상적 효용성 평가단계인 경우가 많다. 이와 같이 강체 영상정합 기법이 성공적으로 임상에 사용될 수 있었던 주요 원인은 육안평가의 용이성도 있겠지만 Fiducial Marker를 사용한 에러 측정 등 Gold Standard를 통해 정확성을 평가함으로써 임상적 효용성을 제시할 수 있었기 때문이다.

따라서 실제 임상에 사용되기 위해서는 영상정합 기법에 대한 연구뿐만 아니라 정합결과의 정확한 평가가 이루어져야 할 것이다. 또한 수술 전후의 진단지원뿐만 아니라 화상유도 수술이나 수술중 안내시스템에 적용되기 위해서는 소프트웨어적인 개선뿐 아니라 하드웨어적인 기능을 통하여 속도를 최적화시킬 수 있어야할 것이다.

컴퓨터 지원 폐암 보조진단을 위해서는 단일시점에서 촬영한 컴퓨터 단층촬영(Computed Tomography : CT) 영상에서 폐결절을 검출하는 것도 필요하지만,

폐암의 악성 여부를 결정하기 위해 연속시점에서 촬영한 CT 영상에서 대응되는 폐결절을 찾아 추적 관찰하는 것이 필요하다.

또한 CT 기기의 빠른 발전으로 한번 촬영시 300~500장 정도의 대용량 데이터를 획득하게 되므로 폐결절을 임상의가 육안 평가하기에는 진단시간이 오래 걸릴 뿐 아니라 작은 폐결절이나 폐혈관에 붙어있는 결절 등을 검출하고 추적 관찰하기에 한계가 있다.

[그림 9-4]는 이를 해결하기 위해 시간차를 두고 촬영한 CT 영상 간의 빠르고 정확한 자동 폐결절 정합결과이다.

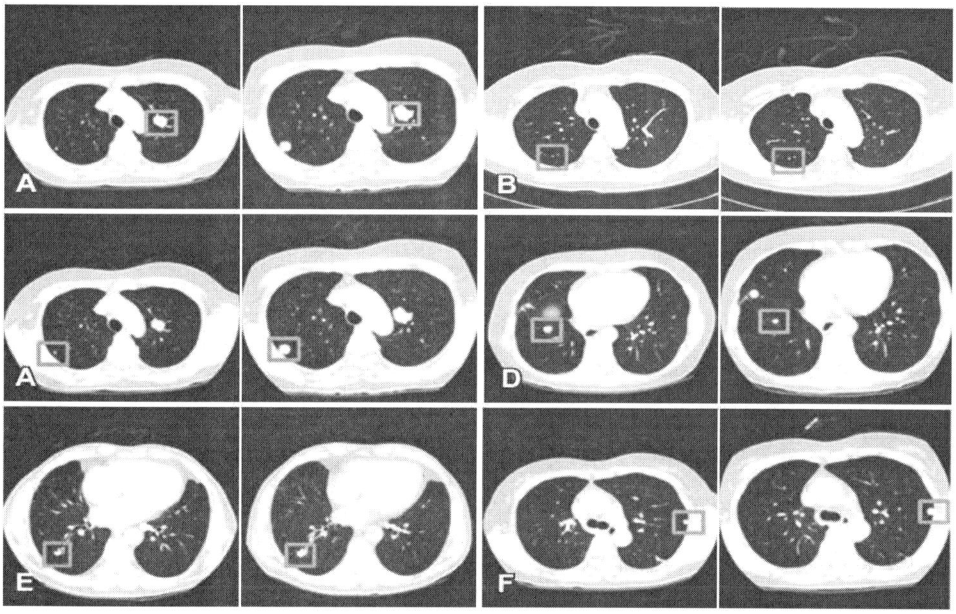

(A) 큰 결절, (B) 작은 결절, (C) 결절순차 CT 스캔, (D) 격리된 결절, (E) 혈관 근처의 결절, (F) 흉벽 근처의 결절 사이의 큰 성장 속도

[그림 9-4] 글로벌 리브매칭과 로컬 템플릿 매칭을 이용한 폐결절 매칭

다른 호흡상태에서 획득된 CT 영상 간 폐 정합은 폐종양의 치료계획 수립(Treatment Planning), 폐쇄성 폐질환의 정량적 평가, 폐 움직임 분석 등의 임상 응용을 위해 필수적이다.

강체 정합이나 어파인 정합은 폐의 이동변이(Translational Mismatch)나 전역적 확장을 보정할 수 있으나, 호흡하는 동안의 폐의 지역적 변형을 보정할 만큼 충분한 자유도(Degree of Freedom)를 가지고 있지 못하다. 특히 변형이 큰 폐를 정확하게 정합하는 것은 어렵다.

학습 9

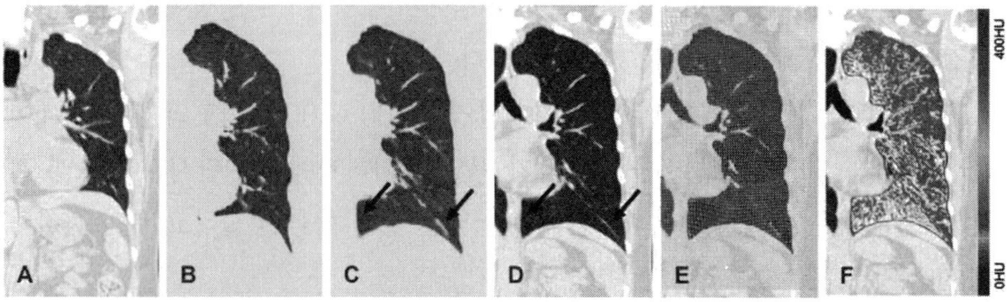

(A) 만기 종료(예) (B) 아핀 변환 예 (C) 변형 얘 (D) 영감 종료 (E) 변형 필드 (F) 색상 코드 빼기 이미지

[그림 9-5] End-exhale과 End-inhale CT 스캔 사이의 변형가능한 폐 정합

[그림 9-5]는 이러한 폐의 변형을 고려할 수 있는 비강체 정합방법의 개발결과이다.

4D CT 영상은 종양의 방사선 치료계획을 위해 호흡하는 동안 연속적으로 획득되는 영상으로 일정시간 내에 여러 CT 영상들을 획득하기 위해 슬라이스 간 간격이 크게 촬영되므로 정보량이 적고, 호흡 중 연속촬영으로 인한 움직임의 인공음영(Motion Artifact)이 발생되므로 영상의 질이 저하된다.

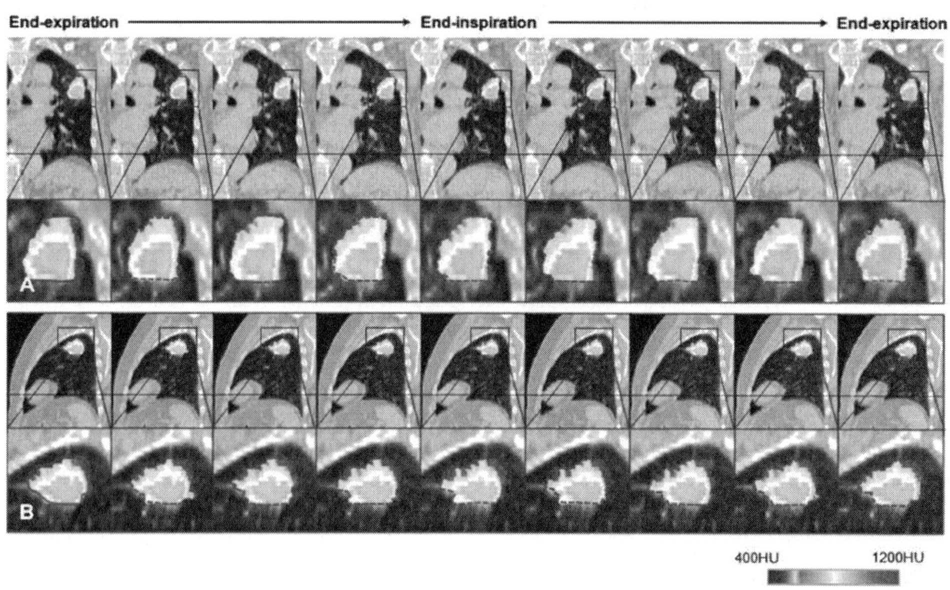

(A) 정면도 (B) 측면도

[그림 9-6] 4D CT에서 9회 호흡의 각 단계에 따른 종양 추적결과

또한 4D CT 영상에서 폐는 호흡 및 심장박동으로 인해 전역적인 움직임뿐 아니라 지역적 움직임이 발생하게 되고, 이에 따라 폐 내부에 종양의 위치도 달라진다.

[그림 9-6]은 10~20개의 호흡이 다른 4D CT 영상에서 정합절차를 간소화하여

정합 수행시간을 줄이고 폐종양을 자동 추적하는 결과이다.

그 밖에도 수술 전에 획득한 MR, CT와 같은 3차원 볼륨데이터와 수술중에 실시간으로 획득한 X선 투영영상 간 정합을 통하여 수술도구의 위치를 인체 내 해부학적인 정보과 함께 공간적으로 표현이 가능하게 됨으로써 화상유도수술(Image-Guided Surgery)이나 수술중 안내시스템(Intraoperative Navigation System)에 응용할 수 있다.

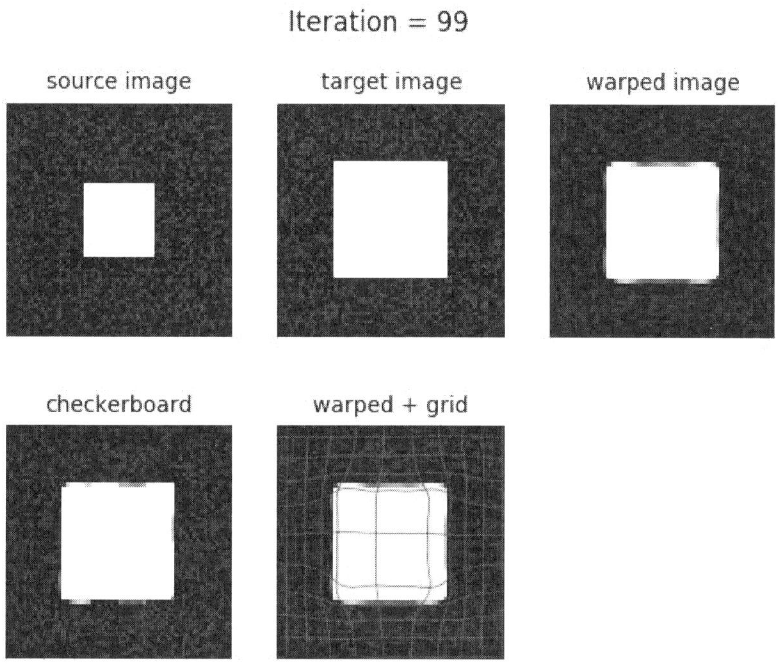

[그림 9-7] Nonrigid Registration Example

수행 내용

재료 · 자료

- 의료영상분석 관련 자료

기기(장비 · 공구)

- 컴퓨터, 문서작성 프로그램, 프린터, 주변기기

안전 · 유의사항

- 의료영상분석 관련 장비의 안전 및 유의사항을 숙지한다.

수행 순서

01 영상정합 관련 툴 사용사례에 대하여 분석하라.

1. 영상정합 방법의 개요

영상정합은 둘 이상의 영상의 동일한 장면을 정렬하는 과정이다. 이 과정은 한 영상을 참조영상(고정영상이라고도 함)으로 지정하고, 다른 한 영상은 참조영상과 정렬되도록 기하 변환 또는 국소 변위를 적용하는 작업으로 이루어진다. 영상은 다양한 이유로 정렬이 맞지 않을 수 있다. 영상은 대개 카메라의 시점이 바뀌거나 장면이 변형되는 등 여러 가변적인 조건에서 캡처된다. 또한 렌즈나 센서 왜곡, 캡처 장비 간의 차이 때문에 정렬이 맞지 않을 수도 있다.

영상정합은 주로 다른 영상처리를 적용하기 전의 예비단계로 사용된다. 예를 들어, 위성영상 또는 MRI, SPECT 같은 서로 다른 진단 모달리티로 캡처된 의료영상을 정렬하기 위해 영상정합을 사용할 수 있다.

영상정합을 수행하면 서로 다른 영상 속의 공통된 특징을 비교할 수 있다. 예를 들어, 강줄기가 합류되는 방식이나 특정 지역이 침수되는 방식 또는 MRI나 SPECT 영상에서 종양을 볼 수 있는지 여부를 발견할 수 있다.

1) 영상분할

영상분할은 영상을 여러 부분이나 영역으로 나누는 과정이다. 여러 부분으로 나누는 작업은 종종 영상의 픽셀 특성을 기반으로 한다. 예를 들어, 영상에서 영역을 찾는 한 가지 방법은 픽셀값이 급격하게 불연속적인 지점을 찾는 것이다. 이런 지점은 보통 경계를 나타낸다. 이러한 경계는 영역을 정의할 수 있다. 색값이나 텍스처를 기반으로 영상을 여러 영역으로 나누는 다른 방법들도 있다.

2) 객체 분석

객체 분석은 경계, 원, 선 검출, 경계선 추적, 4진 트리분해 등을 수행한다.

영상에서 경계는 영상의 명암이 급격하게 변화하는 경로를 따라 표시되는 곡선이다. 경계는 종종 장면 속 객체의 경계선과 연관되어 있다. 다양한 알고리즘을 사용하여 직선, 둥근 객체 또는 임의의 형태 영역의 경계를 검출할 수 있다. 이와 반대로 경계가 없는 유사블록을 검출할 수 있다.

3) 영역과 영상속성

영역과 영상속성은 영상의 객체에 대한 정보 가져오기이다.

객체, 연결성분 또는 블롭이라고도 하는 영상영역은 면적, 질량 중심, 방향, 경계상자와 같은 속성이 있다. 이와 같은 다양한 속성을 계산하려면 영상영역 분석기 앱 또는 Regionprops 함수를 사용한다. 또한 영상의 어떤 경로를 따라 또는 영상 전체에 있는 픽셀 각각에 대해 픽셀값을 측정할 수도 있다.

4) 텍스처 분석

텍스처 분석은 엔트로피, 범위 및 표준편차 필터링, 명암도 동시발생 행렬 생성 등이다.

텍스처 분석은 영상의 영역특성을 텍스처 내용별로 분류하는 것을 말한다. 텍스처 분석은 거칠다, 매끄럽다, 부드럽다 또는 울퉁불퉁하다 같은 용어로 설명되는 직관적 품질을 픽셀 명암의 공간적 변화를 나타내는 함수로 수량화하려고 한다. 이런 의미에서 거칠거나 울퉁불퉁하다는 것은 명암값 또는 회색 레벨에 변동이 있다는 것을 나타낸다.

텍스처 분석은 원격탐사, 자동검사, 의료영상 처리를 비롯한 다양한 응용분야에서 사용된다. 텍스처 분할이라고 하는 작업을 위해 텍스처의 경계선을 찾는데 이 텍스처 분석을 사용할 수도 있다. 영상에 있는 객체의 특성이 명암보다 텍스처로 두드러지게 나타나는 경우 기존 이진화 기법은 효과적으로 사용될 수 없으며, 텍스처 분석이 유용할 수 있다.

학습 9

5) 영상품질

영상품질은 피크 신호 대 잡음비, 구조적 유사도 지수(SSIM), 무참조(No-Reference) 영상품질 메트릭, 테스트 차트기반 품질측정 등을 말한다.

품질 메트릭은 영상품질의 객관적인 점수를 제공한다. 완전 참조(Full Reference) 알고리즘은 입력영상을 왜곡되지 않은 원래 그대로의 참조영상과 비교한다. 무참조(No-Reference) 알고리즘은 입력영상의 통계적 특징을 영상 데이터베이스에서 도출된 특징 세트와 비교한다.

표준화된 테스트 차트에는 기울어진 경계, 회색 패치, 컬러 패치 같은 시각적 특징이 포함되어 있다. 이러한 특징을 통해 해당하는 영상품질 특성(예 선명도와 색 정확도)을 측정할 수 있다. 영상품질 메트릭은 영상품질의 객관적인 평가를 제공한다. 각 메트릭은 연산 복잡도 및 인간이 지각하는 영상품질과의 일치 수준이 저마다 다르다.

6) 영상변환

푸리에 변환, 이산 코사인 변환, 라돈 변환(Radon Transform) 및 부채꼴 빔 변환 등을 수행한다.

영상변환은 영상의 영역을 변환한다. 영상은 대개 인접한 픽셀이 장면 중 인접한 부분을 나타내는 공간영역에서 수집되고 표시된다. 그러나 인접한 픽셀이 인접한 주파수 성분을 나타내는 주파수 영역이나 인접한 픽셀이 인접한 투영 각도 및 방사형 거리를 나타내는 허프영역 같은 다른 영역에서도 영상을 수집할 수 있다. 비공간 영역에서 영상을 보고 처리하면 공간영역에서 쉽게 검출할 수 없는 특징을 식별할 수 있다.

2. 영상정합 툴

Image Processing Toolbox™는 대화형 정합 추정기 앱, 명암기반의 자동영상 정합, 제어점 정합이라는 세 가지의 영상정합 방법을 제공한다. 자동 특징 검출 및 매칭(Computer Vision Toolbox™)은 자동 특징 검출 및 매칭을 제공한다.

1) 정합 추정기 앱

정합 추정기 앱을 사용하면 대화형 방식으로 2차원 영상을 정합할 수 있다. 서로 다른 정합기법을 비교하고, 설정을 조정하고, 정합된 영상을 시각화할 수 있다.

정합 추정기 앱은 품질에 대한 정량적 측정값을 제공하며, 정합된 영상과 변환 행렬을 반환한다. 또한 여러 영상에 동일한 변환을 적용할 수 있도록 선택한 정합기법 및 설정으로 코드를 생성한다.

〈표 9-3〉 정합 추정기 앱

기 능	정합 추정기 앱	명암기반 자동영상 정합	제어점 정합	자동 특징 검출 및 매칭
대화형 정합	×			
자동화된 명암기반 정합	×	×		
자동화된 특징 검출	×			×
특징을 직접 선택			×	
자동화된 특징 매칭	×		×	×
비강체 변환	×	×	×	
완전히 자동화된 워크플로		×		×
3차원 영상 지원	×			

정합 추정기는 6가지 특징기반 기법과 3가지 명암기반 기법, 그리고 1가지 비강체 정합기법을 제공한다.

(1) 명암기반 자동영상 정합

명암기반 자동영상 정합(Intensity-Based Automatic Image Registration)은 상대 명암 패턴을 기반으로 각 영상의 픽셀을 매핑한다. 단일모달 및 다중모달 영상 쌍을 둘 다 정합할 수 있고, 2차원 및 3차원 영상을 정합할 수 있다. 이 방법은 다음과 같은 경우에 유용하다.

① 대규모의 영상모음을 정합하는 경우
② 자동 정합

명암기반 기법을 사용하여 영상을 정합하려면 Imregister를 사용하고, 이동영상에 적용할 기하 변환의 유형을 지정한다. Imregister는 변환을 반복적으로 조정하여 두 영상의 유사도를 최적화한다.

또는 Imregdemons를 사용하여 국소화된 변위 필드를 추정하고, 이동영상에 비강체 변환을 적용할 수 있다.

(2) 제어점 정합

제어점 정합(Control Point Registration)을 사용하면 각 영상에서 공통적인 특징을 직접 선택할 수 있다. 제어점 정합은 다음과 같은 경우에 유용하다.

① 자동 특징 검출을 사용하여 검출된 특징 집합 전체를 정렬하는 것이 아니라 특정 특징만을 우선적으로 정렬하려는 경우. 예를 들어, 두 개의 의료영상을 정합할 때 필요한

학습 9

해부학적 특징의 정렬에만 집중하고 덜 유용한 정보인 해부학적 구조와 매칭되는 특징은 무시할 수 있다.

② 영상에 포함되어 있는 반복 패턴이 자동 특징 매칭을 사용했을 때 명확하게 매핑되지 않는 경우이다. 예를 들어, 창문이 많은 건물사진 또는 시내거리가 격자 형태인 항공사진에는 자동으로 매핑하기 어려운 유사 특징이 많다. 이런 경우 제어점 쌍을 직접 선택하면 특징을 더욱 명확하게 매핑할 수 있으며, 따라서 특징 점 정렬에 더 적합한 변환을 제공할 수 있다.

제어점 정합은 이동영상에 여러 유형의 변환을 적용할 수 있다. 전역 변환은 전체 영상에 균일하게 수행되는 변환으로 여기에는 아핀 변환, 사영 변환, 다항식 기하 변환이 있다. 비강체 변환은 국소영역에 수행되는 변환으로 여기에는 조각별 선형 변환, 국소 가중 평균 변환이 있다.

제어점 선택 툴을 사용하여 제어점을 선택하고, Cpselect를 사용하여 툴을 시작한다.

(3) 자동 특징 검출 및 매칭

자동 특징 검출 및 추출(Computer Vision Toolbox)은 코너 및 블롭과 같은 특징을 검출한다. 또한 이동 및 고정영상에서 대응되는 특징을 매칭하고, 기하 변환을 추정하여 매칭된 특징을 정렬한다.

예제는 Find Image Rotation and Scale Using Automated Feature Matching (Computer Vision Toolbox) 항목을 참조한다. 이 메서드를 사용하려면 Computer Vision Toolbox가 있어야 한다.

정합 추정기 앱은 자동영상 정합을 사용하여 2차원 회색조 영상을 정렬한다. 이 앱을 사용하여 다음을 수행할 수 있다.

① 대화형 방식으로 특징 기반기법, 명암기반 기법 및 비강체 정합 기법 비교 : 특징기반 기법은 정합 추정기에서 특징 검출과 매칭을 사용하는 다음 정합기법을 제공한다. 즉 BRISK, FAST, Harris, KAZE, MinEigen, MSER, ORB, SURF 등이다.
명암기반 기법은 정합 추정기에서 명암 메트릭 최적화를 사용하는 세 가지 정합기법을 제공한다. 즉 단일모달 명암, 다중모달 명암, 위상 상관 등이다.

② 정합된 영상 및 기하 변환 얻을 수 있다.

02 3D CNN을 사용한 이미지 정합에 대한 연구사례에 대하여 분석하라.

2-D/3-D 정합은 의료영상 및 영상의 핵심 구현기술 중 하나이다.

수술 전 3D 데이터와 수술 중 2D 데이터를 동일한 좌표계로 가져와 정확한 진단을 용이하게 하거나 고급 이미지를 제공할 수 있다.

수술 전 3D 데이터는 일반적으로 CT(Computed Tomography), CBCT(Cone-Beam CT), MRI(Magnetic Resonance Imaging) 및 CAD(Computer Aided Design) 의료기기 모델을 포함하며, 수술 중 2-D 주로 X선 이미지이다.

CT나 CBCT에서 제공하는 3차원 X선 감쇠지도를 2차원 X선 영상과 실시간으로 정합하는 것이다.

2-D/3-D 정합은 의료영상에서 널리 채택되는 기술이지만 밀리미터 미만의 정확도로 실시간 2-D/3-D 정합을 수행하는 것은 여전히 큰 과제이다.

문헌에 있는 대부분의 기존 2-D/3-D 정합방법은 최적화 기반이며, 여기서 변환 매개변수는 정합 품질을 반영하는 목적 함수를 최적화하기 위해 반복적으로 업데이트된다. 최적화할 목적함수에 따라 최적화 기반 방법은 강도기반 방법과 특징기반 방법으로 더 나눌 수 있다.

강도기반 방법에서는 가상 X선의 감쇠를 시뮬레이션하여 3차원 X선 감쇠 맵에서 DRR(Digitally Reconstructed Radiograph)이라고 하는 모의 X선 이미지를 도출한다. DRR과 X-ray 이미지 간의 강도기반 유사성 측정을 최대화하기 위해 옵티마이저가 사용된다. 강도기반 방법은 주로 정확도가 높기 때문에 널리 채택된다.

그러나 그들은 종종 유사성 측정의 많은 수의 평가를 포함하며 각각 DRR을 렌더링하는데 높은 계산비용이 필요하므로 일반적으로 실시간 응용 프로그램에 적합하지 않다. 이에 비해 기능기반 방법은 이미지에서 추출된 기하학적 기능(예 모서리, 선 및 분할) 에서 유사성 측정을 효율적으로 계산한다. 따라서 강도기반 방법보다 계산효율이 더 높다.

기능기반 방법의 잠재적인 단점 중 하나는 기하학적 기능의 정확한 감지에 크게 의존한다는 사실에 있으며, 이는 그 자체로 어려운 작업이 될 수 있다.

특징 감지단계의 오류는 필연적으로 등록결과로 전파되어 일반적으로 특징기반 방법의 정확도가 떨어진다.

연구에서는 실시간 2-D/3-D 정합을 위한 CNN(Convolutional Neural Network) 회귀 접근법을 제시한다. CNN의 효과는 광범위한 컴퓨터 비전작업에서 나타난다.

학습 9

그러나 2-D/3-D 정합에 대해서는 보고되지 않았다. CNN의 강력한 비선형 모델링 기능을 사용하여 DRR 및 X-ray 이미지의 모양에서 변환 매개변수를 직접 추정한다. 이미지를 스칼라 값 메트릭 함수로 매핑하는 강도기반 방법과 비교하여 제안하는 방법은 보다 효율적인 매개변수 업데이트를 위해 이미지에 포함된 정보를 더 잘 활용한다.

따라서 매우 적은 DRR 렌더링으로 정확한 2-D/3-D 정합을 달성할 수 있으므로 제안된 방법은 계산효율이 높고 실시간 응용 프로그램에 적합하다.

1. 인공변형으로부터 효율적인 감독학습에 기반한 3D 컨볼루션 신경망 이미지 정합

인공변위 벡터필드(DVF)를 사용하여 훈련 · 감독된 비강체 이미지 등록방법을 제안하고, 이를 위해 세 가지 네트워크 아키텍처를 제안하고 비교한다.

인공 DVF를 사용하면 일반적으로 조밀하게 레이블이 지정된 데이터 생성과 관련된 비용 없이 완전히 감독되고 복셀방식의 조밀한 방식으로 훈련할 수 있다.

인공적으로 DVF를 생성하고 흉부 CT 등록을 위해 시뮬레이션된 호흡운동으로 DVF를 증가시키는 계획을 제안한다.

제안된 아키텍처는 더 큰 변위를 보다 정확하게 예측하기 위해 제안된 네트워크의 캡처 범위를 늘리기 위해 다단계 접근방식에 포함된다. 제안된 방법인 RegNet은 흉부 CT 스캔의 여러 데이터베이스에서 평가되었으며, 2.32 5.33mm 및 1.86 의 목표 등록 오류를 달성했다.

SPREAD 및 DIR-Lab-4DCT 연구에서 각각 2.12mm, 2단계 RegNet의 평균 추론시간은 약 2.2초이다.

2. 3D CNN을 사용한 선형 및 변형 가능 이미지 정합

이미지 정합 및 특히 변형 가능한 정합방법은 의료영상의 기둥이다.

딥러닝의 최근 발전에 영감을 받아 거의 실시간 성능이 부여된 통합 아키텍처 내에서 선형 및 변형 가능 등록을 결합하는 새로운 컨볼루션 신경망 아키텍처를 제안이다.

이 프레임워크는 부드러운 변위필드를 보장하는 동안 유사성 기능과 관련하여 글로벌 변환 구성요소와 관련한 모듈식이다. 이 시스템에서 MRI 폐 등록의 어려운 문제에 대한 네트워크의 성능을 평가하고, 최첨단 탄성 등록방법과 관련하여 우수한 성능을 보여 주었다.

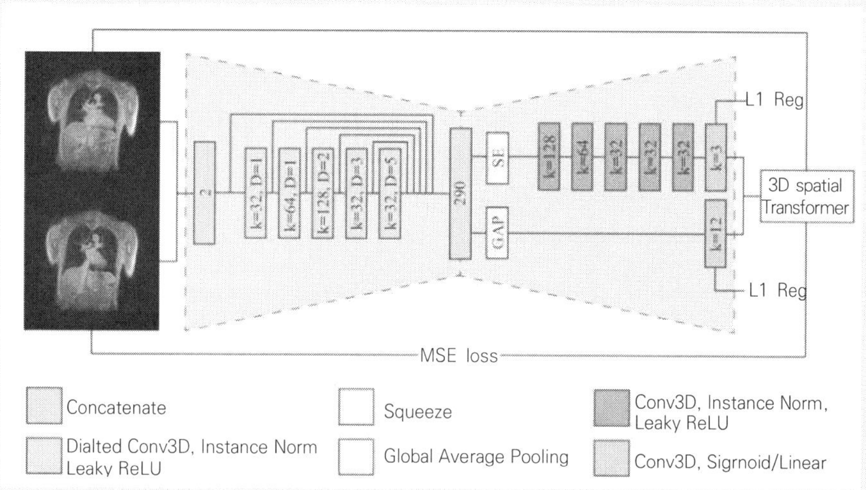

[그림 9-8] 3D CNN을 사용한 이미지 정합 네트워크 구조

3. CNN 회귀를 통한 실시간 2D/3D 정합

이 연구에서는 실시간 2-D/3-D 정합을 위한 CNN(Convolutional Neural Network) 회귀 접근법을 제시한다. 정합 품질을 나타내는 스칼라값 메트릭 함수에 대해 변환 매개변수를 반복적으로 최적화하는 최적화 기반 방법과 달리 제안하는 방법은 디지털 복원 방사선 사진 및 X-ray 이미지의 외관에 내재된 정보를 활용하고 변환 매개변수를 직접 추정하기 위한 CNN 회귀분석기이다. CNN 회귀자는 로컬영역에 대해 훈련되고 계층적 방식으로 적용되어 복잡한 회귀작업을 별도로 학습할 수 있는 더 간단한 하위작업으로 분해한다.

4. 심층 컨벌루션 신경망을 사용하여 X-ray 이미지에서 판별 특징 추출

특징 추출은 광범위한 도메인 지식이 필요한 의료 이미지 분류의 가장 중요한 단계중 하나이다. CNN(Convolutional Neural Networks)은 많은 클래스를 포함하는 다양한 도메인의 이미지에서 특징 추출에 성공적으로 사용되었다.

이 연구에서는 X-ray 이미지의 계층적이고 차별적인 표현을 추출하기 위해 CNN을 이용한다. 이 표현은 X선 이미지를 신체의 다양한 부분으로 분류하는 데 사용된다. 숨겨진 계층의 기능 맵 시각화는 CNN에서 학습한 기능이 다른 신체부위 간의 식별을 식별하는데 도움이 되는 필수기능과 유사함을 보여준다.

표준 IRMA X선 이미지 데이터 세트에 대한 비교는 CNN이 수동 엔지니어링 기능을 갖춘 분류기를 쉽게 능가한다는 것을 보여준다.

03 MRI, CT을 위한 영상 정합기법에 의한 연구과정에 대하여 분석하라.

1. 개 요

이미지 정합은 더 많은 정보를 제공하기 위해 두 개 이상의 이미지를 결합하는 프로세스이다. 의료영상 융합은 서로 다른 양식에서 얻은 의료영상을 융합하는 것을 말한다.

의료영상 융합은 영상의 품질을 향상시켜 의료진단에 도움을 준다.

진단 시 MRI, CT 등과 같은 단일양식에서 얻은 이미지는 필요한 모든 정보를 제공하지 못할 수 있다. 획득한 정보를 개선하기 위해 다른 양식에서 얻은 정보를 결합하는 것도 필요하다. 예를 들어 MRI와 CT 양식의 정보조합은 개별 양식보다 더 많은 정보를 제공한다. 목표는 융합결과가 입력정보의 손실없이 중복이나 인공물 없이 더 많은 정보를 제공하는 이미지가 되도록 개별양식의 이미지를 융합하는 방법을 제공하는 것이다.

서로 다른 양식에서 얻은 의료 이미지의 융합에서 이미지는 서로 다른 좌표계에 있을 수 있으며, 효율적인 융합을 위해 적절하게 정렬되어야 한다.

융합을 진행하기 전에 입력 이미지를 정렬하는 것을 이미지 정합이라고 한다. 강도기반 정합은 이미지를 분해하기 전에 수행된다. 이 연구에서는 두 가지 이미징 양식인 CT와 MRI가 고려된다. CT 및 MRI 이미지의 결과는 정합과 비교하여 융합 알고리즘의 성능을 표시한다. 융합을 진행하기 전에 입력 이미지를 정렬하는 것을 이미지 정합이라고 한다. 강도기반 정합은 이미지를 분해하기 전에 수행된다. 이 연구에서는 두 가지 이미징 양식인 CT와 MRI가 고려된다.

CT 및 MRI 이미지의 결과는 정합과 비교하여 융합 알고리즘의 성능을 표시한다. 융합을 진행하기 전에 입력 이미지를 정렬하는 것을 이미지 정합이라고 한다.

강도기반 정합은 이미지를 분해하기 전에 수행된다. 이 연구에서는 두 가지 이미징 양식인 CT와 MRI가 고려된다. CT 및 MRI 이미지의 결과는 정합과 비교하여 융합 알고리즘의 성능을 표시한다.

의료영상은 치료계획 및 진단에 점점 더 많이 사용되고 있다. CT(Computerized Tomography), MRI(Magnetic Resonance Imaging)와 같은 의료기기는 장기의 해부학적 구조에 대한 정보를 제공하는 데 사용되며, 다른 장치는 양전자 방출 단층촬영(PET), 단일광자방출 컴퓨터 단층촬영(SPECT)이 기능정보를 제공한다.

이들 각각은 치료계획에 유용한 정보를 제공한다. 의학적 진단 및 치료에서 다양한 양식을 사용하여 여러 이미지의 정보를 통합하는 데 많은 관심이 있다.

이 프로세스를 이미지 정합이라고 한다.

이미지 융합, 일치 또는 뒤틀림이라고도 하는 이미지 정합은 둘 이상의 이미지를 정렬하는 프로세스로 정의할 수 있다. 이미지 정합방법의 목표는 입력 이미지에서 관심 있는 구조를 가장 잘 정렬하는 최적의 변환을 찾는 것이다.

이미지 정합은 귀중한 정보가 하나 이상의 이미지에 전달되는 이미지 분석의 중요한 단계이다. 즉 서로 다른 시간에 별개의 관점에서 또는 서로 다른 센서에 의해 획득된 이미지는 보완적일 수 있다. 따라서 두 개 이상의 이미지에서 유용한 정보를 정확하게 통합(또는 융합)하는 것이 매우 중요하다.

이미지 융합이란 주어진 이미지에 존재하지 않는 디테일을 생성하지 않고 최대 정보 콘텐츠를 갖는 단일 이미지로 두 개의 이미지를 결합하는 것을 의미한다. 기술의 급속한 발전으로 이제 다중 소스 이미지에서 정보를 얻어 공간 및 스펙트럼 정보와 함께 고품질 융합 이미지를 생성할 수 있다.

Image Fusion은 일련의 이미지에서 정보의 품질을 향상시키는 메커니즘이다. 이 연구의 목적은 웨이블렛 이미지 융합을 통해 CT 및 MRI의 견고한 이미지 정합방법을 개발하는 것이다.

2. 방법론

1) 이미지 정합

강도기반 자동 이미지 정합은 반복 프로세스이다. 이미지 쌍, 메트릭, 옵티마이저 및 변환 유형을 지정해야 한다. 이 경우 이미지 쌍은 크기가 512*512인 MRI 이미지(참조 또는 고정 이미지라고 함)와 크기가 256*256인 CT 이미지(이동 또는 대상 이미지라고 함)이다.

메트릭은 정합의 정확성을 평가하기 위한 이미지 유사성 메트릭을 정의하는 데 사용된다. 이 이미지 유사성 메트릭은 모든 강도값이 있는 두 이미지를 가져와 이미지가 얼마나 유사한지 설명하는 스칼라값을 반환한다. 그런 다음 옵티마이저는 유사성 메트릭을 최소화하거나 최대화하기 위한 방법론을 정의한다.

사용된 변환 유형은 대상 이미지에 대한 변환 및 회전을 수행하는 강체 변환(2차원)이다 (잘못 정렬된 대상 이미지를 참조 이미지와 정렬 이미지로 가져옴).

정합 프로세스를 시작하기 전에 최상의 정렬결과를 얻으려면 두 이미지(CT 및 MRI)를 사전 처리해야 한다.

사전 처리단계 후 이미지 정렬 준비가 완료된다. 정합 프로세스의 첫번째 단계는 내부적으로 결정된 변환 매트릭스로 변환 유형을 지정하는 것이었다. 함께 동영상에 적용되는 특정 이미지 변환을 결정한다.

다음으로 메트릭은 변환된 동영상을 고정 이미지와 비교하고 메트릭값을 계산한다.

마지막으로 옵티마이저는 중지조건을 확인한다. 이 경우 중지조건은 지정된 최대 반복 횟수이다. 중지 조건이 없으면 옵티마이저는 변환행렬을 조정하여 다음 반복을 시작한다. 그리고 그 결과를 결과의 일부로 표시한다.

2) 이미지 퓨전

정합 프로세스 이후의 다음 단계는 웨이블릿 기반 이미지 융합이다. 웨이블릿은 평균값이 0인 유한기간 진동함수이다. 스케일링(파더라고도 함) 기능과 웨이블릿(마더라고도 함) 기능의 두 가지 기능으로 설명할 수 있다. 웨이블릿 변환을 위한 마더 웨이블릿으로 여러 가지 기본 기능을 사용할 수 있다. 변환 및 스케일링을 통해 마더 웨이블릿은 변환에 사용되는 다양한 웨이블릿 패밀리를 생성한다.

웨이블릿은 모양과 특정 애플리케이션에서 신호를 분석하는 능력에 따라 선택된다. Discrete Wavelet Transform은 저주파수 대역에서는 공간 분해능이 작고 고주파수 대역에서는 공간 분해능이 크다는 특성을 가지고 있다. 이는 DWT 구현에서 스케일링 기능을 저역 통과 필터로, 웨이블릿 기능을 고역 통과 필터로 취급하기 때문이다.

웨이블릿 변환은 이미지를 서로 다른 스케일의 로우-하이, 하이-로우, 하이-하이 공간 주파수 대역과 가장 거친 스케일의 로우-로우 대역으로 분해한다.

로로우 이미지는 가장 작은 공간 해상도를 가지며 원본 이미지의 근사정보를 나타낸다. 다른 서브 이미지는 원본 이미지의 상세정보를 보여준다. 다음 그림과 같이 다양한 수준의 분해를 적용할 수 있다.

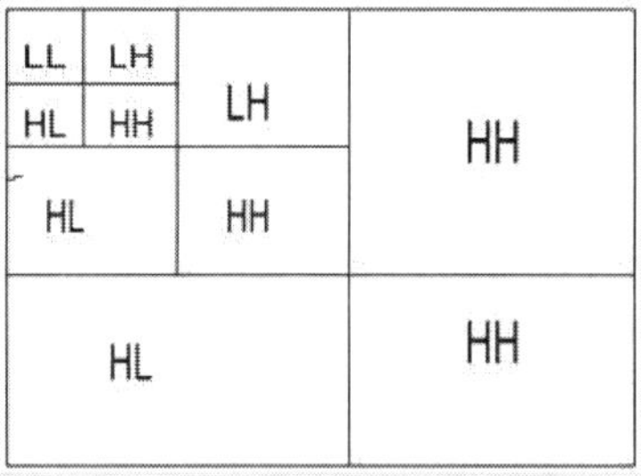

[그림 9-9] 웨이블릿 분해

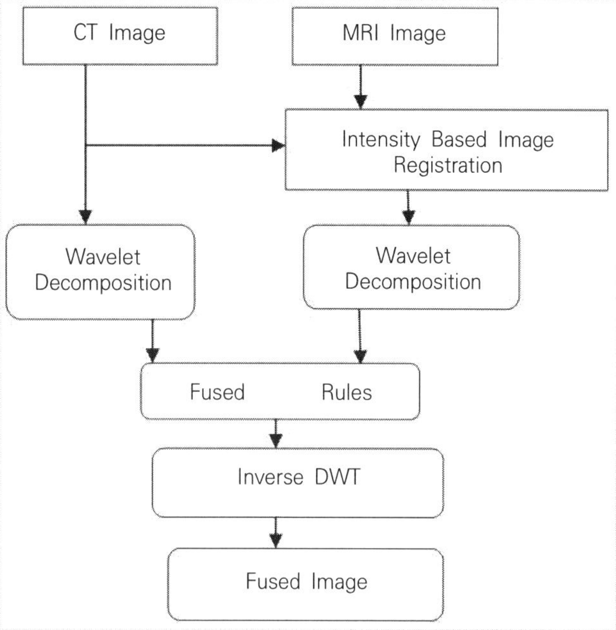

[그림 9-10] 웨이블릿 변환을 사용한 이미지 융합방식

(1) 이미지 퓨전 구현

정합 프로세스가 포함된 후 웨이블릿 도구상자 기본메뉴를 사용하여 두번째 단계가 구현되었다. 웨이블릿 도구상자 기본메뉴를 열려면 Matlab 명령창에서 웨이브 메뉴를 작성하면 웨이블릿 도구상자가 바로 나타난다.

창이 열리면 몇 가지 선택항목이 있다. 여기서는 특수 도구 2-D가 사용되었으며, 이 도구도 4개의 선택항목으로 세분화되며, 구현에 사용된 도구는 이미지 융합이다.

이미지 융합을 선택하면 또 다른 별도의 창이 열린다. 그런 다음 한 번에 하나의 데이터 세트를 융합하기 위해 두 이미지 데이터 세트의 두 이미지(정합된 이미지 및 참조 이미지)를 이 창으로 가져왔다.

창의 왼쪽에는 웨이블릿 계열과 분해 선택 수준이 있으며, 이러한 선택이 정의되면 이미지가 분해된다. 본 연구에서는 8차 Daubechies(db) 웨이블렛 패밀리를 사용하고 3차 분해를 적용하여 4개의 주파수 대역 LL을 나타내는 근사 계수, 수평 세부 계수, 수직 세부 계수 및 대각선 세부 계수라고 하는 계수를 얻었다.

LH, HL 및 HH 각각 이러한 선택이 정의되면 분해버튼을 탭하고 이미지를 분해했다. 그런 다음 두 이미지의 이러한 계수는 서로 다른 융합방법(규칙)을 사용하여 융합된다. 분해버튼 아래의 이미지 융합창에는 이미지에 적용되는 융합규칙이 선택되는 융합 선택방법 옵션이 있다.

사용되는 값은 최대값, 최소값, 평균값 및 임의값이다. 이러한 기술은 최대, 최소, 평균 또는 임의로 선택한 요소를 취하여 요소별로 융합할 이미지에서 얻은 두 개의 근사 또는 세부구조를 각각 병합한다. 여기서 이미지에 적용되는 규칙은 평균-평균, 최대-최대, 최소-최소이다.

마지막으로 역 웨이블릿 분해가 적용되어 최종 융합 이미지가 생성된다. 그리고 퓨전 처리한 결과를 결과의 일부에 표시한다.

(2) 이미지 융합기술을 평가하기 위한 성능지표

이미지 융합 프로세스는 입력 이미지에서 모든 유효하고 유용한 정보를 보존해야 하며 원하지 않는 예술 사실을 도입해서는 안 된다. Image Fusion 기술의 성능을 평가하기 위해 다양한 메트릭이 사용된다. 이러한 메트릭의 예는 엔트로피, 평균 제곱오차(MSE) 및 피크 신호 대 잡음비(PSNR)이다.

① 엔트로피 y : 엔트로피(H)는 이미지의 정보 콘텐츠 측정이다. 엔트로피의 최대값은 전체 범위의 각 계조가 동일한 주파수를 가질 때 생성될 수 있다. 융합된 이미지의 엔트로피가 참조 이미지보다 높으면 융합된 이미지에 더 많은 정보가 포함되어 있음을 나타낸다.

$$H(X) = -\Sigma_{j=1}^{n} p(x_i) \log p(x_i)$$

② 상관계수(CC) : 상관계수는 원본 이미지와 융합된 이미지 사이의 작은 크기 구조의 근접성 또는 유사성을 측정한 것이다. -1과 +1 사이에서 변할 수 있다. +1에 가까운 값은 참조 이미지와 융합된 이미지가 매우 유사함을 나타내고 -1에 가까운 값은 이미지가 매우 유사하지 않음을 나타낸다.

$$\mathrm{CCOR} = \frac{2C_{rf}}{C_r + C_f}$$

여기에서

$$C_r = \Sigma_{j=1}^{M} \ \Sigma_{j=1}^{N} I_r(i,\ j)^2$$

$$C_f = \Sigma_{j=1}^{M} \ \Sigma_{j=1}^{N} I_f(i,\ j)^2$$

$$C_{rf} = \Sigma_{i=1}^{M} \ \Sigma_{j=1}^{N} (i,\ j) I_r(i,\ j)$$

③ 평균 제곱오차(MSE) : 차이의 제곱을 이미지의 요소 수로 나눈 값이다.

$$MSE = \frac{1}{mn} \Sigma_{i=0}^{m-1} \Sigma_{j=0}^{n-1} [I(i,\ j) - K(i,\ j)]^2$$

④ 피크신호 대 잡음비(PSNR) : 신호의 가능한 최대 전력과 신호의 충실도에 영향을 미치는 방해 잡음의 전력비율이 여기서 본 연구에서는 영상융합 결과의 정량적 분석을 위한 영상 융합 평가기준으로 상관계수(CC)를 사용하였다. 'corr2' MATLAB 함수는 이미지 융합 규칙에 대한 상관계수의 값을 얻기 위해 사용되었으며, 그 결과는 결과의 일부이다.

$$\begin{aligned} PSNR &= 10.\log 10\left(\frac{MAX_I^2}{MSE}\right) \\ &= 20.\log 10\left(\frac{MAX_I}{\sqrt{MSE}}\right) \\ &= 20.\log(MAX_I) - 10.\log 10(MSE) \end{aligned}$$

3. 결 과

1) 정합단계 결과

코드 구현에 사용된 DICOM CT 및 MRI 이미지는 Math-works 웹사이트에서 다운로드 했다. 이 연구에서는 구현을 위해 CT 및 MRI 이미지의 두 가지 이미지 데이터 세트를 사용했다. 이러한 다중모드 이미지는 융합 알고리즘을 적용하기 전에 처리되었다. 전처리 결과는 전처리 단계 이전의 원본 이미지와 함께 아래에 표시된다.

2) 전처리 단계

전처리 단계는 일반적으로 이미지 크기 조정, 노이즈 제거 및 특정 목적에 맞게 이미지 품질을 개선 또는 변경하는 것을 의미한다. 이미지를 읽어 Mat Lab에 표시한 후 전처리 단계의 첫번째 단계는 MRI(참조) 이미지(a)의 크기를 CT(움직이는) 이미지(b)의 크기와 일치하도록 조정한 다음 여러 함수를 사용하여 이 단계에서 전처리 작업을 완료한다.

[그림 9-11]은 전처리 전 원본 이미지와 함께 전처리한 결과이다.

이미지에서 원본 [그림 9-11] (a), (b)와 전처리 후 [그림 9-11] (c), (d) 사이에 차이가 있음을 알 수 있다.

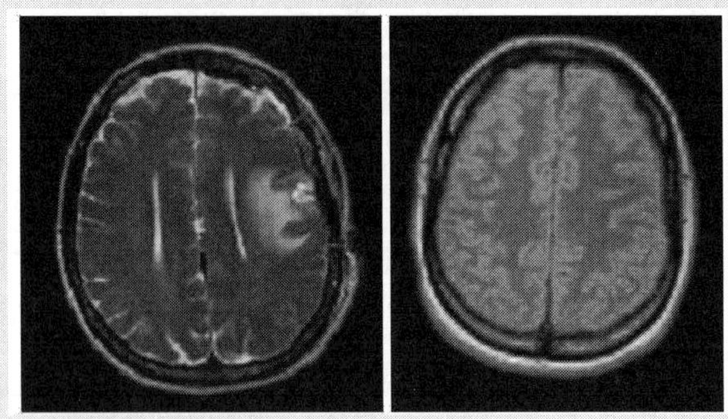

(a) 원본 MRI 영상 (b) 원본 CT 영상

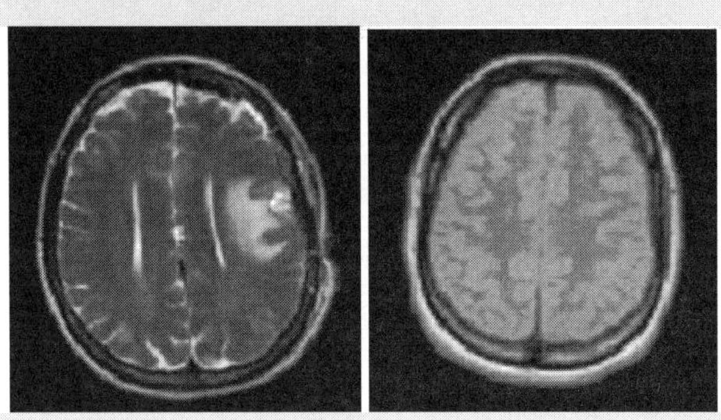

(c) 전처리 후 MRI 영상 (d) 전처리 후 CT 영상

[그림 9-11] 전처리 전 원본 이미지와 전처리 후 결과

3) 이미지 정합 실시 결과

이미지가 사전처리된 후 정합준비가 완료되었다. 여기서 적용된 정합방법은 방법론에서 논의된 자동강도 기반 정합이었다. 상관관계 함수를 사용하여 이미지 간의 유사성을 찾았고 앞서 언급한 바와 같이 경과시간과 함께 값을 백분율로 표시했다.

정합 전후 영상의 유사도와 경과시간은 영상 데이터 셋에서 각각 71.7448%, 82.7396%, 6.3648s로 나타났다. 아래는 정합 전후의 이미지 결과이다.

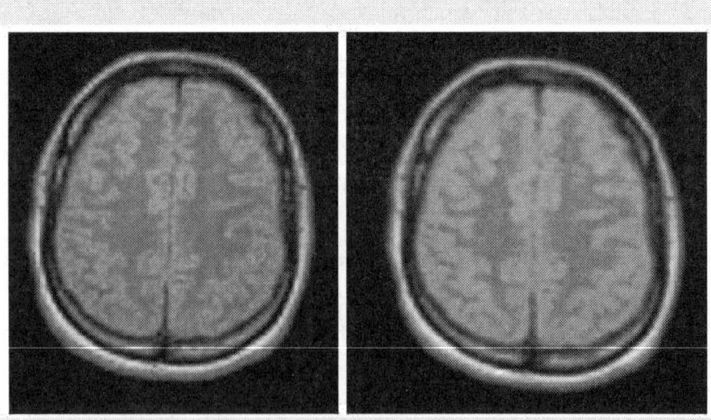

(a) 정합 전 CT-MRI (b) 정합 후 CT-MRI

[그림 9-12] MRI 이미지

정합 전의 결과는 [그림 9-12] (a)와 같으며, 녹색 이미지는 참조 이미지를 나타내고, 보라색 이미지는 동영상을 나타낸다. [그림 9-12] (b)는 정합 후 이미지 결과이다.

4) 이미지 융합결과

정합단계가 성공적으로 완료된 후 이미지 융합단계는 웨이블릿 도구상자 기본메뉴를 사용하여 구현되었다.

(1) Funsion 실행결과

정합단계가 완료된 후 두 이미지 데이터 세트에 대한 등록된 이미지와 참조 이미지를 융합하기 위해 2D 이미지 융합 창으로 가져왔다. 이미지는 8차 Daubechies 웨이블릿 변환을 사용하여 분해되었으며 3단계 분해가 적용되었다. 그런 다음 분해된 이미지를 서로 다른 융합규칙을 사용하여 융합하고, 마지막으로 역 웨이블릿 분해를 적용하여 최종 융합된 이미지를 얻었다.

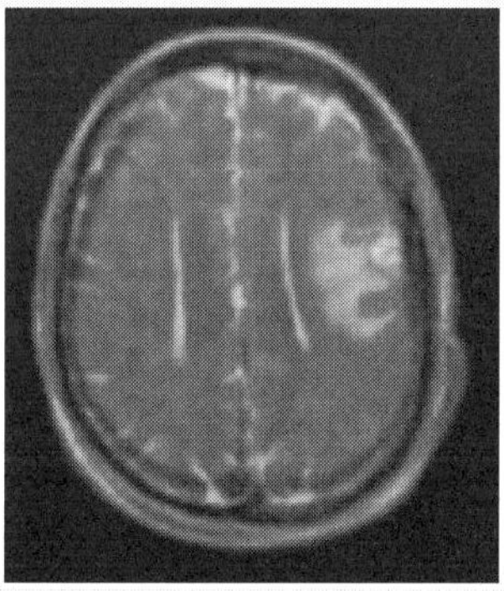

(a) 평균-평균 융합규칙을 이용한 융합영상 CT-MRI

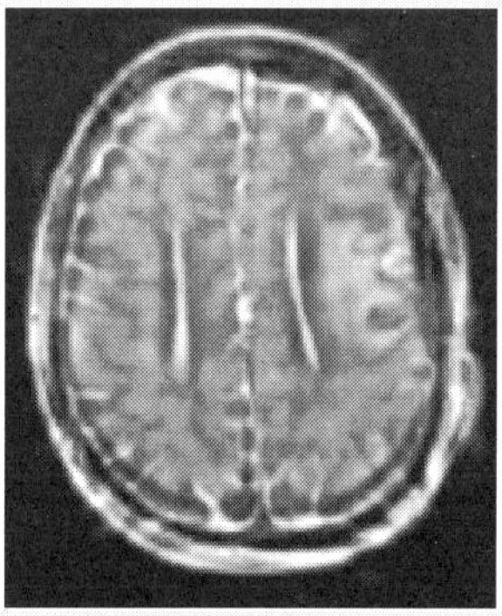

(b) 최대-최대 융합법칙을 이용한 융합영상 CT-MRI

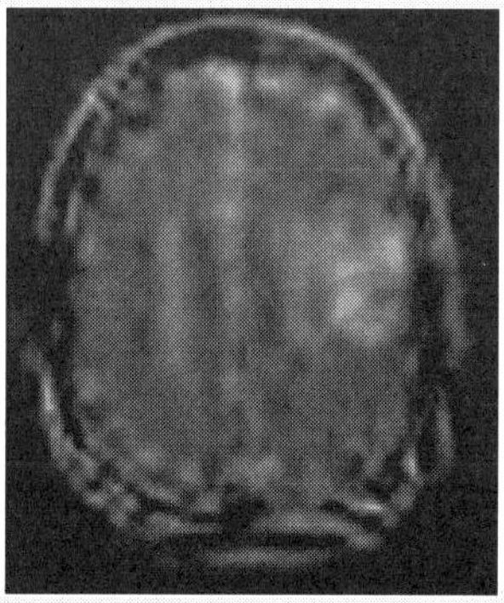

(c) 최소-최소 융합법칙을 이용한 융합영상 CT-MRI

[그림 9-13] CT-MRI

다양한 융합방법의 결과는 [그림 9-13]에 나와 있다.

[그림 9-13] (a), (b), (c)는 이미지 데이터 세트에 대한 이미지 융합규칙의 결과이다. 이미지 데이터 세트에 적용된 이미지 융합규칙의 성능은 상관계수(CC)를 사용하여 평가되었다. CC를 이용한 평가결과 매우 좋은 성능을 보였다.

4. 결 론

CT와 MRI 영상을 이용하여 웨이블릿 기반 영상융합을 이용한 강성영상 정합을 수행하였다. 이 기법으로 얻은 이미지의 품질은 상관계수를 사용하여 검증되었다.

제안된 기법을 사용한 원본 입력 이미지와 해당 정합 및 융합결과가 자세히 설명되어 있다.

2개의 입력영상에 강도기반 정합방법을 적용하여 정합의 품질을 Correlation 기능을 이용하여 정합 전과 후 이미지의 유사도를 측정하여 상관값을 백분율로 표시하고 경과 시간을 표시하였다.

정합과정에 대한 영상도 보여주고, 정합된 영상과 참조영상에 웨이블릿 기반 영상 융합 알고리즘을 적용하여 다음 이미지를 분해하고, 특정 융합규칙을 적용한 다음 마지막으로 두 이미지의 정보를 포함하는 최종 융합 이미지를 얻기 위해 역분해를 수행했다. 서로 다른 융합규칙을 사용한 융합된 이미지의 품질은 각 이미지 융합규칙에 대한 상관계수를 측정하여 수행되었으며, 결과 이미지는 결과의 일부에 표시된다.

04 3D 영상처리에 대하여 전반적으로 분석하라.

1. 개 요

우리의 오감 중에서 가장 중요한 요소를 뽑으라면 대부분의 사람들은 눈을 선택할 것이다. 그만큼 세상을 인지하는 데 있어 시각 즉, 영상은 많은 정보를 포함하고 있다. 영상정보에서 의미 있는 정보를 추출하는 연구는 오래 전부터 이뤄져 왔다. 이는 보통 영상신호 처리, 이미지 처리, 컴퓨터 비전, 로봇비전, 패턴인식 등의 연구분야에서 진행돼 왔다. [그림 9-14]는 영상처리와 관련된 연구분야를 도표화한 것이다.

3D 영상처리는 최종적으로 로봇 비전과 연관이 있으며, 하드웨어인 카메라나 거리센서의 이미지/신호처리 처리를 통해 영상을 획득하고 패턴인식 등의 머신러닝 알고리즘을 이용해 공간과 사물을 인식하는 것을 목표로 하고 있다.

[그림 9-14]에서 회색으로 표시된 부분이다.

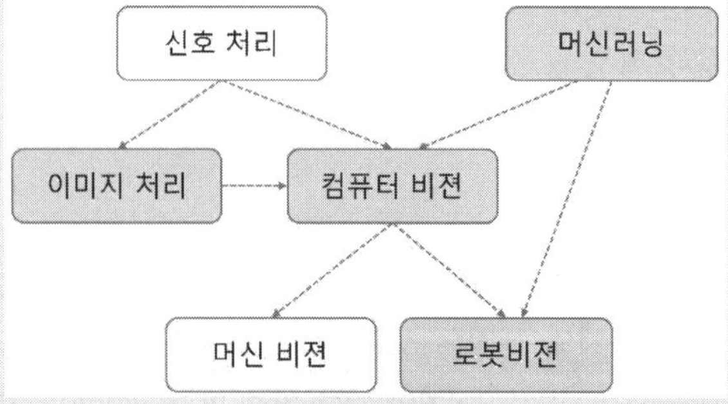

[그림 9-14] 3D 영상처리 연구분야

1) 신호처리

신호처리(Signal Processing)란 신호에서 잡음을 제거하거나 정보를 추출해 이후 후속작업에서 활용할 수 있게 다듬는 작업을 의미한다. 신호는 아날로그(Analog Electrical Signals) 또는 디지털 신호(Digital Electronic Signals) 로 표현되며 음향, 전자기파, 영상 또는 센서 출력값 등 다양한 측정값을 표현할 수 있다. 본문에서는 영상 또는 센서 출력값을 주로 다루고 있다.

2) 이미지 처리 vs 컴퓨터 비전

컴퓨터 비전(Computer Vision)과 이미지 처리(Image Processing)는 같은 레벨이지만 목적은 다르다. 이미지 처리기술은 주로 이미지 질을 향상시키거나 포맷(e.g. 히스토그램)을 변경해 이후 작업에 활용하는데 목적을 두고 있다.

반면 컴퓨터 비전은 이미지에서 정보를 추출해 이해하는 데 목적을 두고 있다. 즉 이미지 처리를 통해서 컬러 이미지를 흑백으로 변경하고, 컴퓨터 비전을 통해서 이미지상 물체를 탐지할 수 있다.

3) 패턴인식과 머신러닝

패턴인식(Pattern Recognition) 또는 머신러닝(Machine Learning)은 데이터에서 특정한 패턴을 탐지하는데 목적을 두고 있다.

데이터는 엑셀파일과 같은 정형 데이터 일 수도 있고, 이미지나 센서와 같은 비정형 데이터 일 수도 있다. 따라서 컴퓨터 비전에 국한되지 않는 상위 계층분야에 속한다. 그러나 모든 컴퓨터 비전분야에서 머신러닝을 필요로 하지는 않으며, 이미지나 센서신호가 아닌 데이터에서도 머신러닝을 사용할 수 있다.

4) 머신비전

지금까지 살펴본 것들이 과학적 영역(Scientific Domains)이라면 머신비전(Machine Vision)은 공학적 영역(Engineering Domain)에 속한다.

머신비전은 위의 기술들을 이용해 정밀검사, 공정제어 등의 산업적으로 활용하는 응용단을 의미한다.

5) 로봇비전

로봇비전(Robot Vision)은 일부 머신비전의 기능을 사용하기도 한다. 하지만 모든 머신비전이 로봇비전은 아니다. 예를 들어 정밀검사는 센서를 사용해 물체의 문제점을 찾는 것으로 로봇하고는 관련이 없다. 또한 로봇비전은 과학적 영역과 공학적 영역에 모두 포함돼 있다. 순수한 컴퓨터 비전 연구분야와 달리 로봇비전은 개발시 로봇의 동역학, 물리적 변화 등을 고려해야 한다. 〈표 9-4〉는 지금까지 이야기한 용어들의 입력 및 출력을 표로 정리한 것이다.

〈표 9-4〉 3D 관련 용어 정리

분 류	입 력	출 력
신호 처리	전기신호	전기신호
이미지 처리	이미지	이미지
컴퓨터 비전	이미지	정보/특징
패턴인식/머신러닝	정보/특징	정보

2. 2D/3D 영상의 역사와 장비

최초의 2D 영상은 1826년 니에프스(Joseph Nicephore Niepce)가 8시간에 걸쳐 찍은 아날로그 사진이다. 그는 이 사진을 태양광선으로 그리는 그림이라는 뜻의 헬리오그래피(Heliography)라고 불렀다. 하지만 노출시간이 너무 길어 쉽게 상업화되지는 않았다.

최초의 디지털 카메라는 1957년 미국국립표준기술연구소(NIST)에서 디지털 스캐너로 입력한 이미지이다. 이후 1975년 코닥 직원인 스티븐 새슨이 최초의 디지털 카메라를 개발하였다. CCD 이미지 센서를 사용해 1메가 픽셀(100 × 100) 해상도의 흑백사진을 촬영할 수 있다.

오늘날에는 휴대폰에서 1,200만 픽셀 이상의 이미지 촬영이 가능하다. [그림 9-15]는 최초의 2D 영상 데이터와 장비이다.

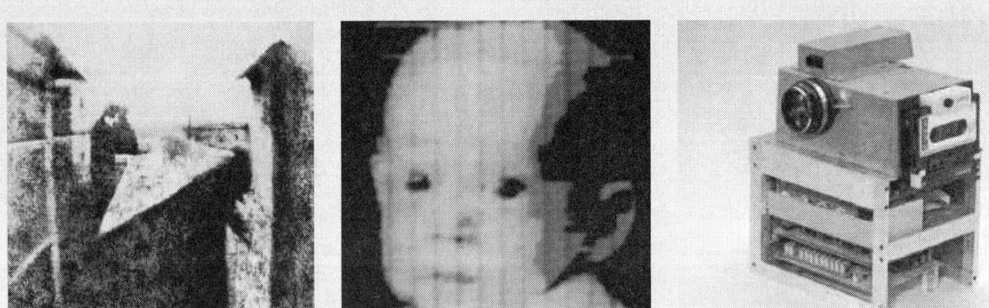

(a) 최초의 사진 (니에프스, 1826년)

(b) 최초 디지털 사진 (NIST, 1975년)

(c) 최초의 디지털 카메라 (스티븐 새슨, 1975년)

[그림 9-15] 2D 영상의 역사와 장비

3D 영상은 센서에 따라 크게 수동방식과 능동방식으로 수집할 수 있다. 수동방식은 사람의 눈과 같이 두 대의 카메라를 이용해 수집하는 방식으로 1838년 찰스 휘트스톤(Charles

Wheatstone)의 양안시차 발견과 함께 시작됐다. 이후 1849년 다비드 브루스터(David Brewster)가 프리즘식 입체경을 고안하면서 널리 활성화됐다. 최근 영화관에서 상영되는 3D 영상들도 이런 양안시차를 기반으로 한 것이다. [그림 9-16]은 수동방식의 3D 영상 데이터 수집장비와 데이터이다.

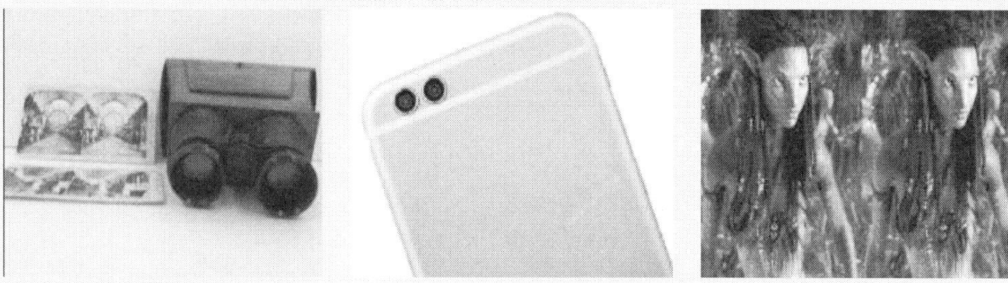

(a) 프리즘식 입체경 (브루스터, 1849년) | (b) 양안비전이 적용된 스미트폰 | (c) 양안비전 활용 (3D 영화 아바타, 2009년)

[그림 9-16] 수동방식의 3D 영상 데이터 수집장비와 데이터

능동방식은 적외선이나 초음파, 빛 등을 이용해 거리를 측정하는 방식이다. MS가 2009년에 공개한 키넥트 센서는 대표적인 적외선 기반 3D센서이다.

키넥트는 카메라 센서로 이미지(RGB) 정보를 획득하고, IR센서로 깊이(Depth) 정보를 동시에 수집할 수 있어 RGB-D센서라도 부른다.

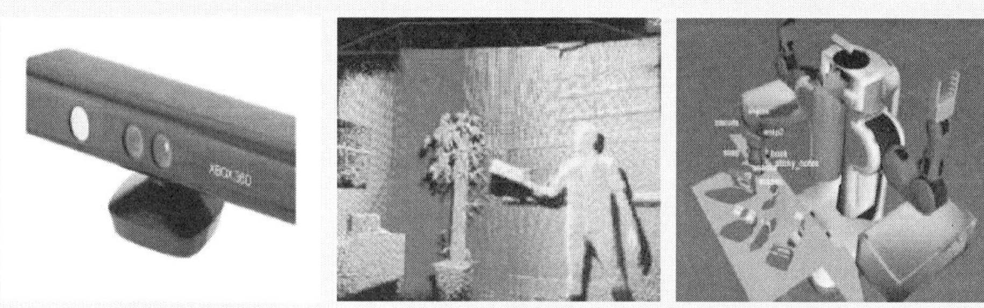

(a) RGB-D 센서 키넥트 (MS,2009년) | (b) RGB-D 센서 데이터 | (c) RGB-D 센서 활용 (물체인식)

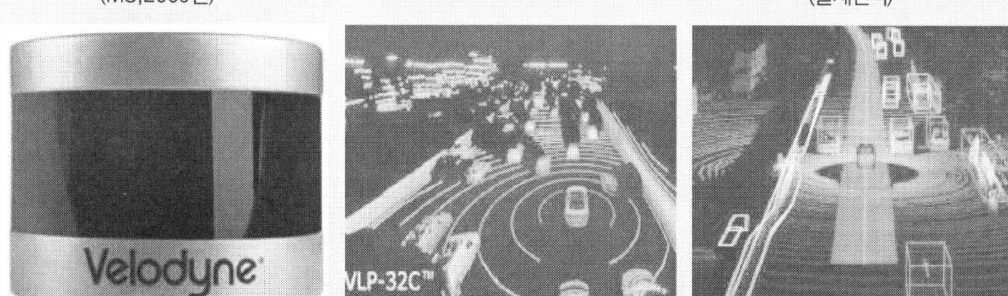

(d) LIDAR 센서 VLP-32C (Velodyne, 2016년) | (e) LIDAR 센터 데이터 | (f) LIDAR 센서 활용 (차량 탐지)

[그림 9-17] 능동방식의 3D 영상 데이터 수집장비와 데이터

다른 센서인 라이다(Light Detection and Ranging, LIDAR)는 빛을 이용해 3D 위치 정보(x,y,z)를 수집한다.

RGB-D 센서 대비 카메라가 없어 색상정보 획득은 어렵지만 긴 측정범위와 야외 환경에서도 안전적인 데이터 수집이 가능해 자율주행차량에서 많이 사용되고 있다.

[그림 9-17]은 능동방식의 3D 영상 데이터 수집장비와 데이터이다.

수동방식은 능동방식에 비해 시스템 구성이 간편하나, 센싱 환경에 민감해 안정적인 데이터를 수집할 수 없는 단점이 있다.

능동방식은 수동방식에 비해 주변 환경변화에 강인하고, 풍부한 거리 데이터를 수집할 수 있어 로봇이나 자율주행차량과 같은 안전적인 물체센싱이 필요한 환경에 많이 적용되고 있다.

최근에는 2D 영상과 3D 능동/수동방식의 데이터를 모두 활용해 각 센서의 장단점을 보완해 안전성을 높이는 방식이 선호되고 있다.

〈표 9-5〉는 3D 영상을 수집하는 수동방식과 능동방식을 비교한 표이다.

〈표 9-5〉 3D 영상을 수집하는 수동방식과 능동방식을 비교

	수동방식	능동방식
주요 원리	양안시차	TOF(Time-ofFlight)
탐지 범위	±10m	±100m
장점	낮은 가격, 높은 해상도와 정보	환경의 영향을 적게 받음
단점	실외환경에 부적합	높은 가격, 낮은 해상도와 정보

3. 2D/3D 영상의 데이터 포맷

데이터를 저장하고 공유할 때 정해진 규칙들이 있다. 영상 데이터 역시 규칙에 따라 저장된다.

1) 2D 영상 데이터

이미지 영상은 크게 레스터(Raster)방식 이미지와 벡터(Vector)방식 이미지로 구분된다. 레스터방식은 정사각형 모양의 픽셀(Pixel) 수백개가 모여 전체 이미지를 구성하는 방식이다. 벡터방식은 다양한 선들의 좌표와 수치정보를 바탕으로 이미지를 화면에 표시하는 방식이다. 픽셀 각각의 모든 컬러정보를 저장하는 것이 아니라 기본적인 점의 위치 정보정도만 기억하면 되므로 파일의 크기가 작고, 이미지를 축소하거나 확대해도 이미지에 손상을 주지 않는 것이 큰 장점이다.

반면 컬러의 자연스러운 변화나 세밀한 그림을 표현하기 어려워 고해상도 이미지에는 레스터방식이 사용된다.

레스터방식의 2D 이미지 데이터 생성원리와 결과물을 표현한 것이다.

2) 2D 영상 데이터 포맷

물체가 레스터방식의 2D 이미지화가 되는 방식을 설명하고 있다. 이미지 센서는 영상을 가로방향으로 N, 세로방향으로 M개의 점으로 샘플링하고, 화소(Pixel)라고 불리는 N × M의 행렬로 표현한다. 행렬형태는 점들의 위치가 그대로 행렬에서의 위치가 되므로 위치 정보를 그대로 보존할 수 있다. 여기에 흑백은 1바이트의 값인 0~255로 밝기정보가 추가돼 표현되고, 칼라는 빛의 삼원색인 빨강(R) · 초록(G) · 파랑(B) 세 가지 정보로 각 픽셀 하나당 RGB를 나타내는 0~255 범위의 수치 3개로 표현된다. 보통은 컬러 표기를 간단히 하기 위해 16진수 표기를 많이 쓰는데, 이때는 00~FF로 표시된다.

3) 3D 영상 데이터

능동방식을 이용한 3D 영상은 [그림 9-18]처럼 센서가 물체에 빛이나 신호를 보내서 돌아오는 시간(Time of Flight : ToF)을 기록해 각 빛/신호의 시간당 이동거리 정보를 계산하고 하나의 점(Point)으로 만든다.

[그림 9-18]에서 Point 1은 물체의 한 지점(Point)에 반사된 위치정보를 표현하고 있으며, x(-1), y(1), z(1)의 위치정보를 나타내고 있다. 한 물체는 여러 포인트 정보로 구성되며, 이러한 여러 점(Point)의 집합(Set Cloud)이 3차원 공간상에 퍼져 있는 것이 구름의 입자와 같다고 하여 점군(Point Cloud)라고 부른다.

점군은 2D 이미지와 다르게 깊이(z)정보를 가지고 있어 기본적으로 3차원 배열로 표현된다. 여기서 각 N줄은 하나의 점의 위치(x,y,z)정보를 가지고 있다.

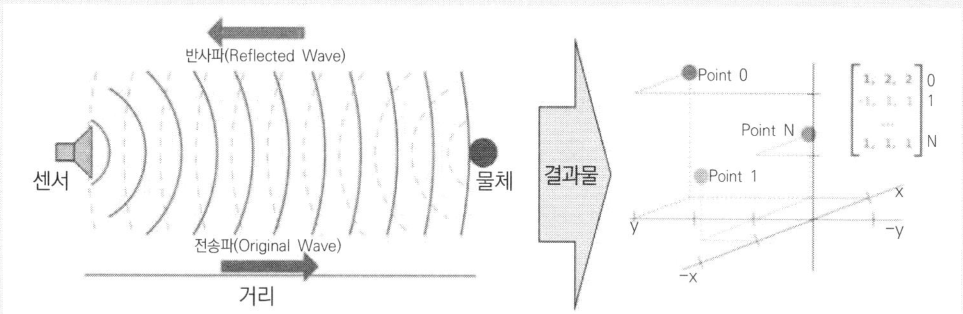

(a) ToF 센서를 이용한 물체 위치정보 수집　　(b) 3차원 배열로 표현

[그림 9-18] 능동방식의 3D 이미지 데이터 생성원리

학습 9

[그림 9-18]은 능동방식의 3D 이미지 데이터 생성원리와 결과물을 표현한 것이다.

점군은 기본적으로는 x,y,z 세개의 정보로만 표현 가능하지만 센서에서 제공되는 추가정보가 있을 경우 N × 4 또는 N × 5 배열로도 확장 표현 가능하다. 예를 들어 라이다 센서에서 수집한 정보는 반사도(Reflectance) 등의 정보가 추가될 수 있으며, RGB-D에는 Color 정보가 추가될 수 있다.

4) 3D 영상 데이터 포맷

점군은 아스키코드(ASCII)나 바이너리 형태로 저장해 사용 가능하다. 대표적인 ASCII 파일 타입은 XYZ, OBJ, PTX, ASC이다. 가장 범용성이 뛰어나고 텍스트 에디터로도 읽을 수 있는 장점이 있지만 대용량의 점군 데이터를 저장하거나 읽기에는 비효율적이다.

바이너리 방식으로는 FLS, PCD, LAS 등이 있다. 특정 프로그램에 의존적인 단점이 있지만 처리속도가 빠르고 추가적인 정보를 포함할 수 있는 장점이 있다. 두 방식을 모두 지원하는 타입으로는 PLY, FBX, E57, PCD 등이 있다(Thomson, n.d.).

PCD 파일 포맷은 대표적인 점군 저장방식이다. 헤더와 데이터 세션으로 나누어진다. 헤더 세션에는 전체 포인트 수, 데이터 타입, 크기 등의 정보를 포함하고 있으며, 데이터 세션에서는 점군의 위치정보(x,y,z)와 필요에 따라 추가정보(반사도, 색상, etc)를 포함하고 있다.

헤더의 WIDTH와 HEIGHT 정보는 센서의 데이터가 순서에 영향(Organized)을 받는지에 따라 표현방식이 다르다. RGB-D센서의 이미지 배열좌표는 이미지의 좌표를 의미하며 변하게 되면 전혀 다른 이미지가 된다. 반면 LIDAR 센서의 정보는 배열의 순서에 영향을 받지 않는다. 일부 문서에서는 이러한 데이터를 순서에 상관없는 점군(Unordered Pointcloud)이라고 표현하기도 한다.

같은 크기의 점군이라도 순서의 영향을 받을 경우 WIDTH와 HEIGHT에 나누어서 표기하고, 순서의 영향을 받지 않을 경우 WIDTH에는 전체 점군의 수를 HEIGHT에는 1을 표기한다.

4. 2D/3D 영상처리 라이브러리

라이브러리란 프로그램 작성시 자주 사용되고 유용한 기능을 묶어서 제공되는 작은 모듈단위의 프로그램으로 생각하면 된다. 영상 데이터 처리를 위해 제공되는 여러 라이브러리들에 대하여 살펴보겠다.

1) 2D 영상처리 라이브러리

2D 영상처리를 위한 라이브러리로는 OpenCV(OpenCV, n.d.), Scikit-image

(Scikit-Image, n.d.), Pillow(PIL)(Pillow, n.d.) 등이 있다.

대표적으로 OpenCV가 많이 사용되며, 2,000년부터 인텔에서 개발해 배포하고 있다. 오랜 기간동안 유지된 만큼 안전성이 크고 다양한 기능을 제공하고 있다.

[그림 9-19]는 대표적인 2D 영상처리 라이브러리의 로고들이다.

[그림 9-19] 2D 영상처리 라이브러리

OpcnCV에서 제공하는 주요 기능들은 [그림 9-20]과 같다.

① 이미지 자르기 · 확대 · 축소 · 회전 · 뒤집기 등의 기하학적 변환 이미지 대비 · 밝기 · 색상 밸런스 조정 · 선명도 변경과 같은 색 변환
② 필터(Filter, Kernel, Mask)를 사용한 블러링
③ 팽창과 침식연산을 사용한 모폴로지 연산(Morphological Operations)
④ 이미지 임계처리(Thresolding), 이미지 내의 에지 검출(Edge, Corner Detection)
⑤ 영상 인식(글자 인식, 얼굴 인식), 컨투어 검출(Contour Detection), 이미지 분할

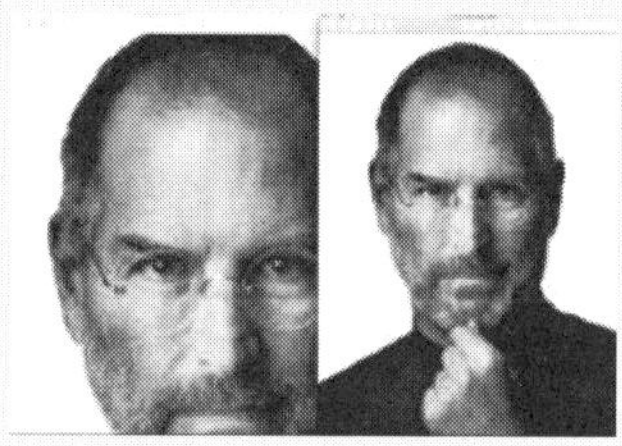

(a) 자르기

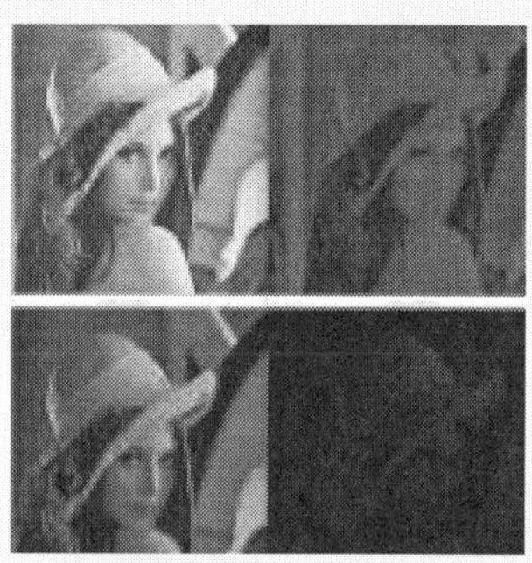

(b) 색상변경

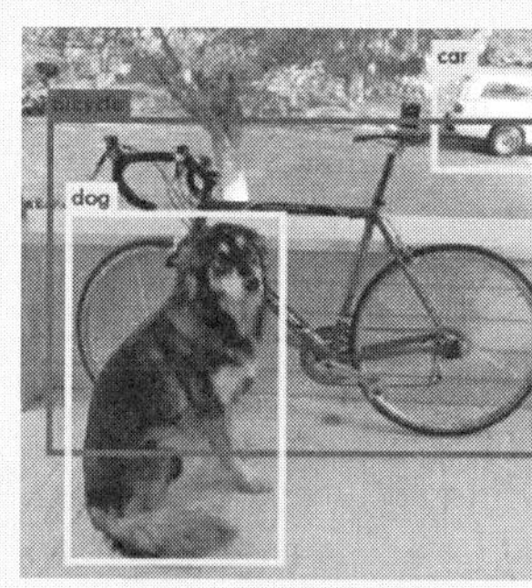

(c) 물체탐지 및 분류

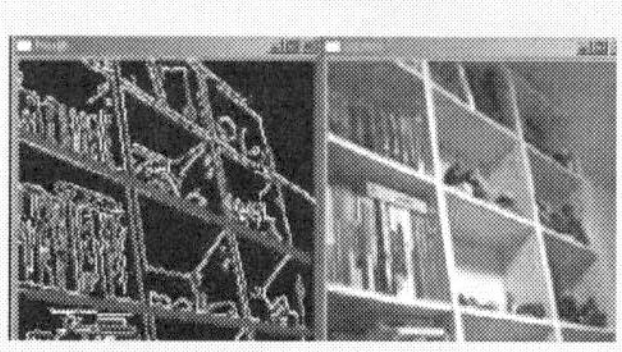

(d) 테두리 찾기

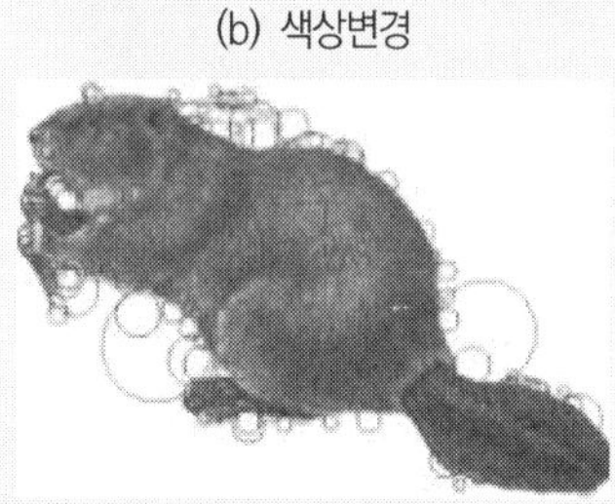

(e) 특징찾기

[그림 9-20] 2D 영상처리 라이브러리의 주요 기능

학습 9

2) 3D 영상처리 라이브러리

3D 영상처리를 위한 라이브러리로는 PCL(Point Cloud Library, n.d.), Open3D (Open3D, n.d.), Matlab(Computer Vision Toolbox)(MathWorks, n.d.) 등이 있다.

대표적으로 PCL이 많이 사용되며, 2011년부터 라두(R.B. Rusu)가 개발해 배포하고 있다 (Rusu & Cousins, 2011). 다양한 기능들을 제공하고 있지만 최근에는 업데이트가 잘 이뤄지지 않고 있다. Open3D는 2018년 인텔의 이주천(Qian-Yi Zhou)와 박재신(Jaesik Park)이 개발해 배포하고 있으며, 최근 트렌드와 빠른 업데이트로 관심을 받고 있는 라이브러리이다(Zhou et al., 2018).

[그림 9-21]은 대표적인 3D 영상처리 라이브러리의 로고들이다.

[그림 9-21] 3D 영상처리 라이브러리

PCL에서 제공하는 주요 기능은 [그림 9-22]와 같다(Rusu & Cousins, 2011).

① 데이터에서 이상값과 노이즈 제거 등의 필터링
② 점군 데이터로부터 3D 특징/특징점 추정을 위한 자료 구조와 방법들
③ 여러 데이터 셋을 합쳐 큰 모델로 만드는 정합(Registration)작업
④ 점군으로부터 클러스터들로 구분하는 알고리즘

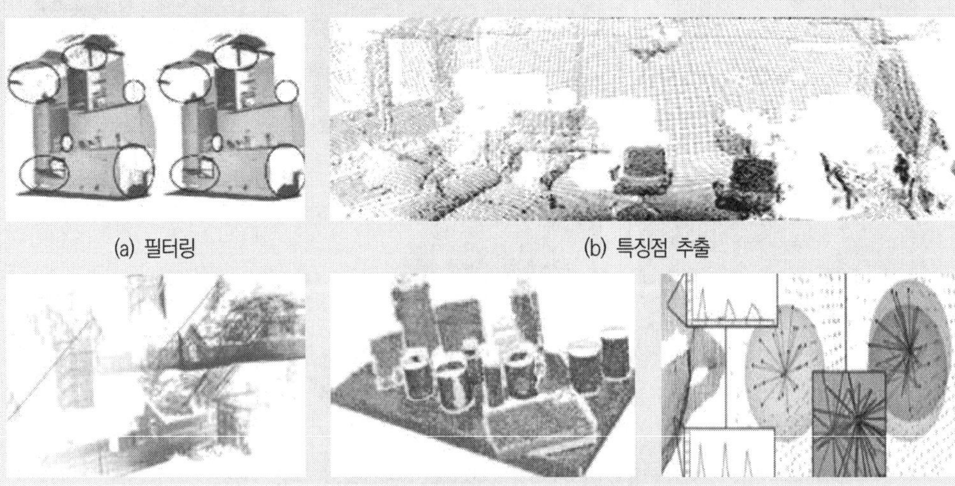

(a) 필터링 (b) 특징점 추출

(c) 정합 (d) 형태매칭 (e) 특징 추출

[그림 9-22] 3D 영상처리 라이브러리 주요 기능

⑤ 선, 평면, 실린더 등의 모델 계수 추정을 위한 형태 매칭 알고리즘

⑥ 3D 표면 복원 기법들

〈표 9-6〉에서는 대표적인 3D 영상처리 라이브러리를 비교 · 정리하였다.

PCL은 오랫동안 개발되어 안전성이 좋고 다양한 기능을 가지고 있지만 최근에는 업데이트가 잘 이루어지고 있지 않고 있다.

〈표 9-6〉 영상처리 라이브러리 비교 · 정리

분류	PCL	Open3D	Matlab
개발자 (연도)	Radu Bogdan Rusu, Steve Cousins(2011)	Qian-Yi Zhou, Jaesik Park(2018)	MathWorks(1984)
지원 언어	C++, Python	C++ and Python	C/C++, Java
지원 플랫폼	리눅스, 맥os, 윈도우즈	리눅스, 맥os, 윈도우즈	리눅스, 맥os, 윈도우즈
라이선스	오픈소스 BSD	MIT 라이센스	상용
특징	다양한 기능 업데이트 없음	최근 기술 트랜드 적용 업데이트 활발함	ToolBos 형태로 제공 기능이 제약적임
홈페이지	http://pointclouds.org	http://www.open3d.org	https://www.mathworks.com/

Open3D는 가장 최근에 개발된 라이브러리로 다양한 기술지원과 함께 지속적으로 기능이 업데이트 되고 있다. 하지만 PCL보다 지원하는 기능은 아직 부족하다. Matlab은 툴박스 형태로 3D 영상처리 기능을 제공하고 있다. 사용제품으로 일반인이 접근하기에는 비용적 부담이 있고, 제공하는 기능이 제약적이다.

5. 2D/3D 머신러닝/딥러닝 기반 처리

영상처리를 위해서는 위에서 언급한 라이브러리들이 사용되기도 하지만 좀더 좋은 성능이나 학습기반의 서비스를 위해서는 머신러닝이나 딥러닝(Deep Learning) 기술들과 혼합돼 사용된다. 따라서 대부분의 라이브러리 들은 이러한 인공지능기술들을 포함하고 있다.

① OpenCV에서 제공하는 인공지능 라이브러리 : 결정트리, 서포트 벡터머신(SVM), 베이지안 분류기, k-최근접 이웃(KNN), 신경망(ANN) 등

② PCL에서 제공하는 인공지능 라이브러리 : k-최근접 이웃, 유클리드 군집화 등

하지만 영상처리 라이브러리들은 목적상 모든 학습기반 알고리즘이나 최신 기법을 포함하고 있지 않아 별도의 인공지능 라이브러리와의 연동방법을 익히는 것이 중요하다. 파이썬(Python)에서는 Scikit-learn, Tensorflow, Pytorch을 인공지능 라이브러리로 많이 사용하고 있다.

먼저 가장 큰 개념은 인공지능이다. 사람의 생각이나 학습 등 지적 능력을 컴퓨터를 통해 구현하는 기술을 통틀어 인공지능이라고 한다. 구현방법은 간단하게 If-then 구문 등의 규칙기반(Rule-based) 엔진 등을 이용하거나, 별도의 학습 데이터를 이용해 컴퓨터 스스로 로직을 만드는 방법이 있다. 이때 전자는 인공지능이지만 머신러닝은 아니다. 후자는 머신러닝에 기반한 인공지능이라고 할 수 있다.

둘을 구분하는 기준은 스스로를 수정할 수 있는 능력이 있는지 유무이다. 다시 말해서 머신러닝은 컴퓨터가 스스로 학습해 인공지능의 성능을 수정/향상시키는 기술을 의미한다.

구현방법은 결정트리, 베이즈 네트워크, 서포트 벡터머신, 인공신경망 등이 있다. 이러한 머신러닝 기반 인공지능을 구현하는 방법 중 하나가 인공신경망(ANN)이다. 인공신경망은 인간의 뉴런과 비슷한 방식으로 정보를 처리하는 기술이며, 최근 신경망의 수가 늘어나면서 딥러닝이라고도 부른다.

1) 2D/3D 데이터 분석과 머신러닝

학습을 진행하는 컴퓨터에게는 숫자나 이미지, 센서 데이터 모두 다차원 배열 데이터로 인식한다. 차이는 각 데이터 별로 데이터를 설명하는 고유한 특징(Feature)의 종류이다. 군집화를 예를 들면 2D 이미지 데이터에서는 비슷한 색상의 픽셀이 하나의 물체에 속할 가능성이 크고, 3D 센서 데이터에서는 가까운 거리에 있는 점이 하나의 물체에 속할 가능성이 크다.

위 예에서 색상과 거리정보가 각 데이터별 고유 특징이 된다. 추출된 특징정보를 이용해 물체를 인식할 때는 KNN, SVM 등 동일한 머신러닝 알고리즘을 사용한다.

동일한 알고리즘이지만 추출된 특징정보에 따라 성능에 큰 차이가 생긴다. 따라서 오래전부터 연구가들은 특징정보 추출(Feature Extraction)을 위해 많은 노력을 하였다.

대표적으로 2D 이미지 데이터에서는 SIFT · HOG 등을 사용하고, 3D 센서 데이터에서는 PFH(Point Feature Histogram), RSD(Radius-Based Surface Descriptor) 등을 사용한다.

특징정보 추출에는 사람의 관련분야 도메인 지식이 중요하게 작용한다. 따라서 사람의 한계를 뛰어 넘을 수 없거나 오히려 사람보다 성능이 낮은 경우도 있다.

최근에는 이러한 특징 추출까지 머신러닝에서 담당하는 딥러닝 기법이 많이 사용되고 있다.

[그림 9-23]은 머신러닝과 딥러닝을 영상처리 활용시 기술의 흐름을 도식화한 것이다. 두 방식에서 입력과 출력은 같다. 머신러닝은 사람에 의해 SIFT/HOG 등의 특징 추출단계가 필요하고, 이를 분류기 알고리즘(KNN, SVM)에 입력으로 사용한다. 딥러닝은 특징 추출과 분류기 알고리즘(ANN)이 같이 구현되어 있어 사람의 간섭이 필요없다.

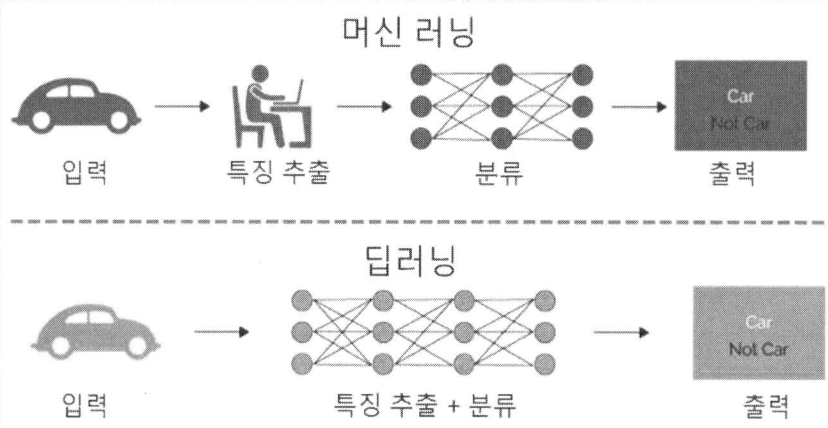

[그림 9-23] 머신러닝과 딥러닝 기술 흐름

〈표 9-7〉은 인공처리 기술 별 영상처리 적용 예를 분류한 것이다.

〈표 9-7〉 인공지능 기술별 영상처리의 적용 예

분류	특징 + 머신러닝	딥러닝
2D 영상 처리	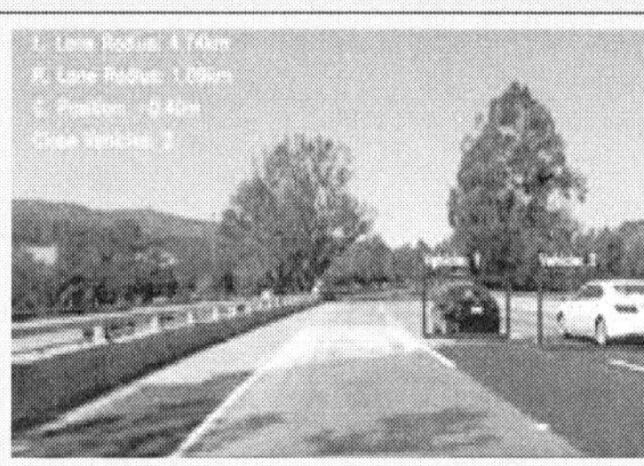 (a) OpenCV + HOG특징+SVM분류기	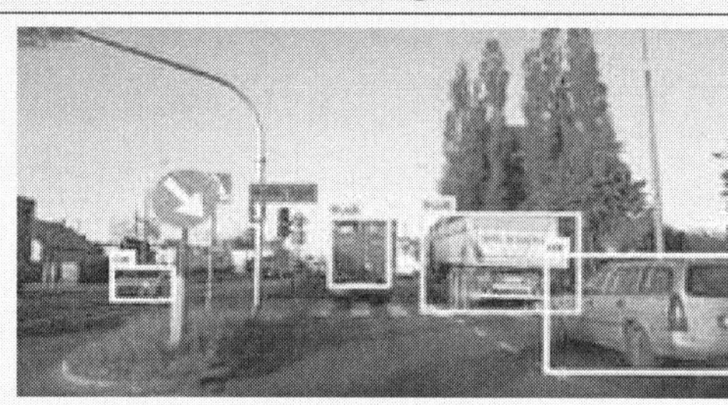 (b) OpenCV + 딥러닝
3D 영상 처리	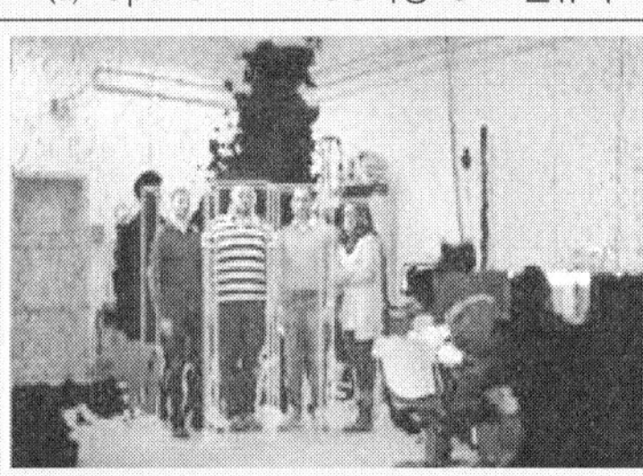 (c) PCL + HOG특징 + SVM분류기	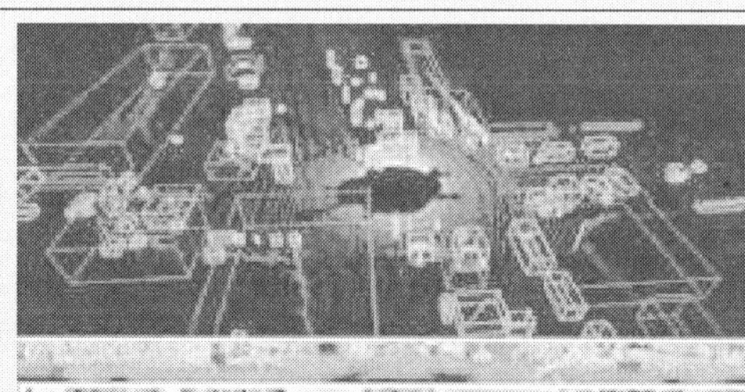 (d) PCL + 딥러닝

〈표 9-7〉 (a), (c)는 HOG 특징에 머신러닝 분류기(SVM)를 이용해 차량과 사람을 구분한 것이다. 색상정보 이용하여 사용된 특징은 같다. 이미지인 2D 영상처리에는 OpenCV 라이브러리를 사용하였고, 3D 영상처리에는 PCL 라이브러리를 사용한 점이 다르다.

〈표 9-7〉 (b)는 YOLO라는 딥러닝 네트워크를 이용해 차량을 구분한 것이다.

〈표 9-27〉 (d)는 PointNET라는 딥러닝 네트워크를 이용해 차량을 구분한 것이다. YOLO

는 이미지를 입력으로 사용해 특징을 추출한다.

PointNET은 점군을 입력으로 사용해 특징을 추출한다.

각 딥러닝 네트워크별로 특징 추출을 위한 입력이 정해져 있어 점군을 YOLO에 적용하거나 이미지를 PointNET에 적용할 수 없다.

6. 응용분야

이미지 처리는 이미 많은 실생활과 산업분야에 적용되고 있다. 영상처리 기술이 어떻게 적용되고 활용되는지 예시를 들어 설명하겠다.

1) 2D 이미지 영상처리

우리의 삶에 밀접한 영향을 미치는 일상생활, 의료분야, 군사분야, 산업분야로 나누어 2D 이미지 영상처리의 응용분야를 나타내었다.

① 일상생활 : 우리가 사용하는 스마트폰 카메라 앱의 사물인식 후 추가 정보를 제공하거나, 현실과 가상환경을 결합하는 증강현실(AR)에서 물체의 자세나 위치를 인식하는데 영상처리 기술이 적용돼 사용된다.

② 의료분야 : 의료영상 데이터로는 MRI, CT, 초음파, 엑스레이, 현미경 등이 있다. 데이터 분석을 통해서 사람이 찾아 내지 못하는 암이나, 상처를 판단해 진료 보조자료로 활용되고 있다. 최근 유방암 탐지분야에서는 전문의와 비슷한 실력을 보이고 있다.

③ 군사분야 : 군사분야에서의 활용은 오래전부터 사용되고 있다. 미사일 탐지와 추적, 인공위성 사진을 이용한 군사장비와 핵시설 파악 등에도 활용되고 있다.

④ 산업분야 : 공장의 제조라인에서 부품의 결함과 불량을 찾아내는 데 활용된다. 물리보안이 필요한 곳에서는 CCTV와 연계해 사람을 탐지하고, 더 나아가 얼굴인식을 통해 침입여부도 파악한다.

2) 3D 센서 영상처리

다음은 3D 센서 영상처리를 활용한 서비스들의 예시이다.

3D 영상처리 역시 일상생활, 의료분야, 군사분야, 산업분야로 나누어 2D 이미지 영상처리와는 다르게 어떠한 응용분야가 있는지 차이점은 무엇인지 살펴보도록 하겠다.

① 일상생활 : 사용자 모션인식 기반 게임에 적용되거나, 자율주행 자동차/배달 로봇 등에 활용 돼 도로상황을 인지하고 장애물을 회피해 목표지점까지 안전하게 도달한다.

② 의료분야 : 의료로봇은 암이나 상처의 위치를 알아내고 적절한 치료까지 수행할 수

있다. 아직은 사람이 3D 영상을 기반으로 수술이 필요한 크기/위치/각도를 지정하고, 로봇이 시술을 하지만 향후 암 판단/시술까지 자동화될 전망이다.

③ 군사분야 : 군용 정찰 드론에 적용해 고정밀 3D 영상 지형도를 만들 수 있다. 이를 활용해 지형패턴을 파악하고, 이동목표 추적 능력까지 보유할 수 있다.

④ 산업분야 : 한국은 산업로봇 밀집도 평가에서 세계 1위를 차지한 만큼 산업계에서의 로봇의 도입은 빠르게 일어나고 있다. 대표적인 적용분야는 컨베어 벨트에서 필요한 부품과 물건을 인식해 다른 곳으로 옮기는 작업이다.

2D와 3D 응용분야의 큰 차이점은 2D의 경우 주어진 영상을 분석해 탐지하고, 사용자에게 정보를 제공해주고 있다. 반면 3D의 경우 주어진 공간과 환경을 분석해 인식하고, 사용자의 간섭없이 직접적인 제어가 가능하다. 이는 3D 센서가 거리정보를 기반으로 행동을 취할 수 있기에 가능하다.

〈표 9-8〉은 지금까지 살펴본 2D/3D 영상처리를 비교 정리한 것이다.

〈표 9-8〉 2D/3D 영상처리

분류	Open3D	Matlab
데이터 수집	이미지 센서	수동방식(양안 시차) 능동방식(TOF 센서)
데이터 형태 (포맷)	2D 배열+(jpg, bmp, png, etc)	3D+배열 (PCD, OB, LAS)
라이브러리	OpenCV, Pillow, Scikit-image	PCL, Open3D, Matlab
라이브러리 역할	자르기, 색상변화, 특징찾기, 필터링, 분류	노이즈제거, 특징찾기 점군 병합, 3D 복원
머신러닝 예	특징 정보 + SVM, 결정 트리, 최근접 이웃	
딥러닝 예	YOLO	PointNET
응용분야	인식/탐지, 정보제공	인식/탐지, 물리적 행동

향후 4차 산업혁명과 로봇이 대중화가 확산되면서 주변환경을 인식하고, 직접 제어가 가능한 3D 영상처리의 필요성은 더욱 증대될 것이다.

학습활동.9 교수 · 학습 방법

교수 방법

- 의료영상 데이터의 정합에 대한 관련 용어, 구성, 방식 이해 정도를 파악한 후 수업을 진행한다.
- 교수자의 주도로 의료영상 정합 등의 내용을 PPT 자료로 제시한 후 설명한다.
- 가능하면 사전에 개인별 학습 자료를 준비하여 모든 학생이 참여할 수 있는 문제 해결식 수업, 협력 수업이 가능하도록 한다.
- 의료영상 정합 전 과정을 작업의 순서에 따라 단계적으로 실습이 이루어질 수 있도록 지도한다.
- 교재를 통해 수업을 준비하는데 있어서 필요한 모든 정보나 팁, 힌트 등 도움이 될 만한 내용들을 확인할 수 있다.
- 학생들이 만들게 될 각 모델들은 수업시간에 중점적으로 다뤄질 부분과 어휘, 질문, 답을 포함하고 있으며 또한 탐구할만한 추가적인 아이디어들도 포함하고 있다.

학습 방법

- 의료영상 데이터의 정합에 대한 관련 용어를 숙지하고, 의료영상 데이터의 정합에 대해 이해한다.
- 의료영상 데이터의 정합의 각 단계별 중점 사항을 체계적으로 학습한다.
- 의료영상 데이터의 정합의 수행순서의 전 과정을 실습한다.
- 의료영상 데이터의 정합의 내용을 이해한다.
- 의료영상 데이터의 정합을 이해하고 숙달이 될 때까지 학습한다.

학습활동.9 평가 및 피드백

평가 준거

- 평가자는 피평가자가 수행 준거 및 평가 내용에 제시되어 있는 내용을 성공적으로 수행할 수 있는 지를 평가해야 한다.

학습내용	평가항목	성취수준		
		상	중	하
의료영상 데이터의 정합	의료영상 데이터의 정합을 이해할 수 있다.			

평가 방법

- 작업 포트폴리오

학습내용	평가항목	성취수준		
		상	중	하
의료영상 데이터의 정합	의료영상 데이터의 정합을 이해할 수 있다.			

- 필기시험

학습내용	평가항목	성취수준		
		상	중	하
의료영상 데이터의 정합	의료영상 데이터의 정합을 이해할 수 있다.			

- 체크리스트를 통한 관찰

학습내용	평가항목	성취수준		
		상	중	하
의료영상 데이터의 정합	의료영상 데이터의 정합을 이해할 수 있다.			

- 피드백

1. 작업 포트폴리오
   - 제출한 보고서를 평가한 후 주요 사항에 대하여 표시하여 돌려준다.
2. 필기시험
   - 평가 결과 성적이 저조한 학생은 보고서 제출 기회를 부여한다.
3. 체크리스트를 통한 관찰
   - 실습 과정에서 평가한 후 개선해야 할 사항 등을 정리하여 돌려준다.

참 | 고 | 문 | 헌

- 남상엽 외, 빅데이터 분석 및 응용, 상학당, 2023.1.10.
- 남상엽 외, 의료 IT 융합기술, 상학당, 2021.3.15.
- 남상엽 외, 4차산업 핵심기술 및 글로벌 도전, 상학당, 2020.9.15.
- 남상엽 외, 4차산업 융합기술을 위한 IT 분석 및 응용, 상학당, 2022.3.10.
- 남상엽 외, 메타버스 기술. 상학당, 2021.9.30.
- 남상엽 외, 디지털 테라피, 상학당, 2021.4.15.
- 남상엽 외, 디지털 트윈 기술, 상학당, 2020.4.30.
- 남상엽 외, 인공지능기술, 상학당, 2020.3.20.
- 남상엽 외, 사물인터넷 개론, 상학당., 2015.9.10.
- 남상엽 외, 가시광선 통신 기술, 상학당, 2018.10.15.
- 남상엽 외, 병원경영과 의료서비스, 상학당, 2021.9.10.
- 이준구 외, 의료영상을 이용한 인체 장기의 분할 및 시각화, 한국전자통신학회 논문지, 2-8권 제1호, 2013.1.21.
- 컴퓨터비전, 머신러닝, 딥러닝을 이용한 의료영상분석(1-2,1-3강), www.edwith.org/medical-20200327/joinLectures/30437
- 슬라이드 스캐너 : 청년의사, http://www.docdocdoc.co.kr
- 뷰노메드 본에이지 : 중앙일보, jhealthmedia.joins.com/article/article_view.asp?pno=20250
- TisepX : 인공지능신문, http://www.aitimes.kr
- ImageJ 이미지, https://www.pcwelt.de/downloads/ImageJ-1325332.html
- ITK-SNAP 이미지, https://en.wikipedia.org/wiki/ITK-SNAP
- 3D Slicer 이미지, https://www.slicer.org/wiki/Slicer4:DownloadPageMockup
- Endoscopy 이미지, https://www.health.harvard.edu/diseases-and-conditions/endoscopy
- Microscopy 이미지, https://www.ibs.re.kr/cop/bbs/BBSMSTR_000000000901/selectBoardArticle.do?nttId=15340
- 컴퓨터 비전의 데이터의 모든 것, https://www.superb-ai.com/ko-blog/everything-about-computer-vision-data
- 현재 의료영상기술의 상태와 미래, https://expocus.com/
- 문영래, 인공지능 적용과 의료기술의 변화, https://it.chosun.com/site/data/html_dir/2019/11/29/2019112900439.html, 2019.11.29.
- 윤기영, 보건의료의 미래는 디지털에 있다, https://www.hani.co.kr/arti/science/future/974944.html
- MOT Consultant, 미래 의학 10대 기술
- 김창훈, 인공지능 의료영상 진단모형 연구 경험과 활성화 방안, HIRA빅데이터 브리프
- 의료용영상처리용장치, 소프트웨어, Global Picture Archiving and Communication System Market
- https://www.medigatenews.com/news/2919052258
- https://www.nextunicorn.kr/content/38ba7c8ef48b4356
- 정해윤, 첨단의료영상진단기기, 한국IR협의회, 2021.6.03.
- 강건욱, 핵의학 분자영상, 생화학분자생물학회
- 안병철, 분자영상과 신약개발, 생화학분자생물학회
- 아주대학교 핵의학과 홈페이지, https://ts.ajoumc.or.kr/EP/View.aspx?ssc=0015&ssgc=DH&mc=DH00150019
- https://www.molim.xyz/molecularimaging

- https://www.hoag.org/specialties-services/cancer/treatments-services/molecular-imaging-therapy/
- 이한상 · 박민석 · 김준모, 의료영상에서의 딥러닝, 대한의료영상정보학회지, 2014.
- 의료양상 분석의 개요, https://www.insilicogen.com/blog/358
- https://truman.tistory.com/239
- https://www.dynamsoft.com/blog/insights/image-processing/image-processing-101-image-enhancement/
- https://www.ijsr.net/archive/v6i3/25031706.pdf
- 센서로세계로미래로, 인공지능에 의한 영상인식 기술 동향, https://blog.naver.com/PostView.naver?blogId=iotsensor&logNo=222294898187
- https://ichi.pro/ko/gani-uilyo-bunseog-eul-gaeseon-hal-su-issneun-bangbeob-137591323095454
- https://truman.tistory.com/191
- 김민규외 딥러닝기반 의료영상 분석을 위한 데이터 증강 기법, 대한영상의학회지, 2020.
- https://truman.tistory.com/category/
- https://slicer.readthedocs.io/en/latest/user_guide/image_segmentation.html
- 이명은, 의료영상의 분할과 시각화 방법의 개발, 목표대학교, 2007.2.
- 조영복 외, 의료영상 이미지를 이용한 유전병변 정합 알고리즘, 한국정보통신학회 논문지, vol.21, No2, 2017.5.
- https://techblog-history-younghunjo1.tistory.com/178
- https://blog.naver.com/PostView.nhn?blogId=dic1224&logNo=220874533207
- https://1coding.tistory.com/135
- 최윤섭, 최윤섭의 헬스케어 이노베이션, https://www.yoonsupchoi.com/2017/08/08/ai-medicine-4/
- https://brunch.co.kr/@kakao-it/81
- https://www.geeksforgeeks.org/getting-started-with-classification/?ref=lbp
- 김희태 외, 의료영상철을 위한 오픈소스 라이브러리; ITK리뷰, 카이스트 전산학과, 대한의학영상정보학회지, 1-12, 2013.
- 기재홍 외, 이비지 스트리밍 기술을 이용한 웹 기반 3차원 의료영상 시스템의 구현과 성능평가, 대한의료정보학회지 제11권 제4호, 2005.8.22.
- https://slicer.readthedocs.io/en/latest/user_guide/image_segmentation.html
- https://qupath.readthedocs.io/en/stable/docs/starting/first_steps.html#starting-out
- Citizen Data Scientist를 위한 데이터 사이언스 캔버스
- ㈜ 베가스 R&D Center, 테크월드뉴스, https://www.epnc.co.kr
- 식품의약품안전처, 의료영상 전송장치 기술문서 작성을 위한 가이드라인, 2015.2.
- https://m.blog.naver.com/의료영상 저장전송장치란? 2008.9.26.
- https://www.pacs.irm.kr/_files/ugd/ebac66_01c05a8c03c34d0782395f387a3ec5ea.pdf?index=true
- 나승권, 의료기기 기술분석 및 의료정보, 상학당, https://truman.tistory.com, 2017.
- Helen Hong, Image Registration in Medical Application, Journal of International Society for Simulation Surgery 2014.
- https://ko.wikipedia.org/wiki/%EC%98%81%EC%83%81_%EC%A0%95%ED%95%A9
- https://github.com/kumarshreshtha/image-registration-cnn
- http://article.sapub.org/10.5923.j.ajbe.20160602.02.html
- 의료영상(MRI-CT)을 위한 영상 정합 기법 2016.6.
- https://pcl.gitbook.io/tutorial/part-0/part00-chapter00

학습 9

학습 1	의료영상분석의 개요
학습 2	의료영상 데이터의 획득(Acquisition)
학습 3	의료영상 데이터의 저장 및 전송
학습 4	의료영상 데이터의 시각화 툴
학습 5	의료영상 데이터의 특징 추출(Features Extraction)
학습 6	의료영상 데이터의 분류(Classification)
학습 7	의료영상 데이터의 분할(Segmentation)
학습 8	의료영상 데이터의 강화(Enhancement)
학습 9	의료영상 데이터의 정합(Registration)
학습 10	**딥러닝 기반의 의료영상 데이터 분석**
학습 11	의료분자 영상기술
학습 12	의료영상 기술의 미래
학습 13	의료영상 기술의 시장현황
부록	의학용어

학습 목표	1. 딥러닝 기반의 의료영상 데이터 분석을 이해할 수 있다.

10-1 딥러닝의 개요

1. 의료영상의 인공지능

의료영상은 다양한 의학적 상태의 조기 발견, 모니터링, 진단 및 치료평가에 사용되는 의료절차와 같은 다양한 임상 응용분야에서 중요한 역할을 한다. 컴퓨터 비전에서 의료영상분석을 이해하기 위해서는 인공신경망과 딥러닝의 원리와 구현에 대한 기초가 필수적이다.

의료영상분석의 DLA(Deep Learning Approach)는 빠르게 성장하는 연구분야로 부상하고 있다. DLA는 질병의 유무를 감지하기 위해 의료영상에 널리 사용되었다. 대부분의 DLA구현은 X-레이 이미지, 전산화 단층촬영, 유방촬영 이미지, 및 디지털 조직병리학 이미지 DLA를 기반으로 의료영상의 분류 · 검출 · 분할에 대한 연구 및 구현의 체계적인 수행이 중요하다.

기계학습(Machine Learning)은 인공지능의 한 분야로 주어진 의료영상 데이터로부터 패턴이나 특성을 학습하여 새로운 데이터에 대해 작업을 수행해낼 수 있도록 하는 알고리즘 및 관련 분야를 의미한다.

기계학습은 소프트웨어 기술로부터 금융, 경제에 이르기까지 알고리즘 기반의 모든 분야에 응용되고 있으며, 특히 컴퓨터 비전 및 영상처리 분야의 비약적인 발전을 선도하는 핵심기술로 자리 잡고 있다.

기계학습은 최근 의료영상분석을 포함한 의료기술에도 응용되고 있는데, 의료영상에서 기관이나 암 부위 등의 추출 및 분할이나 영상 정합, 영상 검색 등 전반적인 의료영상분석 분야에 널리 활용되고 있다.

최근 딥러닝(Deep Learning)이라는 기계학습 기법이 핵심기술로 대두되면서 관련 기술 및 응용분야에 대한 관심 또한 높아지고 있다.

딥러닝은 생물의 신경계를 모방한 인공신경망(Artificial Neural Network)의 하나로서 기존의 인공신경망 모델이 얇은 층의 뉴런 모델들의 연결로 구성되어 있다면, 딥러닝은 뉴런 모델의 층을 깊게 쌓아올림으로써 신경망의 학습능력을 높이는 모델이다.

여러 층으로 이루어진 인공신경망으로서의 딥러닝의 개념은 1970년대에 제안되었으나, 학습계산의 복잡성 등으로 인해 정체되어 있다가 최근 여러 가지 연구를 통해 그 성능이 개선되고 관련 연구들이 음성인식 및 영상인식 등의 분야에서 뛰어난 결과를 보이면서 그 수요가 빠르게 증가하고 있다.

2. 의료영상의 신경망과 인공신경망

인공지능기술을 구현하기 위한 방법 중에서는 예전에는 기계학습(Machine Learning)이 논의 범위에 있었다. 현재에 진행중인 의료 인공지능 기술중에서 딥러닝이 인공신경망의 방법에서 발전한 기술이다.

딥러닝은 이미지 데이터 분석에 특화된 컨볼루션 신경망(Convolution Neural Network : CNN)과 시간의 흐름에 따라 변화하는 데이터 분석을 위한 순환 신경망(Recurrent Neural Network : RNN) 등으로 나눈다.

인공신경망의 이름은 기계학습 동물의 신경망, 특히 뇌에서 영감을 얻은 알고리즘이기 때문이다. 인공신경망에서 발전한 기술개선의 결과로 바로 딥러닝이 탄생하게 된다.

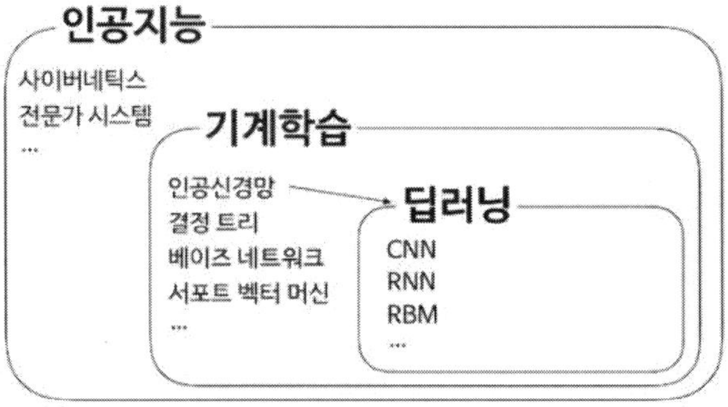

[그림 10-1] 인공지능의 관계 기술군

생물의 신경망은 뉴런(Neuron) 단위의 신경세포로 구성된다. 이 뉴런의 특징은 다른 여러 뉴런으로부터 신호를 전달 받아서 또 다른 뉴런에게 신호를 보낸다는 것이다.

개별 뉴런은 신호를 받고 보내는 단순한 기능만 하지만 이런 뉴런들이 거대한 네트워크를 이루면 인간의 뇌가 될 만큼 강력해 지는 것이 바로 신경망이다. 인공신경망은 이러 신경망의 작동원리를 모방해서 구현한 것이다.

[그림 10-2]처럼 인공신경망은 뇌의 신경세포에 해당되는 노드라고 하는 작은 요소들을 연결해서 만든 네트워크이다.

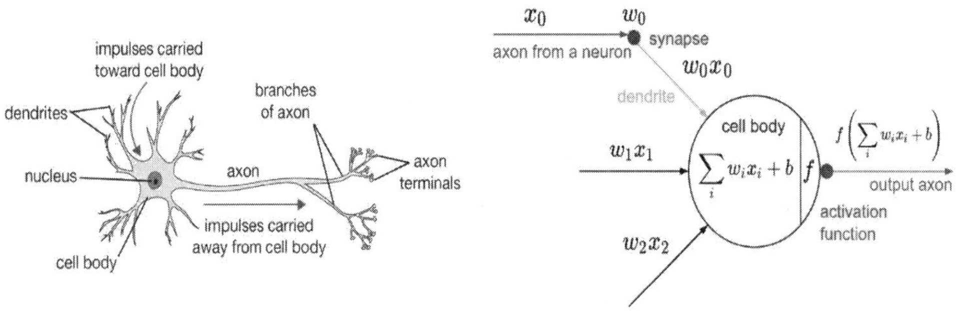

[그림 10-2] 신경망의 뉴런과 인공신경망의 뉴런의 비교

[그림 10-3]의 인공신경망의 기본구조에서 동그라미는 노드(Node), 선(화살표)는 엣지(Edge)라는 신호의 흐름를 나타낸다.

인공신경망은 하나의 노드에 신호가 입력되고 출력되는 단위를 뉴런이라고 한다.

인공신경망에서는 뇌의 신경세포의 연결상태를 노드들의 연결 가중치(Weight)로 표현하고, 노드들의 연결된 강도를 변수로 나타낸다. 즉 두 노드가 연결된 가중치가 0이면 연결이 끊어 졌다는 의미이다.

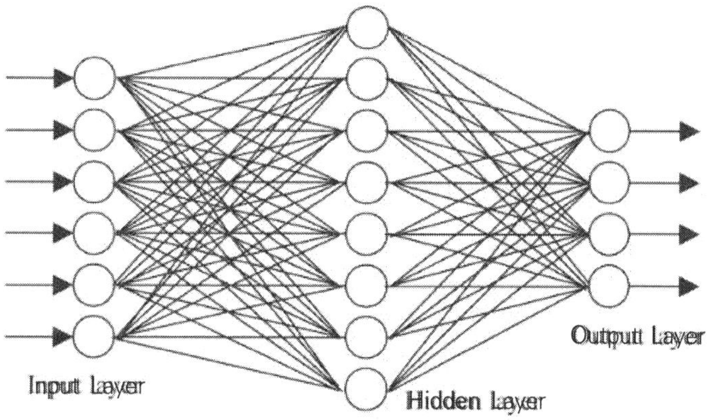

[그림 10-3] 인공신경망의 기본구조

인공신경망을 학습시킨다는 것은 가중치를 체계적으로 변화시키면서 가진 데이터를 잘 설명할 수 있도록 모델을 만드는 것이다.

인공신경망은 각각 노드가 받아들인 신호를 일정한 계산을 거쳐서 다음 뉴런에 보내고 각 노드별의 계산을 할성화된 함수(Activation Function)로 표현한다.

인공신경망을 학습시킨다는 것은 우리의 데이터를 잘 설명할 수 있는 모델로 만들어가는 과정이다. 만약 결과와 정답을 비교하여 오차가 생기면 다음에 그 오차를 반영하여 인공신경망의 가중치를 체계적으로 수정하게 된다.

결국 인공신경망의 기계학습에서 정답이 있는 데이터를 학습시키는 것은 지도학습(Supervised Learning)이고, 입력만 있고 정답이 없는 데이터를 학습하는 것은 비지도 학습(Unsupervised Learning)이다.

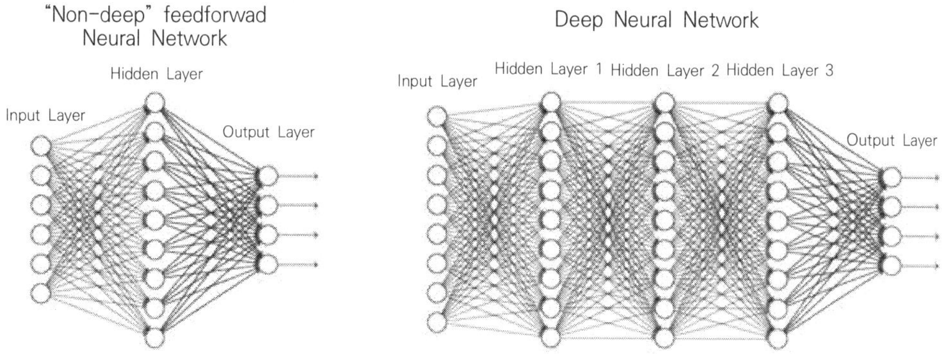

[그림 10-4] 얕은신경망과 심층신경망의 비교

인공신경망은 학습, 활성함수, 오차계산, 가중치 업데이트 등의 과정을 수학적 방법을 통하여 구현한 것이다. 그러므로 딥러닝은 심층신경망을 이용한 기계학습 방법이라고 정의한다.

[그림 10-4]처럼 심층신경망은 은익층(Hidden Layer)이 추가되므로 네트워크를 학습시키는 것이 어렵다. 즉 학습시킨다는 의미는 오차를 모델의 가중치를 수정한다는 의미이다. 은익층의 오차를 어떻게 정의하고 가중치를 어떻게 조절할 것인지에 대한 체계적인 방법이 역전파(Back_propagation) 알고리즘이다.

심층신경망의 학습이 어려운 원인은 그래디언트 소실(Vanishing Gradient), 과적합(Overfitting) 그리고 너무 많은 계산량의 문제이다.

GPU(Graphic Processor Unit)의 개발로 수천개의 코어로 수많은 연산을 병렬적으로 최적화하게 처리하게 되었다. [그림 10-5]처럼 CPU와 GPU의 결합으로 향상된 컴퓨터의 파워성능은 급격하게 향상되었다.

그러므로 고화질 모니터의 모든 픽셀을 동시에 그래픽 이미지를 나타나게 하도록 처리가 가능해지고, 심층신경망의 학습이 동시에 수행하게 되었다. 또한 병렬서버 구축하지 않아도 딥러닝 계산을 위한 환경이 저렴하도록 만들었다.

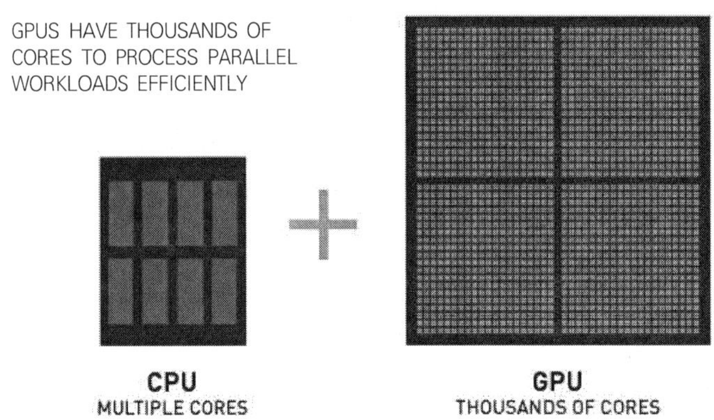

[그림 10-5] CPU와 GPU의 결합으로 향상된 컴퓨터 성능

딥러닝이 새롭게 등장하면서 이미지 인식, 음성인식, 자연어 처리 등 기계학습 분야에 모두 적용되면서 모든 난제가 해결되고, 산업계에서는 이를 활발하게 사용하는 기업이 [그림 10-6]처럼 증가하고 있다.

딥러닝은 데이터의 특징(Feature)을 스스로 학습한다는 것이다. 과거에는 기계학습방법에서 해당 데이터에 대하여 연구자(의사)가 가지고 있는 사전지식이 중요했다. 의료영상에서 보면 유방 엑스레이 사진에서 유방암 의심병변을 골라내거나 조직검사 사진에서 암세포와 정상세포를 구분한다든가 하는 특징에 대한 지식에 대한 배경지식이 필요했다.

그러나 딥러닝의 위력은 이런 데이터의 특징을 미리 알려줄 필요없이 스스로 학습한다는 것이다. 결국은 관련된 많은 데이터만 필요할 뿐이다.

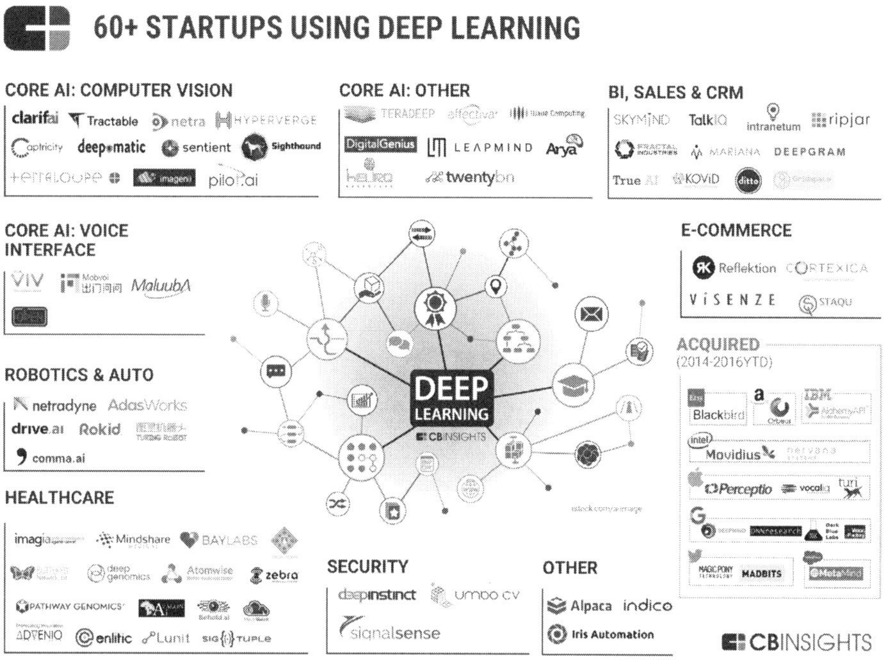

[그림 10-6] 딥러닝을 이용하는 스타트업 기업

[그림 10-7]처럼 추가정보나 사전지식 없이 수천만장의 사진을 3일동안 심층신경망에 보여주면서 스스로 딥러닝한 결과로써 사람의 얼굴, 고양이 얼굴, 사람의 신체을 알아보는 능력을 보여줬다.

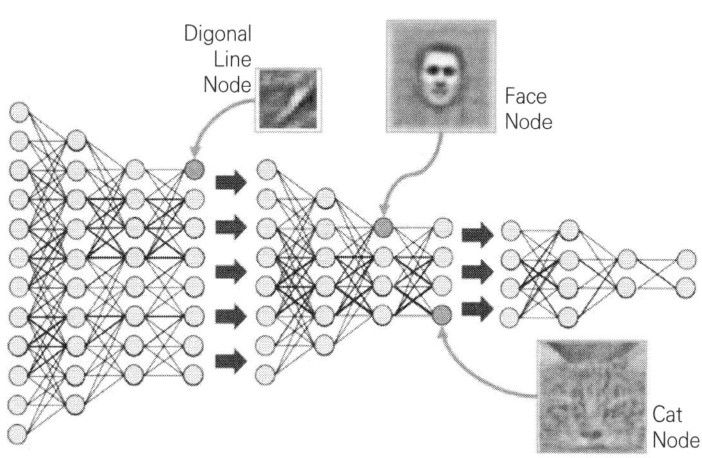

[그림 10-7] 딥러닝기반 영상의료 데이터 분석

3. 컨볼루션 신경망(CNN)

CNN(Convolution Neural Network)은 영상인식에 특화된 심층신경망을 사용했고, 뇌의 시각피질이 이미지를 처리하고 인식하는 원리를 사용하였다.

인공지능은 이미 사람의 시각적 인지능력을 뛰어넘고 있다.

[그림 10-8]처럼 얼굴을 인식 인공지능을 만든 페이스북의 딥페이스(FaceNET)를 활용하여 CNN을 기반으로 안명인식 인공지능을 연구하고 있다. 인식률은 97.35%로 사람의 정확도가 거의 동일하다. 최근 바이두의 안면인식 인공지능은 99.77%이다.

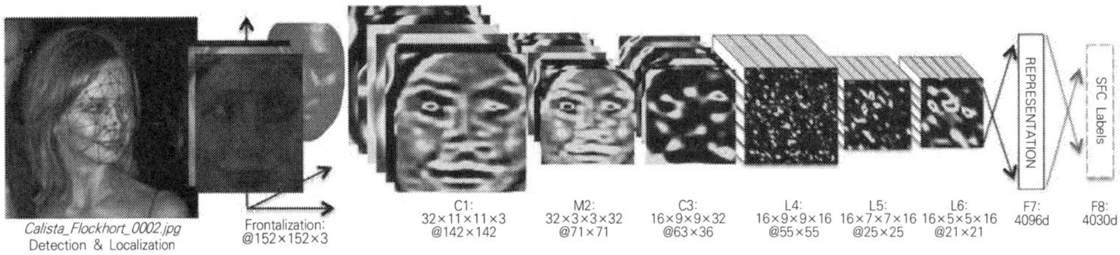

[그림 10-8] 페이스북이 CNN을 기반으로 안명인식 인공지능, 딥페이스

대표적인 이미지넷 인식대회 ILSVRC(Large Scale Visual Recognition Competition)의 물체의 분류(Classification), 위치식별(Localization)에서 오차율을 계산하는 대표적인 알렉스넷(AlexNet), 구글넷(Google Net), 레즈넷(ResNet) 등이 있다.

4. 순환신경망(RNN)

이미지를 이해하고 설명하는 인공지능의 연구가 구글과 마이크로소프트에서 진행되고 있다. 이 두 단계의 딥러닝을 사용하면 첫단계에서 이미지를 분석하기 위해 CNN(Convolution Neural Network)을 사용하고, 두번째 단계에서 이미지를 설명할 수 있는 문장을 만들기 위해 순환신경망(RNN, Recurrent Neural Network)의 방법을 사용한다.

10-2 딥러닝 기반의 의료영상분석

1. 의료 인공지능의 개요

인공지능의 역량이 엑스레이, MRI, CT 등의 영상의료 데이터의 분석으로 이어지는 것은 자연스런 현상이다. 사람의 건강과 생명이 달린 중요한 이미지 데이터의 분석인 만큼 혁신적인 성과를 내는 기술이 가장 먼저 적용될 영역이기도 하다.

의료영역에서 전문의, 즉 사람이 판단하는 과정에서 많은 부분 오류가 들어가거나 판독결과가 일관적이지 못하고 효율성도 떨어진다는 문제가 있다.

이러한 부분 때문에 인공지능의 도입은 기존에 사람의 인지능력을 바탕으로 영상데이터를 분석하면 영상의학과 전문의나 병리과 전문의 등의 일에 큰 영향을 주게 될 것이다. [그림 10-9]은 딥러닝을 활용한 영상 의료 데이터 분석연구와 현황이다.

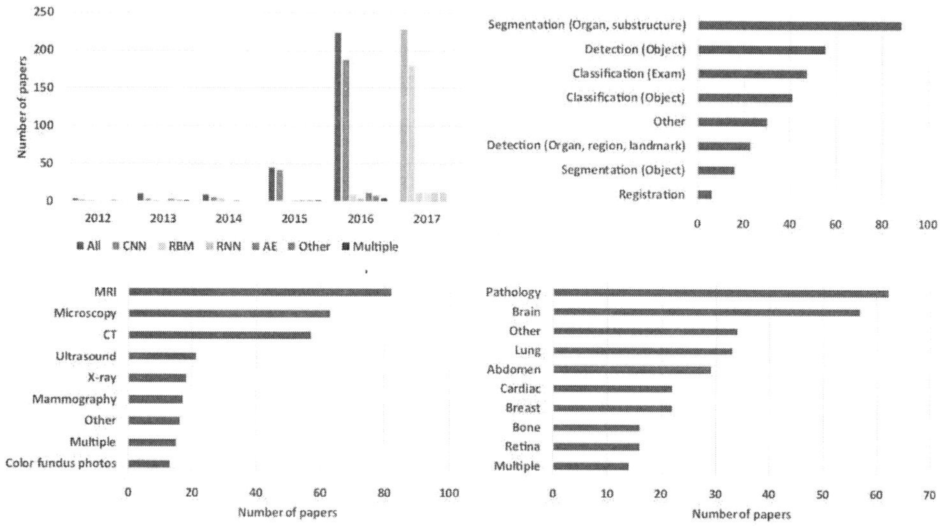

[그림 10-9] 딥러닝을 활용한 영상 의료 데이터 분석연구와 현황

인공지능은 매우 다양한 영역의 영상 의료 데이터 분석에 다양한 목적으로 시도되고 있다.

2. 딥러닝을 이용한 의료 인공지능

딥러닝은 최첨단 머신러닝 접근방식이다. 많은 패턴인식 애플리케이션에서 딥러닝의 성공은 딥러닝 또는 인공지능(AI)이 의료분야에 혁명적인 변화를 가져올 수 있다는 기대를 불러일으켰다.

병변 탐지 또는 분류에 적용된 딥러닝의 초기연구는 기존 기술에 비해 월등한 성능을 보였으며, 일부 작업에서는 방사선 전문의보다 더 나은 것으로 보고되었다.

딥러닝 기반 의료영상분석을 컴퓨터 지원진단(CAD)에 적용하여 임상의에게 의사결정 지원을 제공하고, 다양한 진단 및 치료 프로세스의 정확성과 효율성을 개선할 수 있는 가능성은 CAD에 대한 새로운 연구 및 개발 노력에 박차를 가했다.

이 새로운 기계학습 시대의 낙관론에도 불구하고 임상실습에서 CAD 또는 AI 도구의 개발 및 구현은 많은 문제에 직면해 있다.

의료 인공지능은 이미지로 나타낼 수 있는 의료 데이터를 분석 및 판독하는 인공지능이다. 최근 이러한 유형의 의료 인공지능의 개발은 대부분 딥러닝(Deep Learning) 기술을 활용한다.

현재 다양한 분야에서 활용되고 있는 딥러닝 시스템은 많은 훈련 데이터를 필요로 한다. 그러나 의료영상의 경우 일반영상에 비해 라벨링이 된 훈련 데이터를 구하는 것이 쉽지 않다.

현재 딥러닝은 데이터 분석을 위한 툴로 다양한 분야에서 널리 사용되고 있으며, 특히 영상 및 컴퓨터 비전분야에서 획기적인 연구성과를 내는데 선도적인 역할을 하고 있다.

의료영상은 분야의 특성상 영상분석을 사람이 직접하는 경우가 많으며, 한 번의 CT 촬영에서도 많은 수의 영상이 획득되므로 많은 수의 데이터를 효과적으로 분석하기 위해 현재 의료 영상처리를 위한 딥러닝 연구가 활발히 진행되고 있다.

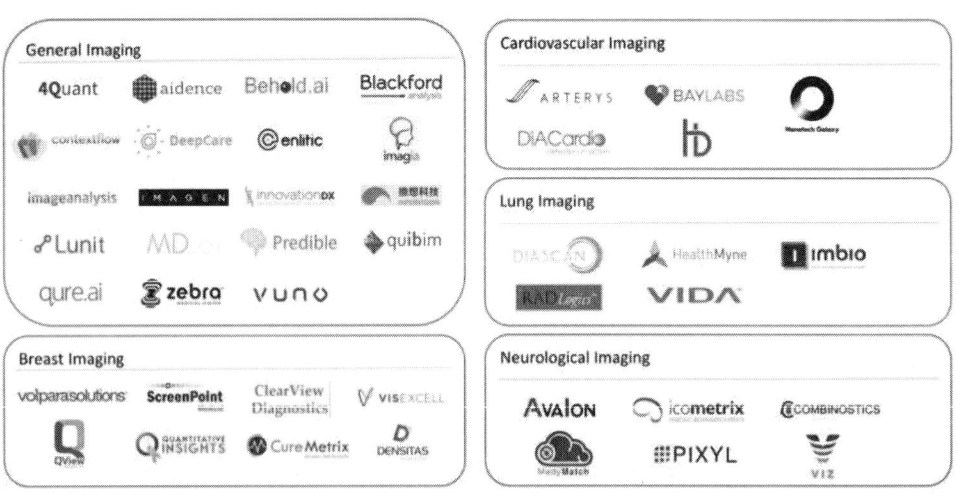

[그림 10-10] 여러 의료영상 관련 인공지능 스타트업 기업들

부위로 따지면 뇌 · 폐 · 복부 · 심혈관 · 유방 · 뼈 · 안구 등에 관한 연구가 진행되고 있으며, 조직검사 등의 병리 데이터도 주요한 연구영역이다. 이 연구 역시 딥러닝 중에서 이미지 분석의 최적인 CNN(컨볼루션 신경망)이 대부분을 활용되고 있다. [그림 10-10]은 여러 의료영상 관련 인공지능 스타트업 기업들이다.

의료영상은 영상 데이터는 많으나 검출하기 위한 변병 등은 자주 나타나지 않고 또한 이를 정확히 라벨링을 하기 위해서는 전문인력이 필요하므로 의료영상의 데이터량에 비해 딥러닝에 사용하기 위한 훈련 데이터를 확보하기가 어려운 문제가 있다.

인체는 삼차원이므로 진단, 수술계획, 시뮬레이션 등에 필요한 측정을 위해서는 이차원 CT 영상보다는 이로부터 복원된 삼차원 모델을 사용하는 것이 보다 정확도가 높다. 삼차원 복원기술의 향상과 함께 의료영상 분야에서의 삼차원 모델의 중요도 및 활용범위가 점점 확대될 것이다.

의료영상분석은 특정 병변의 검출 및 분류, 장기(Organ)의 세부구조 분할, 의료영상 간의 정합, 유사영상 검색 등을 수행한다. 이를 수행하기 위하여 전통적인 방법인 인체에 대한 해부학적 지식 및 임상적 경험에 근거한 비정형 데이터인 의료영상을 정형적인 수치인 특징(Feature)으로 변환하는 알고리즘을 설계하는데서 시작하였다.

결과적으로 이러한 특징 추출(Feature Extraction) 알고리즘에 따라 모델의 정확도가 결정되는데, 문제는 특징 추출 알고리즘이 설계자의 직관이나 경험에 근거하기 때문에 다양한 상황과 데이터의 형태 및 변형들을 모두 고려하기 힘들고, 설계자의 지식을 넘어서는 복잡하고 추상적인 변화들을 모델링할 수 없다는 것이다.

최근 AI 기술로 부각되는 DL은 설계자에 의한 특징 추출과정을 데이터 기반 특징 학습으로 대체하게 되었다. 그래서 설계자에 의존적인 것이 아닌 데이터에 의존하는 경향으로 변화하고 있다. 학습된 특징들은 설계된 특징에 비해 데이터에 근거한 객관적이며 일관적인 성격을 가지고 있고, 데이터 분석의 목적에 부합하는 분별력을 가지게 된다.

추출된 특징의 경우 정의가 모호하거나 주관적 판단이 개입하는 경우 서로 다른 병변 간의 특징이 중첩되어 동일 병변에 대한 특징이 분산되는 특징을 보인다. 반면, 학습기반의 특징은 영상에서 유사한 병변이 공간에 가깝게 수렴하게 된다.

이는 병변의 분류뿐만 아니라 병변의 정량화나 영상 간의 정합(Registration), 영상 간의 변환 등 다양한 의료영상 분석문제에서도 공통적으로 적용되는 개념으로 복잡하고 추상적인 의료영상의 특징을 대량의 데이터에 기반 한 학습을 통해 표현

하고자 하는 시도가 빠르게 확산되고 있다

CNN은 지역화(Localization)와 감지(Detection) 사이의 차이를 도출한다. 분할(Segmentation)은 대상 객체의 가장자리 주위에 윤곽선을 그리고 레이블을 지정한다. 등록(Registration)은 2차원이나 3차원의 한 영상의 다른 영상에 맞추는 것을 말한다. 이러한 작업은 임상 의사의 필요에 따라 수행되고 시스템화되어 있다.

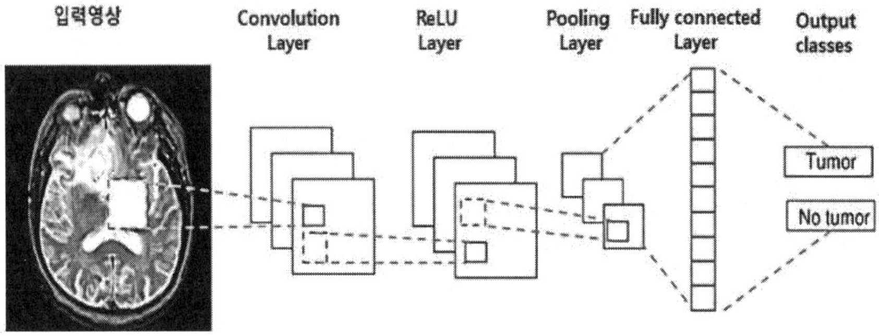

[그림 10-11] 의료영상 분석과정

DL 기반의 의료영상분석을 위해서는 데이터의 특징을 반영할 수 있는 빅데이터가 필요하다. 의료 데이터는 병원내 EMR이나 PACS(Picture Archiving and Communication System)에 저장된 비표준화 데이터를 전처리, 또는 연구를 위한 별도의 데이터 변환이 이루어져야 한다.

병원마다 서로 다른 형식의 저장방식을 사용하고, 사용하는 용어도 통일되어 있지 않아서 자동화로 일괄적인 처리가 불가능하기 때문에 연구를 위해 별도의 학습데이터의 구축이 필요하고, 이를 위한 전문인력도 필요하게 된다.

의료진이 의료영상을 해석할 때는 환자에 대한 다차원적인 정보와 의학지식을 활용한다. 그러나 AI 모델은 단순히 의료영상 데이터만 이용한다. 따라서 AI 모델은 대량의 데이터를 통해 모든 데이터의 특성을 학습하기 전에 과적합(Over fitting)되어 학습 데이터와 조금이라도 다른 데이터가 입력되면 성능이 저하된다. 이를 해결하기 위하여 DL 모델의 부가입력으로 병변이 자주 발생하는 영역에 대한 정보나 영상이 아닌 병리학적 정보를 부가입력으로 하는 방법을 고안하였다.

의료영상을 위한 DL의 또 다른 한계는 판단에 대한 설명력(Interpretability)과 결과에 대한 불확실성(Uncertainty)이다.

설명력은 기존의 회귀분석이나 DM 트리(Decision Making Tree)로 최종 판단에 대한 어떤 입력값이 얼마만큼의 중요성을 가지는 지에 대한 해석이 가능하다.

DL에 DM Tree를 적용할 경우 오진을 탐지하거나 의학적 지식과 상충되는 결론을 방지하는데 활용할 수 있다.

그러나 DL은 결과출력을 위해 입력 데이터에 대한 많은 복잡한 연산을 수행하게 됨으로 출력결과에 대한 설명이 부족하다. 이러한 DL의 문제해결을 위하여 설명력이 좋은 ML 모델과 DL의 예측결과를 통합하는 방식을 활용하거나, 입력영상의 공간정보를 유지하는 모델 구조를 차용하여 출력결과를 시각화함으로써 판단의 근거를 제시하는 방법을 고안하였다.

대부분의 ML 모델들은 학습에 사용된 데이터와 상이한 데이터가 입력될 경우 상이한 결과를 출력할 수 있다. 이러한 결과에 대한 불확실성을 해결하기 위해 DL 모델이 분류나 정량화 결과값만 출력하는 것이 아니라 결과값에 대한 확신도(Confidence)도 함께 출력하도록 하는 방법들이 제안되고 있다.

주로 기존의 신경망을 베이지안 신경망(Bayesian Neural Network)으로 근사하는 방법들이 사용된다. 이를 통해 확신도가 높은 경우를 제외하고 낮은 경우는 의료진이 개입하는 방식으로 구현할 수 있다.

CT 흉부스캔에서 폐 종양을 발견한 다음, 국소화 및 분할하고 화학요법이나 수술과 같은 다양한 치료 옵션을 계획할 수 있을 것이다.

분류는 MRI 뇌 스캔에 출혈성 뇌졸중을 나타내는 혈액이 존재하는지의 여부를 임상 의사는 확인할 수 있을 것이다.

국소화는 대조도 차가 미세한 영상에서 신장의 해부학적 위치를 식별하게 할 수 있을 것이다. 또한 검출은 폐 CT 영상에서 폐종양의 위치를 파악할 수 있게 한다. 폐종양의 윤곽을 분할하는 것은 임상 의사가 주요 해부학적 구조와 거리를 결정하는 데 도움이 되며, 환자의 수술 여부, 수술을 한다면 절제는 어느 정도 할 것인지를 결정하는데 도움을 준다.

학습 10

3. 의료영상 기술별 분석 연구사례

의료영상 분야에서 AI가 응용되고 있는 기술분야는 의료영상 데이터의 분류(Classification), 의료영상 데이터의 위치식별(Localization), 질병의 감지(Detection), 질병의 분할(Segmentation), 합성 영상의 Fit Degree 등이다.

ML 학습을 위한 모델은 전통적인 방식의 특징 추출을 한 후 신경망의 네트워크에 특징값을 입력하는 방식은 지양되는 것으로 나타났다. 그 대신에 신경망의 은닉층을 여러 개로 하는 DL 방식으로 변화되고 있는 것으로 나타났다. 그 이유는 컴퓨터의 메모리량의 증가와 계산속도의 향상, 빅데이터의 구축 등으로 특징 추출을 DL 과정에서 처리하는 것으로 생각된다.

AI를 이용한 의료영상의 분석을 의료에 적용하기 위해서는 의사의 역할이 중요하다. 의사는 AI 알고리즘의 예측을 해석하고 분석할 수 있어야 한다.

전세계 의료시스템에서 EHR의 채택으로 AI가 검사, 개발 및 예측하기에 완벽하게 맞는 개인화된 데이터 세트의 방대한 저장소가 생성되었다. AI의 하위영역인 ML 및 DL은 위험 계층화 및 치료결과 최적화의 의료문제에 대한 솔루션을 제공하는데 성공했다. AI는 의료 디지털화를 위한 핵심기술이며, 의료기술을 혁신하고 정밀의학을 확장하며 치료방법을 개선할 수 있도록 하고 있다.

1) 의료영상 데이터의 분류 연구사례

의료영상 데이터의 분류(Classification)는 컴퓨터 보조진단(CADx)이라고도 한다. Yaron Anavi 등은 1995년에 흉부 X선 영상에서 폐결절을 검출하는 CNN을 제안했다. 그들은 55개의 흉부 X선 영상에서 CNN을 사용하여 폐 결절 여부를 출력했다. Rajkomar 등은 1850개의 흉부 X선 영상을 15만 개의 훈련 샘플로 증강했다. 그들은 수정되고 사전훈련된 GoogleLeNet CNN을 사용하여 X선 영상의 단면을 100% 정확도로 분류하였다. Rajpurkar 등은 흉부 X선 영상 데이터 세트 112,000개의 영상을 사용하여 흉부 X선에서 보이는 14개의 다른 질병을 분류하기 위해 CheXNet이라는 121개의 컨볼루션 레이어를 가진 수정된 DenseNet을 제안했다.

CheXNet은 14가지 질병을 분류하는데 있어 최첨단 성능을 달성했다. 특히 폐렴 분류는 수신기 작동 특성(ROC) 분석을 통해 0.7632의 곡선 아래 영역(AUC) 점수를 달성했다. 또한 420개의 영상으로 구성된 테스트 세트에서 CheXNet은 4명의 방사선 전문의의 성능과 일치하거나 향상되었으며, 3명의 방사선 전문의로 구성된 패널의 성능도 향상되었다.

Shon 등은 CNN을 지원 벡터머신(SVM) 및 랜덤 포레스트(RF) 분류기와 결합하여 폐 영상 데이터베이스 컨소시엄(LIDC-IDRI) 데이터 세트의 1010 레이블링된 폐 스캔을 기반으로 폐 결절을 양성 또는 악성으로 CT 영상을 분류했다.

그들은 각각 2개의 컨볼루션 레이어가 있는 3개의 병렬 CNN을 사용했으며, 각 CNN은 특징을 추출하기 위해 서로 다른 스케일로 이미지 패치를 촬영하였다. 학습된 기능은 출력기능 벡터를 구성하는데 사용되었으며, 그런 다음 방사형 기저 함수(RBF) 필터 또는 RF 분류기를 사용하여 양성 또는 악성 기능으로 분류하였다. 그들의 방법은 86%의 정확도로 결절을 분류했고 또한 다른 수준의 노이즈 입력에 대해서도 강력하다는 것을 확인하였다.

Li 등은 MRI와 PET 영상사이에 누락된 영상 데이터를 보관하기 위해 3-D CNN을 사용했다.

알츠하이머 신경영상계획(Alzheimer's Diasease Neuroimaging Initiative : ADNI) 데이터 베이스에서 MRI 및 PET 스캔을 받은 830명의 환자를 연구했다. 3-D CNN은 MRI 영상과 PET 영상을 각각 입력과 출력으로 훈련했으며, MRI 영상이 없는 환자의 PET 영상을 재구성하는데 사용되었다. 그들의 재구성된 PET 영상은 질병분류의 실측결과와 거의 일치하였으나 과적합 문제가 발생하였다. E. Hosseini-Asl 등은 99%의 정확도로 알츠하이머 환자 대 정상 환자를 진단하는 최첨단 결과를 달성했다.

2) 의료영상의 위치식별 사례

의료영상의 위치식별(Localization)은 해부학 교육분야에서 응용할 수 있지만, 임상 의사에게는 관심이 가지 않는 분야이다.

의료영상의 위치식별은 완전히 자동화된 종단 간 애플리케이션에서 사용될 수 있으며, 이를 통해 방사선 영상은 인간의 개입없이 자동적으로 분석되고 보고된다.

Lingam 등은 횡단 CT 영상을 보고 2단계 CNN을 구성했는데, 1단계는 국소패치를 식별했고, 2단계는 다양한 신체장기에 의해 국소패치를 식별하여 표준 CNN보다 더 나은 결과를 얻었다.

Roth 등 은 약 4000개의 횡축 CT 영상을 목, 폐, 간, 골반, 다리 등 5가지 범주 중 하나로 구별하기 위해 5개의 컨볼루션 레이어를 가진 CNN을 훈련시켰다.

그는 데이터 증강기술을 통해 5.9%의 분류오류율과 0.998의 AUC 점수를 달성할 수 있었다. Shen 등은 간, 심장, 신장 및 비장의 위치를 감지하기 위해 간 또는 신장 전이 종양을 포함하는 복부영역의 78개의 조영 증강 MRI 스캔에 스택형 자동 인코더를 사용했다. 계층적 특징은 공간 및 시간영역에 걸쳐 학습되어 장기에 따라 62%와 79% 사이 탐지 정확도를 제공하였다.

3) 의료영상 데이터의 질병 탐지 연구사례

컴퓨터 지원 탐지(CADe)라고도 하는 탐지(DETECTION)는 스캔에서 병변이 누락될 경우 환자와 임상 의사 모두에게 심각한 결과를 초래할 수 있기 때문에 연구

학습 10

에 매우 중요한 영역이다.

2017년 카글 데이터 사이언스 보울의 과제에는 CT 폐 스캔에서 악성 폐 결절의 검출이 포함되었다. 약 2000개의 CT 스캔이 대회를 위해 출시되었고 우승자 팡저우는 0.399의 로그 손실점수를 달성했다. Sermanet 등은 CT 스캔에서 흉복부 림프절과 간질성 폐 질환을 감지하는 데 잘 알려진 CNN 아키텍처 5개를 평가했다.

림프절을 발견하는 것은 감염이나 암의 표지가 될 수 있기 때문에 중요하다. 그들은 최첨단인 GoogleLeNet을 사용하여 85%의 감도로 0.95의 종격 림프절 검출 AUC 점수를 달성했다. 그들은 또한 의료영상분석에서 표준이었던 적은 수의 계층과 대조적으로 최대 22개의 계층의 전이 학습의 잇점 및 DL 아키텍처의 사용을 문서화하였다.

Overfeat는 ILSVRC 2013 국소화 작업에서 우승한 자연 이미지에 대해 사전 훈련된 CNN이었다.

Ciompi 등은 폐 균열 내부 및 주변에 결절의 존재를 예측하기 위해 Overfeat를 폐 관상(Coronal), 축상(Axial) 및 시상(Sagittal) 평면으로 향하는 2차원 CT 폐 스캔 슬라이스에 적용했다. 폐 병변 외에도 악성 피부세포를 탐지하는 등 무수한 응용분야가 있다. Esteva 등은 13만 장의 피부과 사진과 진피 사진을 사용하여 GoogleLeNet Inception V3 CNN을 훈련시켰으며, 기능을 직접 개발하지는 않았다.

CNN은 영상을 양성, 악성 또는 비종양성 병변으로 분류하는데 있어 피부과 의사를 능가했으며, 2명의 피부과 의사가 얻은 65%와 66%의 정확도에 비해 72%의 정확도에 도달했다. CNN은 다시 21명의 피부과 의사들을 제치고 두 종류의 피부, 즉 암과 흑색종에 대한 치료계획을 결정했다. 이 작업은 생검으로 입증된 376개의 영상을 포함했으며, CNN은 0.91에서 0.96 사이의 AUC 점수를 달성했다.

4) 의료영상 데이터의 질병분할 연구사례

CT와 MRI 영상분할(SEGMENTATION) 연구는 간, 전립선, 무릎 연골 등 다양한 장기를 다루고 있지만, 많은 양의 작업이 종양 분할을 포함한 뇌 분할에 초점을 맞추고 있다.

전통적으로 의료영상에서 해부학적 분할은 전체 MRI 또는 CT 볼륨 스택을 통해 한 조각씩 윤곽을 그리는 수작업으로 수행되었으므로, 이 힘든 작업을 자동화하는 솔루션을 구현하는 것이 이상적이다. 뇌 MRI 분할에 대한 리뷰는 분할에 사용된 다양한 CNN 아키텍처와 메트릭을 검토한 Akkus 등에 의해 작성되었다.

또한 그는 뇌종양 분할(BRATS), 가벼운 외상 뇌 손상 결과예측(MTOP) 및 허혈성 뇌졸중 병변 분할(ISLES)과 같은 데이터 세트를 자세히 설명하였다.

Moeskops 등은 각각 다른 2차원 입력패치 크기를 가진 3개의 CNN을 사용하여 22명의 미숙아와 35명의 성인의 MRI 뇌 영상을 백질, 회백질, 뇌척수액과 같은 다른 조직 등급으로 분류하고 분할했다. 전반적으로 알고리즘은 좋은 정확도를 달성했다.

10-3 의료영상의 딥러닝 응용

여러 가지 도전적인 의료영상 분석과제에 딥러닝이 다양하게 활용되는 사례가 있다. 현대 의료영상분석에서 대용량 영상분석이나 효과적인 성능개선을 위해 기계학습 기술과 딥러닝의 응용이 필수적이다.

그 중에서도 특히 대용량 데이터의 학습에서 뛰어난 성능을 보이거나 학습 데이터에 알맞은 특징을 스스로 추출, 학습하는 딥러닝의 특성은 의료영상분석의 여러 한계점들을 극복함으로써 매우 비중 있게 활용되고 있다. 또한 영상분류와 질병 인식, 영상분할 등의 다양한 분야에서 우수하거나 유망한 결과를 보이고 있다.

현재 지속적으로 기계학습 및 컴퓨터 비전분야에서 딥러닝의 개선 및 관련 연구가 수행되고 있음에 따라, 다양한 의료영상분석의 과제들에 대한 딥러닝 기술의 응용 또한 지속될 것으로 예상된다.

1. 뇌 자기공명영상에서 다양체 학습

다양체 학습(Manifold Learning)은 데이터의 차원이 매우 높지만 본질적으로는 훨씬 낮은 차원에서 분포하는 데이터의 분석에 필요한 중요 기술이다.

예를 들어 뇌 자기공명영상은 영상의 삼차원 좌표 크기인 Sx, Sy, Sz에 대하여 각 영상을 Sx × Sy × Sz 차원 상의 한 점으로 정의될 수 있다.

그러나 이러한 고차원 좌표계에서의 표현에 비해 뇌 영상의 형상이나 패턴 다양성은 비교적 저차원의 변수의 조합으로 설명될 수 있는데, 이러한 저차원 표현 기반을 다양체(Manifold)라고 하며, 다양체를 영상 데이터의 학습을 통해 추출하는 방법을 다양체 학습이라고 한다.

지역적 선형사상(Locally Linear Embedding : LLE), 라플라시안 고유지도(Laplacian Eigenmaps : LEM), 아이소맵(Isomaps) 등의 기존 다양체 학습기법들이 의료영상을 포함한 다양한 분야에 활용되고 있으나, 기존의 다양체 학습기법은 근접성 그래프(Proximity Graph)의 생성을 위해 다양체 공간이 지역적으로 선형이라는 가정을 하고 설계해야 하는 제약이 따랐다.

또한 Gerber 외의 분석에 의하면 다양체 학습에서 데이터 간의 상관도를 표현하는 거리 함수로 어떤 것을 사용하느냐에 따라 다양체 학습의 성능이 크게 좌우되는 한계가 있다.

Brosch 외는 앞서 다룬 딥러닝의 일종인 DBN을 사용하여 뇌 자기공명영상의 다양체 학습기법을 제안하였다.

제안방법에서는 다섯 층의 RBM으로 구성된 DBN을 사용하였으며, 앞단에서 고해상도 영상에 의한 계산시간을 줄이기 위해 앞의 세 층을 회선 RBM(convRBM)을 사용하여 설계하였다.

기존의 다양체 학습기법과 달리, 딥러닝을 활용한 제안기법의 경우 다양체 공간의 지역적 선형성을 가정할 필요가 없으며, 사전에 정의된 거리함수의 사용이나 근접성 그래프의 생성 등이 필요없는 장점이 있다.

제안한 방법을 300개의 정상인 및 알츠하이머(Alzheimer's Disease : AD) 환자의 T1강조 뇌 자기공명영상 데이터인 ADNI 데이터에 대해 실험한 결과, 128 × 128 × 128 해상도의 영상에 대해 2개의 변수에 대한 2차원 표현만으로 성공적인 다양체를 학습하는 결과를 확인하였다.

학습한 다양체에서 2개의 변수는 각각 영상에서 뇌의 크기와 뇌실(ventricle)의 크기로서 주로 AD 환자에게서 뇌실이 커지는 현상을 딥러닝을 통해 자동으로 학습하여 특징화한 것을 알 수 있다.

2. 조직병리 영상에서 기저세포암 인지

기저세포암(Basal-Cell Carcinoma, BCC)은 가장 흔한 형태의 악성 피부암으로 알려져 있다. 기저세포암은 조직병리 영상(Histopathology Image)의 분석을 통해 진단 및 분석을 수행하게 되는데, 조직병리 영상의 경우 색 · 형상 · 텍스처와 같은 객체 특성이 영상들에 걸쳐 공통적으로 나타나는 일반영상과는 달리 서로 다른 패턴의 복잡한 조합으로 구성되어 있어 그 분석이 매우 까다로운 문제를 갖고 있다. 조직병리 영상의 분석을 위해 이산 코사인 변환(Discrete Cosine Transform

: DCT), 웨이블릿(Wavelet) 및 가버 기술자(Gabor Descriptor) 등을 이용한 특징 추출에 기반한 여러 가지 분석연구가 수행되었으며, 여러 가지 지역적 특징의 조합에서 영상의 중요 특징을 학습하는 방식의 BOF(Bag Of Features) 기반의 연구가 수행되었다.

그러나 이러한 연구의 경우 기존의 수제 특징의 조합을 사용하며, 어떤 조합의 특징을 사용하느냐에 따라 성능이 많은 영향을 받는 한계가 있었다.

Cruz-Roa 외는 상기한 한계를 극복하기 위해 딥러닝을 통해 조직병리 영상으로부터 영상분석에 유용한 특징을 자동으로 추출하는 방법을 제안하였다.

제안방법은 RBM과 같은 역할을 하는 딥러닝의 일종인 오토인코더(Autoencoder)를 사용하여 비지도학습 상태에서 조직병리 영상의 특징을 학습하고, 이후 학습한 특징 필터를 이용하여 영상의 회선(Convolution) 및 통합(Pooling)을 통해 영상의 주요 특징들을 인식한 뒤 인식된 특징을 바탕으로 소프트맥스(Softmax)분류를 수행, 기저세포암의 인식을 수행하였다.

1417장의 조직병리 영상에 대해 제안방법을 실험한 결과 기존의 특징을 조합한 BOF 기반의 방법에 비해 개선된 성능의 학습 및 인식을 수행하는 것을 확인하였다. 또한 소프트맥스 분류단계에서 영상의 특징 지도의 비중에 따라 영상에서 암영상으로 보이는 영역과 정상영상으로 보이는 영역을 표시할 수 있는데, 이 과정을 통해 일종의 전자염색(Digital Staining)을 하는 효과를 보이는 것으로 나타났다.

3. 뇌 자기공명영상에서 해마분할

최근 7.0T 수준의 초고자장 자기공명영상 장치 등이 소개되면서 해당 영상에서의 분석 또한 활발히 연구되고 있다.

그러나 기존의 1.5T나 3.0T 자기공명영상에 비해 매우 세밀하고 고화질의 영상이 출력되는 7.0T 영상의 경우 동일한 기관에 대해서도 내부의 불연속성이 더욱 심화되고 고대비를 이루면서 기존의 영상과 다른 양상을 가지게 된다.

이로 인해 기존 1.5T나 3.0T에 적용되었던 SIFT나 Haar와 같은 수제 특징을 이용한 기계학습 기반 분석방법을 7.0T 영상에 그대로 적용했을 때 기존의 성능이 보장되지 않은 어려움이 있다.

이와 같은 문제를 극복하기 위해 딥러닝 구조를 이용해 7.0T 자기공명영상에 적합한 특징을 자동으로 학습하고, 해당 특징을 통해 뇌 영상에서 해마의 분할을 수행하는 다중 아틀라스 기반 알고리즘을 제안하였다.

제안방법은 크게 이층으로 구성된 회선 독립부 공간해석(Independent Subspace Analysis : ISA) 구조를 통해 자기공명영상의 특징을 학습하고, 자동맥락 모델(Auto-Context Model : ACM) 분류기반의 다중 아틀라스 분할을 통해 해마의 분할을 수행하였다. 독립부 공간해석은 RBM과 같이 비지도학습에서 차원축소(Dimensionality Reduction) 기반의 특징 추출방법으로서 제안방법에서는 576 × 576 × 576 크기의 입력영상에서 첫번째 층에서는 16 × 16 × 3, 두번째 층에서는 20 × 20 × 5 크기의 패치들을 추출하여 입력·학습을 수행하였으며 각각 200차원, 100차원의 특징을 추출하였다.

이렇게 추출한 특징을 이용하여 ACM 기반의 다중 아틀라스 분할을 수행하는데, 제안방법에서는 복수의 영상 및 분할결과로 이루어진 다중 아틀라스에서 각각의 아틀라스에 대해 앞의 특징 추출을 수행하여 아틀라스의 개수만큼의 특징 기반 분류기를 확보하고, 대상 영상에 대한 이들의 분류결과를 반복적으로 통합하여 최종 해마 분할을 수행하였다.

20개의 7.0T 자기공명영상에서 실험을 수행한 결과, 딥러닝을 통해 특징을 추출·분할한 제안방법의 결과가 수제 특징 기반의 분할결과보다 우수함을 확인하였다.

수행 내용

재료 · 자료

- 의료영상분석 관련 자료

기기(장비 · 공구)

- 컴퓨터, 문서작성 프로그램, 프린터, 주변기기

안전 · 유의사항

- 의료영상분석 관련 장비의 안전 및 유의사항을 숙지한다.

수행 순서

01 딥러닝 기반의 의료영상 데이터 분석에 대하여 분석하라.

1. 인공신경망

딥러닝은 인공지능 및 기계학습의 대표적인 모델 중에 하나인 인공신경망의 일종이다. 인공신경망의 시초는 1943년 McCulloch and Pitts가 사람의 신경 속 뉴런의 활동을 단순한 네트워크로 모형화함으로써 그 개념이 제안되었다.

또한 1949년 Hebb은 두 개의 뉴런이 서로 반복적이고 지속적인 자극을 통해 영향을 받으면, 두 뉴런 사이의 시냅스의 연결강도가 증가함으로써 소위 뉴런의 학습과정이 이루어진다는 Hebbian Learning 이론을 제시했다.

예를 들어, 파블로프의 개 실험에서 종소리에 반응하는 뉴런과 침을 분비하는 반응을 유발하는 뉴런의 연결성이 처음에는 약했으나, 반복되는 실험을 통해 시냅스 연결성이 강화되고 조건반사가 일어났다는 것이 Hebbian Learning의 학습이론이다.

이러한 학습규칙은 향후 인공신경망 기술에 있어서도 학습의 중요한 토대가 되었으며, 뉴런 간의 연결성을 효과적으로 추정하는 것을 목표로 다양한 연구가 이루어졌다.

학습 10

2. 퍼셉트론

1958년 Rosenblatt [3, 4]에 의해 제안된 퍼셉트론(Perceptron)은 1세대 인공신경망 모델이라고 할 수 있다. 퍼셉트론은 뉴런이 입력층(Input Layer) 및 출력층(Output Layer) 두 층으로 구성되어 있는 가장 간단한 전방향 네트워크(Feedforward Network)이다.

인공신경망의 학습은 기본적으로 입력층의 뉴런과 출력층의 뉴런 사이의 시냅스 연결강도를 모방한 가중치(Weight)를 추정하는 것으로서, 이 가중치는 입력된 학습 데이터로부터 인공신경망이 생성하는 출력값이 학습 데이터의 정답과 유사해지는 방향으로 조절하게 된다.

여기서 출력값은 입력층의 뉴런에 입력되는 값과 해당 시냅스에서의 가중치를 곱한 것을 모두 합한 선형모델 수치를 임계값(Threshold) 기반의 활성함수(Activation Function)를 거쳐 뉴런의 활성화를 결정하게 된다.

선형모델 기반의 뉴런-시냅스 모델과 활성함수의 도입을 통해 초기 인공신경망 모델을 구성한 점에서 퍼셉트론은 비교적 정확히 계산된 최초의 인공신경망 모델이라는 의의가 있다. 그러나 선형분리가 가능한 간단한 분류문제에서만 학습이 가능하고, XOR과 같이 단순한 문제도 기존 퍼셉트론으로는 학습이 불가능한 한계가 있었으며, 1969년 Minsky and Papert는 퍼셉트론의 심각한 제약성을 수학적으로 입증하는 데에 이르렀다.

이후 이러한 한계점을 극복하기 위해 입력층과 출력층 사이에 은닉층(Hidden Layer)을 배치한 다층 퍼셉트론(Multi-layer Perceptron) 방법이 고안되었으며, 이와 같이 은닉층을 여러 층에 배치한 것이 초기 딥러닝의 개념이라는 점에서 다층 퍼셉트론의 제안은 매우 중요한 것이었다.

그러나 기존의 퍼셉트론을 학습하는 방식으로는 다층 퍼셉트론의 학습을 수행할 수 없었고, 다층 퍼셉트론 역시 기존 퍼셉트론의 한계를 반복할 것이라는 Minsky and Papert의 가설로 인해 퍼셉트론을 포함한 인공신경망 연구는 1970년대를 전후로 소강기를 맞이하였다.

3. 역전파 알고리즘

소강기에 접어들었던 인공신경망 연구는 1980년대에 이르러 다시금 전환기를 맞게 되는데 이는 역전파 알고리즘(Backpropagation Algorithm)으로부터 시작되었다.

역전파 알고리즘은 인공신경망에서 뉴런 간의 연결 가중치를 추정하는 방법으로서 학습 결과의 오차를 출력층에서부터 입력층으로 거슬러 올라가는 방향으로 역전파하여 오차의 기울기를 계산하고, 기울기 하강(Gradient Descent)을 이용하여 오차를 최소화시키는 가중치를 찾는 방법이다.

역전파 알고리즘은 1969년 처음 제안되었다가 1986년 Rumelhart, Hinton and

Williams가 역전파 알고리즘을 통해 다층 퍼셉트론의 학습방법을 제안함으로써 많은 관심을 받게 되었다. 여기에는 컴퓨터와 하드웨어의 발전을 통해 뉴런 수가 증가할수록 학습시간이 매우 길어지는 역전파 알고리즘의 한계를 만회한 시대적인 배경도 작용하였다.

그러나 역전파 알고리즘은 초기상태에 따라 오차를 최소화시키는 과정에서 전역적 최소값(Global Minimum)이 아닌 지역적 최소값(Local Minimum)에서 고착화되는 한계가 있었다. 또한 다른 기계학습 기법에 비해 상당히 많은 학습 데이터를 요구하거나, 학습시간이 오래 걸리고, 지도학습(Supervised Learning)에 대해서만 모델이 구성되어 있는데다가 과적합(Overfitting) 특성을 보이는 등 여러 가지 문제점을 여전히 안고 있었다.

이러한 한계점을 극복하지 못한 상태에서 1995년 지지벡터 기계(Support Vector Machine : SVM) 기법의 등장이 기계학습 기술의 구도를 재편하면서 인공신경망 연구는 다시 동면기를 갖게 되었다.

4. 현대 딥러닝 모델들

인공신경망의 3세대라고 할 수 있는 딥러닝의 연구는 2006년 Hinton이 한정볼츠만 기계(restricted Boltzmann Machine : RBM)를 쌓아올린 DBN(dEep Belief Network)을 제안하면서 시작됐다.

기존의 인공신경망은 모든 학습데이터가 정답이 부여된 데이터인 지도학습의 형태로 이루어졌는데, 이로 인해 학습 데이터의 수가 충분히 많아야 학습이 잘 이루어지는 인공신경망의 특성과 과적합 특성사이에서 지속적으로 제약을 받아와야 했다.

이러한 한계를 극복하기 위해 데이터를 생성할 수 있는 모델(Generative Model)을 학습시키는 방법을 제안하고, 이 모델의 에너지 함수를 정의하여 볼츠만 분포를 따르도록 학습시키는 것이 RBM이다.

RBM의 장점은 뛰어난 특징 추출(Feature Extraction)에 있는데, 이는 학습 데이터에 정답이 부여되지 않은 비지도 학습(Unsupervised Learning)으로도 가능하다는 장점이 있다.

DBN은 다중 퍼셉트론과 구조가 같지만, 기존의 역전파 알고리즘을 상기한 RBM으로 대체하여 학습을 수행하였다. DBN에서는 학습시킬 신경망의 각 층을 차례로 비지도학습 기반의 RBM을 통해 사전훈련(Pre-training)을 수행, 과적합을 방지하는 초기 가중치를 찾았으며, 이를 다시 지도학습 기반의 역전파 알고리즘을 통해 미세조정(Fine-tuning)하였다.

딥러닝 모델의 제안 및 관련 연구의 성과가 홍보되면서 많은 연구들이 동시에 이루어졌으며 기존의 인공신경망 기술이 갖고 있던 고질적인 문제들도 상당 부분 보완되고 있다. 대표적인 개선기술 중에 하나는 기존의 활성함수로 사용된 S상 단위(Sigmoid Unit)함수를 정류

선형단위(Rectified Linear Unit : ReLU)함수로 대체한 것이다.

정류선형단위는 선형단위의 사용을 통해 오류 역전파 정보가 사라지는 문제(Vanishing Gradient Problem)를 해결함으로써 딥러닝 모델을 한정 볼츠만 기계의 도움없이 지도학습에 이용할 수 있게 하였다.

그 이후에도 2013년 Dahl이 인공신경망을 구성하는 뉴런을 임의로 점멸하는 방식의 드롭아웃(Drop-out) 기술을 제안하여 과적합 문제에 대한 개선이 이루어졌으며, 신경망 규모의 증가에 따른 가중치 수 증가로 인한 학습시간 장기화나 초기 가중치에 지나치게 영향을 받는 문제 또한 뉴런들이 가중치를 공유하는 방식으로 실질적인 파라미터 개수를 줄인 회선신경망(Convolutional Neural Network : CNN) 모델의 제안을 통해 상당 부분 해결되었다.

또한 그래픽처리 장치(GPU)와 같이 하드웨어의 급진적인 발전과 대용량 데이터(Big Data)의 보편화 등을 통해 인공신경망 모델을 구성할 최적의 환경이 조성되면서 딥러닝은 명실상부한 기계학습의 대표적 기술로서의 위치를 확고히 하고 있다.

5. 딥러닝의 특징

기계학습은 크게 학습 데이터의 정답이 모두 제공되어 있는 지도학습과 정답이 없이 자율적으로 학습하는 비지도학습으로 나눌 수 있다.

딥러닝 기반의 학습기술도 이 두 가지 방식으로 나뉘어 연구되어왔다.

비지도학습의 경우 학습 데이터를 기반으로 사전훈련을 거친 후, 지도학습을 통해 역전파 알고리즘 기반의 미세조정을 하는 방식이 일반적이고, 한정 볼츠만기계을 이용한 DBN과 같은 방식이 여기에 해당된다.

〈표 10-1〉 딥러닝의 학습방식에 따른 분류 및 대표 기술

분 류	학습방식	관련 기술	
		모델	제안자
확률 모델 (Stochastic Model)	• 한정 볼츠만 기계 등을 이용한 비지도학습 기반의 사전훈련을 수행함 • 사전훈련을 통해 계산한 초기 가중치를 바탕으로 역전파를 통한 지도학습을 수행함	DBN	Hinton 외
확정 모델 (Deterministic Model)	• 역전파를 통한 지도학습을 수행함	다층 퍼셉트론 회선신경망	Rumelhart 외 LeCun 외

지도학습의 경우 다양한 방법으로 초기 가중치를 설정하고 역전파 알고리즘 기반의 확정

모델(Deterministic Model) 추정을 통한 다층 퍼셉트론이나 CNN 모델 등을 일반적으로 사용하고 있다.

딥러닝의 의의는 단순히 인공신경망의 성능 개선을 통해 기계학습의 주류 기술로 자리매김한 데에 그치지 않는다.

기계학습의 근간을 이루는 분류 및 인식문제에서, 기존의 기계학습 기술은 SIFT나 SURF 등과 같이, 전문가에 의해 고안된 아이디어를 바탕으로 직접 설계된 이른바 수제특징(Hand-crafted Feature)들을 추출하고, 이들 특징을 기반으로 학습하여 문제를 해결하는 방식이었다.

따라서 특징의 정의 및 추출은 기계학습 기술에서도 매우 큰 비중을 차지하는 중요한 문제였으며, 수행하고자 하는 작업이나 목표 영상의 특성 등에 따라 학습 특성이 좋은 특징의 종류가 천차만별이었기 때문에, 어떠한 특징을 어떻게 추출해서 사용할건지에 대한 결정이 기계학습 기반 문제의 해결에 있어 굉장히 중요하고 까다로운 작업으로 인식되었다.

그러나 딥러닝에서는 상기했듯이 학습과정에서 특징을 자체적으로 추출하고 학습까지 함께 수행하는 새로운 패러다임을 제시함으로써 수행하고자 하는 작업이나 대상 영상의 특성에 상관없이 일반적인 모델링이 가능하다.

특히 색이나 테두리선과 같은 하위 수준의 특징들뿐만 아니라, 신경망의 계층적 구조로 인해 기존의 상위 수준의 특징들과 유사한 특징들 역시 추출·학습할 수 있는 능력이 있다.

이는 경계가 모호하고 불연속성이 심해 기존의 테두리선이나 SIFT와 같은 특징들이 제대로 표현해내지 못했던 의료영상의 경우 딥러닝을 통한 영상 특징의 추출 및 학습을 통해 의료영상의 특성에 더욱 적합한 특징을 추출하는 여러 가지 사례를 뒷받침 한다.

6. 딥러닝의 의료영상분석

의료영상분석을 위해서 기계학습은 지난 몇십 년간 매우 유용하게 사용됐고, 가장 보편적인 용도 중 하나가 병변 또는 장기와 같은 대상을 병변 또는 비병변, 악성 또는 양성종양처럼 특정 부류로 분류하는 것이었다.

이때 기계학습은 특징 입력을 통해 클래스(암 또는 비암) 분류를 위한 최적의 경계를 설정하고, 새로운 미지의 객체(병변)가 속한 클래스를 찾는 데 쓰였다.

마치 동그랗고 주먹보다 작은 특정 사이즈에 노란 형광 빛의 특징을 가진 것이 테니스공이라고 분류하였다.

그런데 이것은 병을 못 찾거나 오진을 만들어내며 문제점이 많았다. 이후 딥러닝이 도입되면서부터 이미지 입력을 통해 분류성능이 월등히 좋아지고 인간의 영상 인식 수준을 넘어

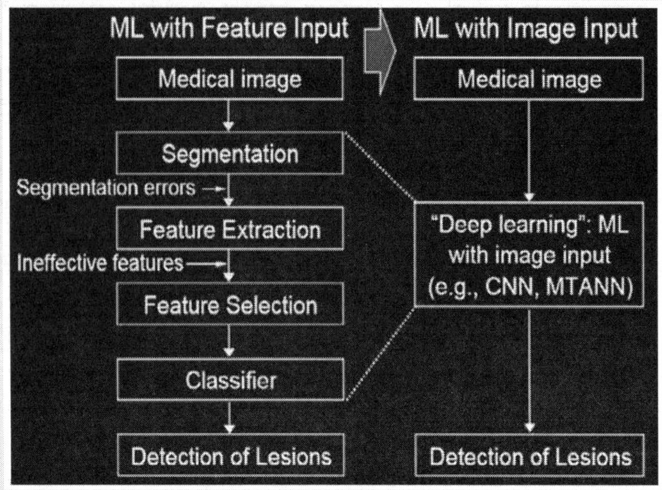

[그림 10-12] 딥러닝 도입 전후 기계학습

서는 결과를 보이기도 하였다. 그냥 처음부터 테니스공 이미지를 보여주고 학습을 시키는 것이다.

딥러닝이 도입된 이후 기계학습은 분할(Segmentation), 수작업 특징 추출(Handcrafted Feature Extraction) 및 특징 선택(Feature Selection) 단계가 필요하지 않고, 분할 오류나 비효율적인 기능을 피하면서 End-to-end 머신러닝 패러다임을 제공한다.

이때 대표적으로 쓰이는 모델이 CNN(Convolutional Neural Network)이고, 최근에는 GAN(Generative Adversarial Network)도 활발하게 적용되고 있다. 서로 다른 영역의 영상 간의 번역이나 변환에 사용되며, 시간과 비용을 단축하거나 판독의 정확도를 향상하는 데도 활용이 되고 있다.

02 첨단 의료영상 진단기기에 활용되는 뉴럴 네트워크 모델에 대하여 분석하라.

첨단 의료영상 진단기기에는 이미지 분야에서 뛰어난 성능을 보이는 CNN(컨벌루셔널 뉴럴 네트워크, Convolutional Neural Network : CNN) 모델 또는 이를 일부 변형한 모델을 사용하여 의료영상을 분석하는 방법이 가장 많이 활용되고 있다.

첨단 의료영상 진단기기에 활용되는 뉴럴 네트워크 모델에는 교사학습이 많이 활용되고 있다. 교사학습을 위해서는 상당히 많은 양의 학습 데이터가 필요하다. 그러나 상술한

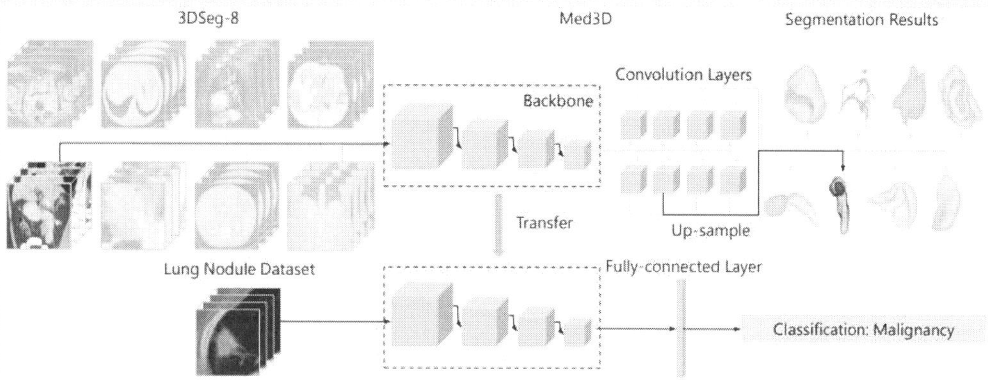

[그림 10-13] 의료영상 분류를 위한 전이 학습방법 예시

출처 : MED3D[TRANSFER LEARNING FOR 3D MEDICAL IMAGE ANALYSIS : 17 Jul 2019]

바와 같이 의료분야의 경우 데이터 라벨링에 상당히 많은 비용이 들어가고, 그리고 일부 의료 데이터들의 경우에는 데이터 자체가 부족한 경우도 있다. 따라서 일반적인 교사학습법으로만 인공지능 모델을 학습시킬 경우 학습 성능이 상대적으로 떨어질 수 있다. 그러므로 의료영상분석을 위해서 전이학습(Transfer Learning)의 활용이 대두되고 있다.

전이학습(Transfer Learning)은 학습 데이터가 부족한 분야의 모델 구축을 위해 데이터가 풍부한 분야에서 훈련된 모델을 재사용하는 학습기법이다.

유사한 특징을 가지는 다른 객체에 대해 이미 학습된 인공지능 모델을 활용하여 학습 데이터가 상대적으로 부족한 객체에 대한 학습을 수행할 수 있다.

유사한 특징들에 대한 인공지능 모델의 연산방법이 일부 유사하다는 점을 이용하여, 학습된 모델의 가중치를, 학습 데이터가 부족한 객체에 대한 인공지능 모델의 초기 학습 가중치로 이용함으로써 인공지능 모델의 학습 속도 및 객체 검출성능을 향상시킬 수 있다.

03 첨단 의료영상 진단기기의 인공지능을 이용한 임상활용에 대하여 분석하라.

첨단 의료영상 진단결과의 출력시 고려해야 하는 요소 중 하나가 결과에 대한 설명 가능성이다. 인공지능 모델의 특성상 결과 자체의 정확도가 높다고 하더라도, 그러한 결과가 어떠한 근거로 도출되었는지에 대한 근거가 제시되지 못하는 경우 해당 결과에 대한 신뢰도가 떨어질 수 있다.

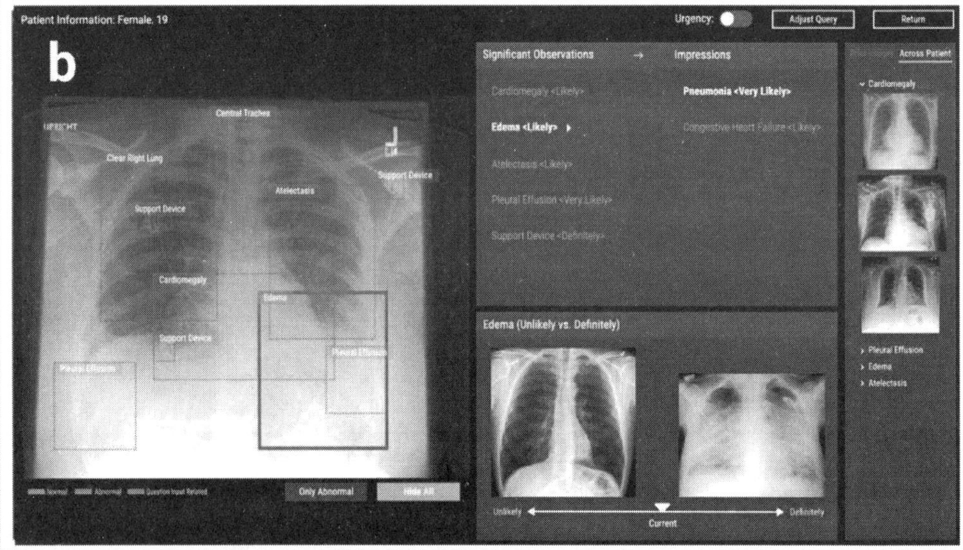

[그림 10-14] 의료영상 진단결과의 근거에 대한 시각화 정보 예시

출처 : "CheXplain: Enabling Physicians to Explore and Understand Data-Driven, AI-Enabled Medical Imaging Analysis"(19 Jan 2020)

인공지능 모델의 판단결과에 대한 근거가 제시되는 경우 판단결과의 신뢰도가 향상될 수 있으며, 잘못된 특징을 기초로 판단결과가 제시되었을 때 해당 특징에 대해 재학습을 수행하여 모델의 학습 성능을 향상시킬 수 있다.

의료영상 진단결과의 근거에 대한 시각화 정보가 의료진에게 제공되는 경우 신뢰도가 높은 결과는 그대로 차용하고, 신뢰도가 낮은 결과는 의료진이 다시 진단을 수행하는 방식으로 첨단 의료영상 진단기기가 활용될 수 있다.

학습활동.10 교수 · 학습 방법

교수 방법

- 딥러닝 기반의 의료영상 데이터 분석에 대한 관련 용어, 구성, 방식 이해 정도를 파악한 후 수업을 진행한다.
- 교수자의 주도로 딥러닝 기반의 의료영상 데이터 분석 등의 내용을 PPT 자료로 제시한 후 설명한다.
- 가능하면 사전에 개인별 학습 자료를 준비하여 모든 학생이 참여할 수 있는 문제 해결식 수업, 협력 수업이 가능하도록 한다.
- 딥러닝 기반의 의료영상 데이터 분석 전 과정을 작업의 순서에 따라 단계적으로 실습이 이루어질 수 있도록 지도한다.
- 교재를 통해 수업을 준비하는데 있어서 필요한 모든 정보나 팁, 힌트 등 도움이 될 만한 내용들을 확인할 수 있다.
- 학생들이 만들게 될 각 모델들은 수업시간에 중점적으로 다뤄질 부분과 어휘, 질문, 답을 포함하고 있으며 또한 탐구할만한 추가적인 아이디어들도 포함하고 있다.

학습 방법

- 딥러닝 기반의 의료영상 데이터 분석에 대한 관련 용어를 숙지하고, 딥러닝 기반의 의료영상 데이터 분석에 대해 이해한다.
- 딥러닝 기반의 의료영상 데이터 분석의 각 단계별 중점 사항을 체계적으로 학습한다.
- 딥러닝 기반의 의료영상 데이터 분석의 수행순서의 전 과정을 실습한다.
- 딥러닝 기반의 의료영상 데이터 분석의 내용을 이해한다.
- 딥러닝 기반의 의료영상 데이터 분석을 이해하고 숙달이 될 때까지 학습한다.

학습 10

학습활동.10 평가 및 피드백

평가 준거

- 평가자는 피평가자가 수행 준거 및 평가 내용에 제시되어 있는 내용을 성공적으로 수행할 수 있는 지를 평가해야 한다.

학습내용	평가항목	성취수준		
		상	중	하
딥러닝 기반의 의료영상 데이터 분석	딥러닝 기반의 의료영상 데이터 분석을 이해할 수 있다.			

평가 방법

- 작업 포트폴리오

학습내용	평가항목	성취수준		
		상	중	하
딥러닝 기반의 의료영상 데이터 분석	딥러닝 기반의 의료영상 데이터 분석을 이해할 수 있다.			

- 필기시험

학습내용	평가항목	성취수준		
		상	중	하
딥러닝 기반의 의료영상 데이터 분석	딥러닝 기반의 의료영상 데이터 분석을 이해할 수 있다.			

- 체크리스트를 통한 관찰

학습내용	평가항목	성취수준		
		상	중	하
딥러닝 기반의 의료영상 데이터 분석	딥러닝 기반의 의료영상 데이터 분석을 이해할 수 있다.			

- 피드백

1. 작업 포트폴리오
   - 제출한 보고서를 평가한 후 주요 사항에 대하여 표시하여 돌려준다.
2. 필기시험
   - 평가 결과 성적이 저조한 학생은 보고서 제출 기회를 부여한다.
3. 체크리스트를 통한 관찰
   - 실습 과정에서 평가한 후 개선해야 할 사항 등을 정리하여 돌려둔다.

참 | 고 | 문 | 헌

- 남상엽 외, 빅데이터 분석 및 응용, 상학당, 2023.1.10.
- 남상엽 외, 의료 IT 융합기술, 상학당, 2021.3.15.
- 남상엽 외, 4차산업 핵심기술 및 글로벌 도전, 상학당, 2020.9.15.
- 남상엽 외, 4차산업 융합기술을 위한 IT 분석 및 응용, 상학당, 2022.3.10.
- 남상엽 외, 메타버스 기술, 상학당, 2021.9.30.
- 남상엽 외, 디지털 테라피, 상학당, 2021.4.15.
- 남상엽 외, 디지털 트윈 기술, 상학당, 2020.4.30.
- 남상엽 외, 인공지능기술, 상학당, 2020.3.20.
- 남상엽 외, 사물인터넷 개론, 상학당, 2015.9.10.
- 남상엽 외, 가시광선 통신 기술, 상학당, 2018.10.15.
- 남상엽 외, 병원경영과 의료서비스, 상학당, 2021.9.10.
- 이준구 외, 의료영상을 이용한 인체 장기의 분할 및 시각화, 한국전자통신학회 논문지, 2-8권 제1호, 2013.1.21.
- 컴퓨터비전, 머신러닝, 딥러닝을 이용한 의료영상분석(1-2,1-3강), www.edwith.org/medical-20200327/joinLectures/30437
- 슬라이드 스캐너 : 청년의사, http://www.docdocdoc.co.kr
- 뷰노메드 본에이지 : 중앙일보, jhealthmedia.joins.com/article/article_view.asp?pno=20250
- TisepX : 인공지능신문, http://www.aitimes.kr
- ImageJ 이미지, https://www.pcwelt.de/downloads/ImageJ-1325332.html
- ITK-SNAP 이미지, https://en.wikipedia.org/wiki/ITK-SNAP
- 3D Slicer 이미지, https://www.slicer.org/wiki/Slicer4:DownloadPageMockup
- Endoscopy 이미지, https://www.health.harvard.edu/diseases-and-conditions/endoscopy
- Microscopy 이미지, https://www.ibs.re.kr/cop/bbs/BBSMSTR_000000000901/selectBoardArticle.do?nttId=15340
- 컴퓨터 비전의 데이터의 모든 것, https://www.superb-ai.com/ko-blog/everything-about-computer-vision-data
- 현재 의료 영상기술의 상태와 미래, https://expocus.com/
- 문영래, 인공지능 적용과 의료기술의 변화, https://it.chosun.com/site/data/html_dir/2019/11/29/2019112900439.html, 2019.11.29.
- 윤기영, 보건의료의 미래는 디지털에 있다, https://www.hani.co.kr/arti/science/future/974944.html
- MOT Consultant,미래 의학 10대 기술
- 김창훈, 인공지능 의료영상 진단모형 연구 경험과 활성화 방안, HIRA빅데이터 브리프
- 의료용영상처리용장치, 소프트웨어, Global Picture Archiving and Communication System Market
- https://www.medigatenews.com/news/2919052258
- https://www.nextunicorn.kr/content/38ba7c8ef48b4356
- 정해윤, 첨단의료영상진단기기, 한국IR협의회, 2021.6.03.
- 강건욱, 핵의학 분자영상, 생화학분자생물학회
- 안병철, 분자영상과 신약개발, 생화학분자생물학회

- 아주대학교 핵의학과 홈페이지, https://ts.ajoumc.or.kr/EP/View.aspx?ssc=0015&ssgc=DH&mc=DH00150019
- https://www.molim.xyz/molecularimaging
- https://www.hoag.org/specialties-services/cancer/treatments-services/molecular-imaging-therapy/
- 이한상 · 박민석 · 김준모, 의료영상에서의 딥러닝, 대한의료영상정보학회지, 2014.
- 의료양상 분석의 개요, https://www.insilicogen.com/blog/358
- https://truman.tistory.com/239
- https://www.dynamsoft.com/blog/insights/image-processing/image-processing-101-image-enhancement/
- https://www.ijsr.net/archive/v6i3/25031706.pdf
- 센서로세계로미래로, 인공지능에 의한 영상인식 기술 동향, https://blog.naver.com/PostView.naver?blogId=iotsensor&logNo=222294898187
- https://ichi.pro/ko/gani-uilyo-bunseog-eul-gaeseon-hal-su-issneun-bangbeob-137591323095454
- https://truman.tistory.com/191
- 김민규 외 딥러닝기반 의료영상 분석을 위한 데이터 증강 기법, 대한영상의학회지, 2020.
- https://truman.tistory.com/category/
- https://slicer.readthedocs.io/en/latest/user_guide/image_segmentation.html
- 이명은, 의료영상의 분할과 시각화 방법의 개발, 목표대학교, 2007.2.
- 조영복 외, 의료영상 이미지를 이용한 유전병변 정합 알고리즘, 한국정보통신학회 논문지, vol.21, No2, 2017.5.
- https://techblog-history-younghunjo1.tistory.com/178
- https://blog.naver.com/PostView.nhn?blogId=dic1224&logNo=220874533207
- https://1coding.tistory.com/135
- 최윤섭, 최윤섭의 헬스케어 이노베이션, https://www.yoonsupchoi.com/2017/08/08/ai-medicine-4/
- https://brunch.co.kr/@kakao-it/81
- https://www.geeksforgeeks.org/getting-started-with-classification/?ref=lbp
- 김희태 외, 의료영상철을 위한 오픈소스 라이브러리; ITK리뷰, 카이스트 전산학과, 대한의학영상정보학회지, 1-12, 2013.
- 기재홍 외, 이비지 스트리밍 기술을 이용한 웹 기반 3차원 의료영상 시스템의 구현과 성능평가, 대한의료정보학회지 제11권 제4호, 2005.8.22.
- https://slicer.readthedocs.io/en/latest/user_guide/image_segmentation.html
- https://qupath.readthedocs.io/en/stable/docs/starting/first_steps.html#starting-out
- Citizen Data Scientist를 위한 데이터 사이언스 캔버스
- ㈜ 베가스 R&D Center, 테크월드뉴스, https://www.epnc.co.kr
- 식품의약품안전처, 의료영상 전송장치 기술문서 작성을 위한 가이드라인, 2015.2.
- https://m.blog.naver.com/의료영상 저장전송장치란? 2008.9.26.
- https://www.pacs.irm.kr/_files/ugd/ebac66_01c05a8c03c34d0782395f387a3ec5ea.pdf?index=true
- 나승권, 의료기기 기술분석 및 의료정보, 상학당, https://truman.tistory.com, 2017.
- https://brunch.co.kr/@kakao-it/79

학습 1	의료영상분석의 개요
학습 2	의료영상 데이터의 획득(Acquisition)
학습 3	의료영상 데이터의 저장 및 전송
학습 4	의료영상 데이터의 시각화 툴
학습 5	의료영상 데이터의 특징 추출(Features Extraction)
학습 6	의료영상 데이터의 분류(Classification)
학습 7	의료영상 데이터의 분할(Segmentation)
학습 8	의료영상 데이터의 강화(Enhancement)
학습 9	의료영상 데이터의 정합(Registration)
학습 10	딥러닝 기반의 의료영상 데이터 분석
학습 11	**의료분자 영상기술**
학습 12	의료영상 기술의 미래
학습 13	의료영상 기술의 시장현황
부록	의학용어

학습 목표	1. 의료분자 영상기술을 이해할 수 있다.

11-1 의료분자 영상기술

1. 분자영상의 개요

분자영상(Molecular Imaging)이란 분자수준 또는 세포수준에서 발생하는 현상을 영상에 반영하는 기술이라고 할 수 있다. 분자영상은 최근 빠른 속도로 발전하고 있는 생체의학의 한 분야로서 세포(Cellular) 또는 그 이하(Subcellular) 단계의 생물학적 과정을 생체내에서 영상화하여 그 특성을 규명하고 정량화하는 분야이다.

이러한 방법으로 생성된 영상은 세포의 분자적 대사경로를 반영하게 되고, 특히 질병 모델에서 생명체의 생리적인 환경에서의 질병과정을 반영한다는 점이 특징이다.

분자영상학은 의학, 분자/세포 생물학, 영상의학, 물리학, 약학, 화학, Biomathmatics

등 여러 영역의 학문이 결합한 새로운 분야이다.

분자 또는 세포의 영상을 얻는 것이 아니다. 그 수준에서 일어나는 여러 가지 현상을 영상신호로 얻거나, 영상에 표시하겠다는 것이 분자영상법이다.

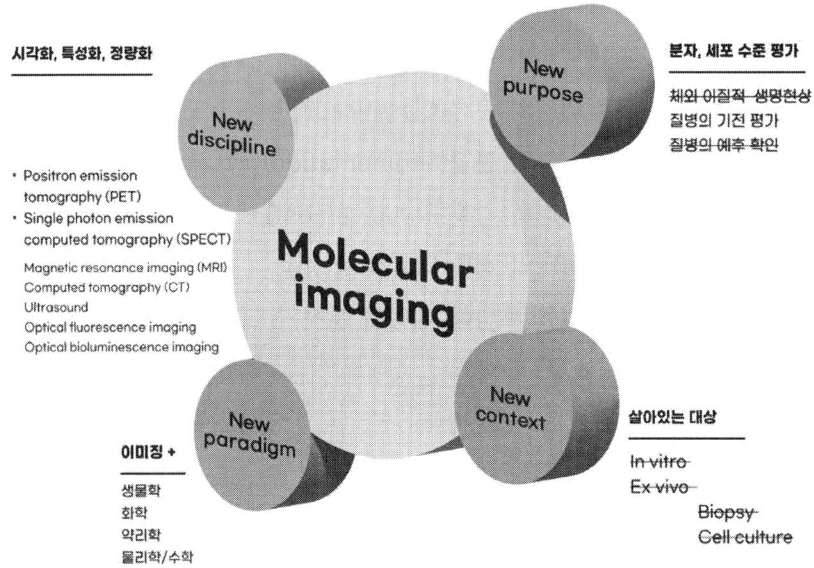

[그림 11-1] 분자영상의 응용분야

출처 : https://www.molim.xyz/molecularimaging

당연히 분자영상법은 생체내에서의 현상을 영상화하는 것을 주목적으로 하기 때문에 의료용 영상법을 이용하는 분자영상법 연구가 많이 이루어 지고 있다.

현재까지의 분자영상 기술은 질환 특이적 물질을 이용하여 질환의 진단, 치료용 세포의 영상을 이용한 추적, 또는 치료효과 모니터링 등이다.

분자영상은 분자생물학, 세포생물학을 생체영상(Non-invasive in Vivo Imaging)으로 응용하여 생채내에서 일어나는 분자수준의 변화를 영상화하는 기법으로 분자세포 생물학과 첨단 영상기술이 발전하여 접목된 새로운 분야이다.

분자영상은 병리의 이해, 새로운 약제개발 등 연구에 사용되지만 궁극적으로는 병의 진단, 새로운 유전자, 줄기세포, 면역치료의 평가 등 임상에 사용될 것이다.

형광, 생물발광(Bioluminescence), SPECT(Single Photon Emission Computed Tomography), PET(Positron Emission Tomography), MRI 등의 영상을 이용하여 암조기 진단, 약제개발, 항암치료, 유전자-줄기세포 치료의 모니터링 등에 활용된다(그림 11-2). 분자영상은 생체조직을 손상시키지 않고 반복적으로 영상화할 수 있어 세포수준의 기초연구를 임상에 쓰일 수 있게 하는 중개연구(Translational Research)의 중요한 부분이며, 현재 임상에서 많이 쓰이는 F-18 FDG([F-18]2-deoxy-2-fluoro-D-glucose) PET 역시 분자영상의 일종이다.

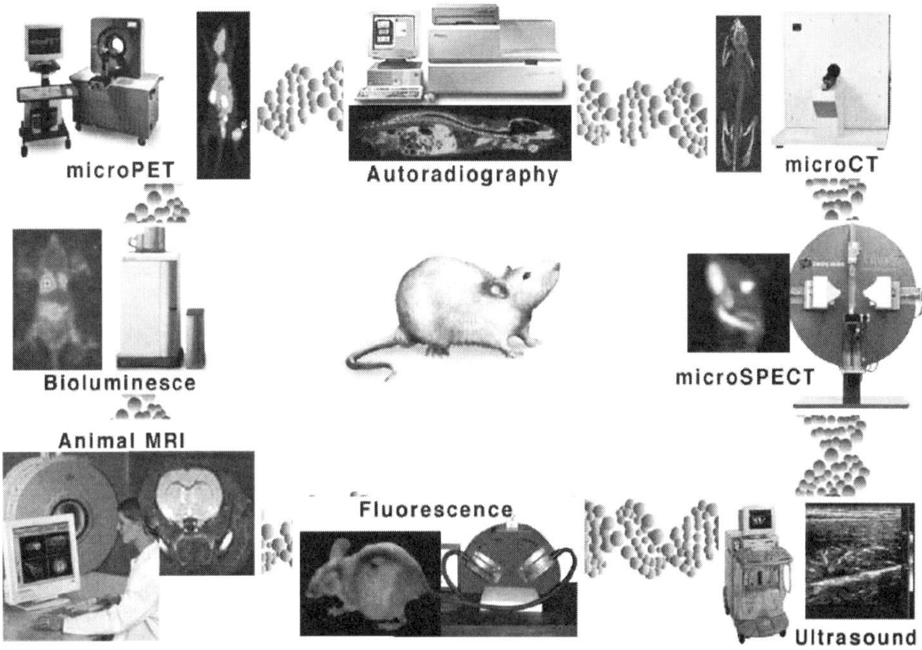

[그림 11-2] 다양한 영상 기법을 활용한 소동물 분자영상

2. 핵의학 분자영상 기법

1) 분자영상 기법

분자영상은 살아있는 생명체내에서 세포 및 그 이하 수준에서 발생되는 생명현상들을 시각적으로 나타내고 특성화・정량화하는 영상기법으로 정의할 수 있다. 이러한 영상기법은 생명체 내에서 시시각각으로 새로이 발생하고 소실되는 생명현상을 문자 혹은 다른 표현방법보다 더 정확하게 표현해 줄 뿐만 아니라, 우리가 더 쉽게 이해할 수 있는 형태로 전달해 준다. 영상이 가진 뛰어난 종합인해 분자영상은 21세기를 선도할 생명공학 기술중에서도 손꼽히는 신기술의 하나로 여겨지고 있다.

분자영상에 이용되는 영상기술로는 광학영상(Optical Imaging), 핵의학영상(Nuclear Imaging), 자기공명영상(Magnetic Resonance Imaging), 초음파영상

학습 11

(Ultrasonic Imaging), 광음영상(Photoacoustic Imaging) 및 라만분광영상(Raman Spectroscopic Imaging) 등을 들 수 있으며, 각 영상기법은 기법에 따라 장단점을 가지고 있어, 각 영상기술의 장점들을 살린 복합분자 영상기술(Multimodality Imaging)의 이용도 지속적으로 늘어나고 있다.

2) 핵의학 영상법

핵의학 영상법은 다양한 생화학적, 기능적 상태를 볼 수 있도록 해주는 방사성 추적자를 환자에게 투여한 후 이들의 분포를 영상화함으로써 생체의 생화학적 변화나 기능상의 문제를 평가하는 영상진단법이다.

이 가운데 단일광자 단층촬영(Single Photon Emission Computed Tomography : SPECT)은 [그림 11-3]처럼 평면영상에 더해 단층영상을 얻음으로써 병소를 정확히 평가할 수 있는 방법이다. 목적에 따라 해당하는 방사성 의약품을 환자에게 투여한 후 감마카메라를 인체 주위로 회전시키며 여러 방향의 2차원 투사상(Projection)을 얻고, 이를 사이노그램 형태로 변환한 후 이에 영상 재구성 기법을 적용하면 CT와 마찬가지로 체내 단층영상(Tomogram)을 얻을 수 있다.

현재 임상적으로 널리 이용되고 있는 단일광자 단층촬영(SPECT) 검사법은 뇌관류, 단일광자 단층촬영 그리고 뼈, 신장, 부갑상선 등으로 나뉜다.

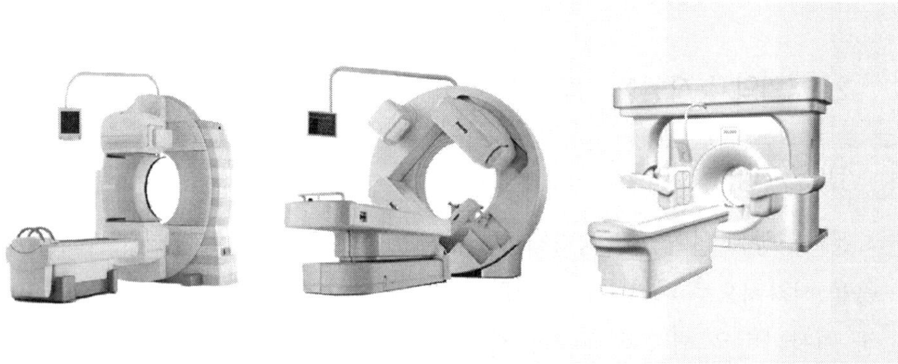

[그림 11-3] 단일광자 단층촬영

핵의학 영상법 중에서 분자영상에 많이 이용하는 것은 PET과 SPECT이다. 이 영상법들은 반감기가 짧은 방사선동위원소를 인체에 주입하고, 핵이 붕괴할 때 방출되는 감마선을 측정하여 이를 영상으로 재구성하는 것이다.

핵의학 영상법의 민감도는 매우 높고, 영상의 해상도는 다소 부족하다는 특징이 있다. 또한 다양한 동위원소을 이용하여 여러 가지 형태의 질병 특이적 물질들이 개발되었고, 현재도 많은 연구가 꾸준히 이어지고 있다.

그래서 방사선 노출의 위험에도 불구하고 우수한 민감도로 인하여 실제로 핵의학 영상법을 이용한 분자영상 연구가 매우 활발히 진행되고 있고, 현재까지 개발된 의료영상 중에서는 분자영상에 가장 적합한 영상법이라고 할 수 있다.

자기공명영상은 핵의 스핀(Spin)이 자기장 내에서 일으키는 공명현상을 이용하여 영상을 얻는 기술이다. 자기공명영상 장비는 안전성이 매우 높고, 영상의 해상도와 품질 또한 뛰어나다. 그리고 연조직의 영상 대조도가 매우 우수하여, 임상에서 질병진단을 위하여 없어서는 안 되는 중요한 영상법으로 인식되고 있다.

또한 다양한 영상 조영제가 개발되었고, 질환 특이적 영상 조영제에 대한 연구결과가 꾸준히 보고되고 있어 자기공명영상법을 이용한 분자영상법의 중요성이 부각되고 있다. 이런 여러 장점이 있지만, 분자영상을 위해서 가장 중요한 민감도가 핵의학 영상에 비해 다소 부족하다. 그래서 민감도 부족 부분을 극복하기 위하여 많은 연구가 진행되고, 여러 가지 방법이 제안되고 있다.

(1) PET

PET(양전자 단층촬영)는 양전자를 방출하는 방사선의약품을 체내에 투여한 후 PET 촬영기를 이용하여 그 물질의 분포를 영상화하는 기법이다. PET용 방사성동위원소는 생물학적 주요 구성성분인 불소(F-18), 탄소(C-11), 산소(O-15), 질소(N-13) 등으로 화학적 성질의 변화없이 체내 성분대사, 약물대사, 수용체 영상화가 가능하다.

PET는 nM~pM 정도의 낮은 농도의 추적자도 관찰할 수 있으며, 정량화가 된다는 장점이 있다.

(2) SPECT(단일광자방출 단층촬영)

감마카메라 및 이의 단층촬영인 SPECT는 PET와 달리 양방향의 감마선이 생성되지 않으므로 조준기를 이용하여 검출을 한다. 이 때문에 민감도가 PET보다 1/100 정도 낮다. Tc-99m 등 SPECT에 사용되는 방사성동위원소는 분자구조를 변형시켜야 하는 경우가 많아 PET에 비해 늦게 개발되었으나 최근 속속 개발되는 항체치료제, 세포치료제, 나노치료제 등의 분포나 약물역동, 효과를 측정하기 위해서는 장시간의 추적을 요하는 수요가 늘어나 향후 활용이 증가될 것으로 보인다.

특히 바이오신약은 분자량이 커서 표지하는 방사성동위원소의 크기에 구애받지 않고, 반감기 60일의 I-125의 경우 저에너지의 감마선을 방출하나 마우스 등 소동

학습 11

물에서는 측정이 가능하여 각광을 받을 것으로 보인다.

[그림 11-4]은 뇌관류와 심근관류의 SPECT 영상이다.

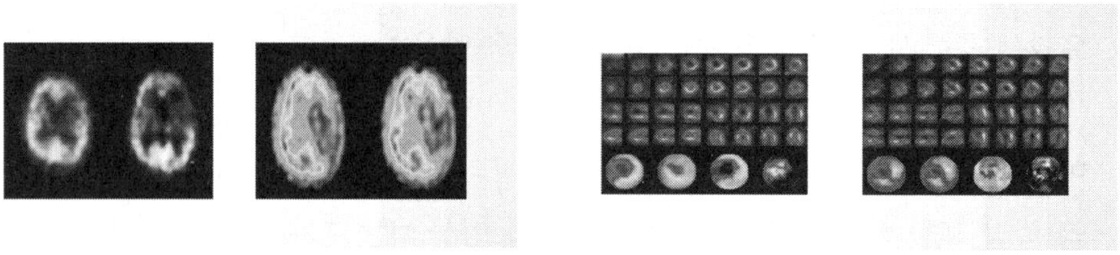

(a) 뇌관류 SPECT 영상　　(b) 심근관류 SPECT 영상

[그림 11-4] SPECT 영상

뇌관류 단일광자 단층촬영은 혈류에 비례해 뇌조직에 섭취되는 방사성 의약품을 이용하여 뇌조직으로 공급되는 혈류량을 직접 평가하는 영상법이다

협심증, 심근경색과 같은 심혈관 질환은 심장에 혈류를 공급하는 관상동맥이 좁아지거나 막히는 것이 원인이다. 심근관류 단일광자 단층촬영은 혈관문제의 결과로서 발생하는 심장근육의 혈류감소를 직접 영상화하여 보여주는 방법이다.

관상동맥 질환의 진단, 예후와 위험도 평가, 심근경색의 진단 및 심근의 생존능력 평가, 관상동맥 중재술(Percutaneous Coronary Intervention : PCI)이나 관상동맥우회로이식술(Coronary Artery Bypass Graft : CABG)의 효과평가 등에 다양하게 이용된다

(3) 감마카메라

감마카메라(Scintillation Camera) 또는 섬광카메라는 발명자의 이름을 빌어 앵거카메라(Anger Camera)라고도 한다. 이 장치는 1958년 미국의 Donner 연구소에서 H. Anger에 의해 최초로 고안되었다.

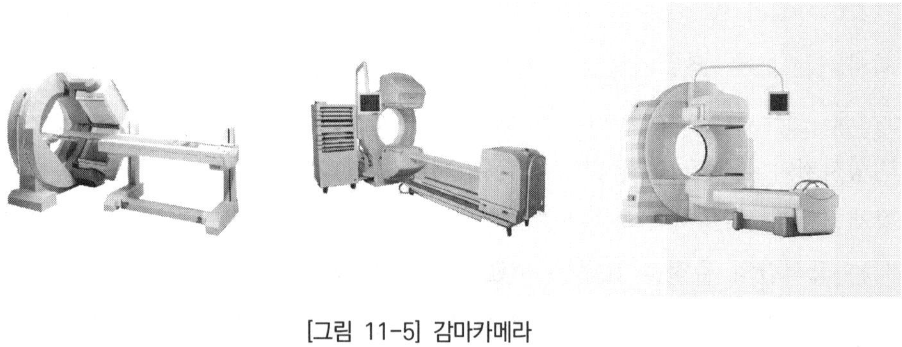

[그림 11-5] 감마카메라

감마카메라는 [그림 11-5]처럼 인체내에서 체외로 방출되는 감마선을 감지하기 위해 스캔 부위 전체를 동시에 촬영할 수 있도록 다수의 섬광검출기를 2차원적으로 배열한 형태를 가진다.

감마카메라는 섬광검출기가 2차원적으로 배열되어 있기 때문에 2차원 영상을 얻기 위한 기계적인 주사(Scanning) 동작이 필요하지 않아 고속의 촬영이 가능하며, 인체장기의 동적인 검사에도 사용할 수 있다. 즉 일정시간 또는 일정계수 농도를 정하여 일시에 스캔상을 얻을 수 있다.

감마카메라 구성은 [그림 11-6]처럼 조준기, NaI 결정과 광전자 증배관, 파고분석기, 영상기록 장치와 영상표시 장치, 컴퓨터 시스템으로 구성되어 있다.

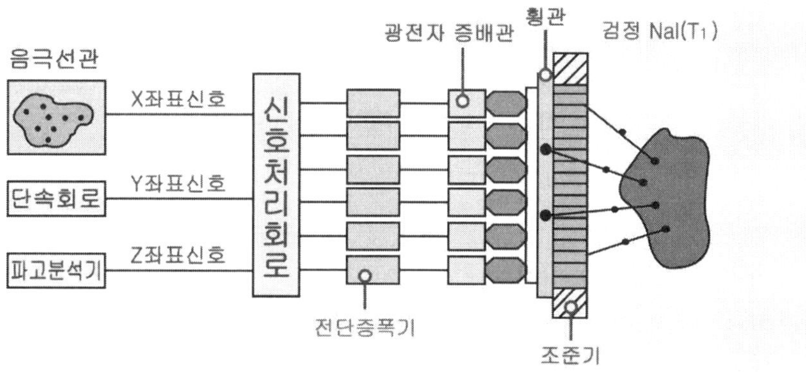

[그림 11-6] 감마카메라 구성

11-2 분자영상 기술의 응용

1. 분자영상의 필요성

환자 맞춤형 치료기술이 앞으로 의료기술이 발전해야 가야할 방향은 이라는 데는 의심의 여지가 없다. 환자 맞춤형 치료법이란 말 그대로 환자 개개인에 따라 치료법은 달라져야 하고, 특화된 치료법을 적용해야 한다는 것이다.

같은 질환이라고 해도 개인차로 인하여 치료약이 효과가 없는 경우가 많고, 부작용이 발생하기도 한다. 그래서 개개인의 특성에 맞는 치료법이 필요하고, 맞춤형 치료는 의료기술 전반에 적용되고 있다.

학습 11

맞춤형 치료에 반드시 필요한 기반이 되는 기술로 나노의학(Nano Medicine)과 분자영상이 있다. 나노의학에는 나노센서(Nano Sensor), 약물개발(Drug Discovery), 약물전달(Drug Delivery), 조직공학(Tissue engineering), 나노영상 조영제(Imaging Agents) 등의 기술이 포함된다. 분자영상에는 앞서 언급한 의료영상 장비들과 더불어 융합영상법(Fusion Imaging), 영상검출기(Imaging Probe) 기술 등이 있다.

가까운 미래에는 환자의 진료과정에서 질환 특이적 분자영상 기술이 질환의 부위와 진행경과 등의 정확한 정보를 제공할 것이고, 치료과정에서 투여한 약물의 효과와 질환의 반응 등에 대한 정보 또한 분자영상 기술이 제공할 것이다.

또는 치료 이전에 특정 약물의 효과에 대한 예측과 치료방법의 결정 등에도 응용 가능하다. 더 나아가서 치료 후에도 질병의 재발을 모니터링하기 위해서도 분자영상 기술은 반드시 필요할 것으로 예상된다. 그래서 분자영상법은 나노의학과 더불어 미래형 의학기술인 환자 맞춤형 치료법에 없어서는 안 되는 주춧돌이라고 할 수 있다.

2. 싸이클로트론의 사용

분자영상이란 살아 있는 세포, 조직, 개체(동물 또는 사람)에서 세포 또는 분자 수준의 생화학적인 변화를 비침습적이고 실시간적 방법으로 영상화하는 기법을 말한다. 분자영상을 위해서는 특수한 영상장비와 생체내 표적을 영상화할 수 있는 물질(Probe, 프로브)이 필요하다.

분자영상은 의학뿐 아니라 분자생물학, 방사화학, 물리학, 공학, 나노기술 등 다양한 분야가 협력하여 새로운 영상법을 개발해 내고 있으며, 분자영상 기법은 궁극적으로 환자의 진단, 치료반응 평가, 신약개발, 개인화된 치료(Personalized Medicine) 등에 기여하고 있다.

핵의학 영상은 감마카메라, 양전자방출 단층촬영(PET) 등의 영상장비와 방사성 의약품을 이용하여 다양한 생화학적 변화를 영상화함으로써 비침습적으로 질병의 진단에 기여해 왔으며, 따라서 분자영상의 개념은 이러한 핵의학 영상의 원리에서 기원했다고 할 수 있다.

싸이클로트론 가속기는 원자핵을 이루고 있는 작은 입자(양성자, 중성자 등)를 연구하는 과정에서 자연 방사성 전이가 아닌 인위적으로 높은 에너지의 입자를 생성하여 원자 핵에 충돌시켜 원하는 입자를 분리할 수 있는 장치로서 개발되었다.

즉 싸이클로트론은 전자석의 중간에 두 개의 반원형 전극으로 되어 있는 Dee라고 불리는 가속관에 일정하고 강한 자장과 교번고주파의 전장을 바꾸어 줌으로써 이온 원으로부터 나온 하전입자는 균일한 자계B(전극에서 만들어진 자속밀도)의 힘을 받아서 궤도반경을 따라 회전운동시키면서 15~50[MeV] 정도의 에너지로 가속하는 장치이다

일반적으로 의료용으로 사용되는 가속기는 양성자 에너지 30 MeV 이하의 저 에너지 싸이클로트론으로 가속하는 이온의 종류에 따라 양이온(H+)과 음이온(H-) 싸이클로트론으로 구분되며, 음이온 가속이 인출과정을 용이하게 하므로 널리 사용되고 있다. 한편 싸이클로트론의 에너지에 따라서 생산되는 양전자의 종류가 달라지는데, 아주대학교병원 핵의학과에 설치되어 있는 싸이클로트론은 지멘스사의 Eclipse HP 모델로서, Curie급의 양전자 방출 방사성핵종(18F,11C,13N,15O)을 생산할 수 있는 11MeV 음이온 단일입자 가속기다.

싸이클로트론의 원리는 전자기 이론에 근거한다. 즉 하전입자가 힘의 자기선에 수직으로 위치한 진공상태의 균일한 자기장 내로 주입될 때 그 입자는 원형으로 움직인다. 이 움직임의 주파수는 자장의 세기 · 입자의 질량과 전하에 의하여 결정되고, 입자의 속도나 에너지와는 무관하다. 가속될 입자는 중앙의 원에서 이온화되어 방출되며, 고주파 전극 디(Dee, 디자형 가속전극)에서 이온화된 입자의 에너지를 가속시키고 전자석은 입자의 궤도를 조정한다.

이온화된 입자의 원형 움직임과 일치하는 주파수의 교류전위가 고주파 전극 디 사이의 공간에 공급될 때 입자는 이 공간을 지날 때마다 가속되며, 반경이 더 이상 증가하지 않을 때까지 나선형을 형성하며 계속하여 가속된다.

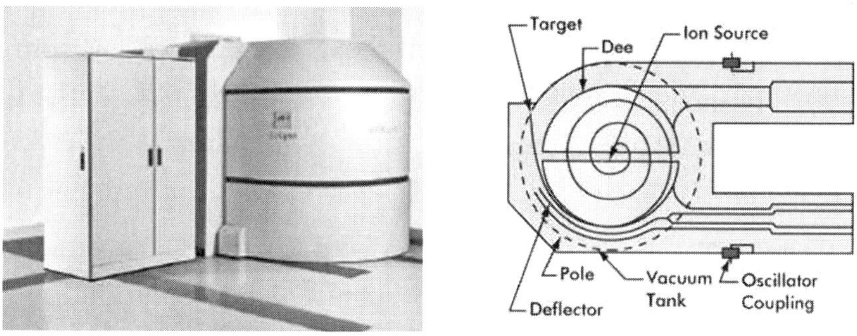

[그림 11-7] 싸이클로트론 가속기

가속된 이온들의 연속적인 흐름을 빔(Beam)이라고 하는데 이들이 고주파 전극 디의 가장자리에 도달하면 인출되어 표적(Target)에 충돌한 후, 양전자를 방출할 수 있는 방사성핵종을 생성한다.

싸이클로트론에서 생산되는 대표적인 양전자 방출 방사성핵종으로는 18F, 11C, 13N, 15O이 있는데, 이러한 양전자 방출 방사성 핵종은 대부분 짧은 반감기(18F - 110분, 11C - 20.4분, N-13 10분, O - 15 2.1분)를 가지고 있어 비교적 높은 방사선량을 투여하여 고화질의 영상을 획득할 수 있고, 하루에 반복하여 연속검사를 시행할 수 있는 장점을 지닌다.

반면 18F을 제외하고는 반감기가 너무 짧아 생산 즉시 사용해야 하므로, 싸이클로트론이 없는 기관에서는 사용할 수 없는 단점이 있다.

싸이클로트론에서 생산된 방사성핵종을 이용한 PET용 방사성의약품으로 가장 대표적인 것은 글루코오스 유도체인 18F-FDG이며, 임상적으로 악성종양의 진단·재발·치료반응평가와 뇌졸중·간질·치매 등의 뇌질환의 평가 및 심근의 생존능력 평가 등에 널리 이용되고 있다.

또한 최근에는 암 및 뇌질환의 조기진단을 위한 건강검진 목적으로도 많이 이용되고 있다. 이러한 널리 사용되는 PET용 방사성의약품들은 최근에는 자동화합성장치를 통해 생산된다.

그 외에도 혈류(13NH3, H215O), 아미노산(11C-methionine), 세포막 지질(11C-choline), 신경전달물질(18F-FPCIT), 알츠하이머 특이 물질(18F-PIB), 호르몬(18F-estradiol) 등 다양한 체내물질을 양전자 방출 방사성핵종으로 표지하여 신경계 질환, 순환기 질환 및 여러 악성종양과 관련된 연구에 이용되고 있다. 또한 이중 18F-NaF(뼈전이), 18F-FLT(3'-Deoxy-3'-fluorothymidine, 폐암), 18F-FPCIT(N-(3-18F-fluoropropyl)-2ß-carbomethoxy-3ß-(4-iodophenyl)nortropane, 파킨슨병), 11C-acetate(간암), 13N-NH3(심근혈류) 등이 최근 신의료기술로 지정받아 환자진료에 이용할 수 있게 됐다.

3. Micro PET

Micro PET은 소동물(Rat, Mouse)에서 Pet 영상(→ 영상검사 참조)을 얻을 수 있는 분자영상 장비다. MicroPET은 예민도가 높으며, 투과력에 제한이 없어 심부조직의 영상에 유리하고, 정량적인 분석이 가능하며, 다양한 방사성의약품을 사용하여 생체내의 여러 생화학적 변화를 평가할 수 있다는 장점이 있다.

또한 소동물 PET과 임상 PET의 원리가 동일하여 동물실험의 결과를 임상으로 바로 연계시킬 수 있는 장점이 있다.

MicroPET은 종양, 뇌질환 또는 심장질환 모델을 이용한 약제 반응평가, 신약개발을 위한 생체내 분포 및 반응평가, 질병 기전 연구, 세포추적 연구 등 다양한 전임상 연구에 응용될 수 있다.

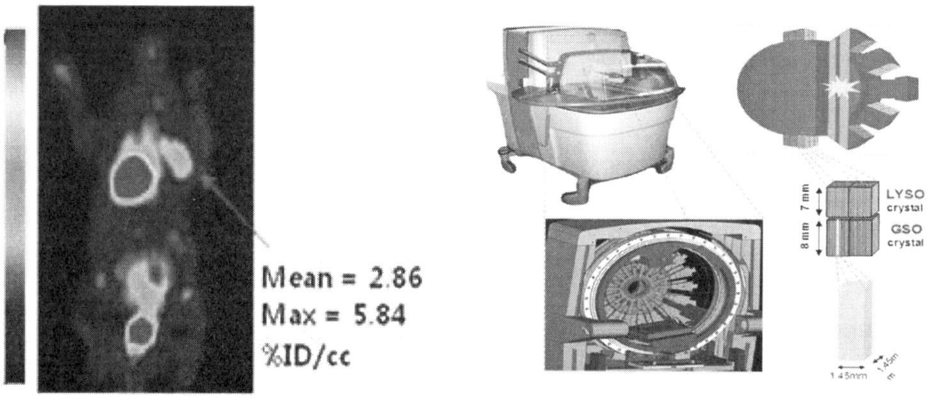

[그림 11-8] MicroPET의 영상과 설치사례

수행 내용

재료 · 자료

- 의료영상분석 관련 자료

기기(장비 · 공구)

- 컴퓨터, 문서작성 프로그램, 프린터, 주변기기

안전 · 유의사항

- 의료영상분석 관련 장비의 안전 및 유의사항을 숙지한다.

수행 순서

01 분자영상의 적용분야에 대하여 분석하라.

1. 분자영상분야

분자영상(Molecular Imaging)은 생체내에서 분자수준과 세포수준에서 일어나는 변화를 영상화하는 것으로 분자세포생물학과 첨단영상기술이 발전하여 접목된 새로운 분야이다.

근래에 들어 기능영상 기법들은 특정 유전자의 발현 및 생체내의 표적 DNA, 단백질, 효소 등의 고분자(Macromolecule)와 DNA 복사, 단백질 생성, 단백질 간 상호작용, 단백질과 효소의 상호작용 등의 생물학적 과정에 대한 정보를 비침습적으로(Non-invasive) 제공해주는 영상분야이다.

2. 세포영상분야

생체내의 표적 세포의 성장과 사멸 등의 세포과정을 비침습적으로 보여주는 세포영상(Cellular Imaging)분야이다.

이를 통해 예전에 세포 수준에서 이루어지던 각종 분자생물학적 연구들을 개체 수준에서 수행할 수 있게 해주고 있다.

3. 분자영상의 종류

1) 광학영상

광학영상(Optical Imaging)은 가시광선 영역과 적외선 영역의 파장대 광자가 나타내는 기술을 사용해서 생물학적 영상을 볼 수 있는 기법이다. 광학영상은 크게 두 가지인 생물발광영상(Bioluminescence Imaging)과 형광영상(Fluorescence Imaging)으로 나눌 수 있다.

광학영상에 있어서 가장 중요한 문제점은 어떻게 신체로부터 나오는 빛을 감지하여 영상화하느냐 하는 문제이다. 이 부분에 있어서 가시광선과 같이 매우 낮은 정도의 빛을 감지할 수 있는 검출기들이 개발되어 배양중인 세포나 투명한 생명체가 아닌 살아있는 동물에서 이러한 영상이 가능해지고 있다. 최근 개발된 전하결합 소자(Charged Coupled Device : CCD) 검출기는 실리콘 칩 표면이 여러 개의 광 민감성 화소로 나뉘어져 있다. 이러한 Silicon-based Detector는 가시광선부터 근 적외선 영역의 빛을 감지하는데 그 예민도가 매우 뛰어나서 400-1000nm 대의 파장과, 약 2~3eV의 에너지를 가지고 있는 광자가 CCD 화소에 부딪히면 광자가 전자로 변환된다.

CCD는 반도체로 구성되어 있어 변환된 전자를 증폭시키기가 용의하다. 이제까지의 CCD는 CCD Chip의 실리콘 격자에서 발생하는 열에너지에 의해 전자가 끊임없이 배출되는 잡음 때문에 낮은 예민도를 보였다. 발생하는 열로 인한 잡음은 CCD 칩을 냉각하면 되는데, CCD 칩은 매 20°C 온도 감소마다 10배의 잡음이 감소하므로 최근 CCD를 -120~-150°C까지 냉각시켜 예민도를 획기적으로 개선시켰다.

CCD 카메라 영상은 최근의 발전에도 불구하고 여전히 몇 가지 주요 결점을 가지고 있다. 첫째, 불투명 동물에서 빛의 투과 효율이 낮아 조직의 유형이나 조직에서의 산란에 크게 영향을 받는다. 즉 피부나 근육과 같은 조직은 투과효율이 높아 파장에 비례하여 투과력이 개선될 수 있지만, 간과 비장같이 혈류가 많은 기관은 헤모글로빈이나 산화 헤모글로빈에서의 광흡수 작용에 의해 빛의 투과율이 매우 낮다.

둘째, 냉각 CCD 카메라에서는 2차원적인 영상이 생성되어 영상신호의 깊이에 대한 정보가 결핍되어 있다. 이러한 결점을 보완하기 위해 회전 CCD 카메라가 개발되고 있고, 단일 CCD 카메라로 여러 각도에서 이미지를 획득하여 체적 영상을 얻는 방법이 고안되고 있다. 또한 CCD 카메라 대신에 광전자 증배관(Photomultiplier Tube)를 사용하는 방법도 고안되고 있다.

(1) 생물발광영상

생물발광영상(Bioluminescence Imaging)은 화학적으로 생체내에서 빛을 만들어 방출하고, 방출되는 빛을 이용하여 영상화하는 방법이다. 대표적인 예로는 반딧불이(Firefly)의 루시페린(luciferin)이라는 발광물질이 루시페라제(Luciferase)라는 효소에 의해 산화되면서 빛을 내게 되는 경우이다. 연구자는 루시페라제를 추적관찰하기 원하는 세포나 조직 또는 유전자에 주입(Transfection)시키고 효소작용에 필요한 기질인 루시페린을 투여하는 방법으로 영상을 만든다.

(2) 형광영상

생체내의 세포, 조직에 있는 형광물질이 외부에서 조사되는 빛을 흡수하여 흥분상태(Excitation state)가 되어 입사되는 빛 보다 긴 파장의 빛을 방출(Emission)할 때 이를 감지하여 영상화하는 방법이다.

2) 핵의학 분자영상

방사선 과학분야에서 분자영상의 정의는 '특정세포, 수용체, 유전자 등에 선택성이 있는 분자 또는 나노 크기의 조영제나 발광제를 이용하여 장기의 기능적 영상을 CT, MRI, 초음파, 광학장비 등으로 영상을 얻는 것'이다.

① PET(Positron Emission Tomography)를 이용한 분자영상
② Gamma-Camera와 SPECT(Single Photon Emission Computed Tomography)

3) MRI 분자영상

자기공명영상법은 분자영상에서는 다소 불리한 점도 있지만 안전성과 우수한 영상의 품질 때문에 분자영상에 많은 연구기 진행되고 있다. 자기공명영상법을 이용한 분자영상은 질한 특이적인 물질들을 결합하여 질환의 진단 또는 줄기세포, 면역세포 등을 추적하는 연구들이 수행되어 왔고, 최근 들어 에너지 대사과정의 모니터링 등을 구현하였다.

4) 초음파 분자영상

약물에 함유된 초음파 조영제를 특정 혈관이나 조직에서 초음파를 이용하여 파열시키면 효과적인 약물투여 효과를 얻을 수 있다. 더불어 초음파 조영제는 초음파 공동효과를 조절할 수 있기 때문에 공동현상을 이용하는 초음파 암 수술효과를 개선하는 용도로도 활용할 수 있을 것이다.

4. 임상적 응용분야

1) 유전자 치료 모니터링

치료 목적으로 전달한 유전자가 표적 세포내에서 적절히 발현하는 것이 유전자 치료에서 가장 중요한 문제이다. 치료 유전자의 발현 여부를 PET이나 과학 리포터 유전자를 통하여 간접적으로 예측하는 방법이 개발되었다. 이 방법에서 리포터 유전자 발현의 정량치는 치료 유전자 발현의 양을 정확히 반영할 수 있어야 한다. 이 방법의 장점은 여러 치료 유전자와 리포터 유전자를 결합시킬 수 있으므로 치료방법에 따라 다양하게 적용할 수 있다는 것이다.

2) 세포추적(Cell Trafficking)

세포를 체외에서 표지하여 체내 투여하면 전이, 줄기세포 이식, 림프구의 반응 등 세포의 이동을 추적하여 영상화 할 수 있다. FDG는 염증세포에도 잘 섭취되므로 단핵세포(Monocyte)의 체내이동을 추적한 연구가 국내에서 시행된 바 있으며, HSV1-tk 리포터 유전자를 주입한 T 림프구를 투여하여 항암반응을 Micro-PET를 이용하여 영상화하였다. 이 방법으로 세포의 이동경로와 생존정도를 평가함으로써 병리를 이해하고 항암이나 면역치료의 평가에 사용할 수 있을 것이다.

3) 세포치료 모니터링

줄기세포(Stem Cell)나 전구세포(Progenitor Cell)를 이용한 치료의 개발이 대두되고 있다. 분자영상은 이러한 세포치료의 모니터링에도 사용할 수 있어 전달된 세포가 잘 정착이 되었는지 또 얼마나 오래 살고 있는지를 평가할 수 있다.

Wu J. 등은 배아 심장근육세포(Embryonic Cardiomyoblast)에 HSV1-tk 유전자를 넣은 다음 쥐의 심장근육에 주입한 후 살아있는 상태에서 Micro-PET으로 추적하여 촬영을 하였다.

염증, 허혈, 고사 등의 원인으로 첫 4일 동안 급격한 세포의 격감을 추적할 수 있었으며, 이는 조직검사를 통한 다른 연구에서도 나타났다. 분자영상은 이러한 생체내에서 반복적 추적(Longitudinal)검사를 함으로써 적절한 새포종류의 선정, 세포량의 결정, 주입방법, 세포를 오래 살릴 수 있는 약제의 선정 등 세포치료의 개발을 최적화할 수 있으며, 임상실험에서도 사용할 수 있다.

4) 항체영상

항체영상은 감마카메라나 SPECT를 이용하여 많은 시도가 있었으나 영상의 질이 낮아 실제 임상에서는 흔히 쓰이지는 않는다. 이는 온전한 항체의 경우 혈중에 오래 남아 있어 배후 방사능이 높기 때문이다. 최근 항체의 Fc 부분 일부를 제거한 미니항체(Minibody) 등을 만들어 항원인식 기능은 유지한 채 혈중 제거속도를 높여 영상에 적합하게 만드는 시도를 하고 있다.

UCLA의 Wu A. 등, Cu-64나 I-124에 CEA 미니항체를 붙여 생쥐에서 MicroPET 영상을 얻었으며, HER2/neu 미니항체를 만드는 시도를 하고 있다.

5) 분자 상호작용 영상

세포 내 입자간 상호작용을 영상화하는 예들, 즉 GAL4-VP16의 상호작용을 영상화하는 방법은 TSTA(Two Step Transcription Amplification) 시스템이고, 이에 관한 연구는 최근 많은 논문을 통하여 밝혀져 왔다. 단백질들의 상호작용을 규명하는 것은 세포내에서 일어나는 신호전달 등의 생물학적 기전을 규명하거나, 약물작용의 기전을 규명하는데에 있어 중요성을 갖는다. Ray 등은 NF-kB 프로모터로부터 유도되는 두개의 융합 단백질(VP16-MyoD와 GAL4-ID)이 서로 결합하여 작용하는 것을 입증하였다. Paulmurugan 등은 상호작용을 알고자하는 단백질의 하방에 분리 리포터를 붙이는 방법을 이용하여 두개의 단백질이 상호 작용하는 것을 영상화하였다

6) 근 적외선(Near-infrared) 형광물질을 이용한 암 형광 영상법

암 특이 단백질 분해효소인 Cathepsin B & H, Matrix Metalloprotease-2(MMP-2) 등에 의해 활성화되는 근 적외선 형광 프로우브들이 개발되어 실험되고 있다.

같은 에너지를 갖는 두 개의 형광물질이 수 ㎛의 근접된 거리에서는 외부에서 여기를 시켜도 에너지를 주고받아 소등된(Quenched) 상태로 있다. 하지만 이들의 간격이 넓어지면 점등(Unquenched) 상태로 변환되어 영상신호를 만들 수 있다. 그래서 Indocyanine Green : ICG)나 cy5.5와 같은 암 형광 영상업(Fluorescent Dye)을 종양 특이 단백분해효소에 약한 아미노산 배열로 연결시킨 프로우브 구조를 제작하여 종양에 주입하면 특정 단백 분해효소가 없으면 소등되어 있고, 있으면 점등되는 영상을 얻을 수 있다.

7) Bacteria를 이용한 종양표적 영상(Imaging Active Tumor Targeting by Lightemitting Bacteria)

In Vivo Bioluminescence 영상은 세균 감염 모델을 가지고 처음 개발되었었다. 이 모델에서는 Bacterial Luciferase(Lux)를 통하여 빛을 만들어내는 Soil Bacterium Photorhabdus Luminescens의 Lux Operon을 살모넬라 균에 도입하였다. 다섯 개의 유전자로 구성되어

있는 Lux Operon은 하나의 프로모터로부터 5개의 유전자를 코딩하고 있다. 이는 lux A, B 두개의 유전자는 Luciferase 효소를 생산해내고 lux C, D, E는 3개의 기질을 합성하는 효소를 생산한다. 따라서 이 방법에서는 Firefly Luciferase를 사용할 때와는 달리 기질을 외부로부터 주입해 줄 필요가 없다. 이러한 Lux의 반응을 통하여 약 500nm의 푸른색 빛이 방출된다.

이러한 '빛나는 박테리아(Light-emitting Bacteria)'는 세균의 체내의 동태를 파악하거나, 이식된 골수세포나 줄기세포의 세균감염에 대한 생존력 등을 판단하는데 이용되어왔다. 최근 대장균에 Lux Operon을 형질 전환하여 종양세포를 표적하는지 여부를 광학영상을 통하여 입증하고 있다. 형질 전환된 '빛나는 대장균'은 피하 종양이 이식된 마우스 정맥을 통하여 주사되었는데, 주사 후 첫날은 주로 간에 모여있다가 주사 후 이틀째부터 종양 조직으로 이동하여 생존하고 분열하는 것을 관찰할 수 있었다.

향후 종양영상 및 치료목적으로 종양세포를 선택적으로 표적할 수 있는 물질로 개발될 예정이다.

8) 치료효과 조기평가

FDG PET은 세포막에 존재하는 포도당운반체(GLUT1)와 세포내 6탄당대사효소(Hexokinase)의 활성도에 따라 방사성불소(F-18)가 표지된 탈산소포도당(Deoxyglucose)이 인산화되어 세포내에 축적되는 기전을 영상화하는 기법으로 포도당 해당대사(Glicolysis)의 활성도를 반영한다. 해부학적 영상을 추적하는 CT나 MRI에 비해 방사선치료 및 화학요법 후 조기에 반응을 평가할 수 있어 임상시험 프로토콜에서 조기 치료반응 평가용 대리표지자로 활용하고 있다. 특히 암세포에 있는 특정 바이오마커를 표적하여 치료하는 수용체티로신키나아제(Receptor Tyrosine Kinase : RTK) 계열 신약은 세포를 죽이지 않고 증식을 억제하므로 기존의 CT나 MRI 등에서 측정하는 종양크기 변화로 효과를 평가하기 어렵다. 반면 GIST치료에 글리벡(Imatinib Mesylate)을 사용하면 하루 만에 포도당대사가 감소하는 것을 FDG PET 인체영상으로 확인할 수 있으며, 동물영상에서는 2시간 만에 감소하였다. 같은 기간 CT에서는 종양의 크기변화를 볼 수 없었으며, 표적 치료제의 선택을 조기에 결정하는데 큰 역할을 할 것으로 기대된다.

F-18 FLT는 티미딘(Thymidine) 유사체로 세포막에 위치한 티미딘 전달체를 통해 세포내로 들어가며 활발히 증식하는 세포에 더 많이 축적되는 경향이 있다.

악성림프종 환자에서 FLT의 표준섭취계수(SUV)는 조직에서 세포증식을 반영하는 면역화학 염색마커인 Ki-67과 양성 상관관계를 보였다. FDG에 비해 악성종양에서 SUV는 낮으나 염증세포 등 비특이적 섭취가 낮아 P-cadherin 억제제 등 세포증식 상태를 평가하는 신약

임상시험에 활용되고 있다.

세포의 저산소 상태를 평가하는 [18F]FMISO, 64Cu-ATSM PET 등은 방사선 및 화학요법에 저항성이 강한 암조직 부위를 나타내며 PET을 이용한 방사선치료계획, 분획치료 후 재산소전달(Reoxygenation), 항신생혈관 치료제의 혈관재구성 정도를 평가할 수 있다.

세포자멸사는 심근경색, 화학요법 등으로 인해 발생하는데 Caspase 분해효소가 활성화되고 Phosphatidylserine(PS)이 세포외막에 노출된다. 세포자 멸사를 영상화하기 위해 활성화된 Caspase나 노출된 PS를 표적으로 하는 Annexin A5 PET가 개발되었다. 세포자멸사 PET 영상은 뇌, 심근허혈의 재관류 치료효과 평가, 화학요법제 효과의 조기평가, 장기이식 거부 조기평가 등 각종 질병의 진단과 치료효과 평가 등에 활용할 수 있다.

9) 치료효과 예측

최근 개발되고 있는 특정한 바이오마커를 표적으로 하는 신약은 고가이면서 해당 바이오마커를 발현하고 있는 일부의 환자만이 반응을 한다. 상피성장인자 수용체(EGFR, HER2)를 표적으로 하는 어비툭스(Cetuximab), 허셉틴(Trasttuzumab), 이레사(Gefitinib), CD20 항원을 표적으로 하는 악성림프종 치료제 리툭산(Retuximab), 제발린(Y-90 Ibritumomab), 신생 혈관생성을 억제하는 아바스틴(Bevacizumab), 수텐트(Sunitinib), 넥사바(Sorafenib) 등 특정 바이오마커 표적 항체 또는 소분자 약물이 이미 임상에 사용중이다. 또한 c-MET, MAGE-A, MUC1, p-Cadherin, ALK 등의 바이오마커를 표적으로 하는 신약이 개발중이거나 임상시험 중이다. 이들 약물은 환자의 5~30%의 일부에서만 발현되어 이를 찾는 것이 매우 중요하다. 이러한 표적 치료제의 효과를 미리 예측하여 대상 환자를 선별하는 방법을 동반진단검사(Companion Diagnostics)라고 한다.

10) 신약개발

약제개발은 많은 시간과 돈이 드는 일이다. 지금까지 전임상시험으로는 H-3나 C-14과 같은 동위원소를 이용하여 동물의 조직을 채취하여 생체분포(Biodistribution)를 보거나 약효를 평가하였다. PET는 약의 분포, 배설, 동태(Pharmacokinetics) 뿐만 아니라 효과까지 평가할 수 있어 새로운 약의 개발에 돈과 시간을 절약할 수 있게 한다.

방사성표지가 된 항암제, 도파민 수용체나 에스트로젠 수용체 등 수용체 영상, F-18 PEGylated RGD(Arg-Gly-Asp) Peptide와 같은 혈관생성(Angiogenesis) 영상 등 새로운 방사성의약품을 이용한 연구도 활발하나 이미 임상에서 많이 사용되는 F-18 FDG 소동물 PET을 이용하여 새로운 항암제의 효과를 평가하는 방법도 활발하다. FDG를 이용한 약제 평가는 동물에서 뿐만 아니라 임상시험으로 이어질 수 있다는 장점이 있다.

02 분자영상의 전망에 대하여 분석하라.

분자영상이란 분자생물학(Molecular Biology), 세포생물학(Cell Biology)을 생채영상(Non-invasive in Vivo Imaging)으로 응용하여 생채내에서 일어나는 분자수준의 변화를 영상화하는 기법으로 분자세포 생물학과 첨단영상기술이 발전하여 접목된 새로운 분야이다.

분자영상은 형광(Fluorescence), 생물발광(Bioluminescence), SPECT, PET, MRI, Ultrasound 등의 영상기법들을 이용하여 유전자 치료 모니터링, 세포추적(Cell Trafficking), 세포치료 모니터링, 항체영상, 약제개발, 분자 상호작용 영상(Molecular Interaction Imaging), 근적외선 형광물질(Near-infrared Fluorescent Dye)을 이용한 암 형광 영상, Bacteria를 이용한 종양 표적 영상(Imaging active tumor targeting by Light-emitting Bacteria), 치료효과 조기평가, 치료효과 예측 등에 적용되고 있다.

분자영상의 미래는 분자세포 생물학, 유전학, 화학, 약학, 물리학, 전산학, 의공학, 핵의학, 영상의학, 임상의학 등 여러 학문분야가 융합되어 상호협조와 공동연구를 통하여 발전해 나갈 것이다. 분자영상의 태동으로 미래의 의료의 모습은 질병의 조기진단과 개인 맞춤형 치료가 가능하게 될 것이다

03 분자영상과 치료에 대하여 분석하라.

분자 이미징 및 치료는 세포 생물학, 분자 생물학 및 진단 이미징을 사용하여 세포수준에서 암을 감지하고 치료하는 새로운 연구분야이다.

현재 영상도구를 사용하면 의사가 종양의 해부학적 모양을 볼 수 있다. 분자 이미징을 사용하여 의사는 기존 이미징에서 구조적 변화를 볼 수 있기 훨씬 전에 분자수준에서 암세포를 더 깊이 관찰한다.

분자 이미징을 사용하여 의사는 환자의 몸에서 일어나는 생물학적 과정을 더 잘 시각화하고 특성화하고 정량화할 수 있다. 이러한 깊이 있는 지식은 의사가 환자 암의 정확한 범위를 찾고 치료반응을 평가하는 것 외에도 예측함으로써 질병을 조기에 발견할 수 있도록 한다.

분자영상은 암 전문의가 암이 있을 것이라고 추측하는 위치가 아닌 바로 그 위치로 안내할 수 있다. 이러한 기술은 개별 환자의 암세포에 대한 잠재적 표적을 평가하고 다른 유형의 치료에 가장 잘 반응할 사람을 결정하는데 도움이 될 가능성을 보여준다.

질병이 진행되거나 재발의 생화학적 증거가 있는 경우 분자요법을 사용할 수 있다. 분자요법은 암세포를 표적으로 하는 분자에 암세포를 치료하기 위해 매우 높은 선량의 방사선으로 표시한다는 점을 제외하면 분자 이미징과 유사하다.

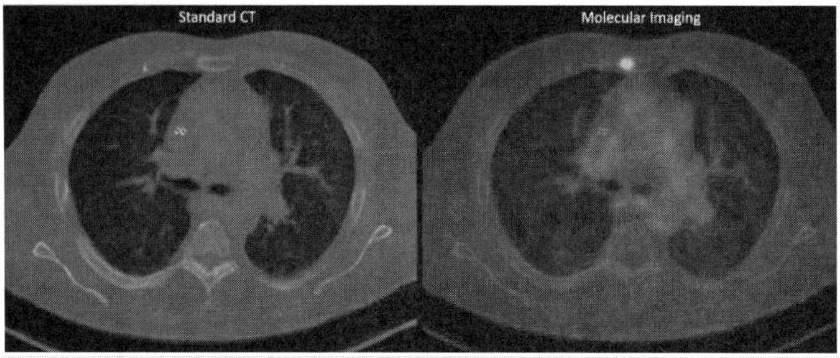

[그림 11-9] CT 이미징과 분자 이미징 비교

[그림 11-9]는 왼쪽의 기존 CT 이미징과 오른쪽의 분자 이미징을 나란히 비교한 것이다. 암세포의 표적에 결합하도록 특별히 고안된 분자와 함께 PET/CT 이미징을 활용하는 분자 이미징은 기존 CT 이미징과 달리 암을 발견했다.

특정 암세포를 표적으로 삼도록 개발되고 특수 설계된 분자를 환자의 몸에 투여한다. 분자에는 PET/CT 스캔에서 '발광'하는 일종의 종양 특이적 염료인 방사성 추적자가 포함되어 있다. 이 이미징은 암 세포가 신체의 정확한 위치를 의사에게 보여준다.

분자 이미징과 분자요법의 차이점은 설계된 분자에서 사용되는 방사선의 정도이다.

① Breast Cancer Imaging Trial : 유방암 환자의 표준치료 이미징과 비교한 에스트로겐 수용체 표적 이미징

② 에스트로겐 수용체 양성 유방암에 새로 진단되고 재발이 의심되는 환자 대상

③ Prostate Cancer Imaging Trial : 전립선암의 PSMA 표적 영상화(새로 진단되고 생화학적으로 재발한 전립선암 환자에게 개방됨)

④ 전립선암 치료시험 : 전이성 거세 저항성 전립선암

⑤ 환자를 대상으로 엔잘루타마이드와 병용한 PSMA 표적 방사성리간드 요법

⑥ 골수종 이미징 시험 : 골수종의 CD38 표적 ImmunoPET(다발성 골수종 환자 중 새로 진단을 받았거나 치료계획을 변경할 예정인 환자 대상)

학습활동.11 교수 · 학습 방법

교수 방법

- 의료분자 영상기술에 대한 관련 용어, 구성, 방식 이해 정도를 파악한 후 수업을 진행한다.
- 교수자의 주도로 의료분자 영상기술 등의 내용을 PPT 자료로 제시한 후 설명한다.
- 가능하면 사전에 개인별 학습 자료를 준비하여 모든 학생이 참여할 수 있는 문제 해결식 수업, 협력 수업이 가능하도록 한다.
- 의료분자 영상기술 전 과정을 작업의 순서에 따라 단계적으로 실습이 이루어질 수 있도록 지도한다.
- 교재를 통해 수업을 준비하는데 있어서 필요한 모든 정보나 팁, 힌트 등 도움이 될 만한 내용들을 확인할 수 있다.
- 학생들이 만들게 될 각 모델들은 수업시간에 중점적으로 다뤄질 부분과 어휘, 질문, 답을 포함하고 있으며 또한 탐구할만한 추가적인 아이디어들도 포함하고 있다.

학습 방법

- 의료분자 영상기술에 대한 관련 용어를 숙지하고, 의료분자 영상기술에 대해 이해한다.
- 의료분자 영상기술의 각 단계별 중점 사항을 체계적으로 학습한다.
- 의료분자 영상기술의 수행순서의 전 과정을 실습한다.
- 의료분자 영상기술의 내용을 이해한다.
- 의료분자 영상기술을 이해하고 숙달이 될 때까지 학습한다.

학습활동.12 평가 및 피드백

평가 준거

- 평가자는 피평가자가 수행 준거 및 평가 내용에 제시되어 있는 내용을 성공적으로 수행할 수 있는 지를 평가해야 한다.

학습내용	평가항목	성취수준		
		상	중	하
의료분자 영상기술	의료분자 영상기술을 이해할 수 있다.			

학습 11

평가 방법

• 작업 포트폴리오

학습내용	평가항목	성취수준		
		상	중	하
의료분자 영상기술	의료분자 영상기술을 이해할 수 있다.			

• 필기시험

학습내용	평가항목	성취수준		
		상	중	하
의료분자 영상기술	의료분자 영상기술을 이해할 수 있다.			

• 체크리스트를 통한 관찰

학습내용	평가항목	성취수준		
		상	중	하
의료분자 영상기술	의료분자 영상기술을 이해할 수 있다.			

• 피드백

1. 작업 포트폴리오
   - 제출한 보고서를 평가한 후 주요 사항에 대하여 표시하여 돌려준다.
2. 필기시험
   - 평가 결과 성적이 저조한 학생은 보고서 제출 기회를 부여한다.
3. 체크리스트를 통한 관찰
   - 실습 과정에서 평가한 후 개선해야 할 사항 등을 정리하여 돌려둔다.

참 | 고 | 문 | 헌

- 남상엽 외, 빅데이터 분석 및 응용, 상학당, 2023.1.10.
- 남상엽 외, 의료 IT 융합기술, 상학당, 2021.3.15.
- 남상엽 외, 4차산업 핵심기술 및 글로벌 도전, 상학당, 2020.9.15.
- 남상엽 외, 4차산업 융합기술을 위한 IT 분석 및 응용, 상학당, 2022.3.10.
- 남상엽 외, 메타버스 기술, 상학당, 2021.9.30.
- 남상엽 외, 디지털 테라피, 상학당, 2021.4.15.
- 남상엽 외, 디지털 트윈 기술, 상학당, 2020.4.30.
- 남상엽 외, 인공지능기술, 상학당, 2020.3.20.
- 남상엽 외, 사물인터넷 개론, 상학당, 2015.9.10.
- 남상엽 외, 가시광선 통신 기술, 상학당, 2018.10.15.
- 남상엽 외, 병원경영과 의료서비스, 상학당, 2021.9.10.
- 이준구 외, 의료영상을 이용한 인체 장기의 분할 및 시각화, 한국전자통신학회 논문지, 2-8권 제1호, 2013.1.21.
- 컴퓨터비전, 머신러닝, 딥러닝을 이용한 의료영상분석(1-2,1-3강): www.edwith.org/medical-20200327/joinLectures/30437
- 슬라이드 스캐너 : 청년의사, http://www.docdocdoc.co.kr
- 뷰노메드 본에이지 : 중앙일보, jhealthmedia.joins.com/article/article_view.asp?pno=20250
- TisepX : 인공지능신문, http://www.aitimes.kr
- ImageJ 이미지, https://www.pcwelt.de/downloads/ImageJ-1325332.html
- ITK-SNAP 이미지, https://en.wikipedia.org/wiki/ITK-SNAP
- 3D Slicer 이미지, https://www.slicer.org/wiki/Slicer4:DownloadPageMockup
- Endoscopy 이미지, https://www.health.harvard.edu/diseases-and-conditions/endoscopy
- Microscopy 이미지, https://www.ibs.re.kr/cop/bbs/BBSMSTR_000000000901/selectBoardArticle.do?nttId=15340
- 컴퓨터 비전의 데이터의 모든 것, https://www.superb-ai.com/ko-blog/everything-about-computer-vision-data
- 현재 의료 영상기술의 상태와 미래, https://expocus.com/
- 문영래, 인공지능 적용과 의료기술의 변화, https://it.chosun.com/site/data/html_dir/2019/11/29/2019112900439.html, 2019.11.29.
- 윤기영, 보건의료의 미래는 디지털에 있다, https://www.hani.co.kr/arti/science/future/974944.html
- MOT Consultant,미래 의학 10대 기술
- 김창훈, 인공지능 의료영상 진단모형 연구 경험과 활성화 방안, HIRA빅데이터 브리프
- 의료용영상처리용장치, 소프트웨어, Global Picture Archiving and Communication System Market
- https://www.medigatenews.com/news/2919052258
- https://www.nextunicorn.kr/content/38ba7c8ef48b4356
- 정해윤, 첨단의료영상진단기기, 한국IR협의회, 2021.6.03.
- 강건욱, 핵의학 분자영상, 생화학분자생물학회
- 안병철, 분자영상과 신약개발, 생화학분자생물학회

- 아주대학교 핵의학과 홈페이지, https://ts.ajoumc.or.kr/EP/View.aspx?ssc=0015&ssgc=DH&mc=DH00150019
- https://www.molim.xyz/molecularimaging
- https://www.hoag.org/specialties-services/cancer/treatments-services/molecular-imaging-therapy/
- 이한상 · 박민석 · 김준모, 의료영상에서의 딥러닝, 대한의료영상정보학회지, 2014.
- 의료양상 분석의 개요, https://www.insilicogen.com/blog/358
- https://truman.tistory.com/239
- https://www.dynamsoft.com/blog/insights/image-processing/image-processing-101-image-enhancement/
- https://www.ijsr.net/archive/v6i3/25031706.pdf
- 센서로세계로미래로, 인공지능에 의한 영상인식 기술 동향, https://blog.naver.com/PostView.naver?blogId=iotsensor&logNo=222294898187
- https://ichi.pro/ko/gani-uilyo-bunseog-eul-gaeseon-hal-su-issneun-bangbeob-137591323095454
- https://truman.tistory.com/191
- 김민규외 딥러닝기반 의료영상 분석을 위한 데이터 증강 기법, 대한영상의학회지, 2020.
- https://truman.tistory.com/category/
- https://slicer.readthedocs.io/en/latest/user_guide/image_segmentation.html
- 이명은, 의료영상의 분할과 시각화 방법의 개발, 목표대학교, 2007.2.
- 조영복 외, 의료영상 이미지를 이용한 유전병변 정합 알고리즘, 한국정보통신학회 논문지, vol.21, No2, 2017.05
- https://techblog-history-younghunjo1.tistory.com/178
- https://blog.naver.com/PostView.nhn?blogId=dic1224&logNo=220874533207
- https://1coding.tistory.com/135
- 최윤섭, 최윤섭의 헬스케어 이노베이션, https://www.yoonsupchoi.com/2017/08/08/ai-medicine-4/
- https://brunch.co.kr/@kakao-it/81
- https://www.geeksforgeeks.org/getting-started-with-classification/?ref=lbp
- 김희태 외, 의료영상철을 위한 오픈소스 라이브러리; ITK리뷰, 카이스트 전산학과, 대한의학영상정보학회지, 1-12, 2013.
- 기재홍 외, 이비지 스트리밍 기술을 이용한 웹 기반 3차원 의료영상 시스템의 구현과 성능평가, 대한의료정보학회지 제11권 제4호, 2005.8.22.
- https://slicer.readthedocs.io/en/latest/user_guide/image_segmentation.html
- https://qupath.readthedocs.io/en/stable/docs/starting/first_steps.html#starting-out
- Citizen Data Scientist를 위한 데이터 사이언스 캔버스
- ㈜ 베가스 R&D Center, 테크월드뉴스, https://www.epnc.co.kr
- 식품의약품안전처, 의료영상 전송장치 기술문서 작성을 위한 가이드라인, 2015.2.
- https://m.blog.naver.com/의료영상 저장전송장치란? 2008.9.26.
- https://www.pacs.irm.kr/_files/ugd/ebac66_01c05a8c03c34d0782395f387a3ec5ea.pdf?index=true
- 나승권, 의료기기 기술분석 및 의료정보, 상학당, https://truman.tistory.com, 2017.

학습 1	의료영상분석의 개요
학습 2	의료영상 데이터의 획득(Acquisition)
학습 3	의료영상 데이터의 저장 및 전송
학습 4	의료영상 데이터의 시각화 툴
학습 5	의료영상 데이터의 특징 추출(Features Extraction)
학습 6	의료영상 데이터의 분류(Classification)
학습 7	의료영상 데이터의 분할(Segmentation)
학습 8	의료영상 데이터의 강화(Enhancement)
학습 9	의료영상 데이터의 정합(Registration)
학습 10	딥러닝 기반의 의료영상 데이터 분석
학습 11	의료분자 영상기술
학습 12	**의료영상 기술의 미래**
학습 13	의료영상 기술의 시장현황
부록	의학용어

학습 목표

1. 의료영상 기술의 미래를 이해할 수 있다.

12-1 종래 의료영상 기술의 미래

1. 컴퓨터 비전을 통한 의료영상 기술의 미래

1) 컴퓨터 비전

컴퓨터 비전은 카메라, 에지 컴퓨팅, 클라우드 기반 컴퓨팅, 소프트웨어, 인공지능(AI)을 결합하여 시스템이 물체를 '확인'하고 식별하도록 지원한다.

컴퓨터 비전이라는 말에 이미 '시각'(Vision)이라는 단어가 포함되어 있어서 유추할 수 있듯이, 사람의 시각과 관련한 시스템 구조를 모방하여 컴퓨터도 물체나 상황을 식별하고 해석할 수 있도록 하는 연구분야이다.

컴퓨터 비전에서 다루는 의료영상 데이터에는 이미지와 이미지 속 텍스트를 인지하는 영역뿐만 아니라 비디오와 3D 영상도 포함된다. 의료 비디오 영상은 엄밀히 말하면 의료 이미지(프레임)들의 합이다.

딥러닝과 뉴럴 네트워크의 발전은 컴퓨터 비전분야의 발전속도를 가속화시키는 계기가 되었고, 제한된 영역에서만 활용되던 컴퓨터 비전은 딥러닝의 심층신경망의 비약적인 발전에 힘입어 그 활용영역을 점차 확장해 나가고 있다.

컴퓨터 비전분야에 있어서 대표적인 기술은 아래와 같다.

① 객체 분류(Object Classification) : 이미지 속 객체를 인지하여 그 클래스를 분류해내는 기술로 컴퓨터 비전영역에서 가장 기초적인 응용분야
② 객체 탐지 및 위치 식별(Object Detection & Localization) : 이미지 또는 비디오 영상에서 객체를 식별해내는 기술
③ 객체 분할(Object Segmentation) : 이미지 및 비디오 영상 프레임 내에서 객체를 따로 분할하여 의미 있는 부분만 분석할 수 있게 하는 기술
④ 이미지 캡셔닝(Image Captioning) : 이미지의 상황을 텍스트로 설명할 수 있는 기술
⑤ 객체 추적(Object Tracking) : 비디오 영상 내의 객체의 위치변화를 추적하는 기술로 흔히 포인트 추적(Point Tracking), 커널 추적(Kernel Tracking), 실루엣 추적(Silhouette Tracking) 등의 방법을 사용
⑤ 행동 분류(Action Classification) : 비디오 영상 내의 객체의 행동(Action)을 인식하여 분류하는 기술

위에서 설명한 다양한 컴퓨터 비전의 기술을 복합적으로 사용하여 우리의 실생활에서 다양한 비전기술의 의료영상 활용분야를 목격할 수 있다.

2) 컴퓨터 비전의 시장 및 활용

스마트폰의 시대가 오면서 이미지뿐만 아니라 의료 관련 영상 데이터가 폭발적으로 증가하였고, 이는 컴퓨터 비전의 필요성을 증대시켰다.

Research and Market이 발표한 자료에 의하면, 2021년 컴퓨터 비전에서의 AI 시장규모는 159억 달러로 추정하며 2026년까지 이 시장은 513억 달러에 이를 것으로 예상했다. 이를 환산하면 연평균 약 26.3%의 복합성장률(CAGR)로 컴퓨터 비전시장이 확대된다는 것을 의미한다.

범용 프로세싱을 위한 CPU, 컴퓨터 비전, 비전 처리장치(VPU)를 비롯한 AI 가

속화를 지원하는 다양한 기술 포트폴리오를 글로벌 기업인 인텔 등은 이러한 기술을 보유하고 있다.

다양한 의료영상 환경에서 가치를 발휘하는 컴퓨터 비전 시스템은 사물과 사람을 빠르게 인식하고, 의료고객의 의료영상 통계자료를 분석하고, 관련 병리현황 및 진단을 검사하는 등의 작업을 수행할 수 있다.

컴퓨터 비전은 딥러닝을 사용하여 의료영상 이미지 처리 및 분석 시스템을 안내하는 신경망을 형성한다.

글로벌 기업 인텔의 OpenVINO™ 툴킷이 포함된 CNN(Convolutional Neural Networks) 기술은 의료영상 진단 관련 이미지 분류 및 해당 진단 형태의 물체 탐지를 위한 딥러닝 추론을 지원한다.

충분히 훈련된 컴퓨터 비전 모델은 의료영상 사물을 인식하고 사람을 감지하거나 인식하며 움직임도 추적할 수 있다.

CT 스캔에서 이미지를 생성하는데 걸리는 컴퓨팅 시간을 줄이는 것부터 내시경 카메라의 실시간 추론까지, AI는 작업량을 간소화하고 치료를 개선한다.

3) 컴퓨터 비전이 의료영상 데이터를 다루기 어려운 이유

과거에 비하면 컴퓨터 비전은 상당히 많이 발전하여 위에서 소개한 것처럼 실생활에서 광범위하게 사용되고 있기도 하지만, 컴퓨터 비전을 다루는 일은 여전히 어렵다. 대규모 인력을 과감하게 투입하여 비전으로만 자율주행의 미래를 그려가는 테슬라의 AI 디렉터인 안드레아 카파시(Andrej Karpathy)도 지난 4년을 매달렸지만 컴퓨터 비전을 위한 라벨링 워크플로우에 대한 명쾌한 답을 찾지 못했다고 고백하면서 컴퓨터 비전작업의 어려움을 토로하기도 했다.

세계가 주목하는 컴퓨터 비전기술을 이끌어가는 안드레아가 '라벨링 워크플로우' 문제를 아직도 풀지 못했다고 고백한 것은 무슨 의미일까?

의료분야 등의 이미지나 영상 내의 객체를 라벨링 하는 것이 라벨링 작업의 전부라고 단순히 생각하기 쉽지만, 라벨링 워크플로우(Labeling Workflows)는 그보다 더 많은 작업을 수반하고 있다는 것을 알 수 있다.

의료영상의 데이터에 대한 라벨링 유형 기준 마련, 라벨링 작업 결과물에 대한 품질관리(QA) 및 피드백 수집과정 구축, 라벨러 훈련과 퍼포먼스 측정 등을 포함하는 인력관리, 라벨링 과정 중 이슈발생시 커뮤니케이션 비용관리, 라벨링을 통해 구축된 데이터 셋의 버전관리 등이 포함될 수 있다. 여기에 나열한 것은 라벨링 작업중 예상되는 워크플로우 범위 중 일부일 뿐이다.

여전히 의료분야 등의 이미지나 영상 데이터의 라벨링 작업은 가장 덜 중요한 것이라고 치부되고 있지만, 컴퓨터 비전문제를 푸는 데 있어서 가장 선도적인 테슬라팀이 여전히 난항을 겪고 있는 부분이 라벨링 워크플로우라고 지적한 부분은 상용화 단계에서 컴퓨터 비전문제를 해결하기 위해 우리가 주목해야할 부분이 사실은 데이터라고 해석할 수 있다.

라벨링 작업 전후에 데이터에 대한 통제권을 보장하는 제반기능을 갖추지 않으면 라벨링 워크플로우는 투입되는 데이터의 양이 많아질수록, 구축한 모델이 늘어날수록 여지없이 무너질 것이다.

테슬라 조직 내에서는 이러한 작업을 외부에 맡길 수 없어서 자체팀을 구축했고, 이로 인해 데이터에 대한 통제권을 내부에서 가질 수 있도록 처음부터 설계함으로써 누구보다 빠르게 비전기술로만 상용화를 해낼 수 있었던 것이다.

컴퓨터 비전에 있어서 이러한 데이터 문제가 특히나 어려운 이유가 무엇일까? 두 가지로 나누어 좀 더 자세히 알아보도록 하겠다.

(1) 사람은 이미지를 보지만 컴퓨터는 숫자를 본다

사람이 이미지를 인식하는 과정이 무의식적으로 혹은 잠재 의식적으로 진행되기 때문에 흔히 컴퓨터가 비전을 처리하는 방식도 매우 쉬울 거라고 착각할 수 있다. 하지만 컴퓨터 비전의 신경과학을 들여다보면 그 복잡성은 상상을 초월한다.

대뇌피질의 상당부분은 이미지 프로세싱 처리에 전념하게 된다. 이는 컴퓨터가 의료영상 등의 이미지를 처리하는 방식이 인간과 다르기 때문이다.

인간이 매우 시각적이고 직관적인 방식으로 이미지를 인식하는 반면, 컴퓨터는 의료영상 등의 이미지를 그 자체로 인식하는 것이 아닌 이미지의 모든 부분을 개별 픽셀로 환산하여 숫자로 인식한다.

이는 의료영상 등의 이미지를 인식할 때마다 처리해야 하는 데이터양이 많다는 것을 의미하며, 컴퓨터가 복잡한 시각적 작업을 수행하도록 하는데 필요한 계산 및 데이터 리소스 또한 방대해지는 것이다.

(2) 사람보다 더 많은 데이터를 필요로 하는 컴퓨터 비전 시스템

현재의 컴퓨터 비전 시스템이 의료영상 등의 이미지 처리에 있어서 사람과 같은 능력을 구현하려면 사람이 필요로 하는 것보다 훨씬 많은 데이터가 필요하다.

현재 컴퓨터 비전분야를 이끌어 가는 가장 고도화된 머신러닝 기법은 지도학습이다. 지도학습은 '정답'이라고 여겨지는 피쳐를 라벨링한 데이터를 기반으로 학습을 이행한다.

최근에는 지도학습을 바탕으로 라벨링이 되지 않은 추가 인풋 데이터를 학습시키며 이러한 과정을 통해 모델의 성능을 개선해나가게 된다. 즉 학습에 사용된 데이터를 기반으로 모델의 성능이 결정되기 때문에, 학습에 사용된 데이터가 실제 프로덕션 레벨에서 입력값으로 들어올 수 있는 데이터와 유사한 지가 중요한 포인트가 된다.

쉽게 말해서 모델이 인지하려는 모든 다양한 상황에 대해 데이터로 준비해서 학습시켜야하는 것이다.

컴퓨터 비전을 사용하는 자율주행을 예로 들어보자. 자전거를 타는 사람들을 인지할 때, 컴퓨터 비전 시스템은 자전거를 타는 사람들이 어떤 행동을 하는지에 대한 사전 지식이 필요하며, 이를 바탕으로 동작해야 한다.

하지만 실제 자전거를 타는 사람들은 제각기 다른 행동을 할 수도 있다. 사람의 시각 시스템은 다양한 상황속에서 이를 유연하게 인지하는 반면, 컴퓨터는 실제로 발생할 수 있는 모든 상황에 대한 데이터가 주어져야 이를 학습하여 처리한다.

데이터를 구축하는 과정에서 얼마나 어려움이 있을지 조금은 가늠하실 수가 있을 것이다. 실제로 이런 다양한 상황의 데이터를 모두 모아 학습시키기는 현실적으로 쉽지 않지만, 대규모 자체 인력과 자본을 보유한 테슬라는 이러한 방식으로 자율주행 시장을 이끌고 있다.

컴퓨터 비전분야에 있어서 세계적으로 저명한 학회인 CVPR(Conference on Computer Vision and Pattern Recognition)가 얼마 전에 열렸다.

CVPR에서 안드레아 카파시가 발표한 내용에 따르면, 기계가 이해하기 어려운 상황 혹은 자연스럽게 얻을 수 있는 데이터 수가 적지만 실생활에서 충분히 일어나는 상황 등을 221가지로 추려 나열한 후, 해당 케이스의 데이터를 집중적으로 확보했다고 한다.

이렇게 흔하게 일어나지 않는 상황들을 엣지 케이스(Edge Case)라고 한다. 그리고 이러한 엣지 케이스 데이터 셋을 다시 테슬라의 '그림자 모드(Shadow Mode)'에서 테스트해보는 과정을 4개월 동안 7차례 반복했다.

그림자 모드는 말 그대로 실제 도로에서 주행하는 차에 배포하지 않은 학습 상태에 있는 모드를 의미한다.

현재 배포되어 있는 모드와 엣지 케이스로 학습한 그림자 모드의 성능을 비교하여 성능이 입증되면 배포를 완료하고, 새롭게 추가되는 데이터는 또다시 새롭게 생성된 그림자 모드에서 학습을 하게 되는 것이다.

엣지 케이스를 넣어 학습을 반복하며 모델의 성능을 높이는 것은 데이터를 통해 모델의 성능을 높이는 전형적인 Data-centric(데이터 중심) 방법론이다.

따라서 비전 데이터를 다루는 문제를 풀고 있는 기업에서는 모델 성능이 일정 수준에 도달하면 이렇게 데이터를 중심으로 하는 반복 사이클을 지속할 수 있는 견고한 머신러닝 데이터 플랫폼에 대한 필요성을 절감할 수밖에 없을 것이다.

12-2 의료영상 기술의 미래

1. 의료영상 기술의 개요

의학은 진단과 치료의 오류, 비효율적인 자원낭비, 환자와 임상의 간의 부적절한 시간낭비를 야기한다. 의사는 첨단의 의료 시스템과 워크플로우를 통해 빠르고 정확하게 영상을 분석하고, 의학적 오류를 줄임으로써 환자의 건강을 증진할 수 있기를 원한다.

의료인이 육안으로 볼 수 없는 신체 내부나 장소를 볼 수 있도록 하는 모든 방법은 다양한 다른 절차를 포함하는 '의료영상'의 넓은 정의에 해당한다.

수년간 의료영상 기술에는 상당한 발전이 있었다. 여기에는 이미지를 획득하는 다양한 양식뿐만 아니라 이미지를 사후 처리하고 공유하는 새로운 방법이 포함된다.

기존 첨단기술을 최대한 활용해 최대한 많은 인원으로 확산하는 것이 목표다.

진단 의료영상은 끊임없이 발전하는 학문이다. 이제 임상의는 사진을 변경하여 동일한 데이터에서 더 많은 정보와 통찰력을 얻을 수 있다.

의료분야의 리더들과 컴퓨터 과학자들은 인공지능(AI)이 이러한 모든 문제를 해결하는 역할을 할 수 있다고 주장하며 다양한 협력을 모색하고 있다.

앞으로는 거의 모든 병원과 의료진들은 AI 기술, 특히 딥러닝을 사용하게 될 것이다. 이미 많은 병원과 의료진들이 딥 뉴럴 네트워크(DNN)를 통한 패턴인식을 사용해 해부병리 판독과 피부병변, 망막이미지, 심전도, 내시경 검사, 얼굴 및 생체신호를 해석하는 데 많은 성과를 이뤘다.

앞으로 딥러닝을 통한 AI형 PACS, 얼굴인식와 음성인식기술이 사용된다면 그

동안 병원이 보유해온 의료 빅데이터와 AI의 접목을 통해 지금보다 혁신적인 의료 서비스가 창출될 것이다.

4차 의료기술의 핵심이라고 할 수 있는 AI 기술이 의사의 역할을 대체할 것이라는 가능성에 대해 의료계가 대책을 마련해야 한다는 목소리가 높다. 의료계의 우려에도 불구하고 AI로 인한 변화는 현실이며, 2~3년 안에 의료와 관련된 분야에는 엄청난 혁신이 이뤄질 것이다. 인공지능은 인간이 오감으로 탐지할 수 없는 미세한 영역까지 접근할 능력을 충분히 갖출 것이다.

1) 영상의학과 분야 적용

AI의 적용을 위해 특히 주목받는 분야 중 하나는 영상의학과이다. 가슴 엑스레이 사진의 경우 폐렴 진단에서 딥러닝 알고리즘이 의사보다 우수하다는 결과를 가지고 있다.

마찬가지로 AI 기반 영상 판독기술은 골절 및 노화 평가, 결핵 분류 및 척추 압박 골절 등에 적용했고, 이런 다양한 시도에서 실제 알고리즘이 진단하는 정확도는 아직 의사의 능력까지는 아니지만 계속 발전의 가능성을 보여주고 있다.

대표적으로 당뇨 망막 병증, 손목 골절, 유방암의 병리 판독, 대장 폴립, 선천 백내장에 대해 많은 연구의 진척을 보이고 있다.

[그림 12-1]처럼 어깨와 무릎에 MRI에 AI 기술을 도입하면 수 시간에서 수일이 걸리던 뼈, 연골, 근육조직의 분류와 질환 판독이 가능하다.

아직은 AI 기반의 영상 판독기술이 모든 질환에서 우수하다고 볼 수는 없다. 하지만 끊임없는 노력과 보완을 통해 딥러닝 알고리즘의 오류율을 떨어뜨릴 수 있다면 AI는 영상의학분야의 좋은 파트너로 자리잡을 것이다.

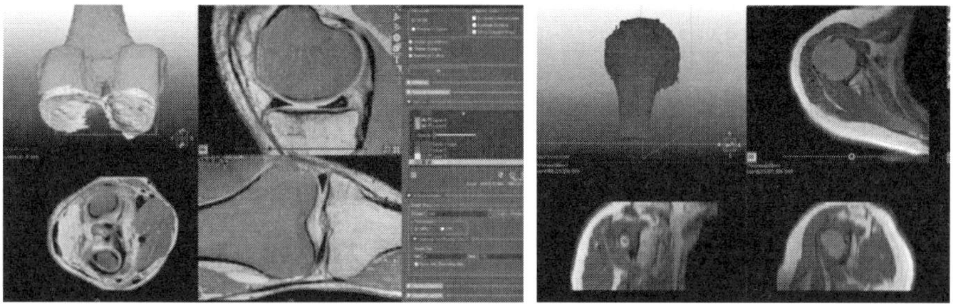

[그림 12-1] 어깨와 무릎에 MRI의 AI 기술을 도입

2) 병리학의 적용

병리학 분야는 영상진단에 비해 디지털 정보화가 느리게 진행되어 왔다. 여전히 진단을 위해 유리 슬라이드를 사용해 조직을 평가하고 진단하는 전체 슬라이드 이미징 기법을 사용하고 있다.

그럼에도 불구하고 진단병리 슬라이드의 심층학습은 유방암, 폐암, 뇌종양, 림파선 전이 등에서 진단능력을 보이고 있다.

2018년 미국 FDA는 AI 의료 진단 알고리즘에 대한 신속한 승인계획을 발표했다. 유리 슬라이드를 사용해 평가하고 진단하던 조직의 이미지를 디지털 이미지로 변환, AI를 적용해 검사결과를 해독해 낼 수 있다면 많은 임상의들에게 도움을 줄 수 있을 것으로 기대된다.

3) 피부과의 적용

AI는 기저세포 암종, 편평세포 암종 및 흑색 종 등의 주요 피부 질환에 대한 알고리즘 평가를 수행해 피부과 의사의 진단능력을 넘어서는 결과를 보여줬다. 특히 흑색종의 경우 매우 정확한 결과를 보여 주었다.

AI의 가능성은 여기에서 그치지 않는다. AI의 진단결과를 피부과 전문지식이 없는 다른 의료진이 활용할 수 있게 된다면 숙련된 의사들과의 뛰어난 협진기회를 제공하는 효과를 거둘 수 있을 것으로 보인다. 이 같은 협진효과는 비단 특정 전공분야에 국한되지 않고 거의 모든 분야에 다양한 형태로 적용될 수 있다. 이는 의료기술과 서비스의 발전으로 이어질 것으로 기대된다.

2. 현재의 고급 의료영상기술

1) 의료용 3D 영상기술

MPR에는 네가지 단계가 있다. 첫번째 단계는 가장 적절한 재구성 알고리즘을 사용하여 3D 재구성 영상을 재처리하는 것이다. 그런 다음 비선형 뒤틀림 기법을 적용하여 원래 획득한 것과 다른 평면에서 새 슬라이스를 얻는다. 마지막 단계는 추가 분석을 위해 결과 데이터를 다시 포맷하는 것이다.

2) 강도 투영

오늘날의 이미징 소프트웨어를 통해 임상의는 관심영역을 연구하는데 도움이 되는 여러 기능을 가질 수 있다. 이러한 기능 중 하나는 강도 투영이다. 임상의가 이미지에 표시할 CT 값을 선택할 수 있다. 이를 각각 최대 및 최소 강도 투영(MIP 및 MINIP)이라고 한다.

3) 진정한 3D 이미징

3D 재구성 기술은 여전히 우리가 원하는 만큼 정확하지 않으며, 일부 의사들은 부정확한 정보를 얻기보다는 여러 2D 섹션을 거치는 것을 선호한다. 이 분야의 큰 발전은 진정한 3D 영상이다. 이러한 기술은 수술중에 정확한 신경과 장기를 표적으로 삼기 위해 수술 전 계획에 필수적인 것이 될 수 있다.

4) 이미지 융합

이미지 융합이라는 고급 의료영상 도구를 사용하면 두 개 이상의 영상 데이터 세트를 액세스 가능한 단일파일로 병합할 수 있다. 이렇게 하면 한 이미지에서 서로 다른 영상촬영 양식을 사용할 수 있어 보다 나은 진단을 내릴 수 있는 등 많은 이점이 있다.

영상융합에 가장 일반적이고 유용한 기술은 PET/CT 및 PET/MR로 PET 스캔, CT 스캔 및 MRI 스캔의 이점을 결합한다. PET 스캔은 관심 영역(일반적으로 염증이 있거나 악성 영역)을 식별하고 찾는 데 도움이 될 수 있다.

5) 실시간 이미징

전통적으로 이미지를 획득하는 시간과 방사선 전문의가 이미지를 해석하는 시간 사이에는 항상 지연이 있었다. 지연은 이미지를 처리하고 표시한 후 이미지의 각 섹션을 보는 데 필요한 시간부터 발생한다. 외상과 같은 응급사례를 처리할 때, 이것은 임상결과에 상당한 영향을 미칠 수 있으며, 이것이 이미지를 가능한 한 빨리 해석하는 것이 중요한 이유이다.

학습 12

3. 미래의 의료영상기술

1) 기계지능

인공지능은 기계가 인간의 지능을 모방할 수 있게 하는 기술을 설명한다. 이것은 일반적으로 문제해결 및 학습과 같은 인지과정과 관련이 있다.

인공지능은 의료영상의 맥락에서 인간 조직의 불규칙성을 인식하도록 가르칠 수 있으며, 이는 질병진단과 치료 모니터링 모두에 도움이 될 것이다.

AI는 방사선 전문의를 도울 수 있다. 또한 인공지능은 사람보다 빠른 속도로 환자 데이터와 사진의 방대한 데이터베이스를 분류할 수 있다. 이렇게 하면 워크플로우가 빨라진다.

인공지능이 육안으로 볼 수 없을 정도로 작은 불규칙성을 인식하도록 훈련함으로써 진단 정확도를 높일 수 있다.

인공지능을 사용하여 환자의 전자의료기록(EMR) 스캔을 비교할 수도 있다. 이 기능은 또한 환자와 관련된 이전 의료기록과 같은 EMR의 다른 요소에도 적용되며, 이러한 요소는 진단중에 활용된다.

2) 인공지능과 빅데이터의 융합분석

인공지능과 빅데이터의 융합기술을 통하여 비전인식을 이용하여 x-Ray, CT, MRI 등 의료영상 정보를 분석하여 진단을 처리하고 ECG 등 수치 데이터를 분석하여 진단한다. 특히 자연어 처리를 이용하여 처방전을 분석하고, 인공지능을 이용한 종합진단을 처리한다.

의료용 사물통신과 연계하여 실시간 예방적 진단을 하고, DNA 분석 및 단백질 분석, 신물딜 분석을 통하여 의약품을 개발한다. 디지털 장기를 이용한 의약품 시뮬레이션, AI와 Bigdata의 융합처리로 보건의료산업 비용의 효율성 제고가 가능하다.

3) 클라우드 기반 애플리케이션

미래환경에서는 클라우드가 의료는 물론 금융, 통신, 자동차 등 모든 실생활과 연계될 것으로 전망된다. 특히 의료분야에서는 대규모 바이오 정보의 통합분석과 유전체 정보의학, 개인별 맞춤 약물치료 등의 많은 데이터를 필요로 한다.

이 같은 환자의 의료정보는 환자의 생명과도 연결되는 중요한 가치를 간직한다. 병원 별로 흩어져 있는 데이터를 수집하고 저장 · 분석해 빅데이터로 활용하기 위해서는 클라우드 기반의 공유시스템이 필요하다. 보안이 강화된 다양한 의료정보를 클라우드로 공유한다면 효과적인 빅데이터를 생산할 수 있어 임상시험과 전염병 연구 프로젝트도 활발해질 것이다.

의료영상 데이터는 영상기술의 빠른 발전과 의료분야에서 의료영상의 광범위한 사용으로 인해 새로운 방식으로 저장되고 공유되어야 한다. 이에 비추어 볼 때 클라우드 컴퓨팅은 의료영상 기술의 발전에 영향을 미치는 핵심 요소 중 하나가 되었다.

인터넷의 도움으로 클라우드 기술은 지리적 위치에 상관없이 데이터를 저장하고 공유할 수 있다.

클라우드 기반 의료영상용 애플리케이션을 사용하면 DICOM 형식의 영상파일을 더 쉽게 저장하고 검색할 수 있다. 이는 비용을 절감하고 효율성을 높인다.

의료영상 데이터에 대한 글로벌 협업은 의료제공 업체 간에 가능하다. 건강 측면에서 더 나은 환자 결과가 최종 결과이다.

4) 3D 의료기술

의료영상분야는 의공학에서 영상을 촬영하고 분석하는 과정으로 의술의 핵심적인 분야로 많은 관심을 가져왔다. 최근에는 컴퓨터의 발달과 더불어 영상의 촬영과 응용방법이 다양한 형태로 발전하면서 3D로 표현된 의료영상에 대한 관심이 커지고 있다. 3D 의료영상은 의학적 설명만으로는 이해하는데 한계가 있었던 내용을 쉽게 설명함으로써 환자들이 겪는 어려움을 해소하고, 환자로 하여금 의사결정을 쉽게 할 수 있도록 도움을 주기도 한다.

미래의 3D 의료영상에 대한 구체적이면서도 상업적인 시도가 급격히 늘어나면서 3차원 영상을 포함한 차세대 실감 의료장비의 성장 가능성을 높이고 있다.

시술의 당사자인 의사가 원하거나 원하지 않더라도 기술의 흐름은 더욱 발전된 의료기기의 개발로 이어지고 있다. 이러한 의료기기의 핵심기술 중 하나는 3차원으로 의학적 상태를 구현할 수 있는 3D 영상기법이다.

3D 의료기술은 개발 자체만으로도 인체에 관한 많은 정보를 디바이스를 통해 보여 줄 수 있는 장점을 가지고 있다. 의료서비스 및 의료교육의 기반기술이 될 수 있고, 다양한 응용분야로의 확산도 가능하다. 확산형 융합기술로 2D 의료 데이터의 볼륨화 모델의 랜더링 및 텍스처링, 프린팅을 통해 수혜자에게 상황연계 기술로 제공이 될 수도 있다.

3D로 만들어진 모델은 각 목적에 따라 FEA 분석, 임플란트의 설계, RP 제작 등에 사용된다. 이때 각 목적에 따라 특정 부분을 잘라내거나, 모델에 물성을 적용하거나, 움직임을 넣는 과정을 거치게 된다. 이렇게 만들어진 모델은 가상수술, 수술계획, 진단 등에 사용된다.

3D 의료영상을 적용하는 소프트웨어의 보급이 빠르게 증가되면서 이를 활용한 3D 의료진단 및 치료가 활발해지고 있다. 그러나 전공이 서로 다른 많은 의사들이 다양한 유형의 환자들에게 3D 의료영상 기술을 적용하는 일은 쉬운 일이 아니다.

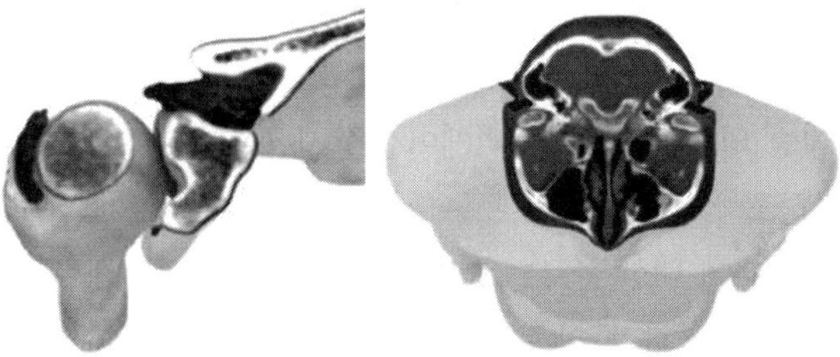

[그림 12-2] 3D 영상기술 사례

오랜기간 수술용 로봇이나 햅틱 시뮬레이터를 개발하는 일은 과학자들의 영역이었기 때문이다. 따라서 3D 영상기술을 적용한 효과적인 진단과 치료가 이뤄지기 위해서는 글로벌 단위의 3D 의료기술 표준화가 중요하다.

5) 의료 IoT 기술

의료분야에서 인공지능(AI) 빅데이터 등과 함께 각광 받고 있는 기술이 IoT(사물인터넷)이다. IoT 기술은 주로 의료 모니터링에 활용되고 있다. 담당의사는 IoT 기술을 이용해 입원환자의 상태를 체크할 수 있다. 환자는 약물복용이나 맞춤형 케어서비스 등 다양한 의료서비스를 제공받을 수 있다.

모니터링 분야에서 주로 활용되던 IoT 기술은 AR(증강현실)과 VR(가상현실)이 접목되면서 환자의 진단은 물론 치료에까지 적용되고 있다. 따라서 의료 전문가와 과학 기술자들이 서로 협력해 의료 IoT 기술개발에 참여하게 된다면 커다란 파급력과 보다 높은 차원의 의료서비스를 제공할 수 있을 것으로 예상된다.

6) 메모리 에디팅

뇌의 기억을 편집할 수 있는 의료기술도 도입될 예정이다. 미국에서는 VR 가상현실을 이용해 군인들의 전쟁 트라우마 치료에 성과를 얻었다. 최근에는 해마에 전기 자극을 줘 단기기억을 장기기억으로 전환시켜주는 실험에도 성공했다. 공포심을 학습한 달팽이의 RNA를 다른 달팽이에 이식한 기억 이식 실험도 성공했다. 메모리 에디팅 기술은 지우고 싶은 트라우마는 지워주고, 죽어있던 기억은 되살려 치매와 같은 질병은 치료하며, 더 나아가 경험하지 못한 체험이나 기술을 이식시켜 줄 수 있다.

7) 광음향 내시경 기술

광음향 현상(Photoacoustic Effect)은 물질이 펄스형태의 빛을 흡수할 때 그 에너지가 역학파(Mechanical Waves), 즉 초음파로 변환되는 현상을 일컫는다. 빛을 흡수할 때 물질은 국부적으로 온도가 상승하면서 팽창하는데, 이것이 음파로 변환돼 매질 내에 전파한다. 광음향 내시경은 이 효과를 이용한다. 생체에 레이저 펄스를 비춰 진단영역에서 발생하는 초음파를 기존 초음파 감지기술을 사용해 영상화하는 것이다. 이를 통해 기존 영상기술이 보여주지 못한 새로운 형태의 정보를 제공할 수 있다.

광음향 원리를 이용한 영상방식은 색상정보를 제공하는 데다 이론적으로 침투 가능한 영상 깊이가 10cm 이상이라는 특징이 있다. 또 기존 초음파 장비를 사용할 수 있다는 점에서 상용화가 용이할 것으로 예상된다.

최근 내시경 기술은 질병 부위의 단순한 관찰을 넘어 그 활용방식과 형태가 빠르게 진화하고 있다. 정밀진단을 위한 샘플 채취, 보조기구의 삽입, 내시경 수술 등이 대표적인 사례다. 그 외에도 각종 시술법이 새롭게 개발되는 중이다.

그중 EUS(Endoscopic Ultrasound, 초음파 내시경술)는 현재 임상에서 단층 내시경술을 대표하는 기술이다. 이 기술은 장기 표면에 대한 영상정보만 제공하던 기존 비디오 내시경 및 캡슐 내시경과 달리, 장기 내부의 해부학적 구조와 병변의 침윤 깊이 등에 대한 정보를 제공해준다. 더불어 현재 상용화된 기술 중 유일한 비파괴 영상방식 단층 내시경 기술이기에 앞으로도 그 비중과 중요성이 더욱 커질 것으로 예상된다.

EUS는 특히 췌장암 진단분야에서 매우 독보적인 영역을 확보해 나가고 있다. 특정 의심 조직에서 샘플을 채취하는 시술, 이른바 '미세바늘 흡인검사(Fine Needle Aspiration)'가 이 기술의 대표적인 응용예시이다.

하지만 EUS는 근본적으로 초음파 영상기술이 갖는 일반적인 한계를 벗어날 수 없다. 연조직(Soft Tissue)에 대한 낮은 이미지 대조(Contrast) 문제와 초음파의 특성상 조영제(造影劑)의 사용이 어렵기 때문이다. 이로 인해 EUS에서 제공되는 초음파 이미지만으로는 명확한 병변의 상태 판단이 어려울 수 있다.

광음향 내시경술(Photoacoustic Endoscopy : PAE)은 EUS의 이러한 한계를 극복할 수 있는 기술이다. 광음향 효과를 바탕으로 기존의 영상기술들이 못 보여주는 전혀 다른 형태의 해부학적, 기능적, 그리고 분자적 정보를 제공해 줄 수 있기 때문이다. 이는 광음향의 이미지 대조 원리가 음파의 단순한 반사현상을 활용하는 초음파와 달리 '광흡수'라는 차별된 원리에 기반을 두기 때문이다.

광음향 효과는 특히 혈액의 영상화에 강점을 갖고 있다. 광흡수가 좋은 혈액은 광음향 효과에 의해 선명하게 영상화된다. 더불어 광음향 기법은 그 원리상 림프, 신경 등 다른 해부학적 구조에 대해서도 타 영상기법에 비해 그 영상화 가능성이 높은 것으로 평가받는다.

기능적 활용 가능성도 높다. 동맥과 정맥의 성분차이를 이용, 레이저 파장을 조정하면 각 기능별로 영상정보 제공이 가능하다. 산소 포화도를 토대로 관찰하면 각 조직의 대사율도 측정할 수 있다. 또한 광음향 효과는 조영제 사용이 자유롭기 때문에 분자적 특성을 살린 각종 진단기술의 개발도 활발하게 이뤄질 전망이다. 광흡수율이 높고 암 조직에 잘 흡착되는 조영제를 개발한다면, 광음향 내시경을 사용해 암을 더 쉽게 관찰할 수 있다. 암 이외에도 각 질병의 고유한 생체자 특성을 발견한다면, 이에 맞는 파장을 이용한 진단을 가능케 할 수 있다.

[그림 12-3]은 의료영상 이미지 컴퓨팅과 의료영상 이미지 관리단계의 과제와 개발동향을 요약한 것이다.

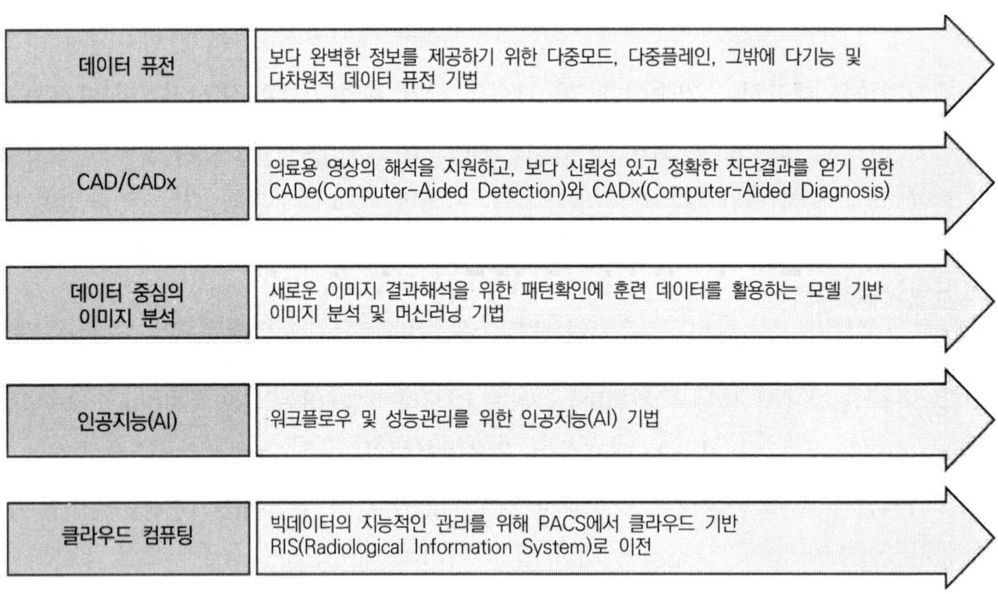

[그림 12-3] 의료영상 컴퓨팅 분야의 주요 동향

지속적인 연구개발을 통해 새로운 혁신 기술들이 개발되고 있으며, 이들은 연구단계를 넘어 임상에도 빠르게 응용되고 있다. 의료영상 처리에 다양한 분야의 지식들을 통합함으로써 더욱 정확하고 신뢰할 수 있는 이미징 결과를 달성하게 된 것이다.

아날로그 디바이스는 의료 이미징의 데이터 수집 전자기기 설계와 관련해 동적 범위, 분해능, 정확도, 선형성, 잡음 등의 까다로운 요구를 충족하는 다양한 솔루션들을 제공한다. 이 솔루션을 사용함으로써 원시 이미징 데이터 단계에서 최대의 품질을 달성할 수 있다.

256채널을 제공하는 ADAS1256은 집적도가 매우 높은 아날로그 프론트엔드로서 DR 애플리케이션용으로 설계됐다. 다채널 데이터 수집 시스템인 ADAS1135와 ADAS1134는 선형성이 우수하며 CT 애플리케이션에서 이미지의 품질을 극대화한다. 다채널 ADC인 AD9228, AD9637, AD9219, AD9212는 뛰어난 동적 성능과 저전력 소모가 특징이며, PET 용으로 적합하다. 파이프라인 ADC인 AD9656은 우수한 동적 성능과 저전력 특성을 가져 MRI에 사용하기에 적합하다. 집적된 수신단 프론트엔드인 AD9671은 작은 크기가 중시되는 저가형 저전력 의료 초음파 애플리케이션용으로 적합하다.

의료영상 처리는 수학, 컴퓨터 과학에서부터 물리학과 의학에 이르기까지 여러 분야의 지식이 융합된 매우 복잡한 분야다. 이 글에서는 의료영상 처리의 주요 프로세스, 개발 동향, 과제를 살펴봤다. 이 중 가장 우선되는 절차이자 중요한 프로세스가 데이터 수집이다. 데이터 수집 프로세스에 따라서 의료영상 처리의 후속단계에서 사용될 원시 데이터의 품질이 결정되기 때문이다.

수행 내용

재료 · 자료

• 의료영상분석 관련 자료

기기(장비 · 공구)

• 컴퓨터, 문서작성 프로그램, 프린터, 주변기기

안전 · 유의사항

• 의료영상분석 관련 장비의 안전 및 유의사항을 숙지한다.

수행 순서

01 컴퓨터 비전에서 자주 쓰이는 데이터 셋에 대하여 분석하라.

우리가 오늘날 이렇게 발전된 컴퓨터 비전의 기술들을 누리게 된 것은 데이터 셋을 공개적으로 구축한 여러 오픈소스 프로젝트 덕분이라고 해도 과언이 아니다.

지금처럼 이미지 데이터가 충분하지 않았던 과거에 이미지나 영상 데이터의 필요성을 느끼고 데이터들을 모아 공개한 데이터 셋들이 오늘날 컴퓨터 비전의 발전에 지대한 영향을 끼쳤다.

현재까지도 컴퓨터 비전 프로젝트에 자주 쓰이는 데이터 셋을 분석한다.

1. CIFAR-10

CIFAR-10 데이터 셋은 머신러닝 연구에 가장 활발히 사용되는 데이터 셋으로 2009년에 제프리 힌튼 교수팀이 만들었다. 10개의 클래스(Airplane, Automobile, Bird, Cat, Deer, Dog, Frog, Horse, Ship, Truck)로 이루어진 6만 개의 이미지 데이터 셋이다.

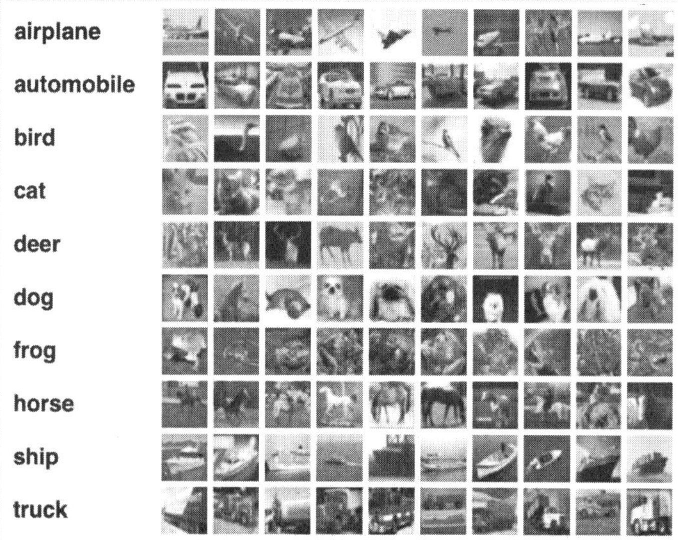

[그림 12-4] CIFAR-10 데이터 셋 예시

2. Fashion MNIST

손글씨 우편번호를 빠르게 읽기 위해 우편봉투로부터 숫자를 직접 추출하여 만든 손글씨 숫자 데이터 셋인 NIST를 일반화, 표준화하여 발전시킨 MNIST에 기원을 두는 데이터 셋이다. 손글씨 숫자를 패션과 관련된 이미지로 대체한 것이다.

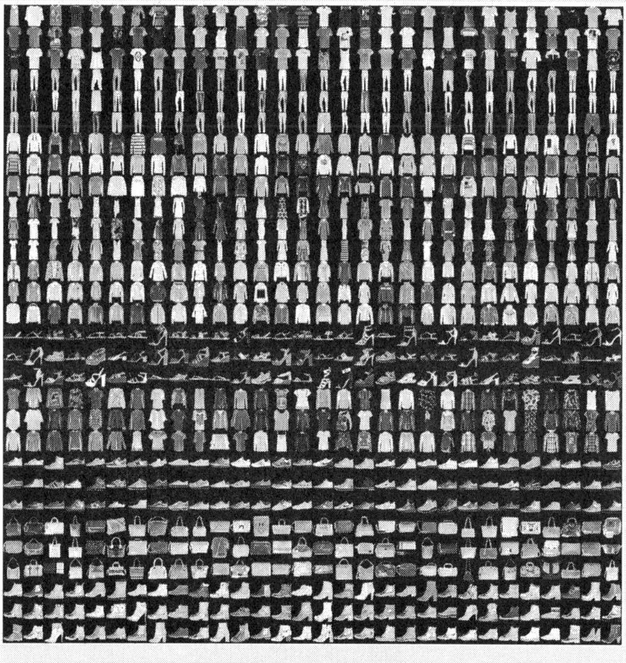

[그림 12-5] Fashion MNIST 데이터 셋 예시

Fashion MNIST는 10개의 카테고리로 분류되는 70,000개의 흑백 이미지로 구성된 데이터 셋이다.

3. ImageNet

ImageNet은 1,400만 개 이상의 공개 이미지 데이터 셋으로 스탠포드 대학의 Fei-Fei Li 교수와 그녀의 공동 작업자가 컴퓨터 비전분야에 있어 학습 데이터의 부족 문제해결을 위해 2009년에 시작한 데이터 셋이다. 그 분류가 매우 다양해서 일상생활에서 볼 수 있는 거의 모든 종류의 이미지를 얻을 수 있다.

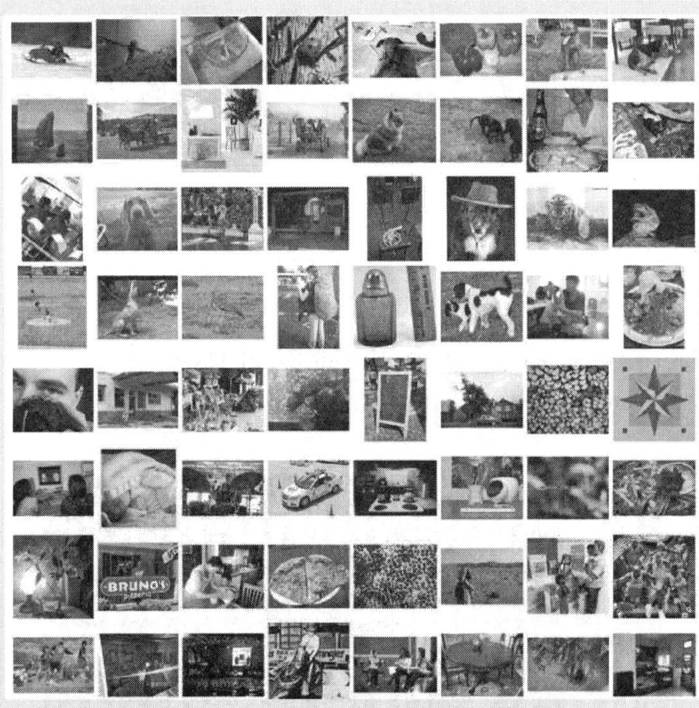

[그림 12-6] ImageNet 데이터 셋 예시

4. MS COCO

COCO는 Common Objects in COntext의 약자로 딥러닝 프로그램을 교육하는데 사용되는 가장 인기 있는 오픈소스 데이터베이스 중 하나로 Object Detection, Segmentation, Keypoint Detection 등에 쓰인다. COCO 데이터는 이미지를 설명하는 캡션도 함께 제공하여 이미지를 설명하는 문장을 학습시켜 유사한 이미지가 주어졌을 때 설명을 자동으로 생성할 수 있도록 하는 데 큰 기여를 했다. COCO 데이터 셋에 대한 관심도 많지만 이 데이터들을 저장하는 COCO 데이터 셋의 방식인 데이터 포맷에 대한 관심도 많다.

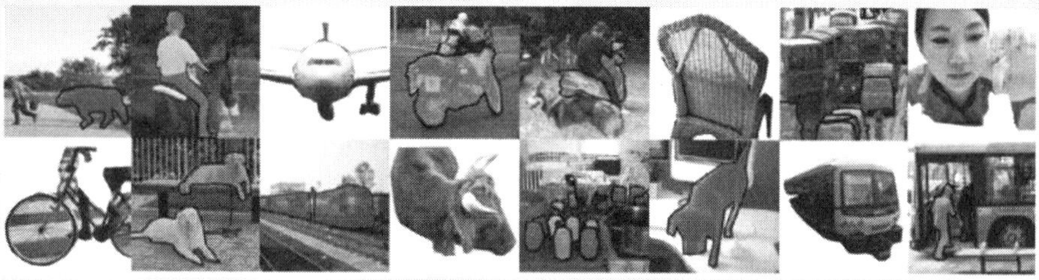

[그림 12-7] MS COCO 데이터 셋 예시

5. Cityscapes

자율주행에서 사용될 수 있는 도로환경과 관련된 가장 유명한 데이터 셋이다. 50개 도시의 거리 장면에서 기록된 다양한 스테레오 비디오 시퀀스 세트를 포함하는 새로운 대규모 데이터 셋으로 도시 장면에 대한 의미론적 이해에 중점을 둔다.

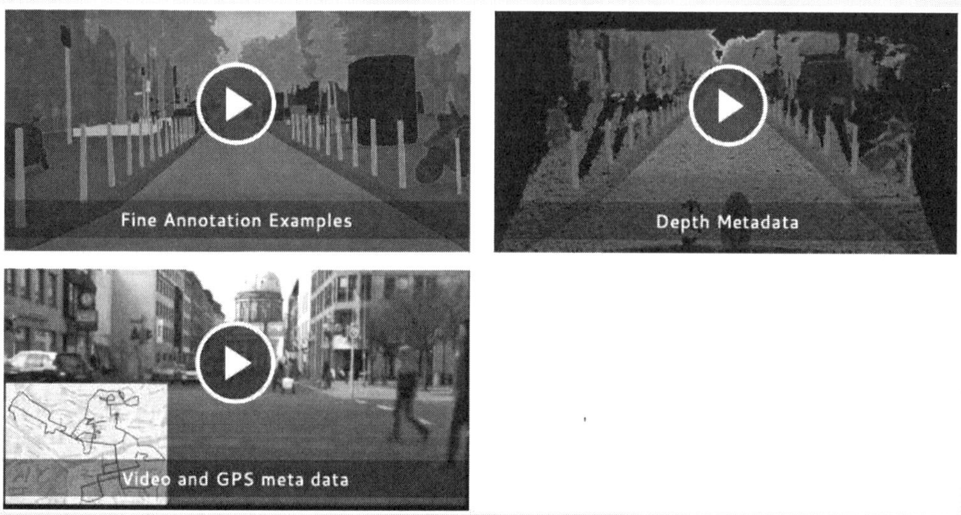

[그림 12-8]Cityscapes 데이터 셋 예시

6. Open Image

구글이 머신러닝을 위해 2016년에 공개한 이미지에 주석이 달린 데이터 셋으로 약 190만개에 전문 라벨러들이 라벨링을 검수한 이미지들을 포함하고 있다. 데이터 셋은 V1부터 계속 업데이트 되어 2020년 2월 기준으로 가장 최신 버전인 V6버전까지 공개되었다.

이미지 상의 객체간 관계를 보여주는 라벨링, 이미지를 설명하는 캡션과 음성 나레이션이 추가되어 이미지와 캡션 사이를 연결하는 복잡한 모델을 만드는데 유용하게 사용되고 있다.

학습 12

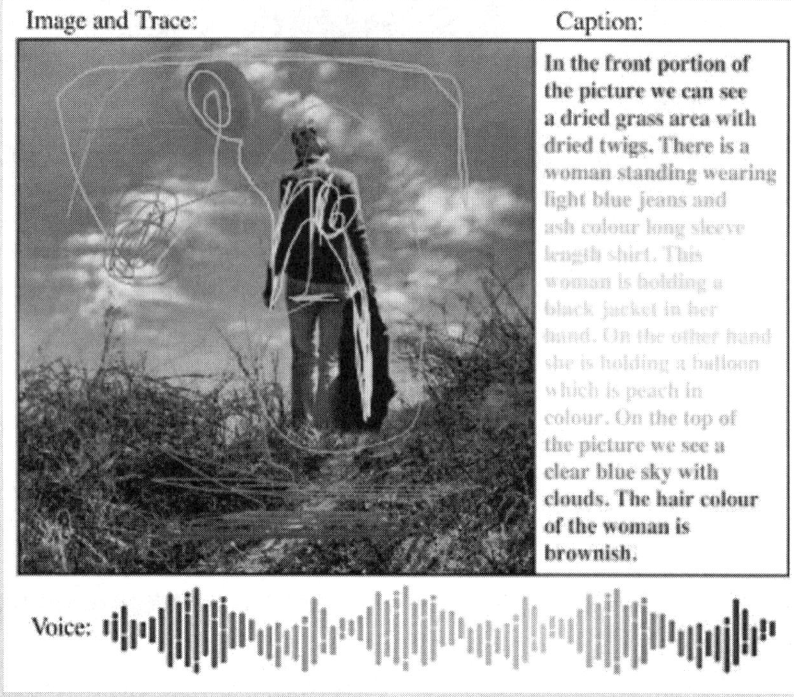

[그림 12-9] 캡션과 나레이션이 추가된 Open image v6 예시(Source : AI googleblog)

02 인공지능을 이용한 MRI 영상 재구성에 대하여 분석하라.

MRI 장비, 그리고 중간단계의 주파수 정보 획득 모습, 그리고 이로부터 변환된 MRI 영상을 보여준다. 가운데의 주파수 정보의 모습을 보면 알 수 있듯이 사람으로서는 이것이 어떠한 영상에 대한 정보인지 알 수가 없다. 컴퓨터를 이용하여 주파수 변환 알고리즘을 적용해야 비로소 사람이 이해할 수 있는 영상으로 만들어질 수 있다. 이러한 과정을 MRI 영상 생성 혹은 MRI 영상 재구성이라고 한다. 이러한 영상 재구성 알고리즘은 기본적으로 주파수 변환 알고리즘이라는 방법을 사용하고 있다.

이러한 고전적인 재구성 알고리즘은 일반적인 상황에서는 잘 동작하지만 만약 주파수 공간을 절반만 채우는 경우에 있어서는 동작을 하지 못한다. 즉 빠른 MRI 촬영을 위해서 주파수 공간을 덜 채운다면 결과적으로 일그러진 MRI 영상이 도출되어서 진단에 사용할 수 없게 된다.

고전적인 주파수 변환 기반의 재구성 알고리즘은 채워지지 않은 주파수 공간에 대해서

지능적으로 대처할 수 있는 능력이 없다.

일그러진 MRI 영상은 진단에 사용할 수 없을 정도로 영상의 왜곡현상이 많이 일어났다. 전문적인 용어로 에일 리어징 왜곡현상이라고 한다. 이러한 왜곡현상은 영상 상의 특정 부분이 다른 부분에 겹쳐서 나타나는 것이 주된 원인이다.

왜곡된 영상을 살펴보면 영상 윗부분의 모양이 아랫부분에 불규칙적으로 겹쳐서 나타나고, 아랫부분의 모양이 윗부분과 겹쳐서 나타나고 있는 것을 발견할 수 있다. 이러한 겹쳐서 나타나는 패턴이 불규칙하고 복잡해서 이러한 겹침현상을 고전적인 주파수 변환에서는 제대로 고칠 수가 없는 것이다.

하지만 이러한 복잡한 겹침현상을 인공신경망의 복잡한 구조를 이용하면 풀 수 있게 된다. 뛰어난 인공신경망의 복잡한 적응력이다.

겹침현상이 복잡하게 일어난 왜곡된 MRI 영상이 인공신경망의 입력으로 들어가면 인공신경망의 많은 인공신경들이 서로 정보를 주고받으면서 왜곡패턴을 찾아낸다. 그러한 가운데에 겹침현상들을 하나하나 풀어나가게 되어 최종적으로는 왜곡현상이 없는 온전한 MRI 영상을 만들어낼 수 있다.

이러한 인공신경망은 왜곡되지 않은 MRI 영상과 왜곡된 영상을 입력영상과 해답영상으로 제시하여 여러 번 학습을 시켜서 정확한 정보의 처리를 통해 온전한 MRI 영상을 만들어낼 수 있는 인공지능으로 만들어지게 된다.

좀 더 깊게 들어가면 이러한 인공신경망이 다양한 구조로 설계될 수 있다.

예를 들어 주파수 정보의 복소수적인 면을 다룰 수 있는 신경망 영상의 전체적인 모습과 세부적인 모습을 단계적으로 살펴볼 수 있는 U 모양의 신경망 영상 도메인에서 학습이 가능한 신경망, 주파수 공간, 즉 K-space에서 학습이 가능한 신경망 영상 도메인과 주파수 공간을 공유하면서 학습 가능한 신경망 등 다양한 구조의 인공신경망이 개발되어 보다 정확하고 효율적인 인공지능이 개발되고 있다.

K-space와 영상 도메인을 반복 이동하면서 학습을 효과적으로 하는 KIKI-net의 한 예를 보여주고 있다. 이 인공신경망은 주파수 공간의 채워지지 않은 부분을 채워나가는 인공지능이다. 인공신경망은 영상 도메인에서의 겹침현상을 풀어나가는 인공지능이 합쳐진 형태이다.

03 의료영상에서의 인공지능 전망에 대하여 분석하라.

인공지능 헬스케어의 활성화는 정밀한 치료를 제공하고 합리적인 비용으로 의료서비스의 질적 수준을 향상시킬 수 있으며, 환자 및 일반 국민 측면에서는 데이터 기반의 최적화된 의료건강관리 서비스가 제공되므로 의료비 부담 경감 및 치료에 긍정적인 영향을 줄 수 있다.

1. 인공지능 기술개발을 위한 오픈 플랫폼 및 오픈 데이터 필요

의료 인공지능의 1차적 검증이 폐쇄형 단일기관 검증에서 오픈형 데이터 셋 오픈 경쟁기반으로 변화하고 있다.

Camelyon16 대회에서는 총 270장의 병리 슬라이드가 학습용으로 공개되고, 이를 학습하여 만든 모델로 130장의 슬라이드를 판독해야 한다. 2016년 대회에서는 하버드 대학의 Andrew Beck 교수 팀이 우승했다. 이와 같이 인공지능 시스템의 검증은 데이터를 오픈하여 세계 여러 그룹 연구자에게 공개하고, 대회를 열어 더 좋은 결과를 얻는 방향으로 진행되고 있다.

의료 데이터를 외부기관에서 활용하기 위하여 의료 데이터 소유권의 문제, 개인정보 보호법 등 법적·제도적 문제를 해결한 학습용 공공 의료 데이터의 수집이 필요하다.

의료영상 인공지능을 구현하는 기업들의 연구 활성화를 위하여 의료기관에서 의료영상 전문가가 진행한 레이블링 데이터 세트를 확보하여 학습 데이터를 오픈하는 것이 앞으로 고려되어야 한다.

2 의료영상 인공지능을 위한 미래 이슈

우리나라는 각 기관별 방대한 영상 데이터가 구축되어 있으나 기관 간 연계와 공유가 미흡한 실정이다. 따라서 기관 간 데이터 연계 및 활용을 위한 의료정보 활용 가이드 라인의 제시가 필요하다. 의료 데이터는 민감한 데이터이므로 분석과정에서 의도적으로 유출되거나 부정하게 열람·복제되어 다른 목적으로 활용되는 문제가 발생하지 않도록 철저한 보안 가이드 라인이 필요하다.

의료분야 인공지능은 의학과 인공지능기술에 대한 전문성이 모두 필요하므로 기업과 병원 간 협업이 필요하다. 따라서 기업과 병원 간 협력하는 방식의 열린 자세가 필요하며, 조직

차원에서 구조적인 지원이 뒷받침 되어야 한다.

인공지능기술이 의료분야의 주된 선진기술이 될 것이므로 향후 사회적 수용성을 위한 논의와 공감대 형성이 필요하며 관련 법률 및 제도에 대한 논의가 요구된다.

4차 산업혁명 시대의 도래로 의료분야의 인공지능을 활용한 연구와 개발이 지속적으로 출현될 것으로 예상된다. 이에 따라 4차 산업혁명 시대와 인공지능 시스템 및 인공지능을 위한 데이터 수집의 역할은 매우 중요해진다.

인공지능을 위한 양질의 빅데이터 확보가 의료분야 인공지능 활성화의 중요한 부분이며, 국가차원의 데이터 통합 및 공동 활용방안이 필요하다.

국내 의료 인공지능기술이 개발·연구되어 활발한 활용이 이루어지기 위해서 아직 미흡한 규정과 법률의 개선이 필요하다.

의료분야의 인공지능기술 활성화 및 상용화를 위하여 인공지능의 판단이나 결과의 책임, 사용자 보호, 환자 안전 등 관련 범위에 대한 심도있는 논의가 필요하다.

데이터 확보와 임상시험 등이 가능한 병원 중심의 클러스터 활용이 필요하며, 추가로 다양한 분야의 헬스케어 인공지능 기업의 역량 확보가 우선시 되어야 한다.

인공지능을 활용한 헬스케어 분야의 질 향상, 비용 절감의 데이터화된 지표효과를 제시함으로써 신기술에 대한 참여를 유도해야 한다.

학습활동.12 교수 · 학습 방법

교수 방법

- 의료영상 기술의 미래에 대한 관련 용어, 구성, 방식 이해 정도를 파악한 후 수업을 진행한다.
- 교수자의 주도로 의료영상 기술의 미래 등의 내용을 PPT 자료로 제시한 후 설명한다.
- 가능하면 사전에 개인별 학습 자료를 준비하여 모든 학생이 참여할 수 있는 문제 해결식 수업, 협력 수업이 가능하도록 한다.
- 의료영상 기술의 미래 전 과정을 작업의 순서에 따라 단계적으로 실습이 이루어질 수 있도록 지도한다.
- 교재를 통해 수업을 준비하는데 있어서 필요한 모든 정보나 팁, 힌트 등 도움이 될 만한 내용들을 확인할 수 있다.
- 학생들이 만들게 될 각 모델들은 수업시간에 중점적으로 다뤄질 부분과 어휘, 질문, 답을 포함하고 있으며 또한 탐구할만한 추가적인 아이디어들도 포함하고 있다.

학습 방법

- 의료영상 기술의 미래에 대한 관련 용어를 숙지하고, 의료영상 기술의 미래에 대해 이해한다.
- 의료영상 기술의 미래의 각 단계별 중점 사항을 체계적으로 학습한다.
- 의료영상 기술의 미래 의 수행순서의 전 과정을 실습한다.
- 의료영상 기술의 미래의 내용을 이해한다.
- 의료영상 기술의 미래를 이해하고 숙달이 될 때까지 학습한다.

학습활동.12 평가 및 피드백

평가 준거

- 평가자는 피평가자가 수행 준거 및 평가 내용에 제시되어 있는 내용을 성공적으로 수행할 수 있는 지를 평가해야 한다.

학습내용	평가항목	성취수준		
		상	중	하
의료영상 기술의 미래	의료영상 기술의 미래를 이해할 수 있다.			

평가 방법

• 작업 포트폴리오

학습내용	평가항목	성취수준		
		상	중	하
의료영상 기술의 미래	의료영상 기술의 미래를 이해할 수 있다.			

• 필기시험

학습내용	평가항목	성취수준		
		상	중	하
의료영상 기술의 미래	의료영상 기술의 미래를 이해할 수 있다.			

• 체크리스트를 통한 관찰

학습내용	평가항목	성취수준		
		상	중	하
의료영상 기술의 미래	의료영상 기술의 미래를 이해할 수 있다.			

• 피드백

1. 작업 포트폴리오
   - 제출한 보고서를 평가한 후 주요 사항에 대하여 표시하여 돌려준다.
2. 필기시험
   - 평가 결과 성적이 저조한 학생은 보고서 제출 기회를 부여한다.
3. 체크리스트를 통한 관찰
   - 실습 과정에서 평가한 후 개선해야 할 사항 등을 정리하여 돌려준다.

참 | 고 | 문 | 헌

- 남상엽 외, 빅데이터 분석 및 응용, 상학당, 2023.1.10.
- 남상엽 외, 의료 IT 융합기술, 상학당, 2021.3.15.
- 남상엽 외, 4차산업 핵심기술 및 글로벌 도전, 상학당, 2020.9.15.
- 남상엽 외, 4차산업 융합기술을 위한 IT 분석 및 응용, 상학당, 2022.3.10.
- 남상엽 외, 메타버스 기술, 상학당, 2021.9.30.
- 남상엽 외, 디지털 테라피, 상학당, 2021.4.15.
- 남상엽 외, 디지털 트윈 기술, 상학당, 2020.4.30.
- 남상엽 외, 인공지능기술, 상학당, 2020.3.20.
- 남상엽 외, 사물인터넷 개론, 상학당., 2015.9.10.
- 남상엽 외, 가시광선 통신 기술, 상학당, 2018.10.15.
- 남상엽 외, 병원경영과 의료서비스, 상학당, 2021.9.10.
- 이준구 외, 의료영상을 이용한 인체 장기의 분할 및 시각화, 한국전자통신학회 논문지, 2-8권 제1호, 2013.1.21.
- 컴퓨터비전, 머신러닝, 딥러닝을 이용한 의료영상분석(1-2,1-3강) : www.edwith.org/medical-20200327/joinLectures/30437
- 슬라이드 스캐너 : 청년의사, http://www.docdocdoc.co.kr
- 뷰노메드 본에이지 : 중앙일보, jhealthmedia.joins.com/article/article_view.asp?pno=20250
- TisepX : 인공지능신문, http://www.aitimes.kr
- ImageJ 이미지, https://www.pcwelt.de/downloads/ImageJ-1325332.html
- ITK-SNAP 이미지, https://en.wikipedia.org/wiki/ITK-SNAP
- 3D Slicer 이미지, https://www.slicer.org/wiki/Slicer4:DownloadPageMockup
- Endoscopy 이미지, https://www.health.harvard.edu/diseases-and-conditions/endoscopy
- Microscopy 이미지, https://www.ibs.re.kr/cop/bbs/BBSMSTR_000000000901/selectBoardArticle.do?nttId=15340
- 컴퓨터 비전의 데이터의 모든 것, https://www.superb-ai.com/ko-blog/everything-about-computer-vision-data
- 현재 의료 영상기술의 상태와 미래, https://expocus.com/
- 문영래, 인공지능 적용과 의료기술의 변화, https://it.chosun.com/site/data/html_dir/2019/11/29/2019112900439.html, 2019.11.29.
- 윤기영, 보건의료의 미래는 디지털에 있다, https://www.hani.co.kr/arti/science/future/974944.html
- MOT Consultant,미래 의학 10대 기술
- 김창훈, 인공지능 의료영상 진단모형 연구 경험과 활성화 방안, HIRA빅데이터 브리프
- 의료용영상처리용장치, 소프트웨어, Global Picture Archiving and Communication System Market
- https://www.medigatenews.com/news/2919052258
- https://www.nextunicorn.kr/content/38ba7c8ef48b4356
- 정해윤, 첨단의료영상진단기기, 한국IR협의회, 2021.6.03.
- 강건욱, 핵의학 분자영상, 생화학분자생물학회
- 안병철, 분자영상과 신약개발, 생화학분자생물학회

- 아주대학교 핵의학과 홈페이지, https://ts.ajoumc.or.kr/EP/View.aspx?ssc=0015&ssgc=DH&mc=DH00150019
- https://www.molim.xyz/molecularimaging
- https://www.hoag.org/specialties-services/cancer/treatments-services/molecular-imaging-therapy/
- 이한상 · 박민석 · 김준모, 의료영상에서의 딥러닝, 대한의료영상정보학회지, 2014.
- 의료양상 분석의 개요, https://www.insilicogen.com/blog/358
- https://truman.tistory.com/239
- https://www.dynamsoft.com/blog/insights/image-processing/image-processing-101-image-enhancement/
- https://www.ijsr.net/archive/v6i3/25031706.pdf
- 센서로세계로미래로, 인공지능에 의한 영상인식 기술 동향, https://blog.naver.com/PostView.naver?blogId=iotsensor&logNo=222294898187
- https://ichi.pro/ko/gani-uilyo-bunseog-eul-gaeseon-hal-su-issneun-bangbeob-137591323095454
- https://truman.tistory.com/191
- 김민규외 딥러닝기반 의료영상 분석을 위한 데이터 증강 기법, 대한영상의학회지, 2020.
- https://truman.tistory.com/category/
- https://slicer.readthedocs.io/en/latest/user_guide/image_segmentation.html
- 이명은, 의료영상의 분할과 시각화 방법의 개발, 목표대학교, 2007.2.
- 조영복 외, 의료영상 이미지를 이용한 유전병변 정합 알고리즘, 한국정보통신학회 논문지, vol.21, No2, 2017.5.
- https://techblog-history-younghunjo1.tistory.com/178
- https://blog.naver.com/PostView.nhn?blogId=dic1224&logNo=220874533207
- https://1coding.tistory.com/135
- 최윤섭, 최윤섭의 헬스케어 이노베이션, https://www.yoonsupchoi.com/2017/08/08/ai-medicine-4/
- https://brunch.co.kr/@kakao-it/81
- https://www.geeksforgeeks.org/getting-started-with-classification/?ref=lbp
- 김희태 외, 의료영상철을 위한 오픈소스 라이브러리; ITK리뷰, 카이스트 전산학과, 대한의학영상정보학회지, 1-12, 2013.
- 기재홍 외, 이비지 스트리밍 기술을 이용한 웹 기반 3차원 의료영상 시스템의 구현과 성능평가, 대한의료정보학회지 제11권 제4호, 2005.8.22.
- https://slicer.readthedocs.io/en/latest/user_guide/image_segmentation.html
- https://qupath.readthedocs.io/en/stable/docs/starting/first_steps.html#starting-out
- Citizen Data Scientist를 위한 데이터 사이언스 캔버스
- ㈜ 베가스 R&D Center, 테크월드뉴스, https://www.epnc.co.kr
- 식품의약품안전처, 의료영상 전송장치 기술문서 작성을 위한 가이드라인, 2015.2.
- https://m.blog.naver.com/의료영상 저장전송장치란? 2008.9.26.
- https://www.pacs.irm.kr/_files/ugd/ebac66_01c05a8c03c34d0782395f387a3ec5ea.pdf?index=true
- 나승권, 의료기기 기술분석 및 의료정보, 상학당, https://truman.tistory.com, 2017.

학습 12

학습 1	의료영상분석의 개요
학습 2	의료영상 데이터의 획득(Acquisition)
학습 3	의료영상 데이터의 저장 및 전송
학습 4	의료영상 데이터의 시각화 툴
학습 5	의료영상 데이터의 특징 추출(Features Extraction)
학습 6	의료영상 데이터의 분류(Classification)
학습 7	의료영상 데이터의 분할(Segmentation)
학습 8	의료영상 데이터의 강화(Enhancement)
학습 9	의료영상 데이터의 정합(Registration)
학습 10	딥러닝 기반의 의료영상 데이터 분석
학습 11	의료분자 영상기술
학습 12	의료영상 기술의 미래
학습 13	**의료영상 기술의 시장현황**
부록	의학용어

학습 목표	1. 의료영상 기술의 시장현황을 이해할 수 있다.

13-1 의료영상 진단기기 산업의 특성

1. 의료영상 진단기기 산업의 특성

최근 인공지능기술이 발전하면서 첨단 의료영상 진단기기 시장은 빠르게 성장하고 있다. 영상분석에 특화된 인공지능 기술개발이 가속화되면서 그 중에서도 의료분야의 영상분석에 특화된 인공지능기술들도 활발히 개발되고 있다. 최근 논문 및 특허들에서도 의료영상에 최적화된 뉴럴 네트워크 구조, 학습에 대한 방법론들이 다수 등장하고 있다. 이러한 연구가 진행됨에 따라 의료영상 진단산업의 특성들이 드러났고, 그에 대한 문제를 해결하는 것이 현시점에서의 과제로 볼 수 있다.

첨단 의료영상 진단기기에 활용되는 의료영상용 뉴럴 네트워크 모델의 학습을 위해서는 라벨링된 의료영상이 필요하다. 높은 수준의 전문지식을 요구하는 의료산업의 특성상 데이터를 해석하고 데이터에 포함된 유의미한 객체 또는 정보에 라벨링을 할 수 있는 전문 인력의 수는 매우 한정적이다. 의료영상에 포함된 유의미한 객체들을 판단하고, 그러한 객체들의 종류 및 크기들을 표시함으로써 데이터 라벨링을 수행할 수 있는 전문 의료진들에 대한 인건비가 상당히 크기 때문에 학습 데이터를 구축하는데 상당히 많은 비용이 들어가게 된다. 이에 따라 라벨링된 학습 데이터를 쉽게 구축하기 위한 방안이 연구되고 있다.

또한 비정형화 상태의 의료 데이터들이 첨단 의료영상 진단기기 산업의 난제 중 하나이다. 첨단 의료영상 진단기기에 활용하기 위한 뉴럴 네트워크 모델의 학습을 위해서는 상당히 많은 양의 데이터가 필요하다. 일반적인 산업의 경우 대량의 데이터를 확보하는 것이 어려워 학습 데이터 구축에 많은 시간이 소요된다.

의료산업은 병원 시스템에 의료영상 저장 · 전송시스템(Picture Archiving and Communication System : PACS)이 도입되면서 병원내에서 촬영된 모든 의료영상들이 저장되어 있기 때문에 데이터의 수 자체는 다른 산업분야에 비해 매우 많은 편이다.

그러나 이러한 의료 데이터들 대부분은 비정형화된 상태로 저장되어 있어, 비정형 데이터를 가공하는 방법의 개발이 의료영상 진단서비스의 품질을 향상시킬 수 있는 키 포인트 중 하나로 꼽히고 있다.

병원마다 상이한 형태로 데이터를 저장하고 관리하고 있다. 개인정보들이 의료영상에 함께 저장되어 있기 때문에 개인정보를 비식별화하기 위한 작업도 필요하다.

의료영상과 함께 저장되어 있는 병변 관련 정보들도 비정형화된 형태로 저장되어 있기 때문에 이러한 정보들을 활용하여 의료영상에 대한 라벨을 구축하는 데에도 많은 시간과 노력이 소요된다.

뉴럴 네트워크의 학습에 활용될 수 있도록 비정형 데이터를 효율적으로 가공하는 방법에 대한 연구가 필요한 실정이다.

그리고 첨단 의료영상 진단산업의 특성상 일부 종류의 데이터들의 경우 데이터가 극히 부족하다. 일반적인 객체, 예를 들어 간, 폐, 심장 등 장기를 검출하는 경우 PACS에 저장된 상당히 많은 양의 데이터를 활용할 수 있다. 그러나 희귀 암종의 경우 발병 확률 자체가 극히 낮기 때문에 그러한 데이터들을 확보하기는 상당히 어렵다. 희귀 암종 등 데이터 확보가 어려운 객체들이 일반적으로 의료영상에 포함되어 있는 객체들보다 건강에 치명적일 수 있으며, 이러한 객체들을 검출해 내는 것이 첨단 의료영상 진단기기의 품질향상에 직접적으로 기여할 수 있다.

위와 같은 문제점을 해결하기 위해, 유사한 특징을 가지는 다른 객체들을 학습 데이터로 함께 활용한다. 또한 유사한 특징을 가지는 다른 객체로 학습된 인공지능 모델을 이용하여 계속 학습을 수행하거나, 다양한 데이터 어그먼테이션(Augmentation) 방법을 이용하여 학습 데이터를 증가시키는 방법 등을 이용할 수 있으며, 부족한 데이터를 보강하기 위한 연구가 이어질 것으로 전망된다.

13-2 의료영상 진단기기 시장동향

1. 의료영상 진단기기의 시장 개요

고령화, 질환의 조기진단 수요 증가 등과 의료 IT의 융합기술로 의료 첨단화를 이끄는 영상진단기기 시장은 꾸준히 성장하는 추세다.

의료 데이터 전문 라벨링부터 병변 진단지원, AI/VR 등을 활용한 비대면 진료에 이르기까지 의료분야는 하루가 다르게 발전하는 모습이다. 특히 한국은 양질의 의료 데이터가 풍부한 국가 중 하나로 무한 성장가능성을 시사하고 있다.

의료시장에 스며든 첨단기술, 의료전문 데이터 라벨링부터 AI 소프트웨어, VR 의료기기 등을 주목하고 있다. 클릭 한 번이면 정확한 병변 찾아내는 똑똑한 기술, 딥러닝 AI 기반 데이터 라벨링 소프트웨어 또한 눈길을 끌고 있다.

건강 자가 진단장비 시장도 국내 스타트업 약진으로 의료시장도 '한류' 바람 불 것이다. 인공지능(AI)과 사물인터넷(IoT), 가상현실(VR) 기술을 접목한 의료기기 시장에서도 스타트업들의 약진이 돋보인다. 또한 의료정보를 모바일로 제공하는 서비스 플랫폼도 성장세를 보이고 있다.

한국보건산업진흥원에 따르면 세계 영상진단기기 시장은 2019년 기준 약 34조 4000억원 규모로 최근 5년간 연평균 4.7% 성장하고 있다. 특히 국내는 CT · MRI 등에 대한 건강보험 보장성 강화 기조로 그 성장세가 더욱 가파르다. 2019년 기준 국내 영상진단기기 시장은 약 5791억원 규모를 기록했으며, 최근 5년간 연평균 성장률은 9%로 같은 기간 세계시장 평균 성장률에 2배 가까운 수치를 기록했다.

시장조사기관 마켓엔드마켓스 통계에 따르면 하드웨어, 소프트웨어, 서비스 분야로 나뉘는 AI 헬스케어 시장에서 소프트웨어 비중이 가장 큰 것으로 나타났다. 이 중 AI 소프트웨어 분야는 전세계적으로 매년 약 50%가량의 성장을 기록하고 있다.

여기에 의료 AI 시장 또한 매년 46% 수준의 성장세를 보이며 고공행진을 이어가는 중이다.

한국은 의료수준이 높아 향후 관련 정책 및 데이터 처리기술 확보에 따라 양질의 의료 빅데이터를 확보할 수 있는 높은 성장 잠재력을 가지고 있는 나라이며, 국내 스타트업들의 뛰어난 기술력이 의료산업군 곳곳에서 폭발적인 시너지를 일으키고 있는 만큼, 세계 무대에서도 IT 강국의 위상이 의료강국의 위상으로 이어질 것으로 기대된다.

2. 첨단 의료영상 진단기기 시장의 전망

인공지능기술을 이용한 의료기술은 진료, 의약개발, 의료 서비스, 의료정보 등에서 다양하게 활용될 것으로 전망된다. 특히 의료영상 데이터를 활용한 첨단 소프트웨어 기기의 대표적인 예로는 의료영상 진단보조 소프트웨어, 의료영상분석 장치 소프트웨어, 의료영상 검출보조 소프트웨어가 있다.

이는 의료진들의 진단을 보조하는데 활용되며, 환자 개개인의 의료영상 데이터가 기하급수적으로 늘어남에 따라 그 활용도는 더욱 커지고 있다.

영상처리 기술, 데이터 프로세싱 기술, 의료진의 활용도 증가로 인해 글로벌 시장 규모는 더욱 커질 전망이다.

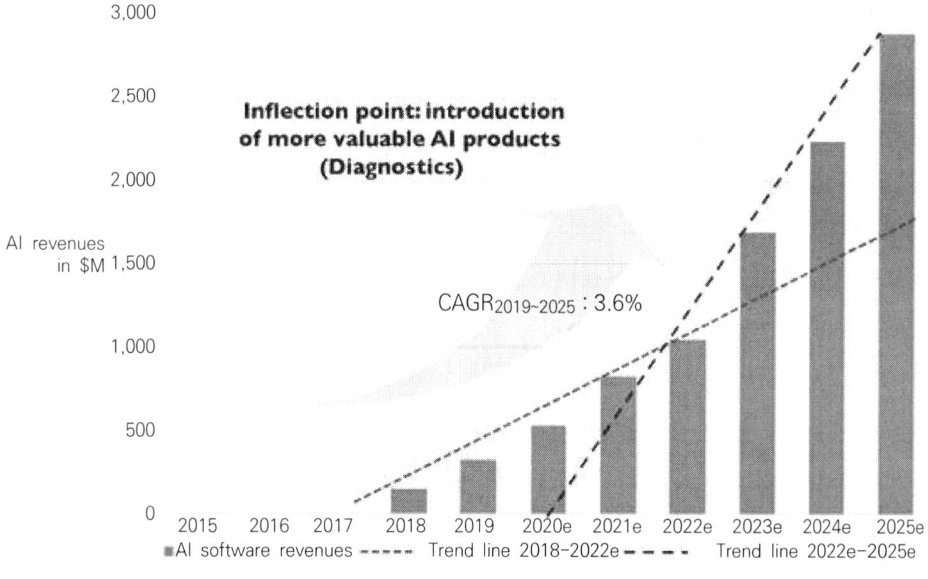

[그림 13-1] 세계 첨단의료 영상진단 소프트웨어 시장전망

[그림 13-1]처럼 글로벌 시장조사 전문업체인 Yole Development 자료(2020)에 따르면, 첨단의료 영상진단 소프트웨어 시장은 빠르게 성장하는 시장으로 2019년 4.5억 달러 규모에서 연평균 36%로 성장하여 2025년에는 29억 달러를 넘어설 것으로 예상되고 있다.

시장규모는 영상 확보, 영상의 노이즈 제거, 영상 재구성, 영상진단을 위한 스크리닝, 진단 및 치료계획 수립을 포함한 주요분야에서 창출될 것으로 예상된다. 2010년 이후 의료영상용 인공지능 개발에 힘쓰는 기업들이 투자한 금액은 20.5억 달러가 넘는 것으로 분석된다.

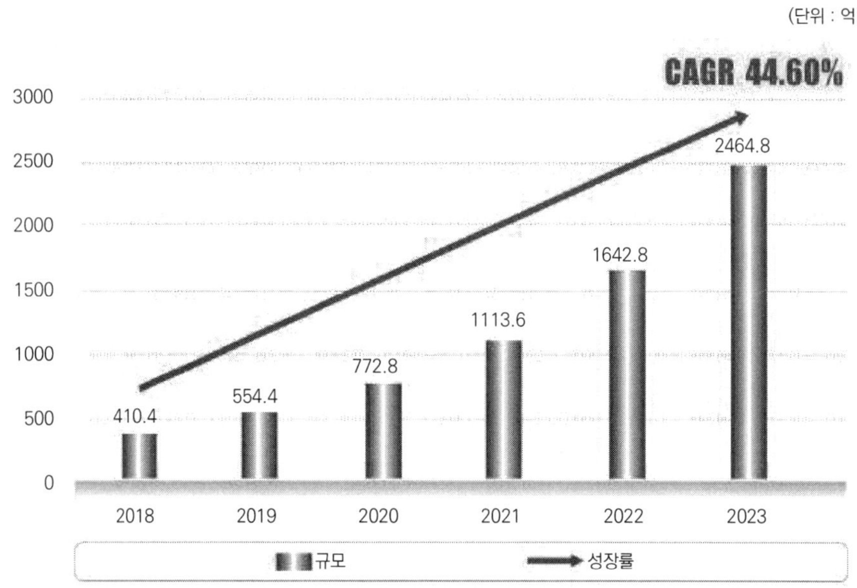

[그림 13-2] 국내 첨단의료 진단기기 시장현황

글로벌 시장의 급격한 성장세와 함께 국내 시장규모도 증가하고 있다.

[그림 13-2]처럼 BIS Research(2018)에 따르면, 국내 인공지능 및 빅데이터 기반 소프트웨어 의료기기 등 인공지능 헬스케어 시장규모는 2018년에 약 410억원, 2019년 약 554억 원이며 세계시장과 비슷한 연평균 성장률 44.60%로 예상되어 2023년에는 약 2,465억 원을 기록할 것으로 예상된다.

국내에서도 인공지능을 활용한 의료기기의 개발에 관심이 큰 만큼 시장전망도 고성장이 예상되고 있다.

3. 첨단 의료영상 진단기기 산업의 글로벌 기업동향

국내외 대기업, 스타트업들의 첨단 의료영상 진단기기 개발이 상당히 늘어나고 있으며, 경쟁이 점점 치열해지고 있고, 그에 따라 기술개발에 대한 투자 또한 가속화되고 있다.

세계적으로 의료분야에 대한 인공지능기술 접목에 관한 관심이 증폭되면서 미국, 유럽, 이스라엘, 한국 등 전세계의 기업들이 경쟁적으로 인공지능을 의료분야에 적용하기 위한 기술개발이 활발하게 이루어지고 있다. 국내외 기술기반의 기업인 구글, IBM, 마이크로소프트, 삼성전자뿐만 아니라 의료기술 기반의 기업인 GE 헬스케어, 필립스, 지멘스, 그리고 국내외 스타트업들도 해당 시장에 활발하게 진출하고 있다.

의료영상 진단에 인공지능기술을 접목하여 상용화하는 사례들도 점차 증가하고 있으며, 국내외 법 제도들이 이러한 시판화를 뒷받침함에 따라 인공지능 기반의 의료영상 진단의 활용이 더욱 확대될 것으로 분석된다.

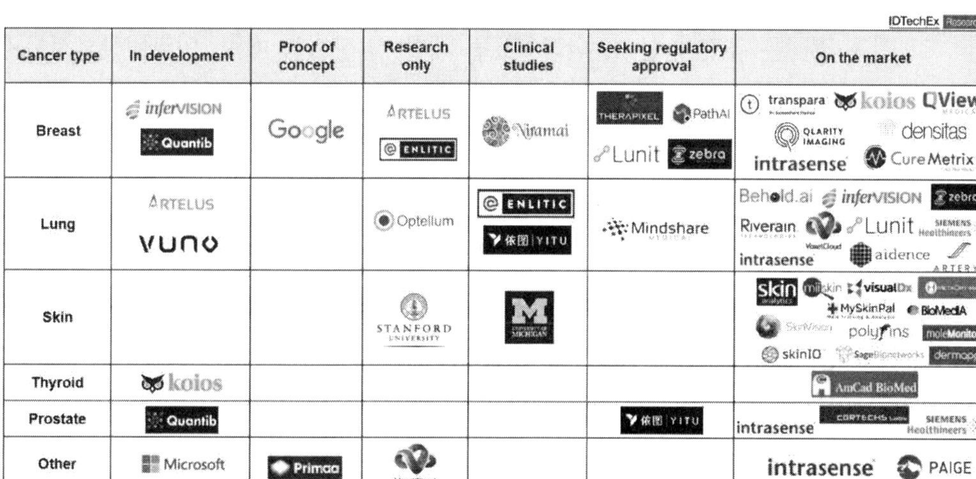

[그림 13-3] 첨단 의료영상 진단기반 암 검출 인공지능 기술기업 현황

[그림 13-3]은 의료영상을 통해 암을 검출하는 진단기술을 개발하는 기업의 현황을 나타낸 것으로, 암의 종류 및 개발현황에 따라 그룹화하여 표시하고 있다.

기존의 인공기술을 기반으로 의료영상 진단산업에 진출한 기업뿐만 아니라 기존의 의료사업을 바탕으로 첨단 의료영상 진단기기 사업으로 추가적으로 사업을 확장한 업체들도 상당수 존재한다.

학습 13

13-3 국내외 첨단 의료영상 진단기기 기술 선도 기업동향

1. 국외 첨단 의료영상 진단기기 기술 선도 기업

1) IBM

IBM은 인공지능 기술력을 토대로 한 첨단 의료영상 진단기기의 선두주자이다.

IBM(미국)은 2012년도부터 인공지능기술을 의료분야에 활용하기 위한 연구를 진행하고 있다.

IBM은 암과 관련된 60만 건의 의학적 근거, 42개의 의학 학술지와 임상시험 데이터로부터 200만 페이지 분량의 자료, 1,500여 개의 실제 폐암 치료사례, 25,000개의 치료사례 시나리오, 의사들의 진료기록, 검진결과 등 '자연어'로 되어 있는 데이터를 학습시켜 2014년도에 암 진단 솔루션인 '왓슨 포 온콜로지(Watson for Oncology)'를 처음 공개하였다.

그 이후 IBM은 유전체 분석, 신약치료법 개발, 임상시험 매칭, 의료영상분석까지 가능한 수준으로 발전시켰으며, 2017년 2월에는 왓슨을 이용한 인공지능 기반의 의료영상 분석도구인 '왓슨 클리니컬 이미징 리뷰(Watson for Clinical Trial Imaging Review)'를 개발하였다.

'왓슨 클리니컬 이미징 리뷰'는 CT · MRI 등 영상 이미지를 포함한 환자의 여러 데이터를 검토하고, 특정 질병의 정확한 진단과 치료법을 제안하는 프로그램으로 국내외 다수의 병원에 적용된 바 있다. IBM 사의 기술력을 바탕으로 의료분야에서도 점차 입지를 굳힐 것으로 예상된다.

2) Zebra Medical Vision

Zebra Medical Vision은 FDA 허가에 따른 흉부 X선 영상분석 상용화를 본격화하였다. 지브라 메디컬 비전(Zebra Medical Vision, 이스라엘)은 2014년에 설립된 딥러닝을 이용한 의료 솔루션 제공을 위한 연구개발을 진행중인 회사로 인터마운틴 인베스트먼트 펀드(Intermountain Investment Fund), 아워크라우드(OurCrowd)와 돌비 벤처스(Dolby Ventures) 등이 자금을 제공해 현재 6천억 원 이상의 기업가치를 평가받고 있다.

지브라 메디컬 비전의 대표 솔루션 AI1(All-In-1)은 2017년 11월에 출시됐으며,

구글 클라우드를 활용한 의료영상분석 서비스 사업이다.

세계적인 규모를 갖춘 원격 방사선진단 업체인 텔레래디올로지 솔루션즈(TRS, Teleradiology Solutions, 인도)와 함께 20여개국 10개 병원과 의료기관에 서비스 제공계약을 체결하였다.

2019년 5월 미국 FDA로부터 기흉판별을 위한 흉부 X선 분석을 위한 시스템인 HealthPNX에 대한 사용허가를 획득하여 의료영상분석 제품에 대한 상용화를 본격화하고 있다.

3) Enlitic

Enlitic은 악성 종양 판단기술의 고도화하였다. 엔리틱(Enlitic, 미국)은 2014년에 200만달러 투자를 받으면서 설립된 인공지능 스타트업이다.

엔리틱은 CNN을 채택해 의료영상 데이터에서 악성 종양의 유무와 위치 등을 체크한 대량의 의료영상 데이터를 학습시켰다.

악성 종양의 형상 등을 나타내주는 '특징'이나 어떤 특징을 중시할 경우에 악성 종양인지 여부를 판단할 수 있는 '패턴'을 자동으로 찾아내는 방식이다.

2015년 10월 의료영상 진단 서비스 기업인 캐피탈 헬스(Capital Health, 호주)가엔리틱의 시스템을 세계 최초로 채택하면서 엔리틱의 첫 매출이 발생하기 시작했다. 동시에 캐피탈 헬스는 엔리틱에 천만달러 투자를 단행하며 약 5천만~1억달러 사이의 가치를 평가받았으며, 의료영상 진단시장이 확대됨에 따라 그 가치는 더욱 증가할 것으로 전망된다.

4) GE헬스케어

GE헬스케어는 초음파를 비롯한 차세대 신제품과 AI 플랫폼 에디슨(Edison) 기반의 디지털 헬스케어 솔루션을 대거 선보였다.

로직 포티스(LOGIQ Fortis)는 첨단 이미지 빔포밍 기술인 씨사운드 이미지포머(cSound Imageformer)를 기반으로 영상을 구현하며, 지방간 분석을 위한 유갭(UGAP) 솔루션을 지원한다.

AI 기반 자동화 기능을 탑재한 이동형 초음파 베뉴(VENUE) 시리즈는 감염관리 중요성이 더욱 높아진 팬데믹 시대에 활용도가 높다. 자동 폐, 심장검사 기능은 코로나 바이러스로 인한 폐, 심장의 이상상태를 자동으로 측정·추적·관찰해 치료법을 빠르게 결정할 수 있도록 도와준다.

심장혈관 초음파 비비드(Vivid) AI 플랫폼은 AI 기술기반으로 심장 초음파 검사 시간을 단축할 뿐 아니라 수가청구를 위한 검사항목 대부분을 자동 시행해 병원 행정업무 부담도 덜어준다.

산부인과 · 여성 진단분야 특화 초음파 볼루손(Voluson) 시리즈는 세계산부인과초음파학회의 20가지 권고 검사영상에 대한 획득 여부를 자동으로 인식해 주는 기능인 소노리스트(SonoLyst), AI 기술 에디슨을 기반으로 개발된 중추신경 검사 소노씨앤에스(SonoCNS) 기능을 제공한다.

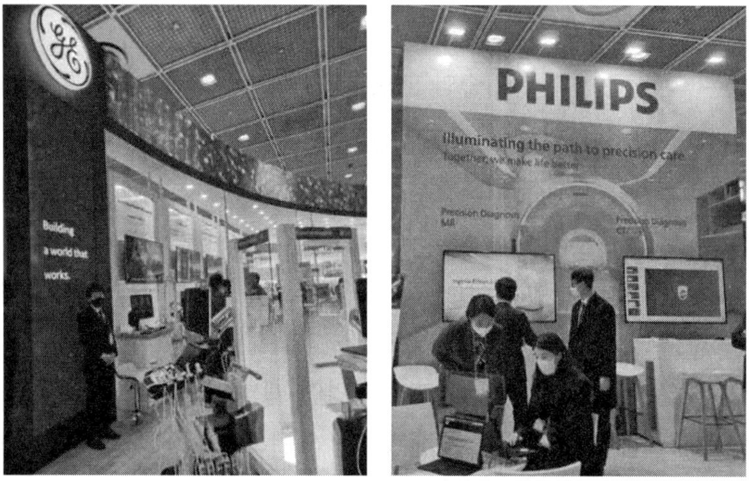

[그림 13-4] GE와 필립스의 영상진단기기

5) 필립스

필립스(PHILIPS)도 정밀진단을 위한 다양한 영상의학 솔루션을 소개했다. 특히 주목을 받은 신제품은 인제니아 엘리시온S(Ingenia Elition S) 3.0T이다. 기존에 주로 연구목적으로 사용되던 MR 인제니아 엘리시온 3.0T를 일반 임상으로도 폭넓게 활용할 수 있도록 실제 검사환경에 적합한 기능과 제원으로 출시했다.

기존에 리서치를 위한 모델을 보유한 대학병원에선 세컨기기로 사용할 수 있고, 중소병원 등에서도 유용하게 활용될 수 있다.

인제니아 엘리시온S 3.0T는 새로운 베가 그래디언트(Vega Gradient)를 통해 냉각효율을 높여 쿨링타임없이 빠르게 스캔할 수 있다.

영상품질은 그대로 유지하며 기존 대비 두 배 빠른 속도로 검사할 수 있는 필립스 고유의 시간 단축기술 컴프레스드 센스(Compressed SENSE)도 탑재했다.

필립스의 독자 디지털 기술인 디스트림(DStream)을 바탕으로 고주파 신호를 코일 속 마이크로 칩에서 바로 디지털 신호로 변환해 신호 손실이나 노이즈 발생도 최소화했다.

AI기반의 이미지 재구성 기법인 프리사이즈 이미지(Precise Image) 기법을 새로 적용한 인사이시브 CT 프리미엄(Incisive CT)도 공개했다. 프리사이즈 이미지는 딥러닝 기반의 AI를 접목해 촬영 부위, 장기별로 특성에 맞게 CT 이미지를 재구성하는 기법으로, 이를 통해 저선량 촬영시 발생하는 노이즈와 왜곡을 줄일 수 있다.

개원의부터 병원까지 다양한 진료과에서 활용도를 높인 초음파 시스템 3300 (Ultrasound 3300)도 처음으로 공개했다. 소노 CT(Sono CT) 기술과 엑스레스(XRES) 기술을 바탕으로 대조도를 높이고 노이즈를 줄여 진단부위 임상정보를 더욱 정확히 얻을 수 있다. 난소 여포의 개수와 길이, 태아 목 투명대를 각각 자동 측정하는 여포측정, NT 어시스트 기능 등 산부인과 기능도 강화됐다.

2. 국내 첨단 의료영상 진단기기 기술 선도 기업

1) 루 닛

루닛(Lunit)은 2013년에 국내 최초로 설립된 인공지능 의료영상분석 솔루션의 개발사이다. 루닛은 흉부 엑스레이 진단기술의 글로벌 사업화를 추진하고 있다.

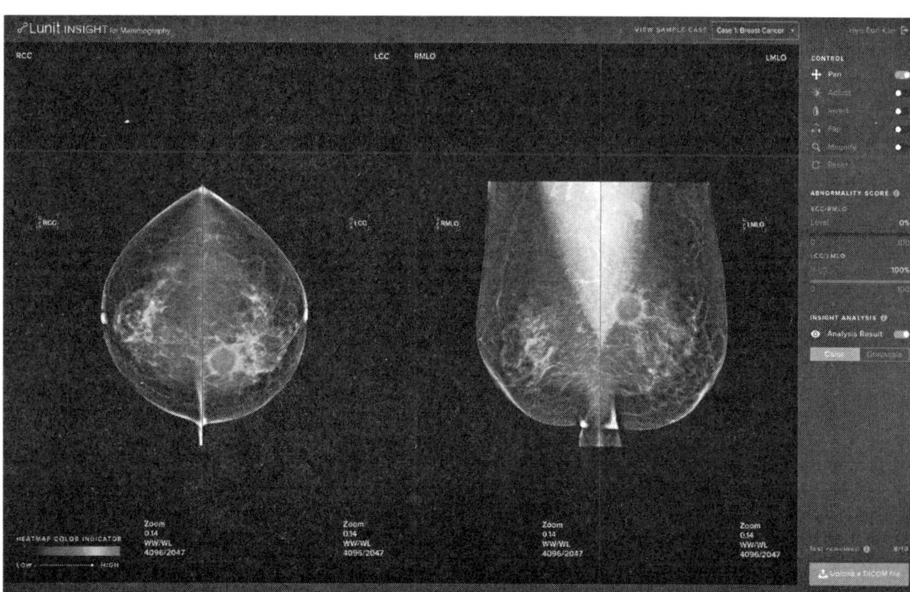

[그림 13-5] 루닛 인사이트 MMG

루닛은 진단에 활용될 수 있는 흉부 엑스레이 진단보조 인공지능 소프트웨어인 루닛 인사이트 CXR(Lunit INSIGHT CXR)과 유방암 진단보조 인공지능 소프트웨어인 루닛 인사이트 MMG(Lunit INSIGHT MMG), 그리고 치료에 활용될 수 있는 항암 치료제에 대한 반응을 인공지능으로 정확하게 예측해주는 플랫폼인 루닛 스코프(Lunit SCOPE)를 개발하였다.

루닛 인사이트 CXR은 서울대학교 병원과 2차 종합병원, 건강검진센터 등에 도입되어 활용되고 있고, 멕시코와 UAE, 중국 등에서도 사업화를 진행하고 있다.

2020년 1월 국내외 7개 기관 투자자로부터 300억 원 규모의 시리즈C 펀딩을 받은 바 있다. 기업가치는 약 2,000억 원 수준으로 평가되었으며, 기술특례상장을 준비중에 있다.

2) 삼성메디슨

삼성메디슨은 초음파 영상분석 시장을 개척하였다. 삼성메디슨은 1985년 창립한 초음파 진단기기 기업으로 2016년부터 인공지능기술을 접목시킨 초음파 진단기기를 개발중이다. 삼성메디슨은 2018년 미국의 북미영상의학회(RSNA)에서 유방 초음파 이미지에서 선택된 병변의 특성을 분석해주는 '에스 디텍트 포 브레스트(S-Detect for Breast)' 기능, 흉부 엑스레이 영상에서 뼈에 가려진 폐 병변을 명확하게 보여주는 '본 서프레션(Bone Suppression)' 기능 등을 공개했다.

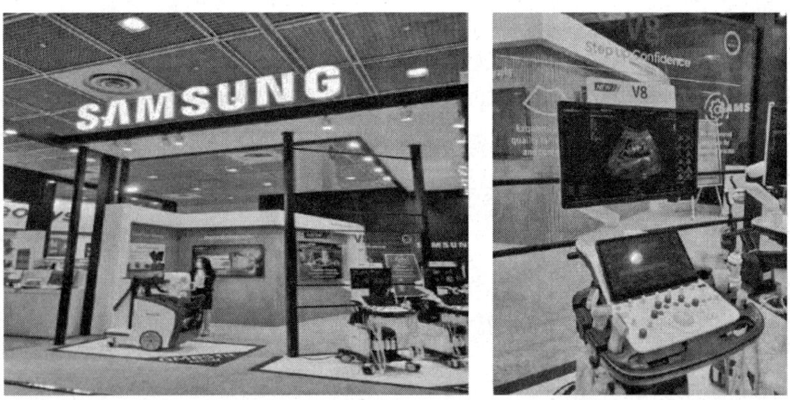

[그림 13-6] 삼성메디슨의 의료영상 진단기기

삼성메디슨은 2020년 인텔과 공동 개발한 헬스케어 인공지능 솔루션인 '바이오메트리어시스트(BiometryAssist)' 및 '레이버어시스트(LaborAssist)'를 공개했다.

이는 초음파 데이터를 기반으로 태아의 상태를 신속하게 파악할 수 있도록 하는 것으로 솔루션의 정확도가 97%에 달하며, 올해 미국 FDA로부터 의료기기 클래스 2등급을 받았다. 삼성메디슨은 초음파를 기반으로 유수의 글로벌 대기업들과 협력하여 연구 개발을 꾸준히 진행 중이다.

삼성은 여러 진료과별 특화 기능 탑재한 초음파 기기 V8 선보였다. V8은 영상 성능과 사용 편의성을 크게 개선한 삼성메디슨의 고급형 초음파 진단기기다. 특히 진료과별로 특화돼 사용하는 프리미엄 초음파 진단기기 대표기능들을 포함해 대형 병원은 물론 여러 기기를 구비하기 어려운 중소병원까지 타깃으로 하고 있다.

산부인과, 영상의학과, 내과 등 여러 진료과에서 사용할 수 있어 시장에 반응이 좋다. 산부인과용 진단보조 기능으로 미세 혈류 유뮤와 저속 혈류량 관찰에 적합한 MV-플로우(Flow), 혈류를 입체적으로 시각화하는 루미플로우(LumiFlow)가 포함됐다. 영상의학과용으론 실시간 초음파 영상과 다른 모달리티(CT, PET-CT, MR)의 영상 데이터를 정합해 병변 위치파악을 가능하게 하는 S-퓨전(Fusion), 의심 병변이나 관심 부위 조직 탄성도를 측정하는 S-쉐어웨이브이미징(Shearwave Imaging) 기능이 포함됐다. 가볍고 작은 디자인으로 우수한 이동성이 특징인 모바일 엑스레이 기기 GM85 핏(Fit)도 전시됐다. 기존에 출시돼 있던 제품에서 THU(Tube Head Unit) 부분을 아날로그로 전환해 지난 2월 허가를 받은 신제품이고, 리튬이온 배터리를 쓰는 유일한 모바일 엑스레이이며, 접이식 컬럼으로 전방 시야 확보를 통해 안전한 주행이 가능하다.

3) 뷰 노

뷰노(Vuno)는 2014년에 설립된 인공지능 기술기반의 바이오/의료영상분석 소프트웨어 개발사로 2021년 2월에 코스닥에 기술특례상장되었다. 뷰노는 영상분석뿐만 아니라 음성분석 등 자연어 처리, 인공지능 기반의 의료 플랫폼 등 의료분야에 적용될 수 있는 다양한 소프트웨어를 개발중이다. 뷰노에서 개발한 뷰노메드 본에이지(VUNO Med-BoneAge)는 2018년 5월에 국내 최초로 식품의약품안전처로부터 국내 시판허가(2등급 의료영상 분석장치 소프트웨어)를 받았으며, 인공지능 헬스케어 분야에서 국내 기술 최초로 유럽통합규격 인증(CE)도 획득했다. 또한 2021년 1월 전립선 영상분석 소프트웨어에 대한 식약처 인증을 추가적으로 취득하는 등 첨단 의료영상 진단기기에 대한 활발한 기술개발을 진행중이다.

뷰노(VUNO) 역시 딥러닝을 기반으로 의료현장에서 의료진의 진단행위를 보조하는 기술을 개발하는 스타트업이다.

대표적인 솔루션으로 안저영상을 판독해 망막질환 진단에 필요한 병변의 위치를 제시해 주는 '뷰노 메드 펀더스 AI', 환자의 심박, 체온 등 생체신호를 분석해 심정지 발생 위험을 예측하는 '뷰노 메드 딥카스' 등이 있다.

뷰노는 일본의 의료정보 플랫폼 기업 M3 및 대만 종합 의료기업 CHC그룹과 솔루션 도입 계약을 잇따라 체결하며 해외시장 진출에 속도를 내고 있기도 하다.

4) 제이엘케이(JLK)

제이엘케이는 2014년에 설립된 인공지능 기반 의료영상 진단제품 및 산업용 X-ray 판독 시스템 개발기업이다. 2016년 3월 한국인 뇌 MR 영상 데이터센터의 데이터 전용 실시권의 사용계약을 체결하였다. 이후 식약처 주관 '차세대 의료기기 100프로젝트 대상기업 선정'을 시작으로 다양한 인증[(GMP, 의료기기 허가인증, ISO 13485, 의료보건신기술(NET) 등] 획득 및 MOU(재활공학연구소, 고려대학병원 등) 체결을 지속하고 있으며, 2019년 12월 4차산업 특례 상장 1호로 코스닥 시장에 신규 상장되었다.

제이엘케이의 인공지능 기반 의료영상 진단 플랫폼은 총 8가지 모달리티(MRI, CT, X-ray, 맘모그래피, 초음파, 내시경, 병리영상, 안저영상) 의료영상을 이용하여 14곳의 신체 부위에 적용할 수 있는 37가지 진단 솔루션으로 구성되어 있으며, 37개의 솔루션 중 2가지 제품군은 제이엘케이만이 가지고 있는 세계 유일의 제품군으로 인공지능 기반 뇌졸중 토탈 솔루션UNISTRO(11개 솔루션)과 인공지능 기반 전립선암 토탈 솔루션 UNIPROS(2개 솔루션)이다.

제이엘케이(JLK)는 코스닥 시장에 상장된 첫 의료 AI 기업으로 'AIHuB'라는 AI 기반 솔루션을 개발했다. 'AIHuB'는 14개 신체 부위에 8종 의료영상 모달리티를 연동해 진단을 보조한다.

의료영상 기반의 인공지능기술에 대한 전문적인 기술력을 가지고 있으며 인공지능 의료기기, 의료 데이터 수집 및 가공(헬로데이터), 원격의료를 위한 토탈 헬스케어(헬로헬스), 마켓플레이스 부문에서 각 사업별 시너지를 통해 글로벌 경쟁력을 강화해 나가고 있다.

5) 인피니트헬스케어

인피니트헬스케어는 인공지능 및 빅데이터 기반의 의료영상 정보 솔루션 및 3차원 의료영상 소프트웨어의 개발, 판매 및 서비스 제공을 주력 사업으로 영위중인기업이다. 인피니트헬스케어는 PACS의 개발 기업으로 국내 PACS 시장점유율 1위를 차지하고 있다. 인피니트헬스케어는 M&A로 당시 시장점유율 2위 경쟁사인 마로테크를 흡수합병하며 국내 PACS 시장을 재편했다. 2019년 상급종합병원급 PACS 점유율 75%, 종합병원급 PACS 점유율 70%(건강보험심사평가원 등재 병원 기준)를 지키고 있다.

인피니트헬스케어는 55개국 6,200여개의 의료기관에 솔루션을 제공중이다. 인피니트헬스케어는 영상의학과를 비롯하여 심장의학과, 정형외과, 치과, 안과 등 다양한 진료과에 최적화된 의료영상 및 정보 솔루션인 PACS와 3차원 의료영상 S/W 등의 개발 · 제조 · 판매업을 핵심 사업으로 하고 있으며, 부가적으로 서버 · 스토리지 · 판독용 모니터 등과 같은 상품 판매사업을 영위하고 있다. 인피니트헬스케어는 PACS의 높은 점유율을 기반으로, 뷰노, 루닛 등 인공지능 소프트웨어 기업과의 협업을 통해 인공지능 의료진단 솔루션 산업에서도 두각을 나타낼 전망이다

6) DK메디칼

DK메디칼솔루션은 프리미엄 디지털 엑스레이 이노비전 엘린-T7(INNOVISION Elin-T7)과 전신촬영용 디텍터 DS-LB를 소개했다. 두 제품 모두 공통적으로 사용자의 편의성에 초점을 맞춘 것이 특징이다.

이노비전 엘린 T-7은 풀오토 포지션이 탑재돼 있어 버튼을 한 번 누르는 것만으로 엑스레이 튜브가 원하는 위치로 이동한다. 이 외에도 전신 촬영시 최대 5장까지 자동 스티칭(Stitching)을 가능케 해 검사속도와 편의성을 높였다. 리모콘 버튼 하

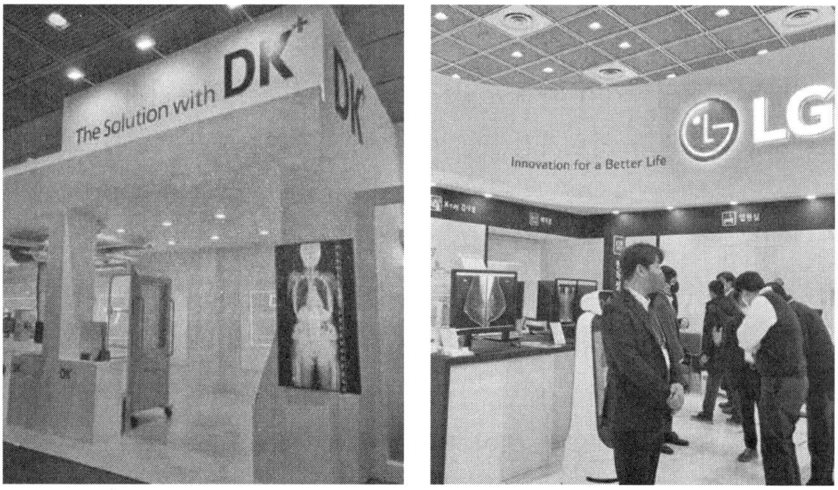

[그림 13-7] LG전자와 DK메디컬 제품

나로 외부에서 자동으로 자세를 잡아준다는 것이 가장 큰 장점이고, 대학병원을 중심으로 도입이 늘고 있는 상황이다.

DS-LB는 17인치 크기의 디텍터 3장을 합친 17 × 51인치 크기의 디텍터다. 통상 전신촬영을 위해선 3번 촬영을 하고, 그것을 합치는 스티칭(Stitching)이 필요한데 DS-LB는 한 번의 촬영만으로 가능해 환자 피폭을 줄이고, 사용자의 편의성도 제고한 제품이다.

7) LG전자

LG전자는 수술실, 엑스레이 검사실, 판독실, 입원실 등 여러 의료공간에 최적화한 의료 솔루션을 방문객이 직접 체험해 볼 수 있도록 부스를 구성했다.

수술용 모니터는 수술과 내시경시 사용할 수 있도록 방수·방진처리가 돼 있으며 색영역 표준인 sRGB를 충족해 비슷해 보이기 쉬운 붉은색의 혈액과 환부로 보다 명확히 구분할 수 있도록 했다. 또한 반응속도가 빨라 수술집기의 움직임을 바로 화면에 보여줘 정확한 수술이 가능하게 돕는다. 올해 1분기 중으로 제품이 출시될 예정이다.

진단용 모니터(31HN713D, 21HQ415D)는 전면에 탑재된 색상 측정장비인 캘리브레이션 센서로 색표현을 자동으로 보정해 MRI, CT 등 검사결과를 정확히 보여준다.

별도 필름없이 촬영한 결과를 PC 모니터를 통해 확인할 수 있게 하는 디지털 엑스레이 디텍터도 선보였다. 특히 17HQ901G는 기존 대비 엑스레이 민감도가 높은 산화물 박막트랜지스터(Oxide TFT) 패널을 사용하고, 소프트웨어와 하드웨어를 개선해 표준 방사선량의 절반 수준으로도 최적 결과를 제공한다.

LG전자는 의료영상기기 외에도 안드로겐성 탈모치료 의료기기 'LG 프라엘 메디헤어', 만성 통증완화 의료기기 'LG 메디페인'을 개발했다.

8) 재이랩스

의료 AI의 꽃은 '데이터'다. 정확도 높게 라벨링된 의료 데이터가 있어야 의료 AI 산업이 성장할 수 있다. 국내에서는 의료 AI 전문 데이터 라벨링 스타트업 재이랩스의 활약이 눈에 띈다. 재이랩스는 의료영상 분야에 특화된 데이터 전처리 솔루션 '메디라벨'을 개발해 의료 데이터의 질적 향상을 돕고 있다.

그동안 의료 연구진들은 환자의 수많은 데이터를 가공할 때 손으로 직접 작업하며 많은 비용과 시간을 소모해왔다.

메디라벨의 딥러닝 AI를 활용하면 인공지능이 학습하는 데 필요한 의료 데이터를 빠르고 정확하게 가공해낼 수 있다. 소프트웨어에 탑재된 스마트 펜슬 기능과 3D 필(Fill) 기능, 인터렉티브 세그멘테이션 기능 등을 사용해 원하는 픽셀을 자유롭게 선택할 수 있으며, 찾아내기 어려운 미세한 염증이나 결절도 세그멘테이션 할 수 있어 세밀한 라벨링 작업이 가능하다.

메디라벨을 통해 라벨링 된 데이터는 의료기기의 종류나 데이터의 포맷(사진, 영상), 질병의 종류와 상관없이 의료 데이터를 다루는 모든 분과에서 활용할 수 있다.

9) 브레싱스

스마트 헬스케어 회사 브레싱스는 AI와 IoT 기반의 폐 건강관리 제품인 '불로(BULO)'를 개발해 출시할 예정이다. '불로'는 사람들의 호흡을 간편하게 측정해 폐활량과 폐 나이, 폐 근력 등의 상태를 쉽게 확인할 수 있는 의료기기로 측정한 결과에 따라 개인에 맞는 호흡 운동법을 제안해 준다. 디바이스를 통해 측정해 수집된 데이터들은 빅데이터 기술을 기반으로 분석된다.

10) 엠투에스(M2S)

스타트업 엠투에스(M2S)는 고려대학교의료원과 공동으로 국내 최초의 VR 안과 검사기 'VROR'을 개발했다. 증강현실(VR) 기기를 착용하면 눈 건강을 진단할 수 있는 의료기기도 있다. 병원에 가지 않고도 가상의 공간에서 쉽고 정확한 정밀검사가 가능한 것이 장점이다. VROR로 가능한 안과검사는 시야검사, 외안근검사, 입체시검사, 사시각검사 등이 있으며 현재 7가지 검사 프로토콜 개발을 완료했다. 이 제품은 안과 질환뿐만 아니라 앞으로 뇌 질환 등 통합검진도 제공함으로써 추후 뇌신경 분야까지 확장해 나갈 계획이다.

11) 룩시드랩스

VR 헬스케어 데이터 플랫폼 기업 룩시드랩스는 경도 인지장애 위험이 있는 노인 분들을 조기 발견하고, 인지건강을 관리할 수 있는 VR 인지기능 평가 및 훈련 시스템 '루시(Lucy)'를 개발했다.

VR 게임처럼 흥미로운 콘텐츠를 통해 검사를 진행하다 보면 뇌파와 안구운동 같은 신경생리학적 반응이 포착돼 기억력과 주의력, 공간 지각력 등의 지적 영역에서의 인지역량 평가가 가능하도록 설계됐다.

룩시 역시 기기로 수집된 시선 및 뇌파 데이터는 클라우드로 전송해 실시간 분석으로 과학적인 인지기능 분석을 레포트 형태로 추출할 수 있다.

12) 케어랩스

케어랩스의 '굿닥'은 사용자의 위치를 기반으로 병원과 약국을 쉽게 찾을 수 있도록 했으며, 앱을 통한 예약접수로 직접 내원하지 않고도 비대면 접수가 가능하도록 돕고 있다. 굿닥 의료접수 시스템은 내원 환자의 편의성을 극대화하고 병원 내부의 업무 효율성을 증가시켜 의료 서비스 질 향상에 기여했다는 평가다. 현재 피부과 치과를 비롯해 재활의학과, 이비인후과, 정신건강의학과 등의 과목이 입점돼 있으며, 향후 국내 의료 전 부문을 아우르는 의료지원 플랫폼으로 발전시켜 나가겠다는 계획이다.

13-4 의료영상 저장전송 시스템 시장동향

1. PACS의 시장분류

의료영상 저장전송 시스템(PACS)은 영상진단장치를 통하여 획득된 영상정보를 디지털(Digital) 형태로 획득·저장하고, 그 판독과 진료기록을 함께 전송·관리·조회(검색)·공유하는데 필요한 기능을 통합적으로 처리하는 시스템을 말한다.

병원에서 진단에 사용하는 X-Ray, MRI, CT, 초음파 등에서 발생하는 의료영상을 의료표준에 따라 전송 및 저장하고, 환자의 의료영상을 진단할 때 필름을 발생시키지 않고 의사의 진단을 지원한다.

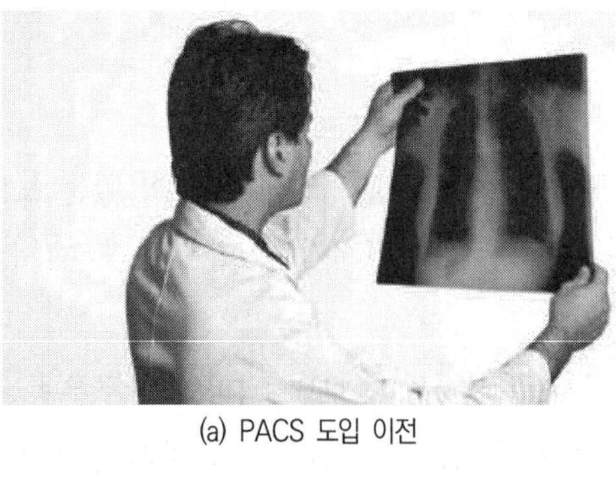

(a) PACS 도입 이전

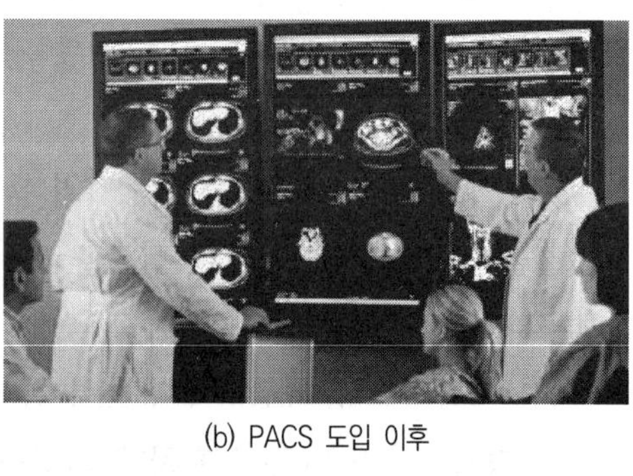

(b) PACS 도입 이후

[그림 13-8] PACS의 도입 전·후

의료영상 저장전송 시스템(PACS) 시장은 주로 사용되는 의료기관 및 시설에 따라[그림 13-9]처럼 Mini PACS, Mid-end PACS, Enterprise PACS로 분류되며, 사용되는 진료과에 따라 Radiology PACS, Cadiology PACS, Oncology PACS, Endoscopy PACS 등으로도 분류될 수 있다.

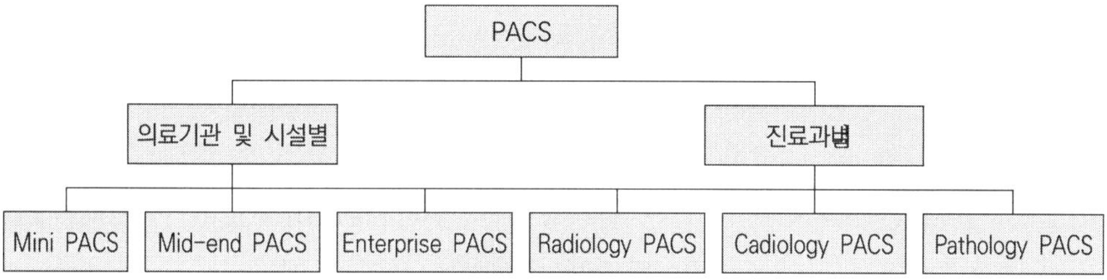

[그림 13-9] PACS의 주요 시장별 분류

출처 : TECHNAVIO

〈표 13-1〉 의료기관 및 시설별 PACS 특징

의료기관 및 시설별	PACS 특징
Mini PACS	작은 병원과 진단센터에 설치된 PACS로 필름 보관비용을 절감하고 필름 손실 가능성을 방지
Mid-end PACS	• 250-500개 침대(Beds)를 보유한 병원과 진단센터에 있는 PACS • CT, MRI, Mammography, 초음파 등 다양한 의료영상 장비를 통해 데이터를 관리하는 방사선과 및 순환기내과에서 주로 사용됨
Enterprise PACS	여러 전문분야를 다루는 큰 규모의 병원에 설치된 PACS로 가격이 고가임

2. PACS의 의료기관 및 시설에 따른 시장현황

TECHNAVIO 보고서에 따르면 세계 PACS 시장은 '16년 약 26억 달러에서 연평균 5.64%대로 성장하여 '21년에는 약 35억 달러를 기록할 것으로 예상된다.

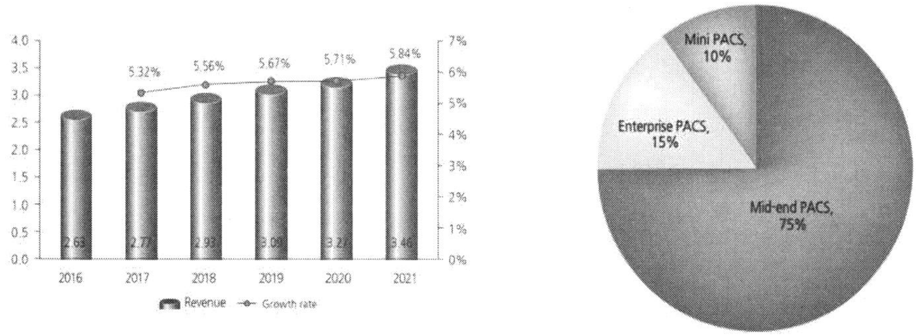

(a) PACS 시장규모 예측, 2016-2021　　(b) 세계 PACS 시장점유율, 2016 (%)

[그림 13-10] PACS 세계시장현황

PACS와 호환되는 iPad 및 mobile PACS는 PACS를 능률적으로 사용 할 수 있게끔 한다.

1) Mini PACS 시장현황

PACS시장 중 Mini PACS 시장은 인도 및 중국과 같이 신흥국에서 많이 사용되고 있으며, 미국과 캐나다와 같은 선진국에서는 입지를 강화하고 있다.

주요 업체로는 GE Healthcare, Agfa-Geert Group, McKesson 등이 있다.

[그림 13-10]을 보면 Mini PACS 시장이 '16년 전체 PACS 시장에서 75%로 가장 높은 점유율을 차지하며 통합된 원격방사선진단(Teleradiology)의 수요증가로 인해 세계 PACS 시장에서 가장 빠르게 성장하는 분야로 예상된다.

2) Mid-end PACS 시장현황

Mid-end PACS의 사용을 촉진시키는 주요인은 적당한 단가 및 비용 효율적이기 때문이며, 주요 업체로는 GE Healthcare, Philips, Fujifilm 등이 있다.

3) Enterprise PACS 시장현황

Enterprise PACS 시장은 미국, 캐나다, 멕시코, 브라질 등에서 높은 채택률을 보이며, 대형병원이 소형병원을 인수함으로 시장이 발전하고 있다.

아시아·태평양 지역에서는 부족한 자금 및 비숙련된 전문가로 인해 채택률은 낮으며, 주요 업체로는 GE Healthcare, Philips, McKesson 및 Fujifilm 등이 있다.

특히 아시아·태평양 시장의 도심과 떨어진 원격지로 인해 필름기반의 오래된 시스템을 사용하는 경향이 시장성장을 저해하는 요인이지만, 클라우드의 이동 및 기존 시스템을 PACS로 대체하여 상당한 성장을 보일 것으로 예상된다.

4) 진료과별 PACS 시장현황

최근 세계 전체 진료과별 PACS 시장은 Radiology PAC가 80%, Cadiology PACS 15%, Pathology PACS 5%를 차지하고 있다. 이는 좋은 의료 IT 인프라를 갖춘 국가들은 빠르게 성장하지만 병원 인프라 및 자금이 부족한 지역과 개발도상국은 느리게 성장하는 경향이 있다.

(1) Radiology PACS의 시장현황

Radiology PACS 시장현황은 전체 진료과별 시장에서 가장 크게 점유 하고 있는 시장으로 '16년 약 21억 달러에서 '21년에는 약 28억 달러의 실적이다.

(2) Cadiology PACS의 시장현황

Cadiology PACS의 시장현황은 '16년 약 0.4억 달러에서 '21년에는 약 0.5억 달러의 실적이다. 최신 의료 IT 인프라를 활용할 수 있는 선진국에서 채택률이 더 높게 나타난다.

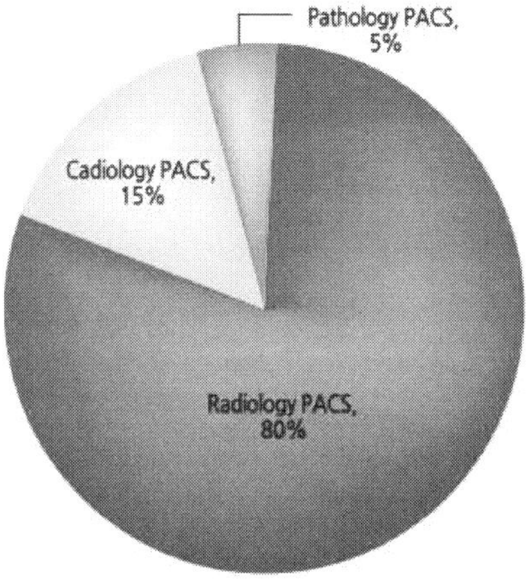

[그림 13-11] 최근 세계 PACS 진료과별 시장점유율(%)

(3) Pathology PACS의 시장현황

Pathology PACS 시장현황은 평균적으로 보았을 때 다른 진료과 검사보다 병리학 관련 검사 건수가 많은 것이 Pathology PACS 시장을 이끄는 주요 요인이다.

의료분야에서 클라우드 컴퓨팅의 출현으로 검사 공유, 상담, 환자 데이터 관리 및 공유가 더 쉬워져 비용 효율적인 시스템의 역할을 하였다.

5) 기업별 PACS의 시장현황

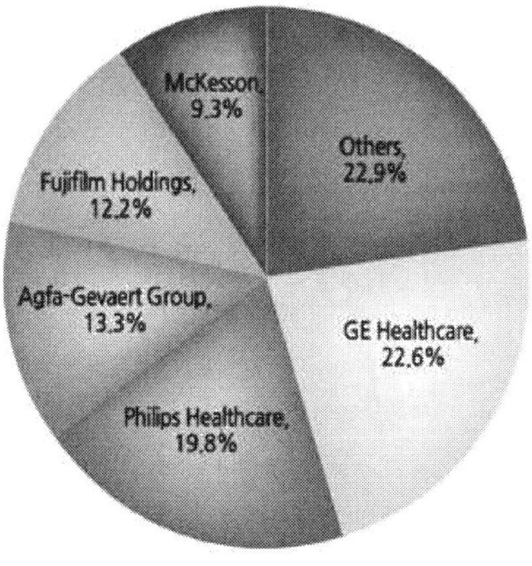

[그림 13-12] 세계 PACS 시장기업 점유율 2016(%)

학습 13

기업별 '16년 PACS의 시장은 GE Healthcare(22.6%), Philips Healthcare(19.8%), Agfa-Gevaery Group(13.3%), fujifilm Holdings(12.2%), McKesson(9.3%) 순으로 상위 5개 업체가 PACS 시장의 77.2%를 차지하고 있다.

3. 국내 의료용 영상처리장치 시장현황

'16년 의료용 영상처리용 장치의 국내 시장규모는 약 1,001억 원으로 최근 5년간 2.7% 성장하고 있다. 국내기업 제품이 67%, 해외기업 제품이 33%의 비중을 차지하고 있는 것으로 나타났다.

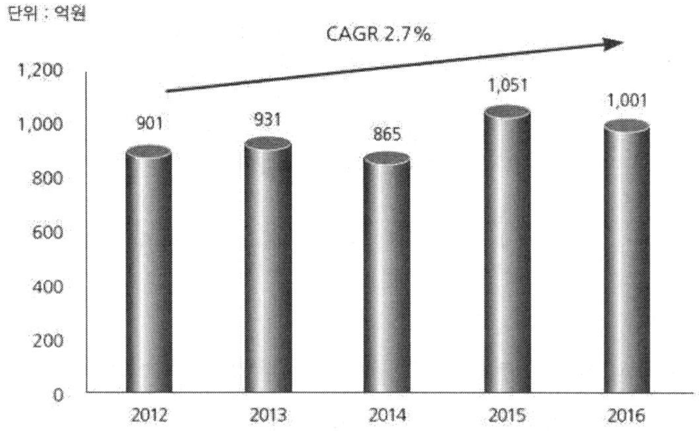

[그림 13-13] 국내 의료용 영상처리용 장치 · 소프트웨어 시장규모, 2012-2016

수행 내용

재료 · 자료

- 의료영상분석 관련 자료

기기(장비 · 공구)

- 컴퓨터, 문서작성 프로그램, 프린터, 주변기기

안전 · 유의사항

- 의료영상분석 관련 장비의 안전 및 유의사항을 숙지한다.

수행 순서

01 첨단 의료영상 진단기기 기술 관련 특허의 동향을 분석하라.

[그림 13-14]는 첨단 의료영상 진단기기 관련 특허 출원 동향을 연도별, 기술별로 나타내었다.

전체 조사 특허 출원 건수는 총 2,318건으로 첨단 의료영상 진단기기 분야의 3대 핵심기술과 어플리케이션(데이터 응용)에 따라 분류시 분류별 비중은 전처리 7%, 학습 3%, 뉴럴 네트워크 구조 7%, 어플리케이션 83%로 확인되었다.

2009년도부터 관련 분야의 특허 출원이 증가하였으며, 특히 2016년도부터는 인공지능 기술을 의료영상 진단 도메인에 특화시켜 적용하기 위한 학습, 전처리 및 뉴럴 네트워크 구조의 변형방법에 대한 특허 출원들이 급격히 증가하는 추세이다.

2019년 후반부터 2022년의 일부 구간에 대한 출원은 아직 미공개 특허들이 존재하여, 향후 추가적인 관찰이 필요한 것으로 판단된다. 2019년 후반부터 2021년이 미공개 구간임을 차치하더라도, 어플리케이션 외의 의료분야에 적용하기 위한 학습, 전처리 등의 특허들이 급증한 것을 고려하였을 때, 의료분야에 인공지능기술을 적용하기 위한 급격한 움직임이 보여지는 것으로 판단된다.

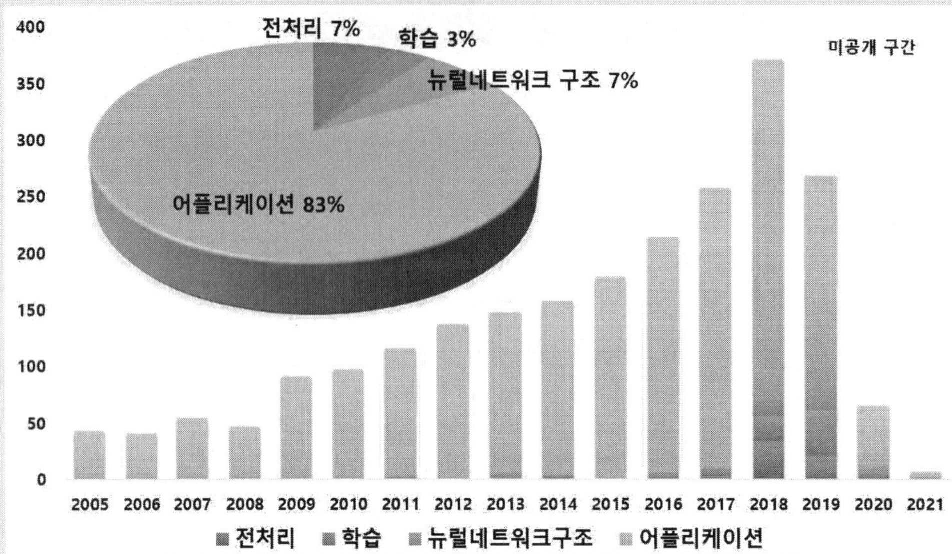

[그림 13-14] 첨단 의료영상 진단기기 관련 특허 출원 동향

[그림 13-15]는 첨단 의료영상 진단기기와 관련된 특허를 분석하여 기술시장 성장단계를 조사하였다. 그래프의 가로축은 출원인 수, 세로축은 출원 건수를 나타낸다. 1구간('05~11)은 신기술 출현단계인 태동기, 2구간('12~15)부터 3구간('16~20)은 출원인 수와 출원 건수가 급격히 증가하는 성장기에 있으며, '19 후반~22 특허 미공개 구간을 감안시 해당 연구개발의 급격한 증가와 경쟁의 격화단계인 성장기 기술로 확인된다.

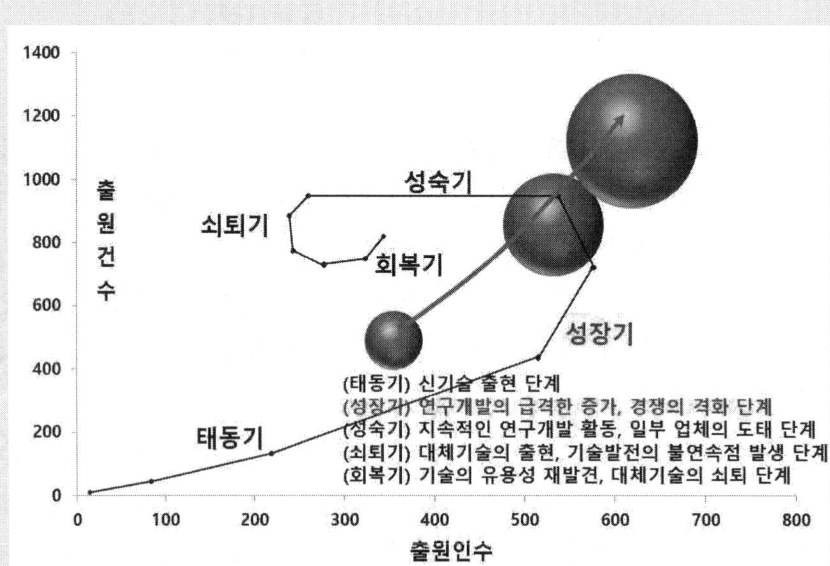

[그림 13-15] 첨단 의료영상 진단기기 기술시장 성장단계

[그림 13-16]은 첨단 의료영상 진단기기와 관련된 출원 특허를 검색하여 확인된 주요 출원인을 나타내었다. 주요 출원인은 삼성전자, 연세대학교 산학협력단, 뷰노, 루닛, 제이엘케이 순이었으며, 주요 출원인 중 코스닥 기업은 뷰노, 제이엘케이, 인피니스헬스케어가 조사되었다.

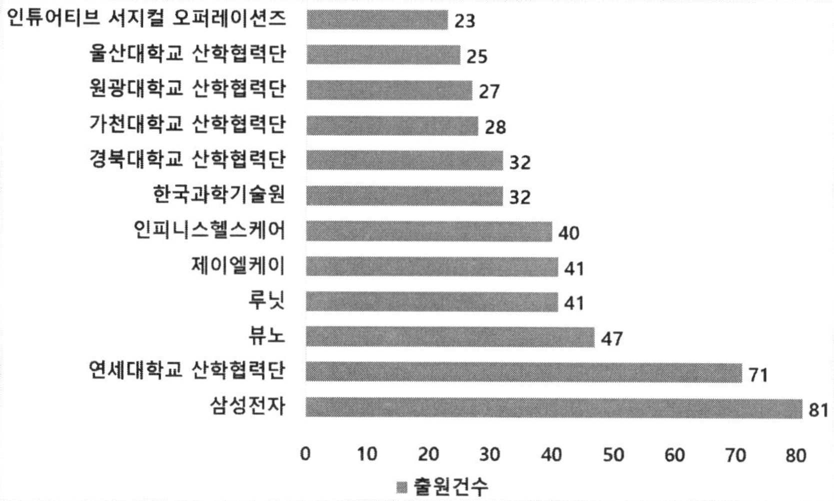

[그림 13-16] 주요 출원인 및 출원건수

[그림 13-17]은 주요출원인별 주요 기술동향을 나타내었다. 삼성전자, 연세대학교 산학협력단, 뷰노 및 루닛의 경우 전처리, 학습, 뉴럴 네트워크 구조, 어플리케이션 기술을 모두 보유하고 있었고, 전반적으로 최근에는 어플리케이션 외, 전처리, 학습, 뉴럴 네트워크 구조에 대한 특허 출원이 증가하였다.

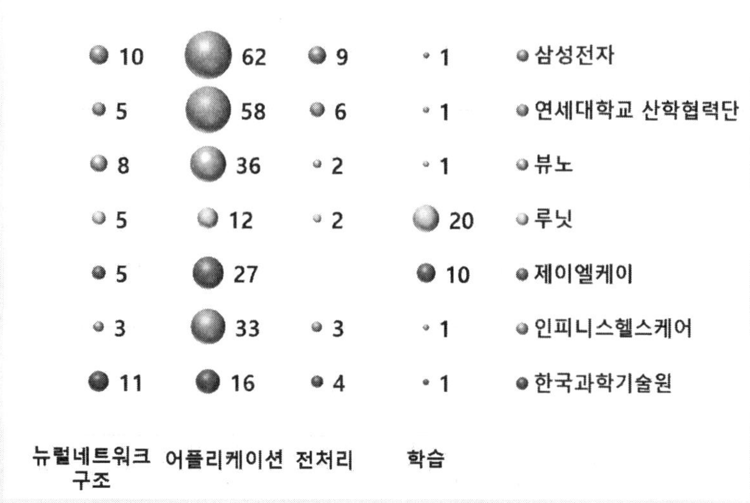

10 62 9 1 삼성전자
5 58 6 1 연세대학교 산학협력단
8 36 2 1 뷰노
5 12 2 20 루닛
5 27 10 제이엘케이
3 33 3 1 인피니스헬스케어
11 16 4 1 한국과학기술원
뉴럴네트워크 구조
어플리케이션
전처리
학습

[그림 13-17] 주요 출원인별 주요 기술동향

한편 루닛, 뷰노 및 제이엘케이는 인공지능기술을 의료영상에 적용하는 어플리케이션 외에도 의료 도메인에 적용하기 위한 추가적인 기술개발을 통해 전처리, 학습 등의 특허 출원이 존재하는 것으로 나타났다.

02 의료영상 진단기기의 국내외 법제도적 환경조성 현황에 대하여 분석하라.

미국 FDA는 2017년 7월 발표한 'Digital Health Action Plan'에서 인공지능 의료기기의 소프트웨어적 특성을 반영한 소프트웨어 사전인증제도(Pre-Cert for Software)라는 제도를 시범 도입한 바 있다.

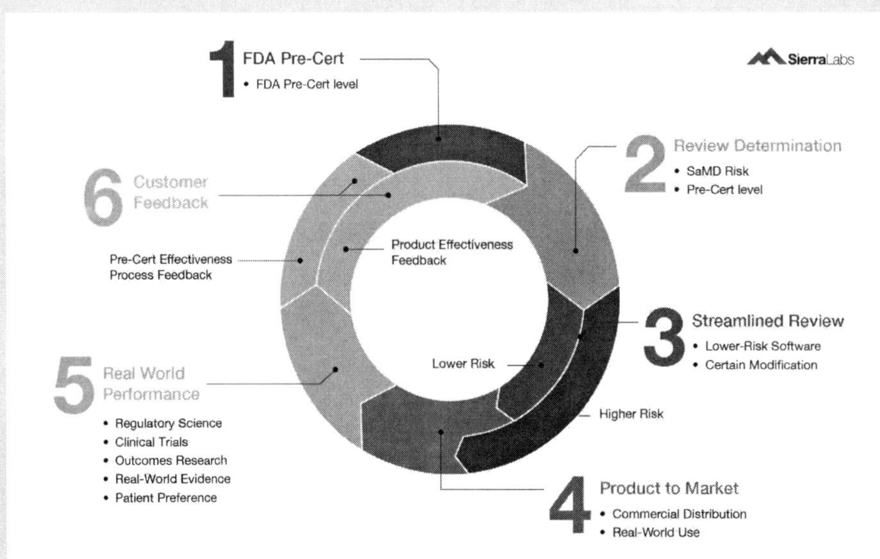

[그림 13-18] 미국 FDA의 Pre-Cert 프로그램

사전인증제도는 개별 제품을 평가하지 않고, 제조업체의 소프트웨어 설계, 시험 및 실제 사용 데이터(Real World Data) 수집능력을 평가해 적절한 자격을 갖춘 제조사를 사전인증하는 제도다. 이 제조사들이 만든 인공지능 의료기기는 시판절차를 간소화하는 대신 시판 후 모니터링 규제를 적용한다. 올해 1월에는 인공지능 의료기기의 소프트웨어 변경(버전업)에 대해 총 제품수명주기에 기반한 규제 프레임워크를 제시했다.

국내에서는 2017년 식약처가 '빅데이터 및 인공지능(AI) 기술이 적용된 의료기기 허가·심사 가이드 라인', '인공지능(AI) 기반 의료기기의 임상 유효성 평가 가이드라인'을 발표했다. 이런 정책들은 미국의 사전인증제도와 유사한 인공지능 의료기기의 선도입-후평가 제도 도입을 골자로 하고 있다.

2018년에는 인공지능 기반 의료기기 4개 품목이 국내 최초로 식약처 허가를 받았다.

2019년에 발표된 가이드 라인에 따르면 빅데이터 및 인공지능기술이 적용된 의료기기의 성능 및 임상적 유효성 검증은 민감도, 특이도, 양성 예측도 등의 항목을 이용하여 확인되어야 한다고 기재하고 기재하고 있어, 인공지능 의료기기의 유효성 검증에 대한 중요성은 더욱 높아지고 있다.

국내 최초로 식약처 허가를 받은 인공지능 의료기기는 뷰노의 골연령 판독 소프트웨어인 '뷰노메드 - 본에이지'이다.

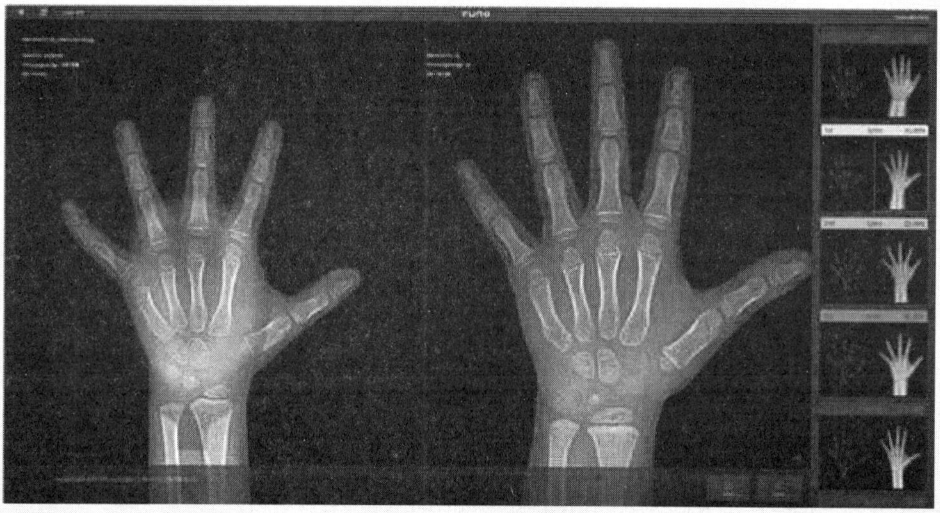

[그림 13-19] 국내 최초 식약처 허가 첨단의료영상진단기기 뷰노메드-본에이지

연이어 제이엘케이인스펙션의 흉부 X-Ray 영상 판독 소프트웨어와 루닛의 뇌 MR 영상 판독 소프트웨어인 '루닛 인사이트'가 허가를 받아, 국내 인공지능 기반의 소프트웨어 기기 시장도 점차 확대될 전망이다

학습활동.13 교수 · 학습 방법

교수 방법

- 의료영상 기술의 시장현황에 대한 관련 용어, 구성, 방식 이해 정도를 파악한 후 수업을 진행한다.
- 교수자의 주도로 의료영상 기술의 시장현황 등의 내용을 PPT 자료로 제시한 후 설명한다.
- 가능하면 사전에 개인별 학습 자료를 준비하여 모든 학생이 참여할 수 있는 문제 해결식 수업, 협력 수업이 가능하도록 한다.
- 의료영상 기술의 시장현황 전 과정을 작업의 순서에 따라 단계적으로 실습이 이루어질 수 있도록 지도한다.
- 교재를 통해 수업을 준비하는데 있어서 필요한 모든 정보나 팁, 힌트 등 도움이 될 만한 내용들을 확인할 수 있다.
- 학생들이 만들게 될 각 모델들은 수업시간에 중점적으로 다뤄질 부분과 어휘, 질문, 답을 포함하고 있으며 또한 탐구할만한 추가적인 아이디어들도 포함하고 있다.

학습 방법

- 의료영상 기술의 시장현황에 대한 관련 용어를 숙지하고, 의료영상 기술의 시장현황에 대해 이해한다.
- 의료영상 기술의 시장현황의 각 단계별 중점 사항을 체계적으로 학습한다.
- 의료영상 기술의 시장현황의 수행순서의 전 과정을 실습한다.
- 의료영상 기술의 시장현황의 내용을 이해한다.
- 의료영상 기술의 시장현황을 이해하고 숙달이 될 때까지 학습한다.

학습활동.13 평가 및 피드백

평가 준거

- 평가자는 피평가자가 수행 준거 및 평가 내용에 제시되어 있는 내용을 성공적으로 수행할 수 있는 지를 평가해야 한다.

학습내용	평가항목	성취수준		
		상	중	하
의료영상 기술의 시장현황	의료영상 기술의 시장현황을 이해할 수 있다.			

평가 방법

- 작업 포트폴리오

학습내용	평가항목	성취수준		
		상	중	하
의료영상 기술의 시장현황	의료영상 기술의 시장현황을 이해할 수 있다.			

- 필기시험

학습내용	평가항목	성취수준		
		상	중	하
의료영상 기술의 시장현황	의료영상 기술의 시장현황을 이해할 수 있다.			

- 체크리스트를 통한 관찰

학습내용	평가항목	성취수준		
		상	중	하
의료영상 기술의 시장현황	의료영상 기술의 시장현황을 이해할 수 있다.			

- 피드백

1. 작업 포트폴리오
   - 제출한 보고서를 평가한 후 주요 사항에 대하여 표시하여 돌려준다.
2. 필기시험
   - 평가 결과 성적이 저조한 학생은 보고서 제출 기회를 부여한다.
3. 체크리스트를 통한 관찰
   - 실습 과정에서 평가한 후 개선해야 할 사항 등을 정리하여 돌려둔다.

참 | 고 | 문 | 헌

- 남상엽 외, 빅데이터 분석 및 응용, 상학당, 2023.1.10.
- 남상엽 외, 의료 IT 융합기술, 상학당, 2021.3.15.
- 남상엽 외, 4차산업 핵심기술 및 글로벌 도전, 상학당, 2020.9.15.
- 남상엽 외, 4차산업 융합기술을 위한 IT 분석 및 응용, 상학당, 2022.3.10.
- 남상엽 외, 메타버스 기술, 상학당, 2021.9.30.
- 남상엽 외, 디지털 테라피, 상학당, 2021.4.15.
- 남상엽 외, 디지털 트윈 기술, 상학당, 2020.4.30.
- 남상엽 외, 인공지능기술, 상학당, 2020.3.20.
- 남상엽 외, 사물인터넷 개론, 상학당, 2015.9.10.
- 남상엽 외, 가시광선 통신 기술, 상학당, 2018.10.15.
- 남상엽 외, 병원경영과 의료서비스, 상학당, 2021.9.10.
- 이준구 외 의료영상을 이용한 인체 장기의 분할 및 시각화, 한국전자통신학회 논문지, 2-8권 제1호, 2013.1.21.
- 컴퓨터비전, 머신러닝, 딥러닝을 이용한 의료영상분석(1-2,1-3강) : www.edwith.org/medical-20200327/joinLectures/30437
- 슬라이드 스캐너 : 청년의사, http://www.docdocdoc.co.kr
- 뷰노메드 본에이지 : 중앙일보, jhealthmedia.joins.com/article/article_view.asp?pno=20250
- TisepX : 인공지능신문, http://www.aitimes.kr
- ImageJ 이미지, https://www.pcwelt.de/downloads/ImageJ-1325332.html
- ITK-SNAP 이미지, https://en.wikipedia.org/wiki/ITK-SNAP
- 3D Slicer 이미지, https://www.slicer.org/wiki/Slicer4:DownloadPageMockup
- Endoscopy 이미지, https://www.health.harvard.edu/diseases-and-conditions/endoscopy
- Microscopy 이미지, https://www.ibs.re.kr/cop/bbs/BBSMSTR_000000000901/selectBoardArticle.do?nttId=15340
- 컴퓨터 비전의 데이터의 모든 것, https://www.superb-ai.com/ko-blog/everything-about-computer-vision-data
- 현재 의료 영상기술의 상태와 미래, https://expocus.com/
- 문영래, 인공지능 적용과 의료기술의 변화, 2019.11.29 https://it.chosun.com/site/data/html_dir/2019/11/29/2019112900439.html
- 윤기영, 보건의료의 미래는 디지털에 있다, https://www.hani.co.kr/arti/science/future/974944.html
- MOT Consultant,미래 의학 10대 기술
- 김창훈, 인공지능 의료영상 진단모형 연구 경험과 활성화 방안, HIRA빅데이터 브리프
- 의료용영상처리용장치, 소프트웨어, Global Picture Archiving and Communication System Market
- https://www.medigatenews.com/news/2919052258
- https://www.nextunicorn.kr/content/38ba7c8ef48b4356
- 정해윤, 첨단의료영상진단기기, 한국IR협의회, 2021.6.3.
- 강건욱, 핵의학 분자영상, 생화학분자생물학회
- 안병철, 분자영상과 신약개발, 생화학분자생물학회

- 아주대학교 핵의학과 홈페이지, https://ts.ajoumc.or.kr/EP/View.aspx?ssc=0015&ssgc=DH&mc=DH00150019
- https://www.molim.xyz/molecularimaging
- https://www.hoag.org/specialties-services/cancer/treatments-services/molecular-imaging-therapy/
- 이한상 · 박민석 · 김준모, 의료영상에서의 딥러닝, 대한의료영상정보학회지, 2014.
- 의료양상 분석의 개요, https://www.insilicogen.com/blog/358
- https://truman.tistory.com/239
- https://www.dynamsoft.com/blog/insights/image-processing/image-processing-101-image-enhancement/
- https://www.ijsr.net/archive/v6i3/25031706.pdf
- 센서로세계로미래로, 인공지능에 의한 영상인식 기술 동향, https://blog.naver.com/PostView.naver?blogId=iotsensor&logNo=222294898187
- https://ichi.pro/ko/gani-uilyo-bunseog-eul-gaeseon-hal-su-issneun-bangbeob-137591323095454
- https://truman.tistory.com/191
- 김민규 외 딥러닝기반 의료영상 분석을 위한 데이터 증강 기법, 대한영상의학회지, 2020.
- https://truman.tistory.com/category/
- https://slicer.readthedocs.io/en/latest/user_guide/image_segmentation.html
- 이명은, 의료영상의 분할과 시각화 방법의 개발, 목표대학교, 2007.2.
- 조영복 외, 의료영상 이미지를 이용한 유전병변 정합 알고리즘, 한국정보통신학회 논문지, vol.21, No2, 2017.5.
- https://techblog-history-younghunjo1.tistory.com/178
- https://blog.naver.com/PostView.nhn?blogId=dic1224&logNo=220874533207
- https://1coding.tistory.com/135
- 최윤섭, 최윤섭의 헬스케어 이노베이션, https://www.yoonsupchoi.com/2017/08/08/ai-medicine-4/
- https://brunch.co.kr/@kakao-it/81
- https://www.geeksforgeeks.org/getting-started-with-classification/?ref=lbp
- 김희태 외, 의료영상철을 위한 오픈소스 라이브러리; ITK리뷰, 카이스트 전산학과, 대한의학영상정보학회지, 1-12, 2013.
- 기재홍 외, 이비지 스트리밍 기술을 이용한 웹 기반 3차원 의료영상 시스템의 구현과 성능평가, 대한의료정보학회지 제11권 제4호, 2005.8.22.
- https://slicer.readthedocs.io/en/latest/user_guide/image_segmentation.html
- https://qupath.readthedocs.io/en/stable/docs/starting/first_steps.html#starting-out
- Citizen Data Scientist를 위한 데이터 사이언스 캔버스
- ㈜ 베가스 R&D Center, 테크월드뉴스, https://www.epnc.co.kr
- 식품의약품안전처, 의료영상 전송장치 기술문서 작성을 위한 가이드라인, 2015.2.
- https://m.blog.naver.com/의료영상 저장전송장치란? 2008.9.26.
- https://www.pacs.irm.kr/_files/ugd/ebac66_01c05a8c03c34d0782395f387a3ec5ea.pdf?index=true
- 나승권, 의료기기 기술분석 및 의료정보, 상학당, https://truman.tistory.com, 2017.

학습 1	의료영상분석의 개요
학습 2	의료영상의 획득(Acquisition)
학습 3	의료영상의 데이터 저장 및 전송
학습 4	의료영상 데이터의 시각화 툴
학습 5	의료영상 데이터의 특징 추출(Features Extraction)
학습 6	의료영상 데이터의 분류(Classification)
학습 7	의료영상 데이터의 분할(Segmentation)
학습 8	의료영상 데이터의 강화(Enhancement)
학습 9	의료영상 데이터의 정합(Registration)
학습 10	딥러닝 기반의 의료영상 데이터 분석
학습 11	의료분자 영상기술
학습 12	의료영상 기술의 미래
학습 13	의료영상 기술의 시장현황

부록 의학용어

1. 전문의사 업무분야

전문가	Specialist	전문분야	Speciality	업무범위
가정의학 전문의	Family Practitioner	가정의학	Family Practice	경증의 내외과적 치료
내과의사 (내과 전문의)	Internist	내과의학	Internal Medicine	약물로 성인 내장질환 진단 및 치료
내분비 전문의	Endocrinologist	내분비학	Endocrinology	내분비선 질환치료
노인병 전문의	Gerontologist	노인병학	Gerontology	노인성질환 진단 및 치료
류마티스학자 (류마티스 전문의)	Rheumatologist	류마티스학	Rheumatology	결합조직 장애를 물려 전할 수 있는 관련된 임상문제를 중심으로 처리, 관절과 관련된 질병치료
마취전문의사	Anesthesiologist	마취과학	Anesthesiology	수술 중 마취관리 및 투약
물리치료사 (재활 전문의)	Physiatrist	물리치료 및 재활	Physical Medicine And Rehabilitation	신경근골격 부상, 장애로 고통받는 환자의 치료 및 원인파악
방사선학자 (방사선 전문의)	Radiologist	방사선과학	Radiology	X-ray를 이용한 진단 및 치료
병리학자 (병리 전문의)	Pathologist	병리학	Pathology	진단을 위한 조직검사와 질병연구에 역점을 둠
부인과의사 (부인과 전문의)	Gynecologist	부인과학	Gynecology	여성생식기 및 비뇨기계 치료
비뇨기과 전문의	Urologist	비뇨기과학	Urology	남녀 비뇨기 및 남성생식기 계통의 치료

전문가	Specialist	전문분야	Speciality	업무범위
산과의사 (산과 전문의)	Obstetrician	산과학	Obstetrics	산욕기 간호 및 임신부와 태아간호, 출생 관리
성형외과의사	Plastic Surgeon	성형외과	Plastic Surgery	외과적으로 신체구조의 개조 및 복구
소아과의사	Pediatrician	소아과학	Pediatric	건강하거나 건강하지 않은 어린이 치료
신경학 전문의	Neurologist	신경학	Neurology	신경계치료
신경외과 전문의 (신경외과의사)	Neurosurgeon	신경외과학	Neurological Surgery (Neurosurgery)	신경계 질환의 외과적 치료
신장병 전문의	Nephrologist	신장병학	Nephrology	신장질환 치료
	Cardiologist	심장병학	Cardiology	심장 및 혈관질환 치료
심혈관 외과의사	Cardiovascular Surgeon	심혈관 외과학	Cardiovascular Surgery	심장 및 혈관질환 외과적 치료
안과의사	Ophthalmologist	안과학	Ophthalmology	눈의 내외과적 치료
알레르기 전문의사 면역학자	Allegist Immunologist	알레르기 및 면역학	Allergy and Immunology	알레르기 및 전염병 치료
예방의학자	Preventivo Medico	예방의학	Preventive Medicine	건강유지 및 질병예방에 초점
외과 전문의	Sergeon(Surgeon)	외과학	Surgery	수술적 방법으로 외상이나 질병치료
위장병 전문의	Gastroenterologist	위장병학	Gastroenterology	소화기계 치료
응급구조의사	Emergency Physician	응급의학	Emergency Medicine	급성질환 및 부상치료
이비인후과의사	Otorhinolaryngologist	이비인후과	Otolaryngology	귀, 코, 인두, 후두 치료 및 머리나 목의 구조와 질병발생시 내외과적 치료
정신병학자	Psychiatrist	정신병학	Psychiatry	행동장애, 정서적, 정신적 문제예방 및 치료
정형외과 전문의	Orthopedist	정형외과학	Orthopedics	자세나 운동기관 계통의 변형과 기능장애 치료
종양학자 (종양 전문의)	Oncologist	종양학	Oncology	종양과 암치료
피부과 전문의	Dermatologist	피부과학	Dermatology	피부질환 진단 및 치료
항문과의사	Proctologist	대장, 항문 외과학	Colon and Rectal Surgery	대장 및 항문질환 외과적 치료
핵의학 전문의	Nuclear Medicine Physician	핵의학	Nuclear Medicine	방사능물질을 이용한 질병의 진단 및 치료
혈액학자 (혈액 전문의)	Hematologist	혈액학	Hematology	혈액질환의 병인, 진단, 치료, 예후 및 예방에 관한 연구
흉부외과 전문의	Thoracic Surgeon	흉부외과학	Thoracic Surgery	수술적 방법으로 흉부 내부(심장과 폐) 질환을 치료
재활의학 전문의	Rehabilitation Medicine Physician	재활의학	Rehabilitation Medicine	장애를 가진 환자의 심신기능을 다시 활성화시켜주는 치료
영상의학 전문의	Radiology Medicine Physician	영상의학	Radiology Medicine	의료용 방사선 촬영으로 X선 판독 또는 기타 장비로 환자의 환부를 촬영

부록

전문가	Specialist	전문분야	Speciality	업무범위
결핵학자 (결핵 전문의)	Phthisiologist	결핵학	Phthisiology	폐의 결핵에 대한 치료와 연구
치과전문의	Dentist	구강악안면외과학	Oral and Maxillofacial Surgeons	치과에서 특히 턱과 하악골 부분의 치료와 시술
	Dentist	치과보철과 (치과보철학)	Prosthodontics	치아주변 결손조직을 보강하는 치과보철물의 시술
	Dentist	치과교정과 (치과교정학)	Orthodontics	치아, 치주조직, 악골 및 안면의 구조와 기능, 성장, 발육 등을 연구하여 이들의 이상에 의해 발생하는 부정교합과 턱의 비정상적인 관계의 개선 및 예방을 연구
	Dentist	소아치과 (소아치과학)	Pediatric Dentistry	유아에서 십대 청소년에 이르기까지의 연령을 대상으로 구강건강을 제공
	Dentist	치주과 (치주학)	Periodontology	치주질환과 치주 건강관리와 치료, 임플란트 주위조직의 관리
	Dentist	치과보존과 (수술치과학)	Operative Dentistry	치아 경조직 손상치료, 심미수복재 충전과 근관치료
	Dentist	구강내과 (구강의학)	Oral Medicine	내과적 시술을 통해 입, 턱 등에서 발생하는 질병과 통증치료
	Dentist	구강악악면방사선과	Oral and Maxillofacial Radiology	진단영상을 촬영·판독하여 치아와 구강악안면 부위에 발생하는 각종 질환을 진단
	Dentist	구강병리과	Oral And Maxillofacial Pathology	치과적 질환의 병의 원리를 밝히기 위하여 상태나 질환의 조직구조, 기관의 형태 및 기능의 변화 등을 연구

2. 전문 의료기사 업무분야

전문가	Specialist	업무범위
침술사	Acupuncturist	침으로 신체의 특정 부위를 찔러 자극함으로써 신경계에 자극을 주어 치료
마취전문의사 보조	Anesthesiologist Assistant	마취 건강진단기록, 비침습 및 침입 모니터 구축, 마취 의약품 관리
청각학자, 청력학자	Audiologist	청능평가, 보청기와 인공와우의 평가를 통하여 재활 및 훈련
심혈관기사	Cardiovascular Technologist	심장과 말초혈관 질환을 진단 및 치료
세포검사기사	Cytotechnologist	폐, 위장관이나 신체로부터 수집된 샘플검사
치과보조사	Dental Assistant	치기구 전달 및 살균, 치과의사 보조역할
치위생사	Dental Hygienist	스케일링, 불소도포 등 구강질병을 예방하고 교육, 진료보조기구의 세척 및 소독
치과검사기사	Dental Lab Technologist	치아의 대체물이나 장치물을 제작, 수리, 가공
초음파진단기사	Diagnostic Medical Sonographer (Ultrasound Technician)	인체내부 조직의 영상촬영
투석기사	Dialysis Technician	투석기계를 이용한 신체내부 폐기물 처분

전문가	Specialist	업무범위
영양사	Dietcian/Dietetic Technologist (Dieticia)	급식관리 및 영양 서비스 제공
심전도기사	Electrocardiographic Technologist	심전도로 심근세포의 활동전위 측정
뇌전도기사	Electroencephalographic Technologist	수면연구, 깊은 마취상태 감시, 간질진단 및 정상적인 뇌기능 연구
응급의료기사	Emergency Medical Technician	응급 수송환자를 이송
건강증진 치료사 (적성 치료사)	Fitness Therapist	과학적으로 건강상태와 몸에 맞는 운동을 처방
건강정보관리사	Health Information Manager	건강관리를 위해 건강정보 수집
조직학기사	Histologic Technologist	미세한 구조를 시각화
가정간호 보조원	Home Health Aide	환자의 집에서 지속적인 치료제공
안마사	Massage Therapist	환자의 근육을 두드리거나 주물러서 혈액순환을 원활히 하고 육체피로를 경감
진료보조사	Medical Assistant	의사와 다른 보건전문가의 작업을 지원하기 위해 행정 및 임상작업을 수행
의료정보기사	Medical Coding Specialist	질병, 부상, 수술작업 및 기타 절차에 관한 자세한 정보를 얻기 위해 의사와 기타 의료제공자가 제공하는 의료문서를 읽고 검토
진료설명가	Medical Illustrator	의료 생물학적 및 관련 지식을 보급하기 위한 시각자료를 해석하고 만듬
검사실기사	Medical Laboratory Technician	의료실험실 또는 임상실험실에서 질병진단, 치료 및 예방
의무기록기사	Medical Record Technician/ Medical Record Administrator	진료기록의 점검, 진료기록번호부터 색인카드 작성, 정리보관, 대출, 질병분류 번호부여
진료기사 (임상병리사)	Medical Technologist	의사의 지도하에 세균 및 혈청학적 검사, 혈액학적 검사, 병리학적 검사, 원충 및 기생충학적 검사
진료녹화기사	Medical Transcriptionist	각종 검사내용을 녹음 및 관리
의무단위 조정자	Medical Unit Coordinator	의료시설의 효율과 성능을 조직하고 유지
음악치료사	Music Therapist	음악을 통해 심신의 병을 앓고 있는 환자들을 치료, 회복
핵의학기사	Nuclear Medicine Technologist	방사성의약품 준비, 스캔받은 환자에게 투여
직업훈련 간호사	Nurse, Licensed Vocational or Practical	투약, 검사기록, 환자급식 및 청결유지
자격간호사, 면허간호사	Nurse, Registered	환자를 지속적으로 간호
마취간호사	Nurse Anesthetist	마취의사 감독하에 마취
간호조무사	Nurse Assistant	간호 및 진료업무를 보조
조산사	Nurse Midwife	임산부의 정상분만을 돕고 임신부, 산욕부, 신생아의 보건지도
개업간호사	Nurse Practitioner	환자에게 의약품 처방 및 적절한 치료제공
영양기사	Nutrition Care Technologist	질병예방과 건강증진을 위해 급식관리 및 영양 서비스 수행
직업치료사	Occupational Therapist	장애인의 사회적응능력의 회복을 갖게 함
직업치료 보조사	Occupational Therapy Assistant	직업치료사 보조로서 환자회복에 대해 지원

전문가	Specialist	업무범위
안과치료기사	Ophthalmic Medical Technician/Technologist	안과진단 및 처방, 시각교정 및 치료
광학기 제작자	Optician	안경이나 콘택트렌즈 제작
준의료 종사자, 위생병	Paramedic	응급상황과 외상에 대한 선진치료
관류사	Perfusionist	심장수술과 환자의 생리상태를 관리
약제사	Pharmacist	약의 생산, 조제, 공급, 관리
약리학자	Pharmacologist	약리학 관련 연구
약국보조사	Pharmacy Technician/ Assistant	환자들에게 처방 의약품 및 기타 의료기기 분배 및 사용지시
방혈사	Phlebotomist	살아있는 사람이나 동물의 혈액샘플을 수집
물리치료사	Physical Therapist	의사의 진단과 처방에 따라 만성통증 및 신체기능장애 환자에게 물리적인 방법을 적용하여 증상을 완화 회복
물리치료 보조기사	Physical Therapist Assistant	물리적 장애인의 장애치료 및 이동성 증진, 물리적 개입과 관련된 건강관리
의사 조수	Physician Assistant	질병 및 부상예방, 유지, 관리
치과보철사	Prosthetist	위턱, 아래턱 보철처리
정신병 치료기사	Psychiatric Technician	정신과의사의 지시에 따라 환자기록 및 의약품 관리
방사선 치료기사	Radiation Therapy Technologist	방사선을 이용하여 암세포 제거
방사선 촬영기사	Radiologic Technologist/ Radiographer	진단 및 의료문제 치료를 위한 인체의 이미징 수행
오락요법사, 오락치료사	Recreational Therapist	레크레이션으로 정신적 질병치료
재활기사	Rehabilitation Technologist	장애인들의 재활을 위한 솔루션 개발 및 사회생활용 컴퓨터 보조기술 제공
호흡요법사, 호흡치료사	Respiratory Therapist	심장, 폐질환 환자진단 및 관리
혈액은행 전문기사	Specialist in Blood Bank Technology	수혈 서비스 테스트를 수행 및 감독
언어병리학자	Speech Pathologist	의사소통 관련 질환평가, 진단, 치료 및 예방
언어치료사	Speech Therapist	언어장애의 치료, 훈련
외과의사 보조	Surgeon Assistant	수술 중 해부학 구조의 시각화 보조제공
외과학 기술자	Surgical Technologist/ Operation Room Technician	수술실 멸균 및 장비기능 안전확인
수의사	Veterinarian	동물의 수술, 진단, 치료
수의사 보조	Veterinary Assistant	수의사 지시에 따라 동물의 수술, 진단, 치료

3. 의학용어 약어

약 호	라 전 어	뜻	약 호	라 전 어	뜻
āā	equal parts	각각, 똑같이	d.	divorce	분리
abd	abdominal	복부의	D.&.C	Dilation Curettage	넓히고 긁어내기 자궁소파술
ac.	acid	산	dist.	distillation	증류
a. c. p. c.	ante cibum	식전 식후	diff.	differential diagnosis	각종 검사
ad lib	ad libitum	마음대로	dil.	dilution	희석
alb	albumin	단백	disc.	discontinue	중지, 중단
alk	alkaline	알칼리성	d.o.	dominant eye	우세안
A m.	Ante meridian	오전	D.O.A.	Death on Arrival	도착시 사망
amp.	ampoule	앰플	dr.	dram	드람(dram) 27. 34 그레인[grain] 1grain=0.065[g] ※grain : 가장 오래되고 가장 작은 무게단위 밀 한톨의 무게를 [grain]이라고 함
amt.	amount	분량	DR.	doctor	의사
A.& p	Ausculation & percussion	청진과 타진	D.W.	Distilled Water	증류수
			ECG	Electrocardiogram	전기심전도 (심전기묘도)
aq.	aqua	물	EEG	Electroencephalogram	전기뇌파전도 (뇌전기묘도)
ax.	axilla	액와(=겨드랑이)			
B.	Bacillus	간균	AMI	Acute Myocardial Infarction	급성심근경색
BCG. 결핵	Bacillus Calmette-Guerin	칼메트-구에린 간균	E. E. N.T.	Eye, Ear, Nose, Throat	눈, 귀, 코, 인후
			EKG.	Electrocardiogram	전기심전도
			elix	elixir	방향성흥분제 (elixir)
b.id.	bis in die	하루 두 번	1-2-3-EN.	enema 관장	1온스 염(epsom), 2온스 글리세린, 3온스 더운물의 관장
b.i.n. B.L.B.	booth by lovelace Bulbulian	하룻밤에 두 번	eos.	eosinoph-ils	에오신호성 (eosinoph-ils)
BM	Bowel Movement	변통	epith.	epithelium	상피세포
B.m.R.	Basal metabolic Rate	기초 신진대사율	et.	보통 나열에 쓰인다. 둘 이상일 때는 앞에 콤마를 찍으며 약품나열에 쓰인다.	과(무엇무엇과)

부록

약 호	라 전 어	뜻	약 호	라 전 어	뜻
B.P.	Blood Pressure	혈압	etc.	end so forth	그리고
B.R.P.	Bathroom Privileges	변소출입 허락	ess.	essential	중요하게, 필수 본태, 특발
B.T.	Bleeding Time	출혈시간	ext.	extraction	적출, 뽑아냄, 적출법 발치
BUN.	Blood Urea Nitrogen	혈액요소 질소 신장기능을 보는 검사	ext.	extrinsic	외부로부터의 해부(근육신경 등의 외인성의)
C.	Calorie clonus의 약기	캘로리	F.	Fahrenheit	화씨
u.	urination	배뇨함 소변보기	F.	Female	여성
c.		캘론	fac	fac	만들다
c.	centigrade	섭씨	fl., fld.	fluid	액체
c.		일백	Ft.	Ferritin	결정성 단백질
c.	light(라이트)	빛	ft.	foot/feet	한발
c. c	cumulative cum	와, 같이, 밀접하게 관련된, 직격된	F.U.O.	Fever of Unknown	원인을 모르는 열
ca.	cancer	암	gal.	gallon=4.546	갤런(gallon)
cap.	capsule	교갑(=캡슐)	g.b.	gall bladder	담낭
c.b.c.	complete blood count	완전 혈액검사 전혈구 계산치	GC.	Gonorrhea	임균(임질)
c.c.	chief complaint	주로 불편해 하는 것	G.I.	Gastroenteric	위장의
c.c.. cc.	cubic centimeter	입방 센티미터	gm.	gram	그램(gram)
Ck.	Check	조사	gr.	grain	조직 결정상태 1[grain]=0.065[g]
cm.	centimeter	센티미터	Gtt.	Gutta	방울(drop)
C.N.S.	Central Nervous System	중추신경계	g.u.	genito urinary	비뇨기계
C.S.	Control System	중앙	G.&W.	Glycerin & Water	글리세린과 물
C.S.R.	Control Supply Room	중앙보급소	gyn	gynecology	부인과학
C.T.	Coated Tablet	옷 입힌 정제	h.	hora	시간
D&C	Dilatation and Curettage	자궁긁어냄 술	H.	Hypodermic injection	피하주사, 피부 밑주사, 피하에 시행하는 주사
C.V.A.	Cerebro Vascular Accident	뇌혈관 외상 (=뇌졸증)	O.U.	Oculus Uterque	두 눈 다 (both eyes)

약 호	라 전 어	뜻	약 호	라 전 어	뜻
Hb., hgb	Hemoglobin	헤모글로빈	oz.	ounce	온스(ounce)
HR.	Heart rate	심박수	palp.	palpation	촉지
h.s.	hora somni	취침시간	p.c.	post cibum	식후
H.T.	Hypodermic Injection tablet	피하주사 정(錠)	Ped.	Pediatrics	소아과(학)
Htc.	Hematocrit	적혈구 용적률	per.	persia(n)	으로(by)
h.w.b.	hot water bag	더운물 주머니	pH	potential of Hydrogen	수소이온 농도
I.M.	Intra Muscular	근육주사	P.H.	Past History	과거 역사
INF.	Infusion	주입	P.I.	Present Illness	현병(질병), 현재 앓고 있는 질병
int.	internally	내부로 내면적으로	P.I.D.	Pelvic Inflammatory Disease	골반염증성 질환
I.V.	Intravenous intravenousty	혈관주사 (=정맥주사)	P' l.	Pilula	환(pill)
ISS	Injury Severity Score(손상계수)	하나 반	p.m.	post meridiem	오후
kg.	kilogram	킬로그램 (kilogram)	P.M	Postmortem	부검
kl.	kiloliter	킬로리터 (kiloliter)	p.o.	phone order	전화 지시(전화로 지시한 것)
K.U.B.	Kidney, Ureter & bladder	신장, 수뇨관, 방광 단순촬영	L	Liter	리터(Liter)의 약기
Lab.	Laboratory	검사실	P.O.	Per Os	입으로, 경구투약
LAP	Laparotomy	개복수술 복벽절제술 (외과)	p/o	postoperative	수술 후
Lft.,L.	Left	왼편	preop.	preoperative	준비, 수술 전
liq.	liquor	액체	p.r.n.	por re nata	필요 시마다
L.L.Q.	Left Lower Quadrant	좌측 하부 4분의 1	pt.	pint	파인트(pint) 액량의 단위 단위 : 리터 영 : 약 0.57[ℓ] 미 : 약 0.47[ℓ]
L.M.P.	Last Menstrual Period	최종 월경기	pulv.	pulvis (L=power)	가루
L.U.Q.	Left Upper Quadrant	좌측 상부 4분의 1	q.	quaque	매
I.&.W.	I'm doimg & Well	잘 살아 있음	q.d.	quaque die	매일

부록

약 호	라 전 어	뜻	약 호	라 전 어	뜻
M.	Male 정자를 생성하여 아이를 만들 수 있는 성적 능력을 가진 생물	남성	q.h.	quaque hora	매 시간
m.	midday	정오(正午)	q.2h.	quaque 2hora	매 2시간
m	meter	미터(meter)	q.3h	quaque 3hora	매 3시간
m.	muscle	근육	q.4h	quaque 4hora	매 4시간
m.	misce	섞는다(처방전에서 합하다)	q.i.d.	quaque in die	하루 4번
Adm	Admission	입원	M.	Million	1천
m.	married	결혼한(기혼)	q.o.d.	every other day	하루 격일
m.,M., min	minim	최소액량 단위 1[dram]의 1/60	q.s.	quantum satis (=as much as shall suffice)	적당한 분량 =적당량
m.et n.	mane et nocye	아침과 저녁		sufficient	충분
mg.	milligram	밀리그램 (milligram)	qt.	quarter	쿼터(quarter), 할당
min.	minute	분(分)	r.	rate	율(rate)
ml.	milliliter	밀리리터 (milliliter)	r.	anus	항문
mm.	millimeter	밀리미터 (millimeter)	R.	Rhythm	박자(rhythm)
N.B.M.	No Bowel Movement	변동없음	rt.	right	오른편(우측)
ER	Emergency Room	응급실	R.	Roentgen	뢴트겐
neg.	negative	음성(-)	Rx.	Recipe	취한다(가진다) 처방, 대응책, 조치
no.	numero	번호	R.B.C.	Red Blood Cell	적혈구
N.P.N.	Nonprotein Nitrogen (논프로테인 니트르겐)의 약어	비단백 질소	Rh.	Rhesus blood factor Rh factor - Rh 인자	레세스 원숭이 (rhesus monkey)
N.P.O.	Nothing Per Os	금식	OR	Operating Room	수술실
CCU	Coronary Care Unit	관질환 집중치료실	R.L.Q.	Right Lower Quadrant	우측 하부 4분의 1
q.n.	quague nocte 라틴어 : every night	매일 밤	n.r.	ne repetature	다시 거듭하지 말 것
o	os = born	뼈	R.U.Q.	Right Upper Quadrant	우측 상부 4분의 1
OB.	Obstetrics	산파	s, s	sine(사인)=without	제외하고
			occ.	occasionally	때때로
o.d.	omne die (옴느디에)	매일	sat.	saturation	포화, 포화도

약 호	라 전 어	뜻	약 호	라 전 어	뜻
o.d.	oculus dexter	우측 눈	S.B.E.	Subacute Bacterial Endocarditis	아급성 세균성 심내막
o.h	omil hora =every hour	매 시간	Inflamm	Inflammation	염증(의학)
OL.	Oil	기름	sed.	sedimentation	침전
o.m.	omni nane	매일 아침	separ.	separation	분리
o.n.	omni nocte	매일 밤	s.i.d.	semel in die	하루 한 번만
OPD.	Out Patient Department	외래	Sig.	Sign	사인하다
O/R	Open Reduction	개방성 정복	S.O.B.	Shortness of Breath	숨이 참, 호흡 곤란(=dyspnea)
OS	Oral Surgery	구강외과	Sol.	Solution	용액
O.S	Orthopedic Surgery	정형외과	solv.	solve	용해
OS	Oculus Sinister	좌측 눈	S.O.S	Si Opus Sit (시 오푸스 싯)	언제나 필요하면 한 번만
sp.	spirit	정(情)	T.P.R.	Temperature Pulse Respiration	체온 맥박 호흡
spec.	specimen	검사물	T.T	Tablet Triturate	알약을 분말로 만들어
sp.fl.	spinal fluid	척수액	T.T	Tuberculin Tested	반응시간
spgr.	specific gravity	비중	tr.tinct.	tinctura	정기
ss.	semis, semissis (=one half)	반(半)	U.	Unit	단위
SS	Soapsuds	비누용액	ung.	unguentum	고약, 연고
SS.	Septic Shock	패혈성 쇼크	V.	Volt, volume	분량
Stat.	Statim	즉시	vag.	vagina	질
Syr	Syrup	시럽(syrup)의 약기	V.O.	Verbal Order	구두 지시 (말로 한 명령)
T.&A.	Tonsillectomy & Adenoidectomy	편도선제거 “아데노이드” 절제	supp	suppository	좌약
qid	quater in die	하루 4번	w.	white	흰
T.A.T	Tetanus Anti Toxin	파상풍 항독소	w.	widow	미망인(과부 또는 홀아비)
tab.	tabella	정	ICU	Intensive Care Unit	집중치료실, 중환자실
T.b.	Tubercle bacillus	결핵균	WBC	White Blood Cell	백혈구
Tb.	Tuberculosis	결핵	w.d.	well developed	발달이 잘됨
t.i.d.	ter in die	하루 3회	w.n.	well nourished	영양이 좋음
T.L.C.	Tender Loving Care	부드러운 사랑으로 보호	wt.W.	weight	중량(체중)
T.T	Throbin Time	트롬빈 반응시간			

4. 보통 약품 약호

약 호	뜻	약 호	뜻
ACTH	Adrenocorticotrophic Hormone 부신피질자극 호르몬	N.S.	Nerphrotic Syndrome 신증후군(콩팥 증후군)
A.S.	Atropine Sulfate 아트로핀염	N.S.S.	Normal Salt Solution 정상 식염 용액
A.S.A.	Acetysalicylic Acid(aspirin)	PABA.	Para-Aminobenzoic Acid
A.P.C.	Aspirin, Phenacetin. Caffeine.	PASA	Paraminosalicylic Acid
D.D.T.	Dichloro-Dipenyl-Trichloroethane	P.S.P.	Phenosulfonphthalein
E.T.H.C.	Elixir Terpin Hydrate와 Codeine	Scop.	Scopolamine
KI	Potassium Iodide	ZnO.	Zinc Oxide 산화아연 아연화
M.S.	Morphine Sulfate 모르핀염		

5. 기타 약호

약 호	뜻	약 호	뜻
a-	제외하고	-conti	100분의 11
ab-	부터	cephalo-	머리
-ad.	향하여	cerebro-	뇌
adeno	선	chole-	담당
adreno-	아드레날 선	chondro-	연골
-agogue	액체분비 중량	-cide	죽이
-gro	동통과 졸도	circum-	주위
ambi-	동통	-cline	침상(상)
ambly-	둘 다 같이	colo-	결장
ambulo-	둔한	colpo-	질
an-	~이 없다	con-	와같이
angio-	제외하고	contra-	대항하여
angio-	혈관	-cutaneous	피부
ante-	전에	cysto-	방광
anti-	대항하여	-cyte	세포
arthro-	관절	de-	에서 제거하다
-bacter	세균	deca-	열(10)
bi-	두 번	deci-	1/10
bili-	다즙	deka-(deca)	10
brady-	서서히	dent-(dents-)	치아
cardio-	심장	demi-	1/2
cata-	파멸	di-	2회
-cele-	돌출성 종양	dia-	통하여

약 호	뜻	약 호	뜻
dip-	거듭	lacri-	눈물
dolor-	동통	laryngo-	후두
dorso-	뒤(잔등)	lateral	한편
dys-	동통	leuko-	흰
e-	에서	linguo-	혀
ecto-	외부	lipo-	지방
ectomy-	제거하다	litho-	돌
-emia	혈액	logy	과학의
encephalo-	뇌	lympho-	임파
endo-	전면	lyso-	용해
enter-	장(腸)	macro-	큰
entero-	소장	mal-	질병, 나쁜
epi-	에 관하여	mania	강력한 발광
erythro-	적색(붉은)	manu-(mani-)	손
eu-	정상	medio-	중간
ex-	밖에	medullo-	좁은
exo-	외부	mel-	어두운
extra	첨부하여, 일방적	meningo-	수막
febri-	고열	meta-	변경
fibro-	종양	-meter	측량
gastro	위	metro-	자궁
Genesis	근본(기원)	micro-	현미경
Genu-	무릎	milli-	1/1000
glosso-	혀(혀)	mono-	단(單)
-gran	사진, 자국	muti-	많이
-graph	기록	my-	닫히다
gravi-	임신	myco-	균에 의하여
gust-	맛	myo-	근육
helio-	태양	myx-	점액
hem-	혈액	naso-	코
hema	혈액	necro-	죽은
hemi-	반	neo-	새로운
hemo-	혈액	nephro-	신장
hepalo-	간장	neur-	신경
hepar-	간장	nevo-	모반(birth mark)
hetero	다른	noct-	밤
histo-	조직(tissue : 티슈)	non-	아니

부록

약 호	뜻	약 호	뜻
homeo-	비슷한	nos.	밤
hydra-	물	oculo-	눈
hydro-	물	-odynia.	고통
hyper-	위에	-oid	같이
hypo-	아래(밑에)	-ol	기름
hystero-	자궁	oleo-	기름
-ic	관하여	oligo-	소수의, 부족한
idio	자신	-ology.	의 지식, 아는 것
ileo	장골	-oma	종양
imfra-	밑에	oophoro-	난소
imtra-	어느 것(which)	ophthalmo-	눈
inter-	사이	-opia	눈
ischo-	결핍	oro-	구강, 말
iso-	같다	-orrhage	출혈
-itis	염증의	-orrhaphy	보선, 수리
juxta-	가까이	orrhea	배출물
kilo-	일천	ortho(오르토)	똑바른
klepto-	정숙	-ose	설탕
lab-	씻어낸다	-osis	병든 상태
labio-	입술	osmo-	냄새
osteo-	골	quin-	다섯(5)
-ostomy	개(切開)	re-	다시
oto-	귀	recto-	직장
-otomy	절개	reni-	신장
pan-	다	retro-	후진성(뒤로)
para-	지나서	rhino-	코
para-	그밖에, 주위	-rrhea	흐붉다
-pathy	같다	rubi-	붉다
-penia	질병	salpingo-	수난관
peri	약간	sclerosis	경화(굳게 되는)
-pexy	주위	-scope	모양(형태)
-phagia	고정	-scopy	검사(조사)
-phasia	먹다	-section	자른다(쪼갠다)
-phil	말하다	semi-	절반
phlebo-	사랑	septi-	독성(유독한)
-phobia	정맥	sphygmo-	맥박
-phone	공포	spleno-	취장

약 호	뜻	약 호	뜻
phono-	소리를 전달하는 기계	-stasis	정치(定置)
photo-	소리	stoma-	입
phreno-	광선	sub-	열등(下位)
phitisio	단면	super-	우월(과다)
physi	소모증	supra-	위에(웃)
-plasty	생태	tachy-	속히(빨리)
-plegia	수선(보선)	tacti	만지다
pleuro-	마비	tensio-	보유(확보)
-pnea	늑막	tetra	넷(4)
pneumo-	호흡	-therapeuitc	치료적
-poiesis	공기	-therapy	치료
poly-	형성	thermo-	열
post-	많은	thrombo-	응결
pre-	뒤에, 후에	torsi-	꼬다(합치다)
presby-	전에	toxi-	독(毒)
old	늙은, 오랜	trans-	건너(옮겨)
primo-	첫째	tri-	셋(3)
primi-	첫째	ultra-	과로(넘어서)
pro-	앞으로	un-	아니(否定)
procto-	항문, 직장	-uni	하나(1)
pseudo-	거짓(가성)	-unia	소변(요)
-prtosis	떨어진(늘어진)	vagi-	이상한
pyelo-	골반	verti-	차례
pyloro-	유문	viru-	독(poison)
pyo-	농(고름)	vita	생명
pyro-	열(불)	vox	음성
quad-	넷(4)	xers-	건조한 것

6. 약물 투여 일반시간

약호	뜻	약호	뜻
a.c.	식사 한 시간 전	q.3.h.	9, 12, 3, 6, 9, 12 등
p.c.	식사 한 시간 후	q.4.h.	8, 12, 4, 8, 12, 4 또는 6, 10, 2, 6, 10
b.i.d.	9AM과 5PM 또는 10AM과 6PM	h.s.	9PM 또는 환자의 보통 취침시간
t.i.d.	9AM, 1PM, 5PM 또는 10AM, 2PM, 6PM	o.d.	오른쪽 눈에 투여 9AM 또는 10AM
		o.s.	왼쪽 눈에 투여
q.i.d.	8AM, 12AM, 4PM, 8PM	o.n.	9PM
q.2.h.	8, 10, 12, 2, 4, 6, 8 등	o.m.	입안으로 투여, 9AM 또는 10AM

7. 화학분자식

화학분자명	화학분자식	화학분자명	화학분자식
이산화탄소	CO_2	과산화수소	H_2O_2
일산화탄소	CO	칼륨(가리)	K
염화수소	HCI	요오드화칼륨	KI
황산마그네슘	$MgSO_4$	과망간산칼륨	$KMnO_4$
수은	Hg	소금(염화나트륨)	NaCl
일산화질소	NO	물	H_2O
산소	O		

명 칭	기호	명 칭	기호
At	ⓐ	남성(Male)	♂
Dram	du	온스(Ounce)	℥
여성(Female)	♀	Recipe, Take	Px
다량(Large Amount)	++++	회수(Times)	x
적당(Modcrate Amount)	+++	Micron	μ
소량(Small Amount)	+	Microgram	μg
수(Number)	#		

8. 액량 계산

가정기구	약국계량	미터법	가정기구	약국계량	미터법
1방울	1minimum	0.60[ml]	1글라스(유리컵)	εf. Oz	240[ml]
1차시(차스푼)	1f. dram	4[ml]	2글라스(유리컵)	1pint	500[ml]
1간식스푼	2f. drams	8[ml]	4글라스(유리컵)	1quart	1[l]
1테이블스푼	4f. Ts	15[ml]	16글라스(유리컵)	1gallon	4[l]
1차 잔	6f. Oz	108[ml]			

9. 중량 계산

약국계량	미터법	약국계량	미터법
1[grain]	0.60[gm]	1 온스	30[gm]
1[dram]	4[gm]	1 파운드	360[gm]

10. 차트에 기록할 사실(Factors to be Charted)

용 어	뜻	용 어	뜻
Amouncs	분량	Large Amount	다량
Moderate Amount	다소	Small Amount	약간

11. 사용할 용어(Suggested Terms)

용 어	뜻	용 어	뜻
Profuse	다량	Excessive	과다량
Moderate	다소	Scanty	약간
Small	조금	Slight	약간
Position Changed	자세 변경해 줌	Tolerated Well	잘 받아들임
Sips Of Water Given	물을 약간 주었음		

12. 외모(Appearance)

용 어	뜻	용 어	뜻
Seems Very Sick	심히 고통스러워 보임	Acutly Ill	매우 아파함
Not Very Sick	별로 아프지 않음	Not Acutly Ill	매우 아프지 않음

13. 몸 또는 사지(Body or Extemities)

용 어	뜻	용 어	뜻
Puffy or Swollen	비만 또는 부종	Edematous	부종

14. 심박(Heart Beat)

용 어	뜻	용 어	뜻
Arrhythmia	무조률 맥, 부정맥	Bradycardia	심박완서, 서맥, 지맥 (보통 매분 60회 이하의 맥박)
Tachycardia	심박급속(심계증)		

15. 식욕(Appetite)

용 어	뜻	용 어	뜻
Eats All Food Served	준 음식은 다 먹음	Appetite Good(Excellent, Etc.)	식욕 좋음
Eats Very Little	아주 소량 먹음	Appetite Poor	식욕 좋지 못함
Eats Only Small Amount	소량만 먹음	Appetite Fair	식욕 약간 있음
Refused Lequid Diet Because Nausea	액체식은 구토증으로 인해 거절함	Unable to Retain Liquid Diet	액체식은 취한 후 보유하지 못함
Dissatisfied with Law-salt Diet	저염식이를 좋아하지 않음	Taking Soft Diet Well	연한 음식을 잘 먹음
Anorexia but No Nausea	식욕감퇴 그러나 구토증 없음		

부록

16. 출혈(Bleeding)

용 어	뜻	용 어	뜻
Spurting of Blood	출혈이 솟구침	In Spurts	분출됨
Very Little(베리 리틀)	약간 됨	Cozing	스며 나옴
Nose Bleeding	코피(비점막 출혈)	Epistaxis	코피(비점막 출혈)
When Bleeding is Stopped	출혈 멎음	Hemorrhage Controlled	출혈 제지됨

17. 상처(Wound)

용 어	뜻	용 어	뜻
Deep	깊음	Superficial	얕음
Clean	정함	Suppurative	화농성
Infected	감염됨	Lacerated	찰과됨

18. 호흡(Breathing)

용 어	뜻	용 어	뜻
Act of Breading	숨쉬는 것	Respiration	호흡
Act of Inhaling	들이쉬는 것	Inspiration	흡기
Act of Exhaling	내쉬는 것	Expiration	호기
Difficult Breathing	호흡곤란	Dypnea	호흡곤란
Short Pariods When Breathing Ceases	호흡이 일시 중단되는 것	Apnea	무호흡
Inability to Breath Lying Down	누워서는 호흡이 곤란한 것	Orthopnea	좌위 호흡
Large Volumes of Air Inspired	다량의 공기를 들이쉼	Deep Breathing	심호흡
Small Amount of Air Inspired	소량의 공기를 내보냄	Shallow Breathing	얕은 호흡
Abnormal Variarions in Rhythm	박자가 불규칙적임	Irregular Respiration	불규칙 호흡

19. 피부(Skin)

용 어	뜻	용 어	뜻
Flushed	상기됨	Mottled	반점
Cyanotic	청색증	Discolored	탈색됨
Pale	창백	Moist	습함
Jaundice	황달	Dry, Hot	건조함, 더움
Clammy	끈끈함	Warm, Cold	따뜻함, 냉함

20. 소독치료(Dressings)

용 어	뜻	용 어	뜻
Dressing Changed	드레싱 교환함	Dressing Reinforced	드레싱 보강함

21. 구토(Emesis)

용 어	뜻	용 어	뜻
Blood Tinged	혈액 약간 혼합	Projectile	돌출적 분무

22. 배설물(Drainage)

용 어	뜻	용 어	뜻
Purulent	농성	Sanguineous	혈액혼합
Serous	장액성	Mucopurulent	점액과 농성
Sero-sanguineous	장액과 혈액성		

23. 얼굴(Face)

용 어	뜻	용 어	뜻
Pale	창백	Flushed	상기
Rash	발진	Bruised	타박성 상처
Edematous	부종 있음	Cyanotic	차색등

24. 동통(Pain)

용 어	뜻	용 어	뜻
Severe	심한	Slight	약간
Radiating	퍼지는	Sudden Unset	돌발적 증세
Increased by Movement	움직이면 더 심함	Darting	급격한 동통
Gnawing	계속적인 동통	Burning	타는 듯한
Shooting	쏘는 듯한	Stabbing	찌르는 듯한
Collicky	선통	Cramping	경련성
Persistent	집요한	Transient	일과성
Constant	계속된	Shifting	이동하는
Local	국부적	Deep	깊은

25. 영양(Nourishment)

용 어	뜻	용 어	뜻
Sips of Cold Hotwater	약간의 물(냉, 온)	Chipped Ice	얼음 깨뜨린 것
Gavage	영양, 급식	Water, Juice	물, 즙

26. 대변(Stool)

용 어	뜻	용 어	뜻
Soft-Formed	묽은	Hard-Formed	굳은
Liquid	액체	Tarry	더러워진
Clay Colored	진흙색	Blood Tinged	혈액 섞인

27. 소변(Urine)

용 어	뜻	용 어	뜻
Clear	투명	Amber	옥빛
Cloudy	혼탁	Blood Tinged	혈액 섞인

28. 맥박(Pulse)

용 어	뜻	용 어	뜻
Regular	규칙적	Irregular	불규칙적
Intermittent	간헐적	Rapid	신속한
Slow	완서	Thready	빈약한
Weak Strong	약한, 강한	Imperceptible, Eperceptible	촉지할 수 없는 촉지되는
Bounding	뛰는	Normal	정상

29. 센세이션(Sensation)

용 어	뜻	용 어	뜻
Tingling	얼얼한	Burning	타는 듯한
Stinging	찌르는 듯한	Prickling	쑤시는 듯한
Itching	가려운		

30. 상태(Condition)

용 어	뜻	용 어	뜻
Seems Some What Improved	약간의 차도가 있어 보임	In Good Spirits. No Complaints	기분 좋아 보임. 불편 없음
Responding Well to Veval Stimuli	말로 자극하여 반응 잘함	Comatose	혼수상태
A Good Day	하루 잘 지냄	A Comfortable	편안한 저녁이었음
A Good Night	편안한 밤이었음		

31. 오한(Chill)

용 어	뜻
Complaining of Severe(Moderate, Slight Chill)	심한 오한으로 불편해 함
External Heatapplied(Blanket, H.W.B. Etc.)	외부적으로 따뜻하게 지원해야 함
Sudden Unset of Shaking Chill	급작스런, 떠는

32. 자세(Position)

용 어	뜻	용 어	뜻
Position Changed	자세 변경함	Cotton Ring Applied to Each Heel	솜방석을 각 발뒤꿈치에 괴여줌
Put in Sim'S Position	심씨 위로해 줌		

33. 태도(Attitude)

용 어	뜻	용 어	뜻
Indifferent To Surroundings	주위에 대하여 무관심함	Apathetic	감각없음, 냉담함
Listless, Weak	약하고 불안해함	Anxious And Fearful About	~에 대해 공포감을 가지고 있음
Disagreeable And Uncooperative	비협조적이고 좋아하지 않음	Interested In	~에 관하여 관심을 가지고 있음
Cheerful	명랑함	Forgetful	건망증 있음
Depressed and Moody	저기압이고 무뚝뚝함	Suspicious Toward(Nursing Staff, Doctors, Family, Other Patients)	의심함(간호사, 의사, 가족 및 기타 환자)
Alert	기인함		

34. 내용물(Content)

용 어	뜻	용 어	뜻
Formed, Solid	형상을 이루었음, 굳음	Semiformed, Semi Solid	반 형상상태, 반 고체상태
Loose(Srools), Liquid	묽음(대변), 액체	Waterly	물과 같음
Frothy	거품이 있음		

35. 기침(Cough)

용 어	뜻	용 어	뜻
Contineous Caugh	계속적인 기침	Frequent Caugh	자주 기침함
Paroxysmal	발작적	Tight	힘든
Loose	연한	Deep	깊은
Dry	마른	Hacking	잦은 마른 기침
Harsh	거친	Painful	고통스런
Exhaustive	기진맥진한		

저자약력

남 상 엽

- 공학박사
- 삼성종합기술원 정보시스템연구소 근무
- 모토로라반도체통신 기술연구소 근무
- 국제대학교 교수(현재)

이 규 대

- 공학박사(고려대 전자공학과)
- 미국 조지아텍 연구교수(2001)
- 전자통신연구원 초빙연구원(2003-2005)
- 공주대학교 교수(현재)

정 재 필

- 공학박사(한국항공대 통신공학과)
- 현대 케피코 기술연구소 근무
- 가천대학교 교수(현재)

안 병 구

- 공학박사(New Jersey Institute of Technology : NJIT)
- 포항산업과학연구원(RIST) 선임연구원 근무
- 홍익대학교 소프트웨어융합학과 교수(현재)

의료영상분석

2023년 3월 10일 1판 1쇄 발행

저 자 남상엽 · 정재필 · 이규대 · 안병구

발행인 남 승 우

발행처 도서출판 상尙 학學 당堂

서울특별시 동작구 사당로9가길 6

TEL : 02) 595-1692~4

FAX: 02) 595-1394

E-mail : shdbooks@naver.com

신고 : 2-155호 (1968. 11. 29)

정가 37,000원

ISBN 978-89-6587-235-1 93510

〈디자인〉 편집 엄해숙 / 표지 토틀컴